최/신/개/정/판
2023

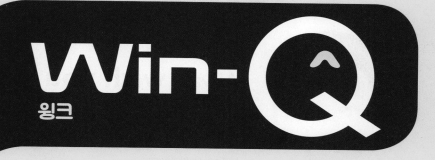
Win-Q
윙크

요양보호사

SD에듀
㈜시대고시기획

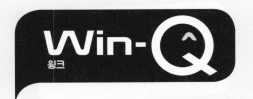

요양보호사

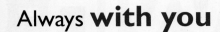

Always **with you**

사람의 인연은 길에서 우연하게 만나거나 함께 살아가는 것만을 의미하지는 않습니다.
책을 펴내는 출판사와 그 책을 읽는 독자의 만남도 소중한 인연입니다.
SD에듀는 항상 독자의 마음을 헤아리기 위해 노력하고 있습니다.
늘 독자와 함께하겠습니다.

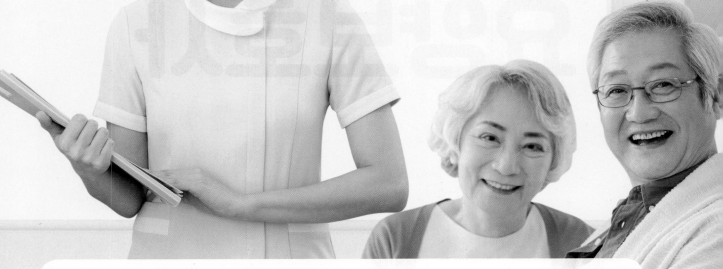

이 책의 **구성과 특징**

핵심이론

꼭 알아야 하는 핵심이론을 시험에 자주 출제되는 내용만으로 압축 정리하여 효과적으로 이론학습을 정리 또는 마무리할 수 있도록 하였습니다.

이해를 돕는 그림

이론을 더욱 빠르게 파악할 수 있도록 그림 및 사진을 수록하였습니다.

핵심이론 57 보행 돕기

① 선 자세에서 균형 잡기
  ㉠ 의자나 손잡이 등을 한 손으로 잡고 약 3분간 서 있을 수 있도록 연습시킨다.
  ㉡ 서있는 동작이 가능하면 전후좌우로 천천히 체중을 이동하거나 가볍게 제자리걸음을 해서 균형 잡는 연습을 시킨다.
② 보행 벨트 사용하기
  ㉠ 보행 벨트의 잠금장치나 패드의 상태, 손잡이의 바느질 상태를 확인한다.
  ㉡ 보행 전에 벨트나 끈이 풀리지 않았는지 확인한다.
  ㉢ 요양보호사는 대상자의 불편한 쪽 뒤에 서서 벨트 손잡이를 잡고 다른 한 손으로 반대편 벨트 손잡이를 잡는다.

대상자를 이동시킬 때에 보행시킬 때 사용하는 보조도구이다.

보행 벨트

대상자의 불편한 쪽 뒤에 서서 벨트 손잡이를 잡는다.

벨트가 풀리지 않았는지 확인하고 손잡이를 잡고 대상자의 이동을 돕는다.

보행 벨트 착용과 사용법

③ 성인용 보행기 사용 돕기
  ㉠ 보행기는 걸을 수는 있지만 혼자서는 걷기 힘든 대상자들의 실내 및 실외의 보행을 보조해 주는 도구이다.
  ㉡ 신체 기능 및 사용 공간, 체형에 맞는 것을 선택하고, 기구의 상태(지팡이 끝, 보행기 다리의 고무가 닳은 정도, 보행보조차의 바퀴와 잠금장치)를 확인한다.
  ㉢ 미끄러지지 않는 양말과 신발을 신도록 돕는다.
  ㉣ 대상자 앞에 보행기를 두고, 바퀴를 잠그고 대상자가 일어서도록 돕는다.
  ㉤ 보행기는 대상자의 팔꿈치가 약 30°로 구부러지도록 대상자 둔부 높이로 조절한다.
  ㉥ 한 번에 너무 멀리 이동하거나 앞쪽에 바퀴가 있는 보행기로 과도하게 이동하면 미끄러져 넘어질 수 있으니 주의해야 한다.
  ㉦ 한쪽 다리만 약한 대상자인 경우 : 약한 다리와 보행기를 함께 앞으로 한 걸음 정도 옮긴 후 체중을 보행기와 손상된 다리 쪽에 실으면서 건강한 다리를 앞으로 옮긴다.
④ 지팡이 이용 보행 돕기

옆에서 보조하기	지팡이를 쥐지 않은 쪽 겨드랑이에 손을 넣어 잡고 대상자와 호흡을 맞춰 보행한다.
뒤에서 보조하기	대상자의 뒤쪽에서 한 손은 대상자의 허리를, 다른 한 손은 대상자의 어깨를 지지하며 대상자와 호흡을 맞춰 보행한다.
계단을 오를 때	지팡이 → 건강한 다리 → 마비된 다리 순서로 이동한다.
평지를 이동하거나 계단을 내려갈 때	지팡이 → 마비된 다리 → 건강한 다리 순서로 이동한다.

꼭 알아두기

지팡이 길이 결정 방법
- 지팡이를 한 걸음 앞에 놓았을 때 팔꿈치가 약 30° 구부러지는 정도
- 지팡이의 손잡이가 대상자의 둔부에 오는 높이
- 평소 신는 신발을 신고 똑바로 섰을 때 손목 높이

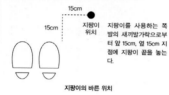

지팡이를 사용하는 쪽 발의 새끼발가락으로부터 앞 15cm, 옆 15cm 지점에 지팡이 끝을 놓는다.

지팡이의 바른 위치

꼭 알아두기

이송 돕기

외상이 없을 경우 들어올리기	대상자 쪽으로 바짝 붙어서 손 전체를 이용하여 대상자를 잡고, 들어올린다.
외상이 의심될 경우 들어올리기	척추고정판 중앙에 대상자를 놓고, 무릎, 손목과 엉덩이, 위팔 순서로 고정한 뒤, 2인 이상이 힘을 합쳐 들어올린다.
1인이 부축하기	대상자의 손상되지 않은 쪽에 서서 건강한 팔을 요양보호사의 어깨에 걸치게 하고 대상자의 손목을 잡고 이송한다.

핵심예제

57-1. 지팡이를 이용하여 계단을 오를 때 순서가 올바른 것은?

① 건강한 다리 → 지팡이 → 마비된 다리
② 지팡이 → 마비된 다리 → 건강한 다리
③ 마비된 다리 → 건강한 다리 → 지팡이
④ 지팡이 → 건강한 다리 → 마비된 다리
⑤ 마비된 다리 → 지팡이 → 건강한 다리

|해설|

57-1
지팡이를 이용하여 계단을 오를 때 지팡이 → 건강한 다리 → 마비된 다리 순서로 이동한다.

이동하려는 방향으로 지팡이를 움직여 짚는다.

건강한 다리를 먼저 지팡이 옆에 놓으며 계단을 올라간다.

마비된 다리를 건강한 다리 옆으로 올긴다.

지팡이를 이용하여 계단 오르기

정답 57-2 ④

핵심예제와 자세한 해설

해당 이론의 문제는 어떤 형식으로 출제되는지 핵심이론을 학습한 후 바로 바로 풀이해 보세요. 내가 이론을 얼마나 습득했는지 파악할 수 있습니다.

꼭 알아두기

핵심이론에 맞추어 더 알아야 하는 내용의 경우 '꼭 알아두기'에 담아 더욱 알찬 학습을 할 수 있도록 하였습니다.

이 책의 **구성과 특징**

FEATURE

제**1**회 요양보호사 모의고사

1교시 필기

01 학대피해노인에 대한 일정기간 보호조치 및 심신 치유 프로그램을 제공하는 곳은?

① 노인복지회관
② 주민자치센터
③ 노인일자리지원기관
④ 학대피해노인 전용쉼터
⑤ 관할 경찰서

해설
학대피해노인 전용쉼터 사업내용
- 학대피해노인 보호와 숙식 제공 등의 쉼터 생활 지원
- 학대피해노인의 심리적 안정을 위한 전문심리상담 등 치유프로 그램 제공
- 학대피해노인에게 학대로 인한 신체적·정신적 피해 치료를 위한 기본적인 의료비 지원
- 학대 재발 방지와 원가정 회복을 위하여 노인학대행위자 등에게 전문상담서비스 제공
- 그 밖에 쉼터에 입소하거나 쉼터를 이용하는 학대피해노인을 위하여 보건복지부령으로 정하는 사항

02 요양보호사가 대상자로부터 감염될 수 있는 질환으로 옳은 것은?

① 결 핵
② 대상포진
③ 천 식
④ 골다공증
⑤ 섬 망

해설
결핵은 결핵균에 의한 공기를 통한 감염 질환으로 신체 여러 부분에 침범할 수 있으나 대부분은 폐결핵으로 발병한다. 이외에도 대상자로부터 감염될 수 있는 질환에는 독감, 노로바이러스 장염, 옴, 머릿니 등이 있다.

정답 01 ④ 02 ① 03 ③ 04 ④

03 요양보호사가 대상자에게 제공하지 않는 요양보호서비스로 옳은 것은?

① 인지자극활동, 일상생활 함께하기
② 옷 갈아입기, 세면·구강청결, 몸단장 도움
③ 맥박·호흡·체온·혈압 측정, 수액 놓기
④ 외출 시 동행, 세탁
⑤ 인지행동변화 관리

해설
맥박·호흡·체온·혈압 측정, 수액 놓기, 투약(경구약 제외), 욕창관리 등을 포함하는 의료행위는 요양보호사가 제공하는 서비스가 아니다.

04 다음 중 노인[...] 있는 경우로[...]

① 결핵으로[...]
② 뇌경색으[...]
③ 폐암으로[...]
④ 치매로 신[...]
⑤ 기초생활[...]

해설
요양보호 서비스[...]
또는 노인성 질[...]
원 중인 노인은[...]

2교시 실기

01 치매 대상자가 배회할 때 돕는 방법으로 옳은 것은?

① 치매 대상자가 돌아다니지 못하도록 한 곳에만 있게 한다.
② 텔레비전이나 라디오를 크게 틀어 놓는다.
③ 출입문에 벨을 달아 놓아 대상자가 출입하는 것을 관찰할 수 있도록 한다.
④ 집 안을 어둡게 해놓는다.
⑤ 배회하지 않도록 낮잠을 재운다.

해설
① 집 안에서 배회하는 경우 배회코스를 만들어 둔다.
② ·④ 텔레비전이나 라디오를 크게 틀어 놓지 않으며, 집 안을 어둡게 하지 않는다.
⑤ 낮 시간에 단순한 일거리를 주어 에너지를 소모하게 하여 야간 배회 증상을 줄인다.

02 경관영양을 도울 때 영양액이 역류하는 경우 가장 먼저 해야 할 일로 옳은 것은?

① 영양주머니를 제거하여 씻는다.
② 담당 간호사에게 빨리 연락한다.
③ 새 것으로 교체한 후 고정한다.
④ 영양을 빠르게 주입한다.
⑤ 비위관을 반창고로 잘 고정한다.

해설
비위관이 새거나 영양액이 역류할 때는 간호사에게 연락해야 한다.

03 왼쪽 편마비 대상자의 식사를 돕는 방법은?

① 똑바로 누운 상태로 자세를 취하게 한 후 음식을 제공한다.
② 침대에 걸터앉아 식사할 수 있도록 도와준다.
③ 건강한 쪽을 밑으로 하여 약간 옆으로 누운 자세를 취한다.
④ 마비된 쪽을 밑으로 하여 약간 옆으로 누운 자세를 취한다.
⑤ 건강한 쪽을 베개나 쿠션으로 지지하고 안정된 자세를 취하게 한다.

정답 01 ③ 02 ③ 03 ④ 04 ① 05 ②

해설
편마비 대상자는 건강한 쪽을 밑으로 하여 약간 옆으로 누운 자세를 취한다. 마비된 쪽을 베개나 쿠션으로 지지하고 안정된 자세를 취하게 한 후 음식을 제공한다.

04 휠체어 이동 시 작동법으로 옳은 것은?

① 도로 턱을 내려갈 때는 대상자가 앞을 볼 수 있게 내려간다.
② 도로 턱을 오를 때는 휠체어를 뒤쪽으로 기울이고 앞바퀴를 들어 문턱을 오른다.
③ 오르막길을 갈 때는 허리를 세워 자세를 높이고 밀고 올라간다.
④ 울퉁불퉁한 길은 휠체어 네 바퀴가 모두 지면에 닿은 상태로 이동한다.
⑤ 엘리베이터를 타고 내릴 때는 앞으로 들어가서 뒤로 밀고 나온다.

해설
① 도로 턱을 내려갈 때는 휠체어를 뒤로 돌려 내려간다.
③ 가급적 자세를 낮추고 다리에 힘을 주어 밀고 올라간다.
④ 휠체어 앞바퀴를 들어 올려 뒤로 젖힌 상태에서 이동한다.
⑤ 엘리베이터를 타고 내릴 때는 뒤로 들어가서 앞으로 밀고 나온다.

05 손발 청결을 돕는 방법 중 옳지 않은 것은?

① 비누를 이용해 손가락, 발가락 사이를 씻은 뒤 행군다.
② 손톱깎이를 이용하여 손톱은 일자로, 발톱은 둥글게 자른다.
③ 씻으면서 이불이나 바닥이 물에 젖지 않도록 방수포를 깔아둔다.
④ 로션을 바르며 부드럽게 마사지를 한다.
⑤ 손톱에 이상이 있을 경우 시설장이나 간호사 등에게 보고한다.

해설
손톱깎이를 이용하여 손톱은 둥글게, 발톱은 일자로 자른다. 손톱이나 발톱이 살 안쪽으로 심하게 파고들었거나 발톱 주위 염증이나 감염 등 이상이 발생한 경우에는 시설장이나 간호사 등에게 보고한다.

실전 모의고사 5회

실전 모의고사를 풀면서 어떤 문제가 출제될지 알아보고, 실전 감각을 익힐 수 있습니다. 또한 자세하고 꼼꼼한 해설로 모르는 문제도 충분히 해결할 수 있습니다.

Care worker

학습계획표

2주 만에 끝내는 학습계획표

합격 D-14 Plan		D-14	D-13	D-12	D-11
		핵심이론 01 ~ 핵심이론 10	핵심이론 11 ~ 핵심이론 20	핵심이론 21 ~ 핵심이론 30	핵심이론 31 ~ 핵심이론 40
D-10	D-9	D-8	D-7	D-6	D-5
핵심이론 41 ~ 핵심이론 50	핵심이론 51 ~ 핵심이론 60	핵심이론 61 ~ 핵심이론 70	핵심이론 71 ~ 핵심이론 80	핵심이론 81 ~ 핵심이론 86	모의고사 1회
D-4	D-3	D-2	D-1	D-Day	
모의고사 2회	모의고사 3회	모의고사 4회	모의고사 5회		

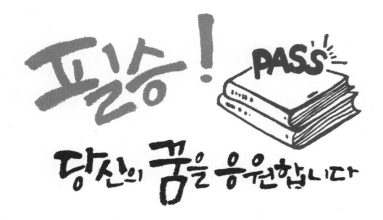

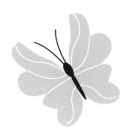

시험 안내

※ 자격시험에 대한 정보는 시행처 사정에 따라 변경될 수 있으므로 수험생분들은 반드시 시행처인 한국보건의료인 국가시험원 (www.kuksiwon.or.kr)에서 시험공고를 확인하시기 바랍니다.

시험일정

1. 컴퓨터시험(CBT)

시험구간	시험일정	시험일정 공개일	응시원서 접수기간 (시험일정 공개일 ~ 시험일 7일 전까지)
1	2023.2.13(월) ~ 2023.3.24(금)	2023.1.17(화)	2023.1.17(화) ~ 2023.3.17(금)
2	2023.4.3(월) ~ 2023.4.28(금)	2023.2.13(월)	2023.2.13(월) ~ 2023.4.21(금)
3	2023.5.2(화) ~ 2023.5.24(수)	2023.4.3(월)	2023.4.3(월) ~ 2023.5.17(수)
4	2023.6.1(목) ~ 2023.6.30(금)	2023.5.2(화)	2023.5.2(화) ~ 2023.6.23(금)
5	2023.7.3(월) ~ 2023.7.21(금) [토요일 시험시행일] 2023.7.15(토)	2023.6.1(목)	2023.6.1(목) ~ 2023.7.14(금)
6	2023.8.1(화) ~ 2023.8.31(목) [토요일 시험시행일] 2023.8.19(토)	2023.7.3(월)	2023.7.3(월) ~ 2023.8.24(목)
7	2023.9.1(금) ~ 2023.9.23(토) [토요일 시험시행일] 2023.9.23(토)	2023.8.1(화)	2023.8.1(화) ~ 2023.9.16(토)
8	2023.10.4(수) ~ 2023.10.24(화) [토요일 시험시행일] 2023.10.21(토)	2023.9.1(금)	2023.9.1(금) ~ 2023.10.17(화)
9	2023.11.1(수) ~ 2023.11.30(목)	2023.10.4(수)	2023.10.4(수) ~ 2023.11.23(목)
10	2023.12.1(금) ~ 2023.12.20(수)	2023.11.1(수)	2023.11.1(수) ~ 2023.12.13(수)

- 응시원서 접수는 선착순이며 시험센터 잔여 좌석수가 마감된 경우 접수기간 내라도 접수가 불가합니다.
- 시험구간은 10개며, 구간별 확정 시험일은 '시험일정 공개일'에 공개됩니다.
  - 구간별 시험일정이 공개되면 해당 구간의 응시원서 접수가 가능합니다.
- 시험은 주 5일(월요일~금요일), 하루 2번(오전/오후) 시행합니다.
  - 단, 2023년 하반기 중 7~10월에는 월 1회에 한하여 토요일 오전에도 시행합니다.
- 본인이 응시하고자 하는 시험일 7일 전까지 시험센터와 시험일, 시험시간(오전/오후)을 선택하여 접수를 완료해야 합니다.
- 개인별 연간 응시횟수의 제한은 없으나, 불합격한 사람이 시험에 재응시하려는 경우에는 합격자 발표일부터 시험접수가 가능하며, 시험일 선택은 합격자 발표일 7일 이후부터 선택이 가능합니다.
- 응시원서 접수 및 시험 응시는 위 방법에 따라 가능하나, 응시하고자 하는 시험센터의 시험일과 시험시간(오전/오후) 잔여 좌석이 있어야 접수가 가능합니다.
- 응시자는 본인이 접수한 시험센터, 시험일과 시험시간에만 응시가 가능합니다.

2. 지필시험(PBT)

시험회차	시험일정		시험일	응시원서 접수기간 (인터넷 접수만 가능)	합격자 발표 예정일시
1	상반기 (월 2회)	2023. 3월	2023.3.4(토)	2023.1.17(화) ~ 2023.2.25(토)	2023.3.16(목) 10:00
2			2023.3.18(토)	2023.1.17(화) ~ 2023.3.11(토)	2023.3.30(목) 10:00
3		2023. 4월	2023.3.25(토)	2023.1.19(목) ~ 2023.3.18(토)	2023.4.6(목) 10:00
4			2023.4.8(토)	2023.2.13(월) ~ 2023.4.1(토)	2023.4.20(목) 10:00
5		2023. 5월	2023.4.22(토)	2023.2.13(월) ~ 2023.4.15(토)	2023.5.4(목) 10:00
6			2023.5.13(토)	2023.4.3(월) ~ 2023.5.6(토)	2023.5.25(목) 10:00
7		2023. 6월	2023.5.20(토)	2023.4.3(월) ~ 2023.5.13(토)	2023.6.1(목) 10:00
8			2023.6.10(토)	2023.5.2(화) ~ 2023.6.3(토)	2023.6.22(목) 10:00
9	하반기 (월1회)	2023. 7월	2023.6.24(토)	2023.5.2(화) ~ 2023.6.17(토)	2023.7.6(목) 10:00
10		2023. 8월	2023.7.8(토)	2023.6.1(목) ~ 2023.7.1(토)	2023.7.20(목) 10:00
11		2023. 9월	2023.8.12(토)	2023.7.3(월) ~ 2023.8.5(토)	2023.8.24(목) 10:00
12		2023. 10월	2023.9.16(토)	2023.8.1(화) ~ 2023.9.9(토)	2023.9.27(수) 10:00
			2023.10.14(토)	2023.9.1(금) ~ 2023.10.7(토)	2023.10.26(목) 10:00

• 응시원서 접수는 선착순이며 시험센터 잔여 좌석수가 마감된 경우 접수기간 내라도 접수가 불가합니다.
• 시험은 상반기(3~6월)에는 월 2회, 하반기(7~10월)에는 월 1회, 하루 2번(오전/오후) 시행합니다(합격자는 시험별 합격자 발표 예정일에 발표).
• 본인이 응시하고자 하는 시험일에 따른 응시원서 접수기간 내에 시험센터와 시험일, 시험시간(오전/오후)을 선택하여 접수를 완료해야 합니다.
• 개인별 연간 응시횟수의 제한은 없으나, 불합격한 사람이 시험에 재응시하려는 경우에는 합격자 발표일부터 시험접수가 가능하며, 시험일 선택은 합격자 발표일 7일 이후부터 선택이 가능합니다.
• 응시원서 접수 및 시험 응시는 위 방법에 따라 가능하나, 응시하고자 하는 시험센터의 시험일과 시험시간(오전/오후) 잔여 좌석이 있어야 접수가 가능합니다.
• 응시자는 본인이 접수한 시험센터, 시험일과 시험시간에만 응시가 가능합니다.

⊕ 시험과목

구 분	시험과목	시험문제수	배 점	비 고
1교시	1. 요양보호론(필기시험) (요양보호개론, 요양보호관련 기초지식, 기본요양보호각론 및 특수요양보호각론)	35문제	1점/1문제	객관식 (5지 선다형)
	2. 실기시험	45문제		

이 책의 **목차**

Care worker

CONTENTS

이 책의 **목차**

⊕ Part 2 **모의고사**

Care worker

PART 1

핵심 이론

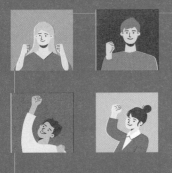

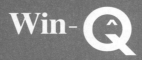

요양보호사

구 분	세부 내용
신체적 특성	세포의 노화, 면역능력의 저하, 잔존능력의 저하, 회복능력의 저하, 비가역적 진행
심리적 특성	우울증 경향의 증가, 내향성의 증가, 조심성의 증가, 경직성의 증가, 생에 대한 회의 경향, 친근한 사물에 대한 애착심, 유산을 남기려는 경향, 의존성의 증가
사회적 특성	역할 상실, 경제적 빈곤, 유대감의 상실, 사회적 관계 위축

꼭 알아두기

• 잔존능력 : 일상에 필요한 능력 수준과 최대 능력과의 차이를 말하며, 긴급 시 혹은 운동 중에 나타난다.
• 비가역적 : 주위 환경의 변화에 따라 이리저리 쉽게 변하지 않는 것을 의미하며, 환경적으로는 회복 불가능한 상태를 의미한다.

핵심예제

1-1. 노인의 신체적 변화에 대한 설명 중 옳지 않은 것은?

① 세포 노화가 일어난다.
② 면역능력이 저하된다.
③ 적응력이 떨어져 일상생활에서 어려운 상황이 발생할 수 있다.
④ 사소한 원인으로 중증에 이르지 않는다.
⑤ 노화는 비가역적으로 진행된다.

1-2. 노년기 특성 중 심리적 특성으로 옳지 않은 것은?

① 우울증 경향이 증가한다.
② 내향성이 증가한다.
③ 행동이나 결단력이 빨라진다.
④ 경직성이 증가한다.
⑤ 흥미와 의욕을 상실한다.

|해설|

1-1
④ 회복능력의 저하 : 만성질환이 있는 노인은 다른 합병증이 쉽게 올 수 있어 사소한 원인으로도 중증에 이를 수 있다.

1-2
③ 나이가 들수록 조심성이 증가해서 행동이나 결단이 느려지고 신중해진다.

노년기에 조심성이 증가하는 원인

• 결과의 질을 중시하기 때문
• 시청각 및 지각 능력, 자신감의 감퇴
• 질문이나 문제에 대해 대답을 할지 망설이거나 하지 못하며, 때로는 중립을 지키게 됨
• 결단이나 행동이 느려지고 매사에 신중해짐

정답 1-1 ④ 1-2 ③

① 가족관계 변화

부부 관계	• 역할 변화에 대한 적응 : 남편의 퇴직으로 가사 업무의 융통성 있는 분담이 바람직함 • 성적 적응 : 노년기 부부 관계에서 성적 관심과 욕구 충족을 금기시하는 태도를 바꾸어야 함 • 배우자 사별에 대한 적응 : 노인이 혼자된 삶에 잘 적응하기 위해서는 가족이나 자녀의 지지, 자아 존중감 향상 등이 필요
부모-자녀 관계	• 자녀의 결혼과 독립으로 '빈둥지증후군'을 겪게 됨 • 자녀가 부모와 근거리에 살면서 부양하는 수정확대가족 등장
고부 관계	• 가치관과 세대 차이로 인한 고부갈등 • 역할 관계 재정립과 가치관 공유로 바람직한 고부 관계 유지 • 노인은 아들과 며느리에게 의존하기보다는 자신의 삶을 활기차게 살아가기 위해 노력해야 함
조부모-손자녀 관계	• 손자녀는 노년기에 활기와 탄력을 제공 • 노인은 손자녀에게 애정을 쏟아 손자녀의 긍정적인 자아 형성에 기여
형제자매 관계	• 어린 시절의 생활 경험을 공유하면서 형제자매 간 심리적 안정감을 공유 • 배우자나 자녀 등에 의한 지원이 충분하지 못할 때, 형제자매는 중요한 사회적 지지가 됨

꼭 알아두기

• 노인 가족 : 노부부끼리 살거나 노인이 포함된 가족을 말하며, 2017년 기준 65세 이상 고령자 가구 중 부부 가구는 32.7%이고, 1인 가구는 33.4%에 이른다(통계청, 2018).
• 배우자 사별에 대한 적응 단계
  - 1단계 : 상실감의 시기, 우울감과 비탄
  - 2단계 : 배우자가 없는 생활을 받아들이고, 혼자된 사람으로서의 정체감을 지님
  - 3단계 : 혼자 사는 삶을 적극적으로 개척함

② 노인 부양 문제와 해결방안

노인 부양 문제	• 노인의 4고(苦) : 빈곤, 질병, 고독, 무위(역할 상실) 　- 노인이 되면 수입이 감소하고, 건강이 악화되며, 소외와 고독감에 빠지기 쉽다. 이러한 상황에서 노인은 자신이 무엇을 해야 할지 모르는 역할 상실을 경험하게 된다. • 노인 부양은 재정적 · 신체적 · 심리적 지원이 필요함 • 개인 · 가족의 부담을 넘어 사회적 문제로 인식되어 다양한 노인복지 사업 추진
해결 방안	• 사회와 가족의 협력 : 공적인 부양과 사적인 부양 모두 필요 　- 사적 부양 : 노인 본인이나 가족이 보살피는 부양 　- 공적 부양 : 노인복지서비스와 장기요양보험제도 등 국가나 사회가 지원 • 세대 간의 갈등 조절 　- 국민연금, 노인장기요양보험제도를 통한 세대 간 위험의 분산, 소득재분배 　- 세대 간 상호 존중과 적극적 의사소통을 통해 실질적인 상호작용과 사회통합 달성 • 노인의 개인적 대처 : 스스로 노년의 삶을 책임지도록 노력 　- 경제적으로 사회보험과 개인보험을 병행 이용 　- 사회적으로 재교육 프로그램을 통해 삶의 변화에 대비 • 노인복지정책 강화 　- 국민연금, 기초연금 강화 : 노후소득 보전 　- 노인장기요양보험제도 : 장기적인 돌봄서비스 제공 　- 다양한 노인복지서비스 프로그램을 제공하여 적극적이고 활기찬 여가, 노후생활을 지원해야 함

2-1. 노년기의 바람직한 가족관계로 옳은 것은?

① 배우자와 성생활을 자제한다.
② 형제자매와 경쟁적 관계를 유지한다.
③ 자녀에게 의존하는 생활을 한다.
④ 경직된 상태로 가족관계를 유지한다.
⑤ 손주의 긍정적인 자아를 형성하도록 돕는다.

2-2. 노인 부양 문제의 해결방안에 해당되지 않는 것은?

① 전면적인 정부의 지원
② 세대 간 갈등조절
③ 노인의 개인적 대처
④ 장기적인 돌봄서비스 제공
⑤ 사적 부양과 공적 부양 병행

|해설|

2-1
① 활기찬 노년을 위해 활발한 성생활을 유지하는 것이 필요하다.
② 노년기에 이르면 형제자매와의 경쟁심이 줄어들고, 상호이해와 동조성이 강화된다.
③ 자녀에게 의존하기보다는 자신의 삶을 활기차게 살아가기 위해 노력해야 한다.
④ 가족관계를 긍정적으로 유지할 수 있도록 한다.

2-2
① 노인 부양은 공적 부양과 사적 부양을 협력적으로 병행해야 하는 것으로 정부만의 전면적 지원은 합리적인 것으로 보기 어렵다.

정답 2-1 ⑤ 2-2 ①

핵심이론 03 사회복지의 개념과 범위

① 사회복지의 개념
　㉠ 인간이 살아가면서 겪게 되는 여러 가지 욕구, 사회문제, 위험들을 해결하여 더 높은 삶의 질을 도모하려는 전문적 노력과 관련된 사회제도
　㉡ 인간의 욕구 : 인간이 생존하는 데 꼭 필요한 의식주, 문화, 여가활동 및 인간관계 등에서 나타나는 바람직하고 만족한 상태에 대한 요구
　㉢ 사회문제 : 어떤 사회적 현상이 사회적 가치(또는 규범)에서 벗어나는 데 상당수 사람들이 그 현상에 영향을 받는다고 판단하여 집단적 행동으로 해결해야 하는 문제

② 사회복지의 범위

공적 부조	생활 유지 능력이 없거나 생활이 어려운 국민의 최저생활을 보장하고 자립을 지원하는 제도 예 국민기초생활보장제도
사회 보험	질병, 실업, 장애, 사망, 소득 상실 등의 사회적 위험을 보험의 방식으로 대처하는 제도 예 국민건강보험, 국민연금보험, 고용보험, 산업재해보상보험, 노인장기요양보험
사회 서비스	복지, 보건, 의료, 교육, 고용, 주거, 문화, 환경 등의 분야에서 제공하는 상담, 재활, 돌봄, 정보, 관련 시설 이용, 역량 개발, 사회참여 지원 등의 개별 서비스

꼭 알아두기

국민연금제도와 기초연금제도

국민 연금 제도	• 10년 이상 보험료를 납부하고 퇴직 후 자신이 낸 보험료와 이자 및 투자 수익, 인플레이션을 반영하여 연금을 받도록 설계한 사회보험제도 • 국민연금 급여에 노령연금, 유족연금, 장애연금이 있음
기초 연금 제도	• 2014년 조세를 재원으로 하는 기초연금을 도입하여 65세 이상 노인에게 매월 20만원 지급 • 2018년 9월부터 25만원으로 인상하여 지급

사회보험

국민건강보험	국민의 질병, 부상에 대한 예방, 진단, 치료, 재활과 출산, 사망 및 건강 증진에 대하여 보험급여를 제공함으로써 국민보건 향상과 사회보장 증진에 기여함
국민연금보험	국민의 노령, 장애 또는 사망에 대하여 연금 급여를 함으로써 국민의 생활 안정과 복지 증진에 기여함
고용보험	실업의 예방, 고용의 촉진 및 근로자의 직업능력의 개발과 향상을 꾀하고 국가의 직업지도와 직업소개 기능을 강화하며, 근로자가 실업한 경우에 생활에 필요한 급여를 하여 근로자의 생활 안정과 구직활동을 촉진함
산업재해보상보험	근로자의 업무상 재해를 신속하고 공정하게 보상하며, 재해근로자의 재활 및 사회복귀를 촉진함
노인장기요양보험	고령이나 노인성 질병 등의 사유로 일상생활을 혼자서 수행하기 어려운 노인 등에게 장기요양급여에 관한 사항을 규정하여 노후의 건강증진 및 생활안정을 도모하고 그 가족의 부담을 덜어줌으로써 국민의 삶의 질을 향상하도록 함을 목적으로 함

핵심예제

3-1. 다음 중 사회보험이 아닌 것은?

① 국민연금
② 국민건강보험
③ 산업재해보상보험
④ 상해보험
⑤ 고용보험

|해설|

3-1
사회보험은 국민에게 발생할 수 있는 질병, 실업, 장애, 사망, 소득 상실 등의 사회적 위험을 보험 방식으로 대처하는 제도로 사회구성원의 생활을 위협하는 사고 시에도 일정 기준의 소득을 보장하기 위한 강제보험의 성격을 지닌다. 국민연금, 국민건강보험, 산업재해보상보험, 고용보험, 노인장기요양보험이 있다.

정답 3-1 ④

핵심이론 04 노인복지 원칙

① 인구고령화와 노인복지 개념

인구고령화 원인	• 보건의료 기술의 발전 • 교육 수준의 향상 • 생활수준의 향상 • 출산율 감소 : 노인 인구의 상대적 비율 증가
노인복지 개념	• 인적·물적 자원 지원 : 노인의 인간다운 생활 영위와 가족과 사회에 적응, 통합 • 공적부조(국민기초생활보장제도)의 도움 • 사회보험(국민연금, 국민건강보험, 산업재해보상보험, 노인장기요양보험)의 혜택 • 사회복지서비스, 치매 및 건강보장 서비스, 사회 및 여가활동지원 서비스, 노인 돌봄 및 지원 서비스 등의 제공

② 노인복지 원칙

국제연합이 1991년 유엔총회에서 채택한 노인을 위한 유엔의 원칙 5가지는 다음과 같다.

독립의 원칙	• 노인 본인의 소득 및 가족과 지역사회의 지원을 통하여 식량, 물, 주택, 의복, 건강서비스를 이용할 수 있어야 한다. • 일할 수 있는 기회를 갖거나, 다른 소득을 얻을 수 있어야 한다. • 은퇴 시기와 방법에 대한 결정에 참여할 수 있어야 한다. • 적절한 교육과 훈련 프로그램에 접근할 수 있어야 한다. • 개인 선호와 능력의 변화에 따라 적응할 수 있는 환경에서 살 수 있어야 한다. • 가능한 한 오랫동안 가정에서 살 수 있어야 한다.
참여의 원칙	• 사회에 통합되어야 하고, 노인복지정책의 형성과 시행에 적극적으로 참여하며, 지식과 기술을 젊은 세대와 공유하여야 한다. • 지역사회를 위한 봉사 기회를 갖고 개발하며, 흥미와 능력에 맞는 자원봉사자로서 활동할 수 있어야 한다. • 노인들을 위한 사회운동을 하고 단체를 조직할 수 있어야 한다.

보호의 원칙	• 사회의 문화적 가치체계에 따라 가족과 지역사회의 보살핌과 보호를 받아야 한다. • 최적의 신체적, 정신적, 정서적 안녕을 유지하거나 되 찾록 도움을 받고, 질병을 예방하거나 지연하는 건 강보호 서비스를 이용할 수 있어야 한다. • 노인의 자율과 보호를 높이는 사회적, 법률적인 서비 스를 이용할 수 있어야 한다. • 시설에서는 인간적이고 안전한 환경에서 보호, 재활, 사회적 · 정신적 격려 서비스를 제공받아야 한다. • 보호 · 치료 시설에 거주 시 기본적 인권과 자유를 누 릴 수 있어야 한다.
자아 실현의 원칙	• 노인의 잠재력을 완전히 계발할 수 있는 기회가 있어 야 한다. • 사회의 교육적, 문화적, 정신적 자원과 여가서비스를 이용할 수 있어야 한다.
존엄의 원칙	• 존엄과 안전 속에서 살 수 있어야 하며, 착취와 육체 적 · 정신적 학대로부터 자유로워야 한다. • 나이, 성, 인종이나 민족적 배경, 장애, 지위에 상관없 이 공정하게 대우받아야 하며, 경제적 기여와 관계없 이 평가되어야 한다.

핵심예제

4-1. 다음에서 설명하는 노인복지의 원칙은?

> • 가능한 한 오랫동안 가정에서 살 수 있어야 한다.
> • 개인 선호와 변화하는 능력에 맞추어 안전하게 적응할
> 수 있는 환경에서 살 수 있어야 한다.

① 독립의 원칙
② 참여의 원칙
③ 존엄의 원칙
④ 평생교육의 원칙
⑤ 자아실현의 원칙

4-2. 노인복지의 원칙 중 보호의 원칙에 해당되지 않는 것은?

① 최적의 신체적, 정신적, 정서적 안녕을 유지하거나 되찾도
록 도움을 받고, 질병을 예방하거나 지연하는 건강보호 서
비스를 이용할 수 있어야 한다.

② 노인의 자율과 보호를 높이는 사회적, 법률적인 서비스를
이용할 수 있어야 한다.

③ 노인들을 위한 사회운동과 단체를 조직할 수 있어야 한다.

④ 인간적이고 안전한 환경에서 보호, 재활, 사회적 · 정신적
격려 서비스를 제공받아야 한다.

⑤ 보호 · 치료 시설에 거주 시 기본적 인권과 자유를 누릴 수
있어야 한다.

|해설|

4-1
① 독립의 원칙에 대한 내용이다.

4-2
③ 참여의 원칙에 대한 내용이다.

노인복지 보호의 원칙

• 사회의 문화적 가치체계에 따라 가족과 지역사회의 보살핌과
보호를 받아야 한다.

• 최적의 신체적, 정신적, 정서적 안녕을 유지하거나 되찾도록
도움을 받고, 질병을 예방하거나 지연하는 건강보호 서비스
를 이용할 수 있어야 한다.

• 노인의 자율과 보호를 높이는 사회적, 법률적인 서비스를 이
용할 수 있어야 한다.

• 시설에서는 인간적이고 안전한 환경에서 보호, 재활, 사회
적 · 정신적 격려 서비스를 제공받아야 한다.

• 보호 · 치료 시설에 거주 시 기본적 인권과 자유를 누릴 수 있
어야 한다.

정답 4-1 ① 4-2 ③

① 노인돌봄 및 지원 서비스

독거노인 보호 사업	• 독거노인에 대한 종합적인 사회안전망 구축 • 대상 : 독거노인 • 내용 : 노인돌봄기본서비스, 독거노인사랑 잇기, 무연고 독거노인 장례지원 • 사업 주체 : 시·군·구
독거노인 공동생활 홈서비스	• 공동생활공간 운영을 통한 독거노인 고독사·자살 예방 및 공동체 형성 목적 • 대상 : 소득·건강·주거·사회적 접촉 등에 취약한 65세 이상의 독거노인 • 내용 – 독거노인의 고독사를 예방하고, 취약한 주거환경 등의 문제를 해소하기 위해 마을회관, 경로당, 폐교, 빈집 등의 기존 시설을 개보수하거나 건물을 신축하여 독거노인 공동생활홈을 제공 – 안부 확인 및 각종 보건·복지서비스 연계 – 밑반찬 배달 및 자원봉사·민간 후원 연계 – 건강·여가프로그램 및 일자리 제공 • 사업 주체 : 시·군·구와 농림부
노인돌봄 종합 서비스	• 혼자 일상생활을 영위하기 어려운 노인에게 가사·활동지원 또는 주간보호 서비스 제공 • 대상 : 만 65세 이상의 노인[단기가사의 경우 독거노인 또는 고령(만 75세 이상) 부부노인가구] 중 가구소득, 건강상태(노인장기요양보험 등급외자 A, B, C와 도움이 필요한 질환자 등) 등을 고려하였을 때 돌봄서비스가 필요한 사람 • 내용 : 방문서비스, 주간보호서비스, 치매가족지원서비스, 단기가사서비스 등 • 사업 주체 : 시·군·구, 사회보장정보원, 서비스제공기관
노인보호 전문기관	• 노인학대 예방 및 노인인식 개선 등을 통해 노인의 삶의 질 향상 도모 • 대상 : 모든 노인 • 내용 : 노인인권 보호사업과 노인학대 예방사업, 노인인식 개선교육(경로효친교육 등 포함), 노인자살 예방 교육, 시설 내 노인권리 보호 및 기타 노인의 권익 보호를 위한 사업 등 • 사업주체 : 보건복지부 및 시·도
학대피해 노인 전용쉼터	• 학대피해노인에 대한 보호조치 및 심신 치유 프로그램 제공 • 대상 : 학대피해노인 • 내용 – 학대피해노인 보호와 숙식 제공 등의 쉼터 생활 지원 – 학대피해노인의 심리적 안정을 위한 전문심리상담 등 치유 프로그램 제공 – 학대피해노인에게 학대로 인한 신체적, 정신적 피해 치료를 위한 기본적인 의료비 지원 – 학대 재발 방지와 원가정 회복을 위하여 노인학대행위자 등에게 전문상담서비스 제공 – 그 밖에 쉼터에 입소하거나 쉼터를 이용하는 학대피해노인을 위하여 보건복지부령으로 정하는 사항 • 사업 주체 : 보건복지부 및 시·도
결식 우려 노인 무료급식 지원	• 결식우려 노인 대상 무료식사 제공과, 일정 경제적 능력을 갖춘 노인 대상 실비식사 제공 • 대상 : 결식 우려 노인 • 내용 : 경로식당 무료급식, 거동불편 저소득 재가노인 식사배달, 무료급식사업자에게 예산 지원 등 • 사업 주체 : 시·군·구

② 치매 사업 및 건강보장 사업

치매안심 센터	• 치매초기상담 및 치매조기검진, 1 : 1 사례관리, 치매단기쉼터 및 치매카페 운영, 관련서비스 안내 및 치매 서비스 제공기관 간 연계사업 • 대상 : 일반 노인, 치매노인 및 가족 • 내용 : 치매조기검진, 치매노인 등록관리, 치매인식 개선 및 치매친화적 지역사회조성, 치매가족지원, 치매쉼터운영, 치매노인 성년후견사업 • 사업 주체 : 시·군·구 보건소
노인실명 예방 사업	• 저소득층 노인 대상 눈 검진으로 눈 질환 조기 발견, 적기 치료로 노인 실명 예방 • 대상 : 만 60세 이상 노인 중 선정 기준에 해당하는 자 • 내용 : 노인 개안수술비 지원, 노인 저시력 예방교육·상담·재활 사업 • 사업 주체 : 한국실명예방재단
노인 무릎 인공관절 수술 지원	• 경제적 이유로 무릎관절증 수술을 받지 못하는 노인들의 고통을 경감하여 삶의 질을 개선하기 위한 사업 • 대상 : 만 65세 이상 노인 중 선정 기준에 해당하는 자 • 내용 : 국민건강보험급여 '인공관절치환술(슬관절)' 인정 기준에 준하는 질환의 검사비, 진료비, 수술비의 본인부담금 지원(법정본인부담금의 최대 120만원 한도 내 실비 지원) • 사업 주체 : 노인의료나눔재단

노인 건강진단	• 질병의 조기 발견 및 치료로 건강의 유지, 증진을 위한 사업 • 대상 : 만 65세 이상 의료급여 수급권자 중 노인건 강진단 희망자와 보건소장이 필요하다고 인정한 자 • 내용 : 시 · 군 · 구가 지정한 의료기관에서 국민건 강보험의 일반 건강검진, 국가암조기검진을 하고, 검진 후 유질환자의 경우 보건소의 등록관리 및 공 공의료기관과의 연계를 통해 방문 건강관리 또는 의료서비스를 체계적으로 제공함 • 사업 주체 : 시 · 군 · 구 보건소

③ 노인 사회활동 및 여가활동지원

노인 일자리 및 사회활동	• 노인의 건강한 노후생활 영위를 위해 다양한 일자 리 · 사회활동지원 사업 • 대상 : 만 65세 이상과 만 60세 이상자 중 사업 내 용에 맞는 대상자 • 내용 : 시장형 사업단과 인력파견형 사업에 노인들 이 참여하여 임금을 받도록 함 • 사업 주체 : 시 · 군 · 구와 한국노인인력개발원
노인 자원봉사	• 노인자원봉사를 활성화하여 노인의 적극적 사회참 여 및 노인의 인적자원 활용 극대화 • 대상 : 희망 노인, 경로당 및 노인복지관 • 내용 : 노인자원봉사클럽(봉사단) 조직 및 운영 지 원(경로당, 노인복지관 등) • 사업 주체 : 중앙정부 및 지방자치단체
경로당	• 지역별 경로당을 친목도모 · 취미활동 · 공동작업장 운영 및 각종 정보 교환과 기타 여가 활동 등 노인 사회활동 및 여가활동지원의 공간 및 도구로 활용 • 대상 : 모든 노인 • 내용 　– 지역의 노인복지센터 · 정보센터 · 학대노인 지킴 　이센터의 기능 　– 건강관리 · 운동 · 교육 · 여가 · 자원봉사 등 다양 　한 프로그램 제공 　– 독거노인 생활교육 장소로 경로당을 활용함 　– 지역사회 독거노인 보호 기능 수행 • 사업 주체 : 시 · 군 · 구

노인 복지관	• 시 · 군 · 구별 1개소 이상의 노인복지관을 설치 · 운 영하여 노인의 교양 · 취미생활 및 사회 참여활동 등 지역사회 노인들의 여가 복지를 증진 • 대상 : 모든 노인 • 내용 : 복지서비스가 필요한 노인을 대상으로 　– 건강한 노후를 위한 예방, 취약노인 케어 기반 　구축 및 확충 　– 활동적인 노후를 위한 사회참여 여건 조성 및 활 　성화 　– 안정적 노후를 위한 소득보장의 다양화와 내실 　화를 통해 성공적인 노후가 실현될 수 있도록 지 　원함 • 사업 주체 : 시 · 군 · 구

핵심예제

**5-1. 노인복지사업의 유형 중 노인돌봄기본서비스, 독거노인사
랑 잇기, 무연고 독거노인 장례지원을 제공하는 것은?**

① 독거노인 공동생활홈 서비스
② 독거노인 보호 사업
③ 학대피해노인 전용쉼터
④ 결식 우려 노인 무료급식 지원
⑤ 노인돌봄종합서비스

5-2. 노인요양공동생활가정의 기능으로 옳은 것은?

① 치매노인 등록 관리
② 독거노인사랑 잇기
③ 노인 일자리 제공
④ 치매노인 성년후견사업 시행
⑤ 가정과 같은 주거 여건과 급식 제공

|해설|

5-1
② 독거노인 보호 사업의 내용이다.

5-2
① · ④ 치매안심센터, ② 독거노인 보호 사업, ③ 독거노인 공
동생활 홈서비스에 해당한다.

정답 5-1 ② 5-2 ⑤

① 노인복지시설의 개념

　㉠ 65세 이상 노인이 심신적 · 사회적 · 경제적 등의 이유로 생활하기 어려울 때 이용하거나 거주하는 시설로 노인복지를 증진하기 위한 시설을 말한다.

　㉡ 노인복지법 제31조 규정 노인복지시설 : 노인주거복지시설, 노인의료복지시설, 노인여가복지시설, 재가노인복지시설, 노인보호전문기관, 노인일자리지원기관, 학대피해노인 전용쉼터

② 노인복지시설의 종류

노인주거 복지시설	• 양로시설 : 노인을 입소시켜 급식과 그 밖에 일상생활에 필요한 편의를 제공하는 시설 • 노인공동생활가정 : 노인들에게 가정과 같은 주거여건과 급식, 그 밖에 일상생활에 필요한 편의를 제공하는 시설 • 노인복지주택 : 노인에게 주거시설을 분양하거나 임대하여 주거의 편의 · 생활지도 · 상담 · 안전관리 등 일상생활에 필요한 편의를 제공하는 시설
노인의료 복지시설	• 노인요양시설 : 치매 · 중풍 등 노인성 질환 등으로 심신에 상당한 장애가 발생하여 도움이 필요한 노인을 입소시켜 급식 · 요양과 그 밖에 일상생활에 필요한 편의를 제공하는 시설(입소자 10인 이상 시설) • 노인요양공동생활가정 : 치매 · 중풍 등 노인성 질환 등으로 심신에 상당한 장애가 발생하여 도움이 필요한 노인에게 가정과 같은 주거 여건과 급식 · 요양, 그 밖에 일상생활에 필요한 편의를 제공하는 시설(입소자 9인 이내 시설)
노인여가 복지시설	• 노인복지관 : 노인의 교양 · 취미생활 및 사회 참여 활동 등에 대한 각종 정보와 서비스를 제공하고, 건강증진 및 질병예방과 소득보장 · 재가복지, 그 밖에 노인의 복지증진에 필요한 서비스를 제공하는 기관 • 경로당 : 노인들이 자율적으로 친목도모 · 취미활동 · 공동작업장 운영 및 각종 정보교환과 기타 여가활동을 할 수 있도록 하는 장소 • 노인교실 : 노인들에 대하여 사회활동 참여욕구를 충족하기 위하여 건전한 취미생활 · 노인건강유지 · 소득보장 기타 일상생활과 관련한 학습 프로그램을 제공하는 곳
재가노인 복지시설	• 방문요양 : 가정에서 일상생활을 영위하면서(이하 '재가노인'이라 함) 신체적 · 정신적 장애로 어려움을 겪고 있는 노인에게 각종 편의를 제공하여 지역사회 안에서 건전하고 안정된 노후를 영위하도록 하는 서비스 • 방문목욕 : 목욕장비를 갖추고 재가노인을 방문하여 목욕을 제공하는 서비스 • 주 · 야간보호 : 부득이한 사유로 가족의 보호를 받을 수 없는 심신이 허약한 노인과 장애노인을 주간 또는 야간 동안 보호시설에 입소시켜 각종 편의를 제공하여 이들의 생활안정과 심신기능의 유지 · 향상을 도모하고, 그 가족의 신체적 · 정신적 부담을 덜어주기 위한 서비스 • 단기보호 : 부득이한 사유로 가족의 보호를 받을 수 없어 일시적으로 보호가 필요한 심신이 허약한 노인과 장애노인을 보호시설에 단기간 입소시켜 보호함으로써 노인 및 노인가정의 복지를 증진하기 위한 서비스 • 그 밖의 서비스 : 그 밖에 재가노인에게 제공하는 서비스로서 보건복지부령에서 정하는 서비스

핵심예제

6-1. 노인복지시설의 유형 중 의료복지시설에 해당하는 것은?

① 방문요양

② 양로시설

③ 노인공동생활가정

④ 노인요양공동생활가정

⑤ 노인복지관

6-2. 재가노인복지시설 중 신체적 · 정신적 장애로 어려움을 겪고 있는 재가노인에게 편의를 제공하여 지역사회 안에서 건전하고 안정된 노후를 영위하도록 하는 서비스는 무엇인가?

① 방문요양

② 방문목욕

③ 주야간보호

④ 단기보호

⑤ 방문간호

6-3. 노인복지시설 중 다음에서 설명하는 서비스는?

> 하루 중 일정 시간 동안 대상자를 보호하면서 신체활동을 지원하고 심신기능 향상을 도모하고, 그 가족의 신체적 · 정신적 부담을 덜어주기 위한 서비스

① 양로시설
② 노인복지관
③ 방문간호
④ 노인요양시설
⑤ 주 · 야간보호

|해설|

6-1
④ 노인의료복지시설에는 노인요양시설, 노인요양공동생활가정이 있다.

6-2
재가노인복지시설 중 방문요양에 관한 설명이다. 방문간호는 노인장기요양보험법의 장기요양서비스이며, 노인복지서비스는 아니다.

6-3
주 · 야간보호
부득이한 사유로 가족의 보호를 받을 수 없는 심신이 허약한 노인과 장애노인을 주간 또는 야간 동안 보호시설에 입소시켜 각종 편의를 제공하여 이들의 생활안정과 심신기능의 유지 · 향상을 도모하고, 그 가족의 신체적 · 정신적 부담을 덜어주기 위한 서비스이다.

정답 6-1 ④ 6-2 ① 6-3 ⑤

핵심이론 07 노인장기요양보험제도

① **제도의 목적** : 고령이나 노인성 질병 등의 사유로 일상생활을 혼자서 수행하기 어려운 노인 등에게 장기요양급여(신체활동 또는 가사활동지원 등)를 제공하여 노후의 건강증진 및 생활안정을 도모하고 그 가족의 부담을 덜어줌으로써 국민의 삶의 질을 향상한다.

② **사업의 보험자 및 가입자**(국민건강보험법, 노인장기요양보험법)
　㉠ 보험자 : 국민건강보험공단
　㉡ 가입자 : 국내 거주 국민, 국내 체류 재외국민 또는 외국인으로서 대통령령으로 정하는 사람

③ **장기요양급여 대상자** : '65세 이상인 자' 또는 '65세 미만이지만 노인성 질병을 가진 자'로 거동이 불편하거나 치매 등으로 인지가 저하되어 6개월 이상의 기간 동안 혼자서 일상생활을 수행하기 어려운 사람이다.

꼭 알아두기

보험자와 가입자
- 보험자 : 보험료를 받아 계약 조건에 따라 보험금을 지급하는 자
- 가입자 : 보험에서 보상을 받을 권리를 갖는 자

꼭 알아두기

노인장기요양보험급여 대상자 여부
- 결핵으로 신체활동이 어려운 70세 남자 → 장기요양급여 대상 O
- 결핵으로 신체활동이 어려운 60세 남자 → 장기요양급여 대상 X
- 혈관성치매로 신체활동이 어려운 40세 남자 → 장기요양급여 대상 O
- 병원 입원 중인 노인 → 장기요양급여 대상 X

노인성 질병의 종류

구 분	질병명
한국표준 질병사인 분류	알츠하이머병에서의 치매, 혈관성 치매, 달리 분류 된 기타 질환에서의 치매, 상세불명의 치매, 알츠하 이머병, 지주막하출혈, 뇌내출혈, 기타 비외상성 두 개 내 출혈, 뇌경색증, 출혈 또는 경색증으로 명시되 지 않은 뇌졸중, 뇌경색증을 유발하지 않은 뇌전동 맥의 폐쇄 및 협착, 뇌경색증을 유발하지 않은 대뇌 동맥의 폐쇄 및 협착, 기타 뇌혈관 질환, 달리 분류 된 질환에서의 뇌혈관장애, 뇌혈관 질환의 후유증, 파킨슨병, 이차성 파킨슨병, 달리 분류된 질환에서 의 파킨슨병, 기저핵의 기타 퇴행성 질환, 중풍후유 증, 진전

1. 질병명 및 질병코드는 「통계법」 제22조에 따라 고시된 한
   국표준질병사인 분류에 따른다.
2. 진전은 보건복지부장관이 정하여 고시하는 범위로 한다.
근거 : 노인장기요양보험법. 별표1. 노인성 질병의 종류(제2
조 관련)

┌ **핵심예제** ┐

7-1. 빈칸 (A)와 (B)에 들어갈 단어의 조합으로 옳은 것은?

> 노인장기요양보험법 제7조
> • 장기요양보험사업은 (A)이 관장한다.
> • 장기요양보험사업의 보험자는 (B)이다.

① A : 행정안전부장관, B : 국민보험공단

② A : 고용노동부장관, B : 건강보험심사평가원

③ A : 고용노동부장관, B : 근로복지공단

④ A : 보건복지부장관, B : 건강보험심사평가원

⑤ A : 보건복지부장관, B : 국민보험공단

7-2. 장기요양급여 대상자로 옳은 것은?

① 혈관성치매로 신체활동이 어려운 40세 남자

② 병원에 입원 중인 노인

③ 일상생활이 가능한 89세 독거노인

④ 결핵으로 신체활동이 어려운 60세 남자

⑤ 당뇨병으로 고생하는 69세 여성

|해설|

7-1

> **국민건강보험법**
> 제5조(적용 대상 등) 국내에 거주하는 국민은 건강보험의 가입
> 자 또는 피부양자가 된다. 다만, 다음의 어느 하나에 해당하는
> 사람은 제외한다.
> ① 「의료급여법」에 따라 의료급여를 받는 사람
> ② 「독립유공자예우에 관한 법률」 및 「국가유공자 등 예우 및
>   지원에 관한 법률」에 따라 의료보호를 받는 사람

> **노인장기요양보험법**
> 제7조(장기요양보험)
> ① 장기요양보험사업은 보건복지부장관이 관장한다.
> ② 장기요양보험사업의 보험자는 공단으로 한다.
> ③ 장기요양보험의 가입자는 「국민건강보험법」 제5조 및 제
>   109조에 따른 가입자로 한다.

7-2

장기요양보험급여 대상자는 '65세·이상인 자' 또는 '65세 미만이
지만 노인성 질병을 가진 자'로 거동이 불편하거나 치매 등으로
인지가 저하되어 6개월 이상의 기간 동안 혼자서 일상생활을
수행하기 어려운 사람이다.

정답 7-1 ⑤ 7-2 ①

① 장기요양인정 절차

노인장기요양보험을 이용하고자 하는 자는 다음과 같은 절차를 따른다.

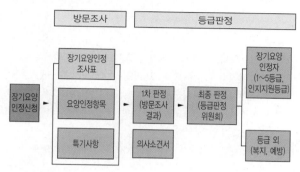

② 절차 내용

절 차	내 용
장기요양 인정신청	• 대상 : 만 65세 이상 노인 또는 65세 미만 노인성 질환 대상자 • 신청 : 전국 공단지사 • 신청인 : 본인, 가족이나 친족 또는 이해관계인, 사회복지전담공무원(본인이나 가족 등의 동의 필요), 시장·군수·구청장이 지정하는 자
방문조사	공단 직원(사회복지사, 간호사 등)이 신청인의 거주지를 방문하여 심신 상태를 나타내는 장기요양인정 조사서 52개 항목(신체기능 12개, 인지기능 7개, 행동변화 14개, 간호처치 9개, 재활 10개)에 대하여 조사
등급판정	• 방문조사 결과에 따른 1차 판정 • 조사결과서와 의사소견서 등을 등급판정위원회에 제출하여 장기요양 인정여부 및 장기요양 등급을 최종 판정 • 판정은 신청일로부터 30일 이내 완료

등급	상 태	장기요양 인정점수
판정결과		
장기요양 1등급	심신의 기능 상태 장애로 일상생활에서 전적으로 다른 사람의 도움이 필요한 자	95점 이상
장기요양 2등급	심신의 기능 상태 장애로 일상생활에서 상당 부분 다른 사람의 도움이 필요한 자	75점 이상 95점 미만
장기요양 3등급	심신의 기능 상태 장애로 일상생활에서 부분적으로 다른 사람의 도움이 필요한 자	60점 이상 75점 미만
장기요양 4등급	심신의 기능 상태 장애로 일상생활에서 일정 부분 다른 사람의 도움이 필요한 자	51점 이상 60점 미만
장기요양 5등급	치매 대상자(노인장기요양보험법 시행령 제2조에 따른 노인성 질병으로 한정함)	45점 이상 51점 미만
인지지원 등급	치매 대상자(노인장기요양보험법 시행령 제2조에 따른 노인성 질병으로 한정함)	45점 미만
판정결과 통보	• 공단은 장기요양등급, 장기요양급여의 종류 및 내용이 담긴 장기요양인정서와 적절한 서비스 내용, 횟수, 비용 등을 담은 표준장기요양 이용계획서를 수급자나 보호자에게 제공한 후 서비스 이용에 대해 교육한다. • 장기요양인정 유효기간은 2년으로 한다.	

꼭 알아두기

장기요양 유효기간 원칙	예 시
• 유효기간을 갱신할 때 갱신 직전 등급과 같은 등급으로 판정을 받는 경우 – 1등급의 경우 : 4년	2017년 7월에 1등급 판정을 받고, 2018년 7월에 다시 1등급을 받은 수급자는 2022년 7월에 등급 판정을 받으면 됨
• 유효기간 갱신 시 갱신결과 직전 등급과 같은 등급으로 판정을 받는 경우 – 2~4등급의 경우 : 3년 – 5등급, 인지지원등급의 경우 : 2년	2017년 7월에 2등급(3등급) 판정을 받고, 2018년 7월에 다시 2등급(3등급)을 받은 수급자는 2021년 7월에 등급 판정을 받으면 됨

* 등급판정위원회는 유효기간을 6개월 범위 내에서 가감하여 조정할 수 있음(2017년 개정)

핵심예제

8-1. 장기요양인정 신청 및 판정 절차이다. 빈칸에 들어갈 알맞은 것은?

> 장기요양인정 신청 → 방문조사 → 방문조사결과 1차 판정 → ( ) → 최종 판정(등급판정위원회) → 장기요양인정자(1~5등급 인지지원등급), 등급 외(복지, 예방)

① 조사결과서 제출
② 건강검진
③ 문진표 제출
④ 의사소견서 제출
⑤ 판정결과서 통보

8-2. 노인장기요양 신청 및 판정절차에 대한 설명으로 옳은 것은?

① 국민보험공단이 표준장기이용계획서를 수급권자에게 제공한다.
② 결핵으로 신체 활동이 어려운 60세 남자는 장기요양급여 대상이다.
③ 방문조사는 소정의 교육을 이수한 장기요양기관 직원이 한다.
④ 장기요양기관에서 최종등급을 판정한다.
⑤ 장기요양인정 유효기간은 6개월로 한다.

8-3. 방문조사 시 일상생활 수행능력 평가항목으로 알맞은 것은?

① 방 밖으로 나오기, 빨래하기
② 식사 준비하기, 세수하기
③ 전화하기, 옷 벗고 입기
④ 일어나 앉기, 노래 부르기
⑤ 양치질하기, 화장실 사용하기

|해설|

8-1
장기요양인정 신청 및 판정 절차
장기요양인정 신청 → 방문조사 → 방문조사결과 1차 판정 → 의사소견서 제출 → 최종 판정(등급판정위원회) → 장기요양인정자(1~5등급, 인지지원등급), 등급 외(복지, 예방)

8-2
② 장기요양급여 대상이 되려면 '65세 이상인 자'이거나 '65세 미만이지만 노인성 질병을 가진 자'이어야 하는데, 결핵은 노인성 질병이 아니므로 장기요양급여 대상이 되지 않는다.
③ 방문조사는 소정의 교육을 이수한 공단 직원(사회복지사, 간호사 등)이 한다.
④ 등급판정위원회에서 최종등급을 판정한다.
⑤ 장기요양인정 유효기간은 2년으로 한다.

8-3
일상생활 수행능력 평가항목 12가지
옷 벗고 입기, 세수하기, 양치질하기, 목욕하기, 식사하기, 체위변경하기, 일어나 앉기, 옮겨 앉기, 방 밖으로 나오기, 화장실 사용하기, 대변 조절하기, 소변 조절하기

정답 8-1 ④ 8-2 ① 8-3 ⑤

① 재가급여

　㉠ 가정에서 생활하며 장기요양기관이 운영하는 방문요양, 방문목욕, 방문간호, 주·야간보호, 단기보호 등 신체활동 및 심신기능의 유지·향상을 위한 서비스를 제공받는다.

　㉡ 재가급여의 종류

종 류	내 용
방문요양	장기요양요원이 수급자의 가정 등을 방문하여 신체활동 및 가사활동 등을 지원
방문목욕	장기요양요원이 목욕설비를 갖춘 장비를 이용하여 수급자의 가정 등을 방문하여 목욕을 제공
방문간호	장기요양요원인 간호사 등이 의사, 한의사 또는 치과의사의 지시서(이하 "방문간호지시서"라 함)에 따라 수급자의 가정 등을 방문하여 간호, 진료의 보조, 요양에 관한 상담 또는 구강위생 등을 제공
주야간 보호	수급자를 하루 중 일정한 시간 동안 장기요양기관에 보호하여 신체활동지원 및 심신기능의 유지·향상을 위한 교육·훈련 등을 제공
단기보호	수급자를 보건복지부령으로 정하는 범위 안에서 일정 기간 동안 장기요양기관에 보호하여 신체활동지원 및 심신기능의 유지·향상을 위한 교육·훈련 등을 제공
기타 재가급여	수급자의 일상생활·신체활동지원 및 인지기능의 유지·향상에 필요한 용구를 제공하거나 가정을 방문하여 재활에 관한 지원 등을 제공하는 장기요양급여로서 대통령령으로 정하는 것

　㉢ 재가급여의 장단점

장 점	단 점
• 평소에 생활하는 친숙한 환경에서 지낼 수 있다. • 사생활이 존중되고 개인 중심 생활을 할 수 있다.	• 의료, 간호, 요양서비스가 단편적으로 진행되기 쉽다. • 긴급한 상황에 신속하게 대응하기 어렵다.

② 시설급여

　㉠ 가정에서 생활하지 않고 노인요양시설, 노인요양공동생활가정 등에 입소하여 신체활동지원 및 심신기능의 유지·향상을 위한 서비스를 제공받는다.

　㉡ 시설급여의 종류

종 류	내 용
노인요양 시설	치매·중풍 등 노인성 질환 등으로 심신에 상당한 장애가 발생하여 도움이 필요한 노인을 입소시켜 급식·요양과 그 밖에 일상생활에 필요한 편의를 제공하는 시설
노인요양 공동생활 가정(그룹홈)	치매·중풍 등 노인성 질환 등으로 심신에 상당한 장애가 발생하여 도움이 필요한 노인에게 가정과 같은 주거 여건과 급식·요양, 그 밖에 일상생활에 필요한 편의를 제공하는 시설

　㉢ 시설급여의 장단점

장 점	단 점
의료, 간호, 요양서비스를 종합적으로 제공받을 수 있다.	• 지역사회(가족, 형제, 이웃)와 떨어져 지내며 소외되기 쉽다. • 개인 중심의 생활이 어렵다.

③ 특별현금급여

　㉠ 재가급여와 시설급여를 받을 수 없을 때 지급하는 것으로 가족요양비, 특례요양비, 요양병원간병비가 있다.

　㉡ 특별현금급여의 종류

종 류	내 용
가족 요양비	도서·벽지 등 장기요양기관이 현저히 부족한 지역, 천재지변, 수급자의 신체·정신 또는 성격상의 사유 등으로 인해 가족 등으로부터 방문요양에 상당한 장기요양급여를 받은 경우 지급되는 현금급여
특례 요양비	수급자가 장기요양기관이 아닌 노인요양시설 등의 기관 또는 시설에서 재가급여 또는 시설급여에 상당한 장기요양급여를 받은 경우 수급자에게 지급되는 현금급여
요양 병원 간병비	수급자가 요양병원에 입원했을 때 장기요양에 사용되는 비용의 일부가 지급되는 현금급여

장기요양요원(노인장기요양보험법 시행령 제11조 장기요양급여 종류별 장기요양요원의 범위)
- 방문요양에 관한 업무를 수행하는 장기요양요원은 요양보호사 또는 사회복지사이다.
- 방문목욕에 관한 업무를 수행하는 장기요양요원은 요양보호사이다.
- 방문간호에 관한 업무를 수행하는 장기요양요원은 다음과 같다.
  - 간호사로서 2년 이상의 간호 업무 경력이 있는 자
  - 간호조무사 중 3년 이상의 간호보조 업무 경력이 있는 자로서 보건복지부장관이 지정한 교육기관에서 소정의 교육을 이수한 자. 이 경우, 교육기관 지정 기준 및 절차 등 교육에 필요한 사항은 보건복지부장관이 정한다.
  - 치과위생사

노인장기요양보험 재원조달
- 장기요양보험료 : 60~65%
- 국가지원 : 20%
- 본인일부부담 : 15~20%

급여종류별 본인일부부담금 부담비율

급여종류	일 반	40% 감경자*	60% 감경자**	「국민기초생활보장법」상 의료급여자
재가급여	15%	9%	6%	면 제
복지용구 (기타 재가급여)				
시설급여	20%	12%	8%	
촉탁의 진찰비용				
의사소견서 발급비용	20%	10%		
방문간호지시서 발급비용				

* 보험료 감경 대상자(보험료 순위 25% 초과 50% 이하인 자)
** 의료급여자, 차상위 감경 대상자, 천재지변 등 생계곤란자, 보험료 감경 대상자(보험료 순위 25% 이하인 자)

9-1. 다음에 해당하는 장기요양급여는 무엇인가?

- 평소에 생활하는 친숙한 환경에서 지낼 수 있다.
- 의료, 간호, 요양서비스가 단편적으로 진행되기 쉽다.

① 시설급여
② 가족요양급여
③ 재가급여
④ 특별현금급여
⑤ 요양병원급여

9-2. 장기요양급여 중 시설급여에 해당하는 것은?

① 노인요양공동생활가정
② 특례요양비
③ 복지용구
④ 주야간보호
⑤ 단기보호

9-3. 장기요양 일반 대상자에게 해당하는 시설급여 비용 중 본인일부부담금의 부담비율은?

① 장기요양급여비용의 15%
② 장기요양급여비용의 20%
③ 장기요양급여비용의 40%
④ 장기요양급여비용의 50%
⑤ 장기요양급여비용의 60%

|해설|

9-1
재가급여의 장점과 단점

장 점	• 평소에 생활하는 친숙한 환경에서 지낼 수 있다. • 사생활이 존중되고 개인 중심 생활을 할 수 있다.
단 점	• 의료, 간호, 요양서비스가 단편적으로 진행되기 쉽다. • 긴급한 상황에 신속하게 대응하기 어렵다.

9-2
시설급여의 종류에는 노인요양시설, 노인요양공동생활가정(그룹홈)이 있다.

9-3
시설급여를 이용하는 일반 대상자의 본인일부부담금의 부담비율은 20%이다.

정답 9-1 ③ 9-2 ① 9-3 ②

장기요양서비스 이용 절차
서비스 신청접수 및 방문상담 → 서비스 제공 계획 수립 →
서비스 이용 계약 체결 → 서비스 제공 → 모니터링 실시 →
서비스 종료 혹은 계속

① **서비스 신청 및 상담** : 장기요양기관을 방문하거나 전화로 상담을 받는다. 장기요양기관은 대상자 또는 가족이 장기요양서비스를 신청하면 상담을 통해 해당 기관 서비스를 제공할 수 있는지를 판단한다. 장기요양서비스를 이용하고자 할 때는 장기요양인정서와 표준장기요양이용계획서가 필요하다.

② **서비스 제공 계획 수립** : 대상자 및 가족이 서비스를 신청하면 장기요양기관은 가정을 방문하여 대상자의 기능 상태 평가와 욕구평가를 하고, 평가 내용을 바탕으로 서비스 목표를 설정하며 구체적인 서비스 내용과 횟수, 비용을 결정한다. 서비스 제공 계획을 수립할 때는 국민건강보험공단이 작성한 표준장기요양이용계획서를 바탕으로 한다.

③ **서비스 이용 계약 체결** : 서비스 제공 계획이 수립되면 대상자와 그 가족에게 내용을 충분히 설명한다. 대상자와 가족이 동의하면 서비스 이용 계약을 체결한다.

④ **서비스 제공** : 계약이 체결되면 장기요양기관은 대상자에게 서비스 제공 계획서를 바탕으로 서비스를 제공한다. 요양보호사는 서비스 제공 계획서에 기입되어 있는 대상자의 주요 기능 상태와 욕구 등을 명확히 인식하고 서비스 내용과 시간, 방법 등을 파악하여 서비스를 제공한다. 복지용구 구입 및 대여 시 「복지용구급여확인서」상의 복지용구급여 내용을 확인한다.

⑤ **모니터링** : 대상자 및 가족에게 만족스러운 서비스가 제공되고 있는지, 새로운 변화가 발생했는지 모니터링한다. 모니터링 결과에 따라서 서비스 제공 계획을 수정할 수도 있다.

⑥ **서비스 종료** : 대상자가 사망하거나 대상자 스스로 종료를 원할 때, 혹은 타 기관으로 이관되었을 때는 서비스가 종료된다.

꼭 알아두기

욕구평가
대상자의 욕구와 문제를 해결하기 위하여 정보를 수집하고 분석하여 대상자의 상황을 명확하게 하는 것이다. 욕구평가를 할 때는 대상자의 신체적 상황뿐만 아니라 정신 심리 상태, 사회 환경까지 파악해야 한다.

꼭 알아두기

노인장기요양 등급외자 지원사업
– 등급 외 자의 신체 및 인지 상태

등급 외 A형 (45점 이상 ~51점 미만)	거 동	• 실내 이동은 지팡이로 자립함 • 목욕하기, 화장실 이용하기 등은 약간의 도움이 필요함 • 수발자 없이 장시간 혼자 집 안에 머물 수 있음
	인 지	• 단기기억장애나 판단력장애 등으로 인지력이 떨어진 상태 • 종이접기 등의 프로그램 참여 등 복지관을 이용할 수 있음
등급 외 B형 (40점 이상 ~45점 미만)	거 동	• 실내 이동을 자립하며, 실외 이동도 자립률이 높음 • 목욕에 약간의 도움이 필요하나 대부분은 자립함 • 만성관절염을 호소함
	인 지	• 단기기억장애, 판단력장애 등으로 인지력이 약간 저하되어 있음 • 문제행동은 거의 없음 • 복지관을 이용할 수 있음
등급 외 C형 (40점 미만)	거동 · 인지	• 신체기능이나 인지기능에 문제가 없어 혼자서 일상생활을 할 수 있음 • 건강증진, 예방서비스가 필요한 대상임

자료 : 국민건강보험공단(2017) "노인장기요양보험 업무처리 지침"

10-1. 다음 빈칸 (A)와 (B)에 들어갈 알맞은 것은?

> 장기요양서비스를 이용하려면 (A)와 (B)가 필요하다.

① A : 장기요양인정서, B : 의사소견서

② A : 장기요양인정서, B : 표준장기요양이용계획서

③ A : 표준장기요양이용계획서, B : 보험자 주민등록등본

④ A : 의사소견서, B : 장기요양인정서

⑤ A : 표준장기요양이용계획서, B : 의사소견서

|해설|

10-1
장기요양서비스를 이용하려면 (A) 장기요양인정서와 (B) 표준장기요양이용계획서가 필요하다.

정답 10-1 ②

꼭 알아두기

장기요양인정서
- 국민건강보험공단이 등급판정을 받은 대상자에게 발급
- 포함내용 : 대상자의 기본인적사항과 장기요양등급, 유효기간, 이용할 수 있는 급여의 종류와 내용, 대상자가 장기요양서비스를 제공받을 때 필요한 안내 사항 등
- 장기요양서비스를 받으려면 대상자와 그 가족이 기관에 제출

표준장기요양이용계획서
- 역 할
  - 대상자 및 가족들이 적절한 장기요양 서비스를 이용할 수 있도록 안내
  - 장기요양기관이 대상자를 이해하는 데 도움이 되는 자료
- 포함내용 : 대상자의 등급에 따라 이용할 수 있는 한도액과 본인부담률, 급여의 종류와 횟수, 비용, 인정유효기간 등

---

① 요양보호서비스의 목적 : 65세 이상 노인 또는 노인성 질병을 가진 65세 미만인 자에게 계획적이고, 전문적인 요양보호서비스를 제공하여 장기요양 대상자들의 신체기능 증진 및 삶의 질 향상에 기여하는 것이다.

② 요양보호 업무가 대상자에게 실질적인 도움이 되기 위해서는 인간 욕구에 대해 기본적으로 이해하고 있어야 하며, 생리적 욕구를 충족하는 것부터 도와주어야 한다.

③ 대상자의 현재 기능수준을 향상·유지하며 필요한 일상생활지원과 심리·정서적 지원을 통해 안락한 노후생활을 영위할 수 있도록 도와야 한다.

④ 매슬로(Maslow, A. H.)는 인간의 기본적 욕구는 음식, 물, 안전, 사랑과 같이 생존과 건강에 필수적인 것이라고 하였다. 매슬로의 욕구단계 이론은 요양보호서비스의 제공 순서를 결정하는 데 도움이 된다.

꼭 알아두기

매슬로의 욕구단계

5단계 자아실현의 욕구	가장 상위인 욕구, 자기완성, 삶의 보람, 자기만족 등을 느끼는 단계
4단계 존경의 욕구	타인에게 지위, 명예 등을 인정받고 존중받고 싶어 하는 단계
3단계 사랑과 소속의 욕구	가족이나 친구 모임 등 어떤 단체에 소속되어 사랑받고 싶어 하는 단계
2단계 안전의 욕구	신체나 정신이 고통이나 위험으로부터 안전하기를 추구하는 단계
1단계 생리적 욕구	배고픔, 목마름, 배설, 수면, 성 등과 같은 생리적 욕구를 해결하는 단계

11-1. 매슬로(A. Maslow)의 욕구위계이론에 따르면 대상자에게서 가장 먼저 도와주어야 하는 욕구단계는?

① 생리적 욕구

② 안전의 욕구

③ 사랑과 소속의 욕구

④ 존경의 욕구

⑤ 자아실현의 욕구

|해설|

11-1

매슬로는 인간이 하위 단계의 욕구들이 어느 정도 충족되었을 때 비로소 다음 단계의 욕구를 위해 행동하게 된다고 보았다.

정답 11-1 ①

요양보호사의 업무는 노인장기요양보험 표준서비스에서 제시하는 유형과 일치한다.

노인장기요양보험 표준서비스 분류

분 류	표준서비스 내용	
신체활동 지원 서비스	(1) 세면 도움 (3) 머리 감기기 (5) 옷 갈아입히기 (7) 식사 도움 (9) 이동 도움 (11) 화장실 이용 돕기	(2) 구강관리 (4) 몸 단장 (6) 목욕 도움 (8) 체위변경 (10) 신체기능의 유지증진
일상생활 지원 서비스	(1) 취 사 (3) 세 탁	(2) 청소 및 주변 정돈
개인활동 지원 서비스	(1) 외출 시 동행	(2) 일상 업무 대행
정서지원 서비스	(1) 말벗, 격려, 위로 (3) 의사소통 도움	(2) 생활상담
방문목욕 서비스	(1) 방문목욕	
기능회복 훈련 서비스	(1) 신체 · 인지 향상 프로그램 (2) 기본동작 훈련 (4) 물리치료 (6) 작업치료 (8) 기타 재활치료	(3) 일상생활동작훈련 (5) 언어치료 (7) 인지 및 정신기능 훈련
치매관리 지원 서비스	(1) 행동변화 대처	
응급 서비스	(1) 응급상황 대처	
시설환경 관리 서비스	(1) 침구 · 리넨 교환 및 정리 (2) 환경관리 (4) 세탁물 관리	(3) 물품관리
간호처치 서비스	(1) 관찰 및 측정 (3) 호흡기간호 (5) 영양간호 (7) 배설간호 (9) 의사진료 보조	(2) 투약 및 주사 (4) 피부간호 (6) 통증간호 (8) 그 밖의 처치

자료 : 노인장기요양보험법 시행규칙 별지의 개별 서비스 제공기록지(12~16호) 참조

12-1. 노인장기요양보험 표준서비스 중 신체활동지원 서비스에 해당하는 것은?

① 취 사
② 몸 단장
③ 세 탁
④ 외출 시 동행
⑤ 기본동작 훈련

|해설|

12-1

신체활동지원 서비스에는 세면 도움, 구강관리, 머리 감기기, 몸 단장, 옷 갈아입히기, 목욕 도움, 식사 도움, 체위변경, 이동 도움, 신체기능의 유지증진, 화장실 이용 돕기가 포함된다.

정답 12-1 ②

꼭 알아두기

요양보호사의 역할

숙련된 수발자	숙련된 요양보호서비스에 대한 지식과 기술로 대상자의 불편함을 경감하기 위해 필요한 서비스를 지원하여 대상자를 도와준다.
정보 전달자	대상자의 신체, 심리에 관한 정보를 가족, 시설장 또는 관리책임자, 간호사, 의료기관의 의료진에게 전달하며 필요시 이들의 지시 사항을 대상자와 그의 가족에게 전달한다.
관찰자	맥박, 호흡, 체온, 혈압 등의 변화와 투약 여부, 질병의 변화에 대한 증상뿐만 아니라 심리적인 변화까지 관찰한다.
말벗과 상담자	대상자와 관계를 형성하고 필요한 서비스를 제공하여 대상자의 신체적, 정신적, 심리적 안위를 도모한다.
동기 유발자	대상자가 능력을 최대한 발휘하도록 동기를 유발하며 지지한다.
옹호자	가정이나 시설, 지역사회에서 학대를 당하거나 소외되고 차별받는 대상자를 위해 대상자의 입장에서 편들어 주고 지켜준다.

핵심이론 13 요양보호서비스 제공 원칙

① 요양보호서비스의 기본 원칙

ㄱ 대상자 개인의 삶을 존중하며 본인 및 가족들로부터 대상자의 성격, 습관, 선호하는 서비스 등을 서비스 제공 개시 전에 반드시 확인하여 특별히 싫어하는 행동은 하지 않는다.

ㄴ 대상자가 가능한 한 자립생활을 할 수 있도록 대상자의 능력을 최대한 활용하면서 서비스를 제공한다.

ㄷ 서비스를 제공하기 전에 대상자에게 충분히 설명한 후, 대상자가 동의하면 서비스를 제공한다. 다만, 대상자가 치매 등으로 인지능력이 없는 경우에는 보호자에게 동의를 구한다.

ㄹ 대상자의 개인정보 및 서비스 제공 중 알게 된 비밀을 누설하여서는 안 되며, 대상자의 사생활을 보호하고 자유로운 의사표현을 보장하여야 한다.

ㅁ 대상자의 상태를 관찰하면서 서비스를 제공하여야 하며 대상자의 상태와 관계없이 기계적으로 서비스를 제공하거나 서비스를 제공받도록 강요하지 말아야 한다.

ㅂ 요양보호사의 모든 서비스는 대상자에게만 제공한다(서비스 내용 : 신체활동지원 서비스, 일상생활지원 서비스, 개인활동지원 서비스, 정서지원 서비스, 방문목욕 서비스).

ㅅ 대상자의 상태 변화 등으로 계획된 서비스 외에 서비스를 추가·변경하거나 의료적 진단 등이 필요하다고 판단되는 경우 시설장 또는 관리책임자에게 신속하게 보고한다.

ㅇ 대상자나 대상자의 가족과 의견이 상충될 시에는 불필요한 마찰을 피하고, 시설장 또는 관리책임자에게 보고한다.

ㅈ 서비스 제공 중 예기치 못한 사고가 발생한 경우 소속된 시설장, 간호사 등에게 신속하게 보고를 하여야 한다(예 부축하여 동행하다가 넘어져 부상을 입거나, 목욕물의 온도 조절 실패로 화상을 입는 등).

ㅊ 흡인, 비위관 삽입, 관장, 도뇨, 욕창 관리, 투약(경구약 및 외용약 제외) 등을 포함하는 모든 의료 행위를 하지 않는다.

ⓒ 요양보호사는 서비스 제공 중 대상자에게 응급상황이 발생한 경우 응급처치 우선순위에 따라 응급처치하고 응급처치를 할 수 없거나 의사에게 보고할 수 없는 상황인 경우에는 가장 가까운 의료기관으로 대상자를 옮긴다.

ⓔ 치매 대상자에게 서비스를 제공할 때 발생하는 여러 돌발 상황에 대해서는 시설장 또는 관리책임자와 의논하여 처리한다.

② 요양보호서비스별 제공 원칙과 유형별 대처 사례

신체활동 지원 서비스 원칙	• 세면이나 양치를 도울 때는 대상자가 이동할 수 있다면 세면장에서 하도록 유도한다(잔존 기능 유지에 도움이 됨). • 휠체어 이동 시 대상자의 신체나 질환 상태를 고려하여 선택하고 잠금장치, 공기압 등 안전 상태를 사전에 확인한 후 사용해야 한다.
유형별 대처 사례	거동할 수 있는 대상자가 세면 장소까지 걸어가기를 거부한다. 〈대처 1〉 날씨, 생활 등에 대한 이야기로 기분을 전환시키고 대상자의 잔존기능을 살리려는 의지를 가지고 설득하여 세면장까지 가도록 돕는다. 〈대처 2〉 좋아하는 것을 하게 하여 기분을 전환시킨 뒤 세면장으로 안내하여 대상자 옆에서 세면하는 동안 도움을 준다.
	계절이나 장소에 안 맞는 옷을 입으려고 한다. 〈대처 1〉 대상자의 요구를 가능한 한 수용하고 요양보호사의 의견을 강요하지 않는다. 〈대처 2〉 입고 싶어 하는 옷을 안에 입히고 겉옷을 상황에 맞게 입힌다.
	기저귀 교환이나 용변 후 처리를 거부한다. 〈대처 1〉 거부하는 이유를 파악하고 요양보호사에게 신뢰감을 가질 수 있도록 한다. 〈대처 2〉 통증, 발진, 욕창, 관절 상태 등을 관찰한다. 〈대처 3〉 강요하는 듯한 어투 대신 "기저귀가 더러워졌으니 깨끗하게 갈아요." 등의 부드러운 표현을 한다.

일상생활 지원 서비스 원칙	청소 및 주변 정리를 도울 때는 기존에 놓여 있던 생활용품을 요양보호사 임의로 다른 곳으로 옮기지 말아야 한다. 대상자가 요양보호사가 돌아간 뒤 물건을 찾는 데 어려움을 겪거나 오해할 수 있기 때문이다.
유형별 대처 사례	가족의 식사 조리와 손주의 간식 만들어주기를 요구한다. 〈대처 1〉 요양서비스는 대상자를 위한 서비스만을 원칙으로 함을 설명한다. 〈대처 2〉 가족의 식사 조리와 손주의 간식 만들기를 계속 요구하면 시설장이나 간호사 등에게 보고한다.
	청소하고 난 후 대상자가 물건이 없어졌다고 한다. 〈대처 1〉 청소했을 때의 상황을 설명하고 정리정돈한 물건의 위치를 확인시킨다. 〈대처 2〉 청소할 때 물건의 위치를 잘 기억하여 청소가 끝난 후 원래 있던 곳에 물건을 놓아 둔다. 〈대처 3〉 대상자와 갈등이 일어나기 전에 가족과 시설장에게 알린다.
	냉장고 안에 있는 유효기간이 지난 식품을 버리지 못하게 한다. 〈대처 1〉 대상자의 허락 없이 식품을 처분하지 않으며, 대상자와 함께 냉장고 내부를 정리정돈한다. 〈대처 2〉 가족의 지원을 요청하거나 가족이 지켜보는 가운데서 정리한다.
개인활동 지원 서비스 원칙	• 외출 시 동행은 은행, 관공서, 병원 등의 방문 또는 산책 시 부축 또는 동행을 포함한다. • 일상 업무 대행은 물품 구매, 약 타기, 은행 업무, 관공서 서비스 업무 등의 대행을 원칙으로 한다.
유형별 대처 사례	요구한 물건을 샀는데 마음에 들지 않는다고 한다. 〈대처 1〉 물건을 구매하기 전에 대상자가 희망하는 상품이 무엇인지를 명확하게 파악한다. 〈대처 2〉 대상자가 희망하는 상품을 명확하게 설명하지 못하면 가능한 한 대상자와 함께 구입하러 간다. 〈대처 3〉 물건을 사러 갈 경우, 희망하는 물건을 찾지 못했을 때, 대체품을 사야 하는지, 산다면 어떤 것을 살지 등을 사전에 생각해 둔다.
	외출 시 요양보호사 차량을 이용하려고 한다. 〈대처 1〉 사고가 날 경우 요양보호사의 책임이므로 개인 차량을 이용할 수 없음을 설명한다. 〈대처 2〉 차량 이용 시 요양보호사가 사고 예방을 위해 대상자 옆에 있어야 함을 설명한다.

정서지원 서비스 원칙	생활상담은 신체 및 가사활동지원 서비스와 관련된 내용으로 제한한 상담을 원칙으로 한다.
유형별 대처 사례	대상자가 서비스 시간 이외에 자주 전화하여 이런저 런 푸념을 한다. 〈대처 1〉 우선 상황을 파악한 후 특별한 문제가 없으 면 서비스 시간 외에는 다른 업무로 인해 통화가 어 려움을 대상자에게 이해시킨다. 〈대처 2〉 계속 전화하여 다른 업무를 방해할 경우 가 족과 관리책임자에게 보고한다.
	대상자가 귀가 잘 들리지 않아 가까이에서 이야기를 하며 몸을 만진다. 〈대처 1〉 보청기의 작동 상태를 확인한다. 〈대처 2〉 몸을 만지지 말라고 단호하게 말한다.
방문목욕 서비스 원칙	방문목욕 서비스 제공 시 사전에 대상자의 질환상태 확인과 목욕 이후 체력저하 및 감기 등에 걸리지 않 도록 세심한 관찰과 지원이 필요하다.
유형별 대처 사례	방문목욕 서비스를 하는데 대상자 발에 물이 묻으면 안 되는 상처가 있다. 〈대처 1〉 목욕이 가능한 대상자인지를 보호자나 의 료진에게 확인한 후 필요시 상처 부위에 물이 묻지 않게 거즈나 방수테이프(비닐봉지 등)로 상처를 감싼 다음에 목욕한다. 〈대처 2〉 상처 부위에 물이 묻지 않게 하기 위해 다 른 사람의 도움이 계속 필요하면 시설장이나 간호사 에게 보고하여 요양보호사의 증원을 요청한다.

13-1. 요양보호사가 지켜야 할 요양보호서비스 제공의 기본 원칙이 아닌 것은?

① 서비스 제공 개시 전에 대상자의 가족으로부터 대상자의 성격, 습관 및 선호하는 서비스 등을 확인하여 특별히 싫어하는 행동은 피하도록 한다.

② 대상자의 개인정보 및 서비스 제공 중 알게 된 비밀을 누설하여서는 안 된다.

③ 대상자가 요구하면 관장을 실시한다.

④ 요양보호사의 모든 서비스는 대상자에게만 제공한다.

⑤ 예기치 못한 사고가 발생한 경우 시설장, 간호사 등에게 신속하게 보고하여야 한다.

13-2. 다음 요양보호서비스의 문제사례에 대한 대처방안으로 옳은 것은?

> 75세 김 씨 할머니는 요양보호사에게 아들과 며느리 이야기, 집안사람들에 대한 험담을 한다.

① 할머니의 이야기에 공감하면서 같이 험담한다.

② 즉시 노인학대센터에 신고한다.

③ 할머니에게 이야기하지 말라고 주의를 준다.

④ 할머니의 이야기를 듣고, 가족들에게 알린다.

⑤ 할머니의 이야기를 들어주되 옳고 그름에 대해 판단하지 않는다.

| 해설 |

13-1
흡인, 비위관 삽입, 관장, 도뇨, 욕창 관리, 투약(경구약 및 외용약 제외) 등을 포함하는 모든 의료 행위를 하지 않는다.

13-2
대상자가 집안사람들에 대한 험담을 하는 경우, 대상자 이야기를 들어주되 옳고 그름에 대해 판단하지 않거나, 가족 관계에 깊이 관여하지 말아야 한다.

정답 13-1 ③ 13-2 ⑤

① 노인의 인권 : 노인들은 건강, 소비자로서의 노인, 주거와 환경, 가족, 사회복지, 소득보장과 고용, 교육 등의 영역에서 권리로서 보호받아야 인권을 확보할 수 있다(비엔나 국제 고령화 행동계획, 1982).

② 노인의 법적 권익 보호 : 법령에 따라 노인의 권익 보호로 일반적 기본권, 자유권적 기본권, 사회권적 기본권의 보장이 명시되어 있다.

  ㉠ 일반적 기본권 : 행복추구권과 평등권 등이 속한다. 하위 유형으로는 자유와 존엄, 생명권, 신체의 자유와 안전, 강제노동과 노예제도의 금지, 고문 금지, 법 앞에서의 평등, 차별 금지 등이다.

  ㉡ 자유권 : 신체적 자유권, 사생활에 관한 자유권, 정신적 활동에 관한 자유권, 경제생활에 관한 자유권, 정치활동에 대한 자유권 등이 속한다. 노부모로부터 재산을 상속받거나 증여받은 후 부양을 하지 않는 경우는 노인의 경제생활에 관한 자유권을 침해한 것으로 볼 수 있다.

  ㉢ 사회권 : 경제권, 노동권, 주거공간을 보장받을 권리, 의료보장에 대한 권리, 사회적 서비스를 요구할 권리, 요양보호권, 평생교육권, 문화생활권, 가족유지권 등이 속한다. 노인장기요양보험을 통한 요양서비스의 보호가 요양보호권의 하나이다.

꼭 알아두기

재가노인 인권 보호

생존권과 경제권	• 생존권과 경제권 보호를 위해 공적연금과 경제활동지원 사업을 제공 • 공적연금 : 국민연금과 기초연금 지급을 통해 최소한의 인간다운 삶을 영위하도록 함 • 경제활동지원 사업 : 경제활동 참여를 위해 노인 일자리지원 사업을 제공
건강권	• 건강권 보호를 위해 국민건강보험과 노인장기요양보험, 노인돌봄사업 운영 • 국민건강보험 : 질병 치료, 예방, 건강증진을 통해 재가노인의 건강유지와 치료권 보장 • 노인장기요양보험 : 재가서비스를 통해 노인의 집에서 필요한 요양서비스를 제공받도록 함

교육 · 문화권	• 교육 · 문화권 보호를 위해 자신의 능력에 맞게 교육을 받고, 여가와 문화생활을 하는 것을 보장 • 노인복지관, 평생교육원, 경로당 등을 통해 다양한 교육, 문화적 지원이 제공됨
주거 환경권	• 지역사회 내의 자신의 집에서 생활할 수 있도록 주거환경을 개선 • 주거개선과 환경보호의 효과 : 지역사회와의 접근성, 통합성 강화, 개인의 사생활보호, 삶의 질 향상
재가 노인의 인권 보호	긴급전화의 설치, 노인보호전문기관의 설치, 노인학대신고의 의무와 절차, 응급조치의 의무 등을 법령으로 규정

핵심예제

14-1. 다음 보기는 법적으로 어떤 기본권의 침해인가?

치매로 요양병원에 입원한 강 씨 할아버지는 최근 밤에 잠자지 않고 돌아다녀서 위험하다는 이유로 침상에 결박당한 채 잠들어야 했다.

① 행복추구권 ② 생명권
③ 평등권 ④ 신체의 자유와 안전
⑤ 자유권

|해설|

14-1
최근 요양병원이나 요양원 입소노인의 신체결박 행위, 가정 내의 신체적 구속, 강제노동은 신체의 자유와 안전, 고문 금지 등에 대한 권리의 침해로 볼 수 있다.

정답 14-1 ④

① 시설생활노인의 권리선언

　㉠ 시설 운영 및 생활 관련 정보를 제공받고 입소를 선택할 수 있는 권리

　㉡ 개인적 욕구에 상응하는 서비스를 제공받고 선택할 수 있는 권리

　㉢ 안락한 가정과 같은 환경과 안전한 주거환경에서 생활할 권리

　㉣ 사생활과 비밀을 보장받을 권리

　㉤ 존경과 존엄한 존재로 대우받고, 차별 및 노인학대를 받지 않을 권리

　㉥ 부당한 신체구속을 받지 않을 권리

　㉦ 건강한 생활을 위한 서비스를 제공받을 권리

　㉧ 시설 내 · 외부 활동 및 사회적(종교 · 정치 등) 활동에 참여할 권리

　㉨ 개인 소유의 재산과 소유물을 스스로 관리할 권리

② 시설생활노인 권리보호를 위한 윤리강령

단 계	권리 내용
입소 전 단계	• 시설 정보에 대한 접근성을 보장받을 권리 – 노인 및 보호자가 시설과 관련한 기본적인 정보(운영 주체, 위치, 환경, 서비스 내용 등)를 접하는 데 어려움이 없어야 한다. – 노인 및 보호자가 시설 정보 수집을 위해 시설을 방문한 경우 안내책자 등을 제공하며, 질문에 친절하고 성실히 임해야 한다.
입소 계약 단계	• 충분한 정보를 제공받을 권리 – 입소 계약과 관련한 충분한 정보(계약 기간, 장기요양급여의 내용 및 비용, 비급여 항목과 비용 등)를 제공해야 한다. • 스스로 입소를 결정하고 계약할 권리 – 가족 등 타인의 강요가 아닌 노인 스스로가 입소 여부를 결정하도록 자기결정권을 보장해야 한다. – 시설은 돌봄이 어려울 것으로 예상되는 노인을 배척하는 등 자의적이고 선별적으로 입소노인을 선택해서는 안 된다.
생활 단계	• 개별화된 서비스를 제공받고 선택할 권리 – 노인의 욕구를 파악하고 그 내용을 기반으로 하여 돌봄 및 생활 지원 계획을 수립하며, 노인이 서비스 변경을 요청하면 그 의사를 반영할 수 있도록 노력해야 한다. – 생활실에 노인 개인 물품을 설치하거나 이용하는 것을 허용해야 한다. – 개인 생활 방식(머리 모양, 의복 등)을 선택하거나 결정할 수 있는 권리를 보장해야 한다. • 안락하고 안전한 생활환경을 제공받을 권리 – 휠체어 등 보조기구 이동 공간 확보, 미끄럼 방지, 문턱 제거, 안전바 설치 등 저하된 신체기능을 고려한 주거환경을 제공해야 한다. – 소방기구를 정기적으로 점검하며, 비상상황에 대비한 비상연락장치(비상벨 등)를 필요한 장소(생활실, 화장실, 욕실 등)에 설치해야 한다. • 사생활과 비밀 보장에 관한 권리 – 입소상담 및 직무수행과정에서 얻은 정보에 관한 비밀을 당사자의 허락 없이 타인에게 노출해서는 안 된다. – 입소 노인의 개인적 사생활이 농담이나 흥밋거리로 다루어져서는 안 된다. • 존엄한 존재로 대우받을 권리 – 치매 등의 사유로 인간으로서 권리와 가치가 손상되지 않도록 하여야 한다. – 시설장과 종사자는 노인의 인권을 존중할 의무를 지니며 노인복지법 제6조의3에 의한 인권교육을 이수하여야 하며, 시설장은 입소 노인에게 인권교육을 하도록 노력해야 한다. • 차별 및 노인학대를 받지 않을 권리 – 성별, 종교, 신분, 경제력, 장애 등 신체조건 및 사회적 신분 등을 이유로 차별해서는 안 된다. – 어떠한 이유로도 신체적 · 정신적 · 정서적 · 경제적 착취 또는 가혹 행위, 성적 폭력, 유기 및 방임 등의 학대 행위를 해서는 안 되며, 학대 행위가 발생했을 경우 관련 법률과 지침에 따라 학대피해노인에 대한 보호조치를 신속하게 취해야 한다. • 신체구속을 받지 않을 권리 – 시설은 급여제공 과정에서 생활노인을 격리하거나 억제대 등을 사용하여 묶는 등 신체를 제한하면 안 된다. 생활노인 또는 종사자 등의 생명이나 신체에 위험을 초래할 가능성이 현저히 높거나(절박성), 대체할 만한 간호나 돌봄 방법이 없거나(비대체성), 증상의 완화를 목적으로 불가피하게 일시적으로(일시성) 신체적 제한을 하는 경우 등 긴급하거나 어쩔 수 없는 경우를 제외하고는 노인의 의사에 반하는 신체적 제한이나 구속을 해서는 안 된다.

- 질 높은 서비스를 받을 권리
  - 종사자의 편의에 따라 식사시간이 조정되지 않도록 하며, 연하장애가 있는 노인의 경우 연하곤란 식사 제공방안에 따라 적절한 음식물이 제공되어야 한다.
  - 노인의 잔존능력을 유지하고 기력을 향상하기 위해 하체근육재활 및 밀착 돌봄 등 노력을 기울여야 한다.
- 정치, 문화, 종교적 신념의 자유에 대한 권리
  - 시설 외부의 건강, 사회, 법률, 또는 다른 서비스 기관의 이용을 적극적으로 권장하고, 필요시 지역사회 서비스를 연계하여야 한다.
  - 노인의 종교적 신념을 인정하고, 특정 종교행사 참여 강요 등 종교적 신념의 변화를 목적으로 부적절한 영향력을 행사해서는 안 된다.
- 자신의 재산과 소유물을 스스로 관리할 권리
  - 공간이 허용하는 한 개인물품을 관리 · 보관하는 보안 장치가 마련된 사물함 등을 개인에게 제공해야 한다.
  - 시설은 노인 또는 보호자가 원하지 않는 이상 개인의 금전 및 물품의 관리와 사용에 대한 권리는 타인에게 양도하거나 임의로 처분해서는 안 된다.
- 이성교제, 성생활, 기호품 사용에 관한 자기 결정의 권리
  - 노인의 이성교제를 금기시하거나 흥밋거리로 다루지 않아야 하며, 타인의 불편을 초래하지 않는 범위에서 존중되어야 한다.
  - 노인의 성적 욕구를 인간의 기본 욕구로서 선입견 없이 받아들여야 한다.
- 자신의 견해와 불평을 표현하고 해결을 요구할 권리
  - 노인과 보호자의 불만 및 고충을 처리하기 위한 규정을 마련하며, 그 방법과 절차를 안내해야 한다.
  - 노인과 보호자가 불만, 불평, 고충처리를 요구했다는 이유로 노인에게 부당한 처우나 불이익을 주어서는 안 된다.

퇴소 단계	• 노인 스스로 퇴소를 결정하고 거주지를 선택할 권리
	– 노인의 의사에 반하는 전원 또는 퇴소를 하여서는 안 되며, 불가피한 경우 전원 또는 퇴소 시 그 사유를 통보하고 의사결정 과정에 노인 또는 가족을 참여시켜야 한다.
	– 보호자의 방임, 생활노인의 개인적 성향, 종사자와의 불화 등의 사유로 노인의 퇴소를 권유하거나 강요하지 않아야 한다.

■ 핵심예제 ■

15-1. 다음 사례는 시설생활노인 권리보호를 위한 윤리강령 중 무엇을 침해하는 내용인가?

> 홍 씨 할아버지는 종사자들이 다른 일을 하는 사이에 동료 노인을 꼬집거나 발로 차기도 하고 동료 노인의 따귀를 때린다. 그래도 동료 노인들은 또 해코지를 당할까 봐 아무런 말을 하지 못하고 그냥 참고 있다. 요양보호사들은 이 사실을 알면서도 홍 씨 할아버지의 오래된 습성이라 고치기 힘들고, 다른 노인들이 조용해지는 효과도 있다고 생각하여 모르는 체하고 있다.

① 질 높은 서비스를 받을 권리
② 존엄한 존재로 대우받을 권리
③ 안락하고 안전한 생활환경을 제공받을 권리
④ 신체구속을 받지 않을 권리
⑤ 사생활 및 비밀 보장에 대한 권리

|해설|

15-1
시설생활노인 권리보호를 위한 윤리강령 중 '존엄한 존재로 대우받을 권리'를 침해한 사례이다.

정답 15-1 ②

① 노인학대의 개념 : "노인학대"란 노인에 대하여 신체적·정신적·정서적·성적 폭력 및 경제적 착취 또는 가혹 행위를 하거나 유기 또는 방임을 하는 것을 말한다(노인복지법 제1조의2 제4호).

② 노인학대 현황
　㉠ 피해노인
　　• 학대 유형은 정서적 학대와 신체적 학대가 가장 많았고, 그다음은 방임, 경제적 학대, 자기 방임 순이었다.
　　• 남성 노인보다 여성 노인이 더 많고, 연령대별로는 70대가 가장 많고, 80대가 그다음이다.
　　• 노인학대 발생 장소는 가정이 가장 많고, 생활 및 이용시설에서 일어나는 학대는 비교적 적은 것으로 나타났다.
　㉡ 학대행위자
　　• 학대행위자는 아들이 가장 많고, 배우자, 딸 순으로 보고되었다.
　　• 생활시설의 경우 기관 종사자, 이용시설에서는 타인에 의해 학대가 발생하고 있다.
　㉢ 노인보호전문기관
　　• 노인보호전문기관은 보건복지부와 각 지방자치단체가 지정한 노인복지시설을 말한다(노인복지법 제39조의5에 기초).
　　• 현재 노인보호전문기관은 17개 시·도에 31개 기관이 운영되고 있으며, 연중 24시간 노인학대 신고·상담전화를 운영하고 있다.
　㉣ 신고의무자
　　• 노인학대 신고의무자는 의료인, 노인복지시설 관련 종사자, 장애인시설 관련자, 구급대의원, 재가장기요양기관 종사자, 건강가정지원센터 등이다(노인복지법 제39조의6).
　　• 신고의무자의 신고의무 위반 시 500만원 이하의 과태료 부과(「노인복지법」 제61조의2 제2항 개정, 2022. 12. 21. 시행)

③ 노인학대 유형

학대 유형	학대 행위
신체적 학대	• 노인을 폭행한다. • 노인을 제한된 공간에 강제로 가두거나, 노인의 거주지 출입을 통제한다. • 노인의 신체를 강제로 억압한다. • 신체적 해를 가져올 위험성이 큰 행위로 노인을 협박하거나 위협한다. • 노인의 신체적 생존을 위협할 수 있는 행위를 한다. • 약물을 사용하여 노인의 신체를 통제하거나 저해한다. • 노인이 원하지 않거나 수행하기 어려운 노동을 하게 한다.
정서적 학대	• 노인과의 접촉을 기피한다. • 노인의 사회관계 유지를 방해한다. • 노인을 위협·협박하는 언어적 표현이나 감정을 상하게 하는 행동을 한다. • 노인과 관련된 결정 사항의 의사결정 과정에서 소외시킨다.
성적 학대	• 노인에게 성폭력을 행한다. • 노인에게 성적 수치심을 주는 표현이나 행동을 한다.
경제적 학대	• 노인의 소득 및 재산, 임금을 가로채거나 임의로 사용한다. • 노인의 재산에 관한 법률적 권리를 침해하는 행위를 한다.
방 임	• 거동이 불편한 노인의 의식주 등 일상생활 관련 보호를 제공하지 않는다. • 경제적 능력이 없는 노인의 생존을 위한 경제적인 보호를 제공하지 않는다. • 의료 관련 욕구가 있는 노인에게 의료적 보호를 제공하지 않는다.
자기방임	자신을 돌보지 않거나, 돌봄을 거부함으로써 노인의 생명이 위협받는다.
유 기	의존적인 노인을 유기한다.

④ 노인학대 사례와 유형

> 저녁 7시쯤 퇴근한 아들이 어머니를 찾았으나 시어머니에 관심이 없는 며느리는 오후에 나간 시어머니의 귀가 여부를 모르고 있었다. 빨리 어머니를 찾아오라는 남편의 성화에 집 밖으로 나간 며느리는 여기저기 수소문하고서야 공원에 홀로 앉아 계신 시어머니를 찾을 수 있었다.

㉠ 화가 난 며느리는 "내가 노친네 때문에 진짜 힘들어서 못 살겠어! 안 들어오고 뭐해요!"라며 고함을 질렀다. → **정서적 학대**

㉡ 집으로 가는 길에도 걸음이 늦는다고 밀어 넘어뜨리고, 빨리 일어나지 않는다고 양 주먹으로 수차례 구타하고 발길질을 하여 시어머니를 넘어뜨렸다. → **신체적 학대**

㉢ 집에서 늦은 저녁식사를 하고 소파에 앉아 쉬고 있는 시어머니께 "에이, 꼴도 보기 싫은데 빨리 방에나 들어가지 왜 거기 앉아 있는 거야. 죽치고 앉아 있지 말고 빨리 들어가요."라고 소리를 질렀다. → **정서적 학대**

㉣ 다음 날 타박상과 갑작스러운 감기 증세로 시어머니가 몸져 누워 있었지만 며느리는 아픈 시어머니를 병원에 데려갈 생각은 않고 하루 종일 방 안에 방치하였다. → **방임**

㉤ 며칠 후 시어머니 생신을 맞아 방문한 작은아들이 준 용돈을 빌려 달라고 하여 다 써 버리고 경로연금이 지급된 통장과 도장을 가져가서는 돌려주지 않았다. → **경제적 학대**

㉥ 이런 일들이 반복되다 보니 시어머니는 삶의 의욕을 잃었는지 세수도 하지 않고, 식사도 제대로 하지 않아 몸이 날로 쇠약해져 갔다. → **자기방임**

핵심예제

16-1. 다음은 노인학대의 유형에 대한 내용이다. 어떤 학대 유형으로 볼 수 있는가?

> • 말과 행동을 지속적으로 무시하고 반응을 보이지 않는다.
> • 일상생활(식사, 일상물품 사용 등)을 타 가구원과 별도로 하게 한다.

① 정서적 학대　　　　② 성적 학대
③ 경제적 학대　　　　④ 방 임
⑤ 유 기

16-2. 다음 사례에 해당하는 노인학대 유형은?

> 치매 대상자가 감기에 걸려 앓아누웠지만 보호자는 돈이 없다는 이유로 대상자를 병원에 데려가지 않았고 며칠간 집을 비웠다.

① 정서적 학대　　　　② 신체적 학대
③ 유 기　　　　　　④ 경제적 학대
⑤ 방 임

16-3. 다음과 같은 노인학대의 유형은?

> • 집에 들어오지 못하게 함
> • 의료적으로 불필요한 약물을 복용하게 함
> • 생존 유지에 필요한 물품으로부터 단절시킴

① 유 기　　　　　　② 방 임
③ 경제적 학대　　　　④ 정서적 학대
⑤ 신체적 학대

꼭 알아두기

노인학대 예방을 위한 법적 · 제도적 장치

노인학대의 방지 및 예방에 대해서는 「노인복지법」에 명시되어 있다.

노인복지법 제61조의2(과태료)

다음의 어느 하나에 해당하는 자에게는 500만 원 이하의 과태료를 부과한다.

1. 제39조의11 제2항에 따른 명령을 위반하여 보고 또는 자료제출을 하지 아니하거나 거짓으로 보고하거나 거짓 자료를 제출한 자
2. 제39조의6 제2항을 위반하여 노인학대를 신고하지 아니한 사람
3. 제39조의17 제5항을 위반하여 취업자 등에 대하여 노인학대 관련 범죄 경력을 확인하지 아니한 노인 관련 기관의 장

노인복지법 제39조의6(노인학대 신고의무와 절차 등)

다음의 어느 하나에 해당하는 자는 그 직무상 65세 이상의 사람에 대한 노인학대를 알게 된 때에는 즉시 노인보호전문기관 또는 수사기관에 신고하여야 한다.

5. 「사회복지사업」 제14조에 따른 사회복지전담공무원 및 같은 법 제34조에 따른 사회복지관, 부랑인 및 노숙인 보호를 위한 시설의 장과 그 종사자
6. 「노인장기요양보험법」 제31조에 따른 장기요양기관의 장과 그 종사자

꼭 알아두기

노인학대 예방을 위한 유관기관

구 분	역 할
보건 복지부	노인보호업무와 관련한 법 · 제도적 정책 수립, 노인복지시설에 대한 행정 · 재정적 지원 등
시 · 도	시설에 확인 업무지도 및 감독, 노인복지법 제39조의5 제2항에 따라 보호조치를 의뢰받은 학대피해노인에 확인 행정적인 조치 등
시 · 군 · 구	학대피해노인 및 보호자 또는 학대행위자의 신분조회 요청 등에 대한 협조, 필요시 관계 공무원 또는 노인복지상담원으로 하여금 노인복지시설과 노인 또는 관계인에 대한 조사, 노인 인권 보호 및 학대예방 관련 위원회 설치 운영 등
노인보호 전문기관	노인학대 사례의 신고접수, 신고된 시설학대 사례에 확인 개입, 시설의 학대사례 판정에 대한 자문, 학대사례에 대한 사례관리 절차지원 등
노인 복지시설	• 시설 내 노인학대 의심사례 및 학대사례 발견 시 노인보호전문기관 또는 수사기관에 신고, 학대피해노인 및 학대행위자에 대한 상담 및 개입 협조 • 보호가 필요한 학대피해노인에 대한 입소 의뢰 시 신속한 보호 • 시설 내 종사자 및 이용자 대상 노인학대 예방교육 실시
사법경찰	노인학대 신고사례에 대한 현장조사, 노인학대행위자의 형사재판을 요하는 사례에 대한 수사 전담, 응급조치를 요하는 노인학대 사례를 일시보호시설 또는 의료기관에 의뢰
의료기관	다분야의 보건의료전문가로 구성된 학대노인 보호팀을 구성 · 운영하며, 의뢰받은 피학대노인에게 종합적인 의료서비스 제공, 노인학대 판정을 위한 의학적 진단, 소견, 증언 진술
법률기관	피해 노인의 법률적 보호 및 학대행위자에 대한 보호처분을 포함한 판정, 후견인의 지정, 피해노인을 가족과 격리함 등

핵심이론 17 요양보호사의 법적 권익 보호

① 요양보호사의 기본적 인권

　ⓐ 평등권 : 고용형태, 연령, 성별, 학력, 출신지역 및 종교 등에서 차별받지 않아야 한다.

　ⓑ 노동 관련 권리 : 휴식 및 여가를 누릴 권리 보장, 노동시간의 합리적 제한, 노동과 관련된 의견을 자유롭게 표현할 권리, 동등한 노동에 대한 동등한 보수의 보장, 공정하고 유리한 노동조건을 확보받을 권리 보장이 필요하다.

　ⓒ 자유권 : 의견과 표현의 자유를 누릴 권리 보장, 사상, 양심, 종교의 자유를 누릴 권리 보장, 자유 및 신체의 안전에 대한 권리 보장 등이 필요하다.

② 요양보호사의 법적 권익 보호

근로	• 근로기준법에 정한 기준에 미치지 못하는 근로조건으로 정한 근로계약은 무효이다. • 근로계약서에 명시해야 할 사항 　- 임금 및 근로시간 : 임금의 구성항목, 계산방법 및 지불방법 등 　- 취업의 장소와 종사하여야 할 업무에 관한 사항 　- 취업규칙 내용(근로기준법 제93조 참조) 　- 종사자가 기숙하는 경우에는 기숙사 규칙에 정한 사항
안전과 보건	• 산업안전보건법 제29조(근로자에 대한 안전보건교육) 　장기요양기관의 장은 요양보호사에게 안전에 대해 교육해야 한다. • 산업안전보건법 제52조(근로자의 작업중지) 　장기요양기관의 장은 요양보호사가 안전, 보건상의 이유로 작업을 중지했을 때 처벌할 수 없다. • 산업안전보건법 제39조(보건 조치) 　장기요양기관의 장은 요양보호사의 건강문제를 예방하기 위해 노력해야 한다. • 산업재해보상보험법 　근로자의 업무상 재해를 신속하고 공정하게 보상하며, 재해근로자의 복지를 증진하기 위하여 제정되었다. 요양보호사도 업무상 부상이나 질병, 상해가 발생하면 이에 따라 보상받을 수 있다.
성희롱 대처	• 장기요양기관장의 대처 　- 요양보호사들에게 성희롱 예방 교육을 1년에 1번 이상 해야 한다. 　- 성희롱 처리지침을 문서화하여 기관 내에 두어야 한다. 　- 시정 요구에도 상습적으로 계속할 경우 녹취하거나 일지를 작성해 둔다. • 요양보호사의 대처 　- 감정적인 대응은 삼가고, 단호히 거부의사를 표현한다. 　- 모든 피해사실에 대하여 기관의 담당자에게 보고하여 기관에서 적절한 조치를 취하게 한다. 　- 심리적 치유상담 및 법적 대응이 필요하다고 판단될 경우 외부의 전문기관(성폭력상담소, 여성노동상담소 등)에 상담하여 도움을 받는다. 　- 평소 성폭력에 대한 충분한 예비지식과 대처방법을 숙지한다. [관련법규] • 남녀고용평등과 일·가정 양립지원에 관한 법률 제14조(직장 내 성희롱 발생 시 조치) 　- 누구든지 직장 내 성희롱 발생 사실을 알게 된 경우 그 사실을 해당 사업주에게 신고할 수 있다. 　- 사업주는 직장 내 성희롱과 관련하여 피해를 입은 근로자 또는 성희롱 피해 발생을 주장하는 근로자에게는 해고나 그 밖의 불리한 조치를 하여서는 아니 된다. • 동법 제14조의2(고객 등에 의한 성희롱 방지) 　사업주는 고객 등 업무와 밀접한 관련이 있는 자가 업무 수행 과정에서 성적인 언동 등을 통하여 근로자에게 성적 굴욕감 또는 혐오감 등을 느끼게 하여 해당 근로자가 그로 인한 고충 해소를 요청할 경우 근무 장소 변경, 배치전환, 유급휴가의 명령 등 적절한 조치를 하여야 한다.

산재근로자 보호의 주요 내용

- 산재로 요양 중에 퇴직하거나 사업장이 부도, 폐업하여 없어진 경우에도 재요양, 휴업급여, 장해급여 지급에는 지장 받지 않는다.
- 산재를 당했다는 이유로 해고할 수 없다. 산재요양으로 휴업하는 기간과 치료를 종결한 후 30일간은 해고하지 못하도록 되어 있으며, 요양이 끝난 30일 이후에 해고할 경우 해고 및 정리해고의 요건을 충족해야 한다.
- 보험급여는 조세 및 기타 공과금 부과가 면제되어 세금을 떼지 않는다.
- 보험급여를 받을 권리는 급여 내용에 따라 3년 혹은 5년간 유효하며 퇴직 여부와 상관없이 받을 수 있다.
- 보험급여는 양도 또는 압류할 수 없어 채권자가 건드릴 수 없다.

성희롱 행위

구 분	행 위
언어적 행위	• 음란한 농담, 음탕하고 상스러운 이야기 • 외모에 대한 성적인 비유나 평가 • 성적 관계를 강요하거나 회유하는 행위 • 성적 사실관계를 묻거나 성적인 정보를 의도적으로 유포하는 행위 • 음란한 내용의 전화통화 • 회식자리 등에서 옆에 앉아 술을 따르라고 함
육체적 행위	• 입맞춤, 포옹, 뒤에서 껴안기 등의 신체접촉 • 가슴, 엉덩이 등 특정 신체부위를 만지는 행위 • 안마나 애무를 하거나, 신체일부를 밀착하거나 잡아당김
시각적 행위	• 음란한 사진, 그림, 낙서, 음란출판물 등을 게시하거나 보여주는 행위 • 직접 또는 팩스나 컴퓨터 등을 통해 음란한 편지, 사진, 그림을 보내는 행위 • 성과 관련된 자신의 특정 신체부위를 고의적으로 노출하거나 만짐
기 타	사회통념상 성적 굴욕감을 유발하는 것으로 인정되는 언어나 행동

17-1. 다음은 성희롱 사례이다. 대처방법으로 옳은 것은?

> 68세 남자 노인 A씨는 거동이 불편하여 침상 생활을 하고 있다. 일어나거나 옆으로 돌아누우면서 몸을 지탱하기 위해 허리나 손, 심지어 머리카락까지 무차별적으로 잡는다.

① 대상자에게 감정적으로 화를 낸다.
② 기관장에게 대상자를 바꿔달라고 요구한다.
③ 외부 기관의 도움을 요청한다.
④ 서비스를 즉시 중단한다.
⑤ 즉시 법적 대응을 한다.

17-2. 다음 중 언어적 성희롱에 해당하는 행위는?

① 음란한 그림을 보여준다.
② 엉덩이를 만진다.
③ 뒤에서 껴안는다.
④ 자신의 성기를 보여준다.
⑤ 과거 성관계 사실을 묻는다.

|해설|

17-1
성희롱 시 요양보호사의 대처
- 감정적인 대응은 삼가고, 단호히 거부의사를 표현한다.
- 모든 피해사실에 대하여 기관의 담당자에게 보고하여 기관에서 적절한 조치를 취하게 한다.
- 심리적 치유상담 및 법적 대응이 필요하다고 판단될 경우 외부의 전문기관(성폭력상담소, 여성노동상담소 등)에 상담하여 도움을 받는다.

17-2
① · ④ 시각적 성희롱, ② · ③ 육체적 성희롱에 해당한다.

정답 17-1 ③ 17-2 ⑤

① 요양보호사의 직업윤리 원칙

직업윤리란 개인의 자질이나 능력에 관계없이 직업인으로서 마땅히 지켜야 하는 도덕적 가치관으로 사회적으로 요구되는 행동 규범을 의미한다.

요양보호사의 직업윤리 원칙은 다음과 같다.

ㄱ 요양보호사는 인종, 연령, 성별, 성격, 종교, 경제적 지위, 정치적 신념, 신체·정신적 장애, 기타 개인적 선호 등을 이유로 대상자를 차별 대우하지 않는다.

ㄴ 요양보호사는 인도주의 정신 및 봉사 정신을 바탕으로 대상자의 인권을 옹호하고 대상자의 자기 결정을 최대한 존중한다.

ㄷ 요양보호사는 지시에 따라 업무와 보조를 성실히 수행하고 업무의 경과와 결과를 시설장 또는 관리책임자에게 보고한다.

ㄹ 요양보호사는 효율적이고 안전하게 업무를 수행하기 위해 지속적으로 지식과 기술을 습득한다.

ㅁ 요양보호사는 업무 수행에 방해가 되지 않도록 건강 관리, 복장 및 외모 관리 등을 포함하여 자기 관리를 철저히 한다.

ㅂ 요양보호사는 업무 수행 시 항상 친절한 태도로 예의 바르게 행동한다.

ㅅ 요양보호사는 대상자의 사생활을 존중하고 업무상 알게 된 개인정보를 비밀로 유지한다.

ㅇ 요양보호사는 업무와 관련하여 대상자의 가족, 의사, 간호사, 사회복지사 등과 적극적으로 협력한다.

ㅈ 대상자가 의사소통이 어렵고 협조를 안 한다는 등의 이유로 신체적, 언어적, 정서적 학대를 해서는 안 된다. 학대를 발견하면 반드시 신고해야 한다.

ㅊ 대상자로부터 서비스에 대한 물질적 보상을 받지 않는다.

ㅋ 대상자에게 일방적으로 도움을 제공하는 수직적인 관계가 아닌 함께하는 상호 대등한 관계임을 인식해야 한다.

② 윤리적 태도

ㄱ 대상자를 하나의 인격체로 존중해야 한다.

ㄴ 요양보호사로 종사하게 된 동기를 점검하며 겸손한 태도를 유지한다.

ㄷ 성실하고 침착한 태도로 책임감을 갖고 업무 활동을 해야 한다.

ㄹ 요양보호 업무와 관련된 모든 직업인과 상호 협조하는 태도 및 조화를 이루려는 자세를 가져야 한다.

ㅁ 요양보호 업무 수행에 필요한 교육훈련 프로그램에 적극적으로 참여하는 등 지속적으로 학습하고 자신을 계발해야 한다.

ㅂ 요양보호사는 대상자에게 호감을 주고 상호 신뢰감을 형성하기 위해 친절하고 예의 바른 태도, 바른 몸가짐과 언어생활을 하려고 노력해야 한다.

ㅅ 요양보호사는 다음과 같은 행위를 하지 말고 법적·윤리적 책임을 다해야 한다.

- 대상자, 가족, 다른 직원의 재산을 고의적으로 파괴하거나 훔치는 행위
- 감독자에 대한 불복종이나 반항
- 감독자에게 알리지 않고 근무지를 비우는 행위
- 복지용구를 직접 판매 또는 대여하거나 이를 알선하는 행위
- 장기요양서비스 제공에 따른 본인부담금을 할인하거나 추가로 부담하게 하는 행위
- 대상자의 기록 또는 직무기록을 고의로 위조, 변조하여 기록하는 행위
- 등급판정 또는 장기요양인정 신청을 유도하는 행위

ㅇ 요양보호사는 서비스 제공 시 일어날 수 있는 사고(분실, 파손, 부상)를 예방하여야 하고 사고 발생 시에는 즉시 시설장 또는 관리책임자에게 보고한다.

ㅈ 전문가의 진단이 필요한 사항은 요양보호사가 판단, 조언하지 말아야 한다. 시설장 또는 관리책임자에게 보고하여 전문가와 상담할 수 있도록 연계한다.

ㅊ 법적인 소송에 휘말리지 않기 위해 다음을 준수한다.

- 대상자의 권리를 보호한다.
- 요양보호서비스 제공 시 정해진 원칙과 절차에 따른다.

- 제공된 요양보호서비스 내용을 정확히 기록한다.
- 대상자의 상태 변화를 세심하게 관찰하며 이를 정확히 기록한다.
- 제공해야 할 서비스 내용 및 방법이 확실하지 않을 때는 도움을 청한다.
- 누군가에 의해 대상자가 학대를 받는다고 의심되는 경우에는 보고하거나 신고한다.

꼭 알아두기

요양보호업무에서 윤리문제 사례 – 유형별 대처 사례

문제사례 1	**[요양보호사가 서비스 대상자를 선별하는 경우]** 요양보호사 김 씨는 2년 전부터 장기요양 2등급을 받은 할머니(73)에게 방문요양서비스를 제공하고 있었다. 그러던 중 배우자인 할아버지(77)가 치매 진단을 받고 점점 악화되어 장기요양 3등급을 받게 되었다. 그러자 분가하여 살고 있던 장남이 오전에는 할머니를 돌봐주고 오후에는 할아버지를 돌봐달라고 요청했다. 그러나 요양보호사는 할아버지가 남자분이라 돌보고 싶지 않다며 다른 요양보호사에게 부탁하라고 했다.
대처방법 1	요양보호사는 장기요양서비스를 제공할 때 인종, 연령, 성별, 성격, 종교, 경제적 지위, 기타 개인적 선호 등을 이유로 대상자를 차별 대우해서는 안 된다. 대상자 및 가족으로부터 장기요양서비스에 대한 신청이 있을 경우 요양보호사는 본인이 서비스 제공 여부를 결정하지 말고 관리책임자에게 보고를 해야 한다.
문제사례 2	**[요양보호 대상자에게 해가 되는 활동을 강요받은 경우]** 요양보호사가 대상자의 기저귀를 갈아드리려고 하면 보호자는 사용했던 기저귀를 말려서 다시 사용하라며 강요하였다. 결국 대상자의 회음부에는 염증이 생겼고, 보호자는 염증이 요양보호사가 목욕을 시킬 때 제대로 씻겨주지 않아 발생한 것이라며 요양보호사를 교체해 줄 것을 요구했다.
대처방법 2	요양보호사는 사용했던 기저귀를 말려서 다시 사용하면 대상자에게 악영향이 미친다는 것을 잘 알고 있다. 그럼에도 불구하고 보호자가 시키는 대로 했다면 윤리적으로 문제가 된다. 사용했던 기저귀를 다시 쓸 수 없는 이유를 보호자에게 설명하고, 만약 그럼에도 불구하고 보호자가 계속 강요한다면 관리책임자와 다른 가족(자녀 등)들에게 이러한 상황에 대해 설명을 해야 한다.

핵심예제

18-1. 다음 중 요양보호사가 직업인으로서 지켜야 할 윤리적 태도로 옳은 것은?

① 요양보호사 개인적 선호에 맞게 차별적으로 대우한다.
② 대상자의 종교가 자신과 다른 경우 선교할 수 있다.
③ 직무를 수행하는 데 필요한 전문적 지식과 기술을 갖춰야 한다.
④ 시설생활노인의 권리보다는 시설의 운영규정을 우선시한다.
⑤ 지정하는 유니폼을 착용하며 항상 화려한 치장을 한다.

18-2. 다음 사례에 해당하는 요양보호사의 대처방법으로 알맞은 것은?

> 장기요양 2등급의 시어머님을 모시고 있는 며느리는 배우자의 실직으로 본인부담금을 내기가 어려우니 방문요양서비스를 실제로는 180분만 제공하고, 급여제공기록지에는 240분을 작성하여 본인부담금을 내지 않도록 사정하였다. 다른 센터에서도 다 그렇게 한다고 들었다며 말끝을 흐리셨다.

① 시설장과 상의하여 본인부담금을 면제해 준다.
② 다른 서비스를 추가로 제공한다.
③ 서비스 시간과 내용을 줄인다.
④ 즉시 서비스를 중단한다.
⑤ 법적 설명과 불법행위 신고에 대해 설명한다.

18-3. 다음 상황에서 요양보호사의 대처방법은?

> 대상자가 하루 종일 사용하여 오염되고 젖은 일회용 마스크를 보호자가 아깝다며 이틀씩 사용하라고 요구하였다.

① 보호자의 요청대로 이틀씩 사용하겠다고 말한다.
② 마스크의 효과가 떨어질 수 있다고 말한다.
③ 시설장과 상의해 보겠다며 회피한다.
④ 대상자에게 의견을 물어보겠다고 말한다.
⑤ 보호자의 말을 못 들은척한다.

| 해설 |

18-1

① 대상자를 차별 대우하지 않는다.

② 대상자의 종교를 존중하고 요양보호사 자신의 종교를 선교
의 목적으로 강요해서는 안 된다.

④ 대상자의 자기결정을 최대한 존중한다.

⑤ 요양보호사는 건강관리, 복장 및 외모 관리 등을 포함하여
자기 관리를 철저히 한다.

18-2

노인장기요양보험법 제69조를 설명하고, 그런 불법행위를 신고
하면 신고 포상금을 받을 수 있다고 정보를 제공한다. 노인장기
요양보험법을 위반하면 동법 제29조에 의한 급여의 제한과 제
67조 벌칙, 제68조 양벌규정, 제69조 과태료 등에 의거하여 처
벌을 받게 된다.

18-3

요양보호사는 오염되고 젖은 일회용 마스크를 재사용하면 대상
자에게 악영향이 미친다는 것을 잘 알고 있다. 그럴 때는 사용
했던 마스크를 다시 쓸 수 없는 이유를 보호자에게 설명하고,
보호자가 계속 강요한다면 관리책임자와 다른 가족들에게 설명
을 해야 한다. 그래도 문제가 해결되지 않을 때는 기관 차원에
서 요양보호서비스를 이어갈 수 없음을 알린다.

정답 18-1 ③ 18-2 ⑤ 18-3 ②

핵심이론 19 요양보호사의 근골격계 질환

① 요양보호사의 통증호소 부위 : 요양보호사에게는 어깨 통
증, 손목 통증, 요통, 목 통증 등이 흔히 나타난다.

목	69.88%	손/손목/손가락	77.52%
어 깨	84.31%	허 리	84.94%
팔/팔꿈치	69.46%	다리/무릎	75.61%

② 어깨 통증 : 통증이 시작되면 옷 입고 벗기, 머리 빗기 등
의 일상생활이 힘들어져 어깨 통증의 예방과 관리는 매우
중요하다.

증 상	• 특별한 외상이 없었는데도 어깨관절 전체에 통증이 있다. • 움직임이 많았던 날 밤에 통증이 심하게 나타나고 관절이 뻣뻣하다. • 통증이 어깨 주변에서 시작하여 팔로 방사된다. • 팔을 움직일 때 어깨에서 소리가 난다. • 팔을 들고 내릴 때 특히 통증이 심하다. • 손과 팔을 등 뒤로 돌릴 때 아프다.
예방 운동 요법	**스트레칭 운동** ㉠ 팔을 반대편 어깨 쪽으로 쭉 펴고 반대편 손으로 팔꿈치를 지그시 눌러준다. ㉡ 팔꿈치가 머리끝에 닿도록 들어 올리고 반대편 손으로 팔꿈치를 잡고 몸통 쪽으로 지그시 당겨준다. ㉢ 팔을 올린 상태에서 반대편 손으로 팔꿈치 부위를 잡고 등 뒤쪽으로 지그시 눌러준다. ㉣ 등 뒤쪽에서 양팔로 수건의 양끝을 잡고 수건을 지그시 잡아당겨서 유지한다. ㉤ 모든 동작은 10~15초간 유지하고 5~10회 반복하는 것이 좋다. 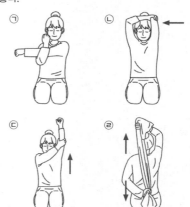

예방 운동 요법	**근육 운동** ㉠ 일자로 엎드린 자세에서 양 무릎을 살짝 굽혀 바닥에 닿게 하고 팔을 뻗어 자세를 유지한다. ㉡ 살짝 팔꿈치를 구부려 몸을 아래로 내린다(㉠과 ㉡의 동작을 10회 반복함). ㉢ 앉은 자세에서 어깨를 살짝 위로 올린다. ㉣ 손을 뒤로 한 자세에서 어깨를 뒤로 젖혀서 날개뼈를 서로 모은다. ㉤ 엎드려 누운 자세에서 손을 편안하게 뻗어 어깨를 수직 방향으로 위로 올린다. ㉥ 엎드려 누운 자세에서 손을 뒤로 수직 방향으로 올린다. 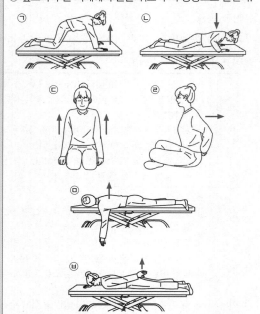

③ **손목 통증** : 손목관절이 좁아지거나 내부 압력이 증가하여 신경이 자극되는 경우 손목에 통증이 나타나게 되는데 이것을 수근관증후군이라 한다.

증 상	• 손바닥과 손가락이 저리는 등 이상 증상이 나타난다. • 손의 감각이상(감각저하), 저린 감각, 통증, 근력 약화가 특징이고, 엄지손가락의 반쪽 부위와 둘째, 셋째, 넷째 손가락과 이와 연결된 손바닥 피부의 감각이 둔해진다. • 손목을 지나치게 손바닥 방향으로 힘을 주어 굽힐 때 악화되는 경향이 있다. • 엄지손가락의 운동기능 장애로 물건을 자주 떨어뜨리거나 젓가락질할 때 어려움이 있다. • 밤에 통증이 악화되어 밤잠을 설치는 경우가 흔하며, 손을 털게 되면 저림과 통증이 일시적으로 완화되기도 한다.	
예방 운동 요법	**손목 통증 예방 스트레칭 운동법** ㉠ 손을 앞으로 향하게 하고 팔을 전방으로 쭉 편 다음 부드럽게 잡아당긴다. ㉡ 손끝이 바닥을 향하게 하고 팔을 전방으로 쭉 편 다음 부드럽게 잡아당긴다. 	**자가진단법** 손, 손목 부위의 근골격계 질환은 양측의 손등을 맞대고 미는 동작을 유지한 채 최소한 1분 정도 손목을 구부릴 때 손바닥과 손가락의 저린 증상이 심해지는지로 확인한다. 이 동작으로 1분 정도 있을 때 손저림이 심해지면 수근관증후군이다. 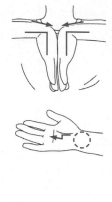

④ **요통** : 요통은 대부분 잘못된 자세와 근력 및 유연성 부족으로 유발되는 경우가 많기 때문에 조심하고 잘 관리한다면 충분히 예방할 수 있다.

증상	• 등 쪽 허리와 골반 부위에서 시작하여 다리의 앞, 옆, 뒤로 뻗치는 통증인 방사통이 있다. • 허리디스크가 돌출되어 신경이 눌린 부위의 다리에 감각이상과 근력약화가 온다. • 오랜 시간 활동하거나 앉아 있는 경우에 통증이 악화된다.
예방 운동 요법	**요통 예방 요추 안정화 운동** ㉠ 바로 누워 무릎을 굽힌 상태에서 엉덩이 들기 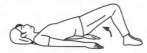 ㉡ 바로 누워 무릎을 굽힌 상태에서 옆으로 허리 돌리기(천천히) 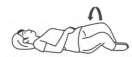 ㉢ 옆으로 누워 다리를 벌린 상태에서 아랫다리 들어 올려 붙이기 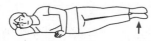 ㉣ 엎드려 누운 자세에서 위로 다리 들어올리기 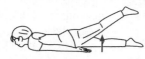 ㉤ 엎드려 누운 자세에서 위로 머리와 다리를 동시에 들어 올리기 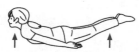 ㉥ 양반다리로 앉은 자세에서 팔을 앞으로 곧게 펴고 허리 굽히기 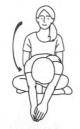 ㉦ 네발 엎드린 자세에서 엉덩이를 뒤로 밀어 쪼그려 앉기 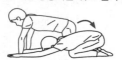

⑤ 목 통증 : 대부분 오랜 시간 목을 구부리고 있거나 위로 올려다보는 작업을 많이 할 때 발생한다.

증상	• 목이 뻣뻣하고 목덜미가 당긴다. • 어깨, 팔, 손에 전체 혹은 부분적인 통증이 있다. • 현기증이나 어지럼증과 같은 두통이 있다. • 몸의 절반 정도가 둔감한 느낌이 들 때가 있다. • 팔에 힘이 빠진다.
예방 운동 요법	**목 통증 예방 스트레칭 운동** ㉠ 턱을 가볍게 목 쪽으로 당긴다. ㉡ 머리를 뒤로 지그시 젖힌다. ㉢ 머리를 앞으로 숙이고 지그시 양손으로 눌러준다. ㉣ 머리를 옆으로 기울이고 손으로 지그시 눌러준다. ㉤ 머리를 천천히 옆으로 돌린다. 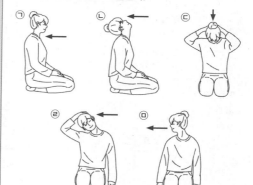 **목 근육 운동** ㉠ 머리를 앞으로 밀 때 손으로는 뒤로 밀어 저항을 준다. ㉡ 머리를 옆으로 밀 때 손으로는 반대쪽을 밀어 저항을 준다. ㉢ 머리를 뒤로 밀 때 양손을 앞으로 밀어 저항을 준다. 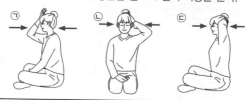

⑥ 팔꿈치 통증 : 반복적으로 무거운 물건을 들어 올리고, 주먹을 쥐거나 손목을 뒤로 젖히는 동작을 많이 할 경우 팔꿈치 관절에서 시작하여 손목 관절까지 통증이 나타나기도 한다.

증 상	• 손을 펴고 손목을 뒤로 젖힐 때 팔꿈치 안쪽에 통증이 발생한다. • 무언가를 세게 쥘 수가 없다. • 손목을 굽히고 펼 때 통증이 생긴다. • 팔꿈치 외측이나 내측 부위에 압통감이 있다.
예방 운동 요법	**팔꿈치 통증 예방 스트레칭 운동** ㉠ 손가락을 깍지 끼고 손바닥이 밖으로 향하도록 팔꿈치를 천천히 편다. ㉡ 손가락이 몸 쪽으로 향하도록 바닥을 짚고 네발기기 자세를 취한다. ㉢ 손바닥이 몸 쪽으로 향하도록 하고 손등을 잡고 몸 쪽으로 천천히 당긴다. ㉣ 손등이 몸 쪽을 향하도록 하고 반대쪽 손으로 손바닥을 잡고 몸 쪽으로 천천히 당기며 팔을 안으로 회전시킨다.

⑦ 근골격계 질환의 단계별 특징과 치료

  ㉠ 근골격계 질환 발병 단계별 특징

단 계	특 징
1단계	• 작업 중 통증, 피로감을 느낌 • 하룻밤 지나거나 휴식을 하면 증상이 없어짐 • 작업 수행능력에는 변화 없음 • 며칠 동안 지속되며, 악화와 회복이 반복됨
2단계	• 작업 시작부터 통증이 나타남 • 하룻밤 지나도 통증이 지속되며, 잠을 방해함 • 반복적 작업능력이 낮아짐 • 몇 주 혹은 몇 달간 지속되며, 악화와 회복이 반복됨
3단계	• 휴식 중이거나 일상적인 움직임에도 통증이 나타남 • 하루 종일 통증이 있으며, 잠을 방해함 • 가벼운 작업 수행에서도 어려움을 느낌 • 몇 달 혹은 몇 년간 지속됨

  ㉡ 초기 치료와 급성기 이후 치료

초기 치료	• 손상 후 24~72시간에 치료 • 휴식 : 외상을 조절하고 추가적인 조직손상을 막기 위해서는 휴식이 필요하다. • 냉찜질 : 얼음주머니는 2시간마다 20~30분씩 하는 것이 좋다. 초기 치료(급성기 3일 정도)에는 냉찜질이 좋으나 만성통증에는 온찜질이 좋다. • 압박 : 손상 부위를 압박함으로써 손상 부위에 축적되어 있는 부종을 조절하고 원하지 않은 움직임을 줄이며 통증을 줄여준다. 압박은 압박붕대를 이용한다. • 올리기 : 손상 부위를 심장보다 높게 올리는 것은 혈액을 심장으로 되돌리는 데 도움을 주어 부종을 줄여준다. • 아픈 부위 고정 : 근육의 이완, 통증 감소, 근육경련의 감소 • 약물 : 통증과 부종이 있는 경우, 의사의 처방에 따라 진통제나 근육이완제 등 약물을 복용하기도 한다.

급성기
이후
	• 물리치료 및 운동치료
	  - 온열치료 : 온습포, 적외선, 초욕, 수치료 등
	  - 전기광선치료 : 저주파치료, 고주파치료 등
	  - 견인요법
	• 스테로이드 주사를 너무 많이 맞으면 건이 약화되어 쉽게 파열될 수 있다.
	• 수술 증상이 악화되거나 감각장애가 생기면 의사와 상의한다.

⑧ 전신 스트레칭 방법

  ㉠ 몸이 찌뿌듯하고 뻐근할 때 한다.

  ㉡ 작업 시작 전·후에 한다.

  ㉢ 오랫동안 서 있거나 앉아 있고 난 후에는 꼭 해야 한다.

  ㉣ 같은 동작은 5~10회 반복하고, 동작과 동작 사이에 5~10초 정도 쉰다.

  ㉤ 천천히 안정되게 하되, 통증을 느끼지 않고 시원하다고 느낄 때까지 계속한다.

  ㉥ 스트레칭된 자세로 10~15초 정도 유지해야 근섬유가 충분히 늘어나 효과를 볼 수 있다.

  ㉦ 상·하·좌·우 균형 있게 교대로 한다.

  ㉧ 호흡은 편안하고 자연스럽게 한다.

작업 전 근골격계 질환 예방을 위한 전신 스트레칭 방법

㉠ 양손을 바깥쪽으로 깍지를 끼고 앞으로 편다.	㉡ 팔꿈치를 잡고 비스듬히 아래로 천천히 잡아당긴다.	㉢ 팔을 위로 펴고 몸을 곧게 하여 옆으로 굽힌다.
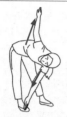 ㉣ 양팔을 펴고 허리를 굽히면서 비튼다.	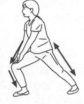 ㉤ 발을 앞으로 크게 벌리고 양손을 앞무릎 위에 놓고 허리를 천천히 내린다.	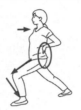 ㉥ 체중을 앞다리에 두고 양손으로 엉덩이를 앞으로 밀면서 뒷다리를 펴준다.
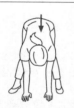 ㉦ 상체에 힘을 빼고 무릎을 조금 구부리면서 천천히 굽혀준다.	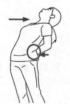 ㉧ 상체의 힘을 빼고 허리를 천천히 펴준다.	

핵심예제

19-1. 직업성 근골격계 질환에 대한 관리 방법으로 옳은 것은?

① 어깨 통증이 2주 이상 지속될 때에는 의사의 진찰을 꼭 받아야 한다.

② 손상 후 24~72시간 내에 초기 치료를 해야 한다.

③ 급성기 치료에는 온찜질이 좋고 만성치료에는 냉찜질이 좋다.

④ 냉찜질 시 얼음주머니 사용은 1시간마다 20~30분이 좋다.

⑤ 손상 부위를 심장보다 낮게 해야 부종이 줄어든다.

19-2. 요양보호사의 전신 스트레칭 방법으로 옳은 것은?

① 통증이 느껴질 때까지 계속한다.

② 동작은 빠르고 신속하게 한다.

③ 스트레칭된 자세로 10~15초간 유지한다.

④ 같은 동작을 5분간 반복한다.

⑤ 호흡을 최대한 참고 스트레칭을 한다.

|해설|

19-1
① 어깨 통증이 2일 이상 지속될 때에는 의사의 진찰을 받아야 한다.
③ 급성기 치료에는 냉찜질이 좋고 만성치료에는 온찜질이 좋다.
④ 냉찜질 시 얼음주머니 사용은 2시간마다 20~30분이 좋다.
⑤ 손상 부위를 심장보다 높게 올려야 부종이 줄어든다.

19-2
① 통증을 느끼지 않고 시원하다고 느낄 때까지 계속한다.
② 천천히 안정되게 한다.
④ 같은 동작은 5~10회 반복하고, 동작과 동작 사이에 5~10초 정도 쉰다.
⑤ 호흡은 편안하고 자연스럽게 한다.

정답 19-1 ② 19-2 ③

요양보호사는 감염성 질환을 앓고 있는 대상자와 직접 접촉하거나 감염력이 있는 물질에 접촉할 가능성이 많기 때문에 다양한 직업성 감염 질환에 걸리기 쉽다.

결핵	• 발병 요인 : 결핵균에 의한 공기를 통한 감염 질환으로 대부분 폐결핵으로 발병한다. • 결핵 의심 증상 – 호흡기 증상 : 2주 이상의 기침, 가래(피가 섞일 수도 있음), 호흡곤란, 흉통 – 전신 증상 : 발열, 야간에 땀 흘림, 식욕부진, 체중감소, 전신피로, 무기력감 • 관리법 – 결핵 예방을 위해 술과 흡연은 금하고, 충분한 영양 상태와 면역력을 유지하도록 몸 관리를 잘해야 함 – 결핵감염 검사 : 결핵에 걸린 대상자와 접촉했을 때 2~3주 이상의 기침, 발열, 체중 감소, 수면 중 식은땀 등의 증상이 나타날 경우 – 결핵이 의심되는 대상자를 돌볼 때는 보호장구(마스크, 장갑 등)를 착용해야 함 – 결핵균은 햇빛에 약하므로, 침구 등을 일광소독 하는 것이 중요
독감 (인플루 엔자)	• 발병 요인 : 인플루엔자 바이러스에 의한 급성 호흡기 질환 • 증상 : 갑작스러운 발열(38℃ 이상), 두통, 전신 쇠약감, 마른기침, 인두통, 코막힘, 근육통 • 관리법 – 우리나라에서는 인플루엔자가 통상 12월부터 이듬해 5월까지 유행하므로 독감예방접종은 10~12월 사이에 받는 것을 권장 – 병이 회복될 즈음에 다시 열이 나고 기침, 누런 가래가 생기면 폐렴이 의심되므로 반드시 병원에 방문하여 진료를 받음 – 독감은 증상이 생기기 하루 전부터 감염이 시작되며, 증상이 생긴 후 5일 이상 병을 퍼뜨릴 수 있으므로 인플루엔자에 걸린 요양보호사는 1주일 정도 쉬어야 함
노로 바이 러스 장염	• 발병 요인 – 오염된 음식 섭취 : 주로 익히지 않은 굴 등 해산물 – 오염된 물로 세척된 과일 및 채소 – 불충분하게 조리된 고기를 재료로 한 인스턴트 음식 등 – 염소 소독되지 않은 물 섭취 – 질환에 걸린 대상자의 구토물에 의한 감염 • 증상 : 구토, 메스꺼움, 오한, 복통, 설사, 근육통, 권태, 두통, 발열 등 • 관리법 – 요양보호사가 감염된 경우 증상이 약하더라도 2~3일간 요양보호 업무를 중단 – 증상 회복 후에도 최소 2~3일간 음식을 조리하지 않음 – 개인위생을 철저히 하고 어패류 등은 반드시 익혀서 먹음
옴	• 발병 요인 – 감염된 사람이나 옷 또는 침구와 접촉할 때 충란, 유충 또는 수태한 암컷 성충이 옮겨 와 감염됨 – 여름철에 옴 발생이 많고, 기온이 떨어지는 11월에서 4월 사이에는 적음 – 직접 전파 : 옴에 걸린 대상자와의 직접 접촉 – 간접 전파 : 오염된 의복, 침구, 수건이나 혈압기, 체온계 등을 통한 전파 • 증상 : 야간의 가려움증, 옴진드기 굴이 보임, 가족과 함께 발생함 • 관리법 – 옴진드기에 의한 피부 감염증으로 감염력이 매우 강하여 잘 옮음 – 대상자는 물론, 같이 사는 가족이나 동거인, 요양보호사 등 대상자와 접촉을 한 사람은 증상 유무와 상관없이 함께 동시에 치료 – 개인위생을 철저하게 하고 내의 및 침구류를 뜨거운 물로 10~20분간 세탁한 후 건조하고, 세탁 후 3일 이상 사용하지 않음 – 세탁이 어려운 것은 3일간 햇볕을 쬐도록 널거나 다리미로 다린 후 사용 – 알레르기와 혼동하기 쉬우므로 심한 가려움증은 병원 방문 – 병원에서 처방받은 도포용 약제(린단 로션, 크로타마톤 크림 등)를 목에서 발끝까지 온몸에 골고루 바르고 씻어냄. 머리나 얼굴, 마비로 인해 수축되거나 굴곡진 부위도 빠트리지 말고 발라야 함

머릿니	• 발병 요인 – 두피 주위 머리카락을 잡고 살며 암컷은 3개월간 숙주에 살면서 300개의 서캐를 생산 – 감염자와 직접 머리 부위를 접촉하여 감염됨 – 침구류나 머리빗을 공동으로 사용하여 감염될 수 있음 – 연중 상시 발생 가능 • 증상 : 두피에 심한 가려움과 긁은 상처, 서캐 등 • 관리법 – 머릿니는 살충성분이 포함된 샴푸제제로 치료 – 안전하고 효과가 우수한 편이나 서캐를 없애지 못하므로 1주일 간격으로 재치료함 – 병의원에 방문하여 치료를 받으며 처방된 치료제로 머리를 일정한 간격으로 자주 감음 – 감염 대상자를 돌본 후 귀가 시에는 옷을 꼭 세탁하고, 샤워나 목욕을 함 – 감염자의 베개, 모자 등은 뜨거운 물에 세탁한 후 건조 (55℃ 이상에 5분 이상 노출 시 사멸) – 모자, 스카프, 코트, 스포츠 유니폼, 머리 리본, 머리핀, 빗, 옷 솔, 수건, 옷 등을 공동으로 사용하지 않음 – 감염 대상자가 치료하기 전에 2일 동안 착용한 의류, 침구나 사용된 다른 물품은 뜨거운 물로 세탁하거나 고온으로 기계 세탁을 하고 건조함 – 침구류, 수건, 옷, 옷장 등에 떨어져 있던 이가 48시간까지 살아남아 재감염되기도 하므로 주의 – 감염된 대상자가 앉거나 누운 바닥과 가구는 진공청소기를 이용하여 청소

핵심예제

20-1. 다음은 요양보호사의 직업성 감염 질환 중 무엇에 대한 설명인가?

> • 감염된 경우 증상이 약하더라도 2~3일간 업무를 중단한다.
> • 증상 회복 후 최소 2~3일간 음식 조리에 참여하지 않는다.
> • 개인위생을 철저히 하고 어패류 등은 반드시 익혀서 먹는다.

① 결 핵
② 독감(인플루엔자)
③ 옴
④ 머릿니
⑤ 노로바이러스 장염

20-2. 옴에 감염된 대상자를 돕는 방법은?

① 내의 및 침구류를 차가운 물로 세탁한다.
② 맨손으로 가려운 곳을 긁어준다.
③ 증상이 있는 부위에만 약제를 바른다.
④ 대상자와 접촉한 사람은 증상 유무에 상관없이 함께 동시에 치료한다.
⑤ 공용 체온계를 사용한다.

20-3. 인플루엔자에 관한 설명으로 옳은 것은?

① 혈액으로 감염된다.
② 치료제로 항바이러스제를 사용한다.
③ 증상 발현 이후에는 전파 위험이 없다.
④ 예방접종은 7~8월 사이에 받는 것을 권장한다.
⑤ 병이 회복될 즈음에 다시 열이 나고 누런 가래가 생기는 것은 정상이다.

| 해설 |

20-1
노로바이러스 장염에 감염되었을 때의 관리법이다.

20-2
① 내의 및 침구류를 뜨거운 물로 10~20분간 세탁한다.
② 환자 피부와의 직접적인 접촉은 피한다.
③ 약제는 목에서 발끝까지 온몸에 골고루 바르고 씻어낸다.
⑤ 공용 체온계를 통해서도 감염되므로 주의한다.

20-3
① 인플루엔자 바이러스에 의한 급성 호흡기 질환이다.
③ 인플루엔자는 증상이 생기기 하루 전부터 감염이 시작되며, 증상이 생긴 후 5일 이상 병을 퍼뜨릴 수 있다.
④ 우리나라에서는 인플루엔자가 통상 12월부터 이듬해 5월까지 유행하므로 예방접종은 10~12월 사이에 받는 것을 권장한다.
⑤ 감염 후 회복 중에 다시 열이 나고 기침, 누런 가래가 생기면 폐렴이 의심된다.

정답 20-1 ⑤ 20-2 ④ 20-3 ②

① 노화에 따른 소화기계 특성

   ㉠ 맛을 느끼는 세포수가 줄고 후각기능이 떨어져 미각이 둔화된다. 짠맛과 단맛에 둔해지고 쓴맛은 잘 느끼게 된다.

   ㉡ 씹는 것이 어려워 영양상태가 악화될 수 있고, 섬유식이의 섭취 부족으로 변비가 생기기 쉽다.

   ㉢ 췌장에서의 호르몬 분비 감소로 당내성이 떨어져 당뇨병에 걸리기 쉽다.

   ㉣ 충치, 치아의 탈락, 잘 맞지 않는 의치로 인한 불편감 등으로 음식을 씹기 어렵다.

   ㉤ 타액과 위액분비 저하 및 위액의 산도 저하로 소화능력이 저하된다.

   ㉥ 소화능력의 저하로 가스가 차고, 변비, 설사, 구토 등이 생긴다.

   ㉦ 췌장에서의 소화효소 생산이 감소하여 지방의 흡수력이 떨어진다.

   ㉧ 직장벽의 탄력성이 감소하고 항문 괄약근의 긴장도가 떨어져 변실금이 발생할 수 있다.

   ㉨ 간 기능이 떨어져 약물의 대사와 제거 능력이 저하된다.

② 주요 질환

질 환	원인 및 증상	치료 및 예방
위 염	• 원 인 – 치아 문제로 충분히 씹지 못한 음식물 섭취 – 자극적인 약물이나 화학 성분 섭취 – 과식 등 무절제한 식습관 • 증 상 – 급성 위염의 경우 식사 후 위가 무겁거나 부푼 듯한 팽만감 – 명치의 통증, 트림, 구토 – 식후 3~4시간 후 배가 고프기 시작할 때 발생하는 명치 부위의 심한 통증	• 하루 정도 금식 후에는 미음 등의 유동식을 섭취한 후 된죽으로 식사하기 • 처방받은 제산제, 진정제 등 약물치료 • 자극적이지 않은 음식 섭취, 규칙적으로 식사하기
위궤양	• 원 인 – 잘못된 식습관으로 인한 위 점막 손상 – 스트레스 – 담배, 알코올, 커피로 인한 위 자극 – 해열제, 진통제, 소염제의 잦은 사용으로 인한 위 자극 – 위에서 분비되는 소화효소에 의한 위 점막 손상 – 위 내 헬리코박터균에 의한 감염 • 증 상 – 속쓰림 – 소화불량 – 새벽 1~2시에 발생하는 속쓰림과 상복부 불편감 – 심한 경우 위 출혈, 위 천공, 위 협착	• 약물요법과 함께 식이요법 • 충분한 수면과 심신 안정이 중요 • 규칙적인 식사 • 위궤양으로 진단된 후에는 절대적으로 금연하기 • 진통제를 먹어야 할 경우에는 반드시 점막 보호제를 함께 복용하기 • 위 출혈, 위 천공, 위 협착 등의 증상이 발생한 경우에는 지체 없이 병원치료 받기
위 암	• 원 인 – 위축성 위염, 악성 빈혈 등의 관련 질병 – 짠 음식, 염장식품 등의 섭취 – 위암의 가족력 – 음주, 흡연 • 증 상 – 서서히 진행되어 증상이 잘 나타나지 않음 – 체중 감소 – 소화불량, 식욕감퇴, 속쓰림, 오심, 복부 통증이나 불편감 – 빈혈, 피로, 권태감 – 출혈, 토혈, 혈변 – 구 토 – 진단 검사에서 복부 종양 덩어리, 간 비대	• 수술, 화학요법, 방사선치료 등을 받음 • 치료 후 5년간은 병원에서 재발 여부를 확인하기 위한 정기검진 받기 • 헬리코박터균 치료하기 • 균형 잡힌 식사하기 • 맵고 짠 음식, 태운 음식, 훈연한 음식 등을 피하기 • 금 연 • 스트레스 줄이기 • 조기 진단을 통한 조기 발견이 중요함

질환	원인 및 증상	치료 및 예방
대장암	• 원 인 – 대장 용종의 과거력 – 대장암의 가족력 – 장기간의 궤양성 대장염 – 매일 알코올 섭취 – 고지방, 고칼로리, 저섬유소, 가공 정제된 저잔여식이 섭취 • 증 상 – 장습관의 변화와 장폐색, 설사, 변비 – 혈변, 직장 출혈, 점액 분비 – 허약감, 체중 감소 – 노인은 양성종양이나 치질, 변비 등에서도 위의 증상이 나타날 수 있으므로 주의 깊은 관찰 필요	• 수술, 화학요법, 방사선 치료 등을 받음 • 치료 후 5년간은 병원에서 재발 여부를 확인하기 위한 정기검진 받기 〈대장암 대상자의 식사〉 • 영양소가 골고루 들어있는 식품을 소량씩 규칙적으로 섭취하기 • 천천히 꼭꼭 씹어서 먹기 • 싱겁게 먹기 • 동물성 식품, 가공식품, 인스턴트식품, 훈연식품, 찬 음식, 잦은 간식, 늦은 식사 피하기 • 통곡식, 생채소, 생과일, 식물성 지방 섭취하기 • 하루에 6~8잔 생수 마시기 • 금연, 절주하기 • 소화에 도움이 되는 적당량의 운동하기
설사	• 원 인 – 장의 감염(바이러스, 세균, 기생충 등에 의함) – 스트레스 – 병원균에 오염된 음식물, 식중독 – 장 질환 – 소화기능의 저하 – 하제 등 약물의 남용 • 증 상 – 1회~수십 회 수분이 많은 상태의 변 배출 – 물 설사, 혈성 설사	• 의사의 처방에 따라 약물복용하기 • 몸을 따뜻하게 하고, 심신 안정 취하기 • 음식물 섭취량을 줄이되 물은 충분히 마셔 탈수 예방하기 • 장 운동을 증가시키는 음식의 섭취 피하기 • 지사제를 함부로 써서는 안 되며, 반드시 의사의 지시에 따라 복용해야 함

질환	원인 및 증상	치료 및 예방
변비	• 원 인 – 위, 대장반사 감소 및 약화에 따른 장 운동 저하 – 저작능력 저하와 관련된 지나친 저잔여식이 섭취 – 복부 근육의 힘 약화 – 식사량 감소, 특히 수분과 고섬유질 음식 섭취의 감소 – 하제 남용으로 인한 배변반사 저하 – 운동량 감소에 따른 장 운동 저하 – 요실금에 대한 염려로 인한 수분 섭취 부족 – 스트레스, 우울과 같은 심리적 요인 – 대장암, 뇌졸중, 심부전 등의 합병증 – 변비를 유발하는 약물 사용(항암제, 마약성 진통제, 제산제 등) • 증 상 – 배변 횟수 감소(1주 2~3회 이하) – 배변 무게 감소(하루 35g 미만) – 배변 시 어려움(힘든 배변, 단단한 변, 잔변감) 및 통증 – 복부 통증과 팽만감 – 경 련 – 식욕 저하	• 처방에 따라 하제를 사용할 수 있으나, 빈번하게 사용하면 변비를 악화시킬 수 있으므로 주의 • 편안한 환경에서 배변하게 함 • 식물성 식이섬유, 유산균이 포함된 음식물과 다량의 물 섭취하기 • 소변보기가 힘들거나 밤에 화장실 가는 것을 번거롭게 생각하여 물 마시기를 줄이면 변비를 악화시킬 수 있으므로 수분을 충분히 섭취하기 • 우유는 장의 운동력을 높이고 변의를 느끼게 하므로 적극적으로 섭취하기 • 체조, 걷기 운동을 함으로써 대장의 운동력을 높이고, 복부 마사지로 배변을 돕기 • 식사 시간을 매일 일정하게 하고 규칙적인 배변습관 갖기 • 변의가 생기면 즉시 화장실을 찾음으로써 배변 시기를 놓치지 않기 • 변비를 유발하는 약의 복용을 중단하기

③ 요양보호사의 활동

    ⊙ 요양보호사가 대상자의 질병명을 예측하여 말하거나, 수술 혹은 약물치료가 필요하다는 등의 말을 하면 안 된다.

        예 속이 쓰리다고 하는 대상자에게 위염인 것 같으니, 약을 먹어야 할 것 같다고 말하는 것

    ⓛ 요양보호사는 대상자가 정상적이지 않은 상태를 보이거나 평소와 다르게 상태가 안 좋은 방향으로 변화되었을 때 가족과 상의하여 의료기관을 찾도록 해야 한다. 또한, 시설장이나 간호사에게 신속하게 보고해야 한다.

        예 식사량이 갑자기 감소하거나 대변이 콜라색을 띨 때, 속이 쓰리다고 하거나, 오심·구토가 있을 때 먼저 가족과 상의하고, 시설장이나 간호사에게 보고한다.

    ⓒ 변비인 대상자가 관장을 해달라고 요구하는 경우, 간호사 등 의료인과 상의해야 한다.

    ⓔ 대상자가 식사를 하지 않는 경우 운동부족, 변비, 구강 질환 등의 신체적인 이유와 불안, 슬픔, 본인의 취향에 맞지 않아서 등의 심리적인 이유가 있을 수 있으므로 가족과 상의하고, 시설장이나 간호사에게 보고한다.

핵심예제

21-1. 대상자가 소화기계 관련 질병에 걸렸을 때 요양보호사의 활동으로 적합한 것은?

① 대상자의 질병명에 대해서 예측하여 말해준다.
② 변비인 대상자가 관장을 해달라고 하는 경우 관장약을 구매하여 직접 실시한다.
③ 가족과 상의하여 의료기관을 찾도록 돕는다.
④ 대상자가 질병에 걸렸을 때 이를 관리책임자 및 시설장에게 보고할 필요는 없다.
⑤ 식사량이 갑자기 감소하거나 대변 색깔이 콜라 빛을 띨 때 이를 가족에게 알릴 필요는 없다.

21-2. 노화에 따른 신체 질환 중 위암의 치료 및 예방법이 아닌 것은?

① 균형 잡힌 식사를 한다.
② 맵고 짠 음식, 태운 음식, 훈증한 음식 등을 피한다.
③ 스트레스를 줄인다.
④ 금연한다.
⑤ 심신을 안정시키고 몸을 따뜻하게 하며, 음식물 섭취량을 줄이되 물은 충분히 마셔 탈수를 예방한다.

21-3. 노화에 따른 소화기계 변화로 옳은 것은?

① 위액 분비량 감소
② 지방 흡수력 증가
③ 식후 포만감 지연
④ 간의 약물 대사능력 향상
⑤ 항문 괄약근의 긴장도 향상

|해설|

21-1
① 대상자의 질병명에 대해서 예측하여 말해서는 안 된다.
② 변비인 대상자가 관장을 해달라고 하는 경우 간호사 등 의료인과 상의한다.
④ 대상자가 질병에 걸렸을 때 이를 관리책임자 및 시설장에게 신속하게 보고해야 한다.
⑤ 식사량이 갑자기 감소하거나 대변 색깔이 콜라 빛을 띨 때 먼저 가족과 상의하고, 시설장이나 간호사에게 보고한다.

21-2
⑤ 설사의 치료 및 예방에 대한 내용이다.

21-3
② 췌장에서의 소화효소 생산이 감소하여 지방의 흡수력이 떨어진다.
③ 식후 포만감을 일찍 느낀다.
④ 간 기능이 떨어져 약물의 대사와 제거 능력이 저하된다.
⑤ 직장벽의 탄력성이 감소하고 항문 괄약근의 긴장도가 떨어져 변실금이 발생할 수 있다.

정답 21-1 ③ 21-2 ⑤ 21-3 ①

① 노화에 따른 호흡기계 특성

  ㉠ 신체조직 내 수분 함유량의 감소로 콧속의 점막이 건조하게 되어 공기를 효과적으로 흡입하지 못한다.

  ㉡ 폐포의 탄력성 저하, 폐 순환량 감소로 폐활량이 줄어들어 쉽게 숨이 찬다.

  ㉢ 호흡근육의 위축과 근력의 약화로 호흡증가 시 피로해지기 쉽다.

  ㉣ 기침반사와 섬모운동 저하로 미세 물질들을 걸러내지 못한다.

  ㉤ 기관지 내 분비물이 증가되어 호흡기계 감염이 쉽게 발생한다.

② 주요 질환

질 환	원인 및 증상	치료 및 예방
독감 (인플루 엔자)	• 원 인 - 인플루엔자 바이러스 감염 - 급성 인플루엔자에 걸린 대상자의 기침, 재채기 등 호흡기 비말을 통해 전파 • 증 상 - 갑작스러운 발열(38℃ 이상) - 두통과 전신 쇠약감 - 마른기침과 인후통, 코막힘 - 근육통	• 안정을 취해야 함 • 충분한 수분 섭취하기 • 필요시 해열진통제나 처방받은 항바이러스제 복용하기 • 매년 1회 예방접종을 통해 인플루엔자 감염을 예방하기

질 환	원인 및 증상	치료 및 예방
만성 기관지 염	• 원 인 - 흡연, 매연에의 노출 - 세균성 혹은 바이러스성 감염 • 증 상 - 심한 기침, 특히 이른 아침에 발생하는 가래 끓는 기침 - 점진적으로 호흡곤란 심화 - 전신 쇠약감, 체중감소 - 잦은 호흡기 감염 - 흰색이나 회색 또는 점액성의 화농성 가래	• 심호흡과 기침으로 기관지 내 가래 배출하기 • 거담제, 기관지확장제 사용으로 가래를 묽게 하고 좁아진 기도를 넓혀 주기 • 뜨겁거나 차가운 음식, 자극적인 음식을 피하고, 소화가 잘 되는 음식을 여러 번으로 나누어 식사하기 • 금 연 • 가능한 한 오염된 공기에 노출되지 않게 하기. 공기청정기를 설치하거나, 갑작스러운 온도 변화, 차가운 기후, 습기가 많은 기후에 노출되지 않게 함으로써 기관지 자극을 감소시킴
폐 렴	• 원 인 - 세균, 바이러스, 곰팡이, 화학물질 - 흡인성 폐렴 : 음식물이나 이물질이 기도 내로 넘어가 기관지나 폐에 염증을 유발 • 증 상 - 두통, 근육통 - 감기 정도의 가벼운 증상 - 고열, 기침, 흉통, 호흡곤란, 화농성 가래 - 마른기침이나 짙은 가래를 뱉어내는 기침	• 세균성 폐렴 : 항생제 치료 • 바이러스성 폐렴 : 증상에 따른 치료법 • 산소 공급, 체위변경, 기침 및 심호흡으로 혈액의 산소 농도를 적절하게 유지하기 • 규칙적으로 환기, 적정 습도 및 온도 유지하기 • 영양과 수분을 충분히 섭취, 감염 전파 예방 • 외출 후 손발을 깨끗이 씻고, 사람이 많은 장소 출입 제한 • 환절기 이전에 폐렴구균 예방접종

질 환	원인 및 증상	치료 및 예방
천 식	• 원 인 – 감기, 비염 등과 같은 염증 – 흥분이나 스트레스, 긴장감 – 꽃가루, 집먼지진드기, 강아지나 고양이 털 및 배설물, 곰팡이 – 대기오염, 황사, 매연, 먼지 등 자극 물질 – 자극적인 냄새, 담배 연기 – 갑작스러운 기후 변화 – 노화에 따른 폐 기능 감소 • 증 상 – 기침, 숨을 내쉴 때 쌕쌕거리는 호흡음, 호흡곤란 – 점액 분비량의 증가 – 가슴이 답답한 느낌이나 불쾌감 – 기도 경련 – 알레르기성 비염	• 호흡곤란이 심한 경우 운동을 할 때 30분 전에 기관지확장제를 투여하면 호흡곤란 예방에 도움이 됨 • 처방받은 약물을 정확하게 투여해야 하며, 처방받지 않은 약물은 사용하지 않음 • 담배, 벽난로, 먼지, 곰팡이 피하기 • 따뜻한 곳에서 추운 곳으로 가거나 갑작스러운 온도 변화 피하기 • 적당한 휴식과 수면 취하기 • 스트레스와 불안 줄이기 • 침구류는 먼지나 진드기를 없애기 위해 뜨거운 물로 세탁하기 • 매년 1회 인플루엔자 백신을, 65세 이후에는 1회 폐렴구균 백신 예방접종

질 환	원인 및 증상	치료 및 예방
폐결핵	• 원 인 – 결핵균의 호흡기 감염 – 알코올 또는 약물 중독 – 영양부족 등으로 인한 면역력 저하 – 당뇨병, 악성종양, 만성 신부전 등과 같은 만성 질병 악화 – 스테로이드와 같은 면역 억제제 사용 • 증 상 – 초기에는 무증상이다가 흉부방사선 촬영(X-ray)에서 우연히 발견되는 경우가 많음 – 2주 이상의 기침과 흉통 – 오후에 고열이 있다가 늦은 밤에 식은땀과 함께 열이 내리는 증상이 반복됨 – 피로감, 식욕부진, 체중 감소, 무기력감 – 점액성, 화농성, 혈액성 가래(농흉 및 객혈) – 호흡 곤란과 흉막염 등의 합병증	• 결핵약을 제대로 복용하는지 주의 깊게 관찰하기 • 약물 투여로 인한 위장장애, 홍조, 피부 발진, 가려움증, 발열 같은 부작용 관찰하기 • 주기적으로 간 기능 검사와 객담 검사받기 • 결핵은 감염성이 있으므로 흉부방사선 촬영(X-ray) 검진, 가래검사를 해서 조기에 발견하기 • 다른 사람에게 감염되지 않도록 기침 예절을 지키기

기관지확장제(흡인기) 사용 순서

① 사용 전에 뚜껑을 열고 흔든다.
② 머리를 약간 뒤로 젖히고 충분히 숨을 내쉰다.
③ 입을 열고 마개를 입으로 문다.
④ 입으로 심호흡을 하면서 1회 용량이 흡입되도록 흡인기를 누른다.
⑤ 3~5초간 천천히 깊게 숨을 들이쉰다.
⑥ 약이 폐에 깊숙이 도달할 수 있도록 적어도 10초간 숨을 참은 다음 천천히 내쉰다.
⑦ 다음 투약까지 적어도 1분간 기다린다.
⑧ 흡인기 뚜껑을 덮는다.
⑨ 하루에 한 번 이상 뚜껑을 열고 흡인기의 플라스틱 통과 뚜껑을 흐르는 물에 씻는다.
* 기관지확장흡인기는 제품마다 사용법이 다를 수 있기 때문에 설명서를 참조해야 한다.

결핵 감염 예방을 위한 기침 예절

• 기침이나 재채기를 할 때는 코와 입을 휴지나 손수건으로 가리고, 없을 경우에는 소매로 가린다. 손으로 가리면 손에 묻은 균이 다른 물건에 묻어 결핵균이 전파되기 쉽기 때문에 반드시 소매로 가린다.
• 사용한 휴지는 즉시 휴지통에 버리고 흐르는 물에 비누나 소독제로 손을 씻거나 물 없이 사용하는 알코올 제제를 사용하여 손을 씻는다.
• 호흡기 감염 증상이 있는 사람은 가급적 마스크를 착용한다.
• 일회용 마스크는 젖으면 필터링 능력이 떨어지므로 바로 교환하고 재활용하지 않는다.

③ 요양보호사의 활동
  ㉠ 요양보호사가 대상자의 질병명을 예측하여 말하거나, 수술 혹은 약물치료가 필요하다는 등의 말을 하면 안 된다.
    예 기침하는 대상자에게 "결핵인 것 같으니 약을 먹어야 할 것 같다"라고 말하는 것
  ㉡ 대상자의 호흡에 변화가 관찰되어 간호나 의학적 진단 등이 필요하다고 판단되는 경우, 가족과 상의하고, 시설장이나 간호사에게 신속하게 보고한다.
  ㉢ 호흡곤란을 경험한 대상자는 불안해하므로 기관지확장흡인기 등 위급 상황을 해결하는 데 도움이 될 수 있는 장치들을 준비해 주고 안심시킨다.
  ㉣ 호흡곤란 중에는 상체를 올리는 반 앉은 자세를 취하게 하고, 최대한 편안한 호흡을 유도하면서 옆에 있어 준다.
  ㉤ 대상자가 인플루엔자나 폐렴구균 등의 예방접종 후 열이 나거나 아파 보이거나 힘들어 하는 등 평소와 다른 이상반응을 나타내는 경우 시설장이나 관리책임자에게 신속하게 보고해야 한다.
  ㉥ 결핵 감염 대상자와 접촉한 요양보호사와 가족은 2주~1개월 이후 반드시 보건소에서 흉부방사선 촬영(X-ray) 등을 통해 감염 여부를 확인해야 한다.
  ㉦ 결핵 전파가 우려되는 대상자를 돌볼 때는 보호장구(마스크, 장갑 등)를 착용해야 한다.

22-1. 다음에서 설명하는 질환은 무엇인가?

> • 기침, 숨을 내쉴 때 쌕쌕거리는 호흡음, 호흡 곤란
> • 기도 경련
> • 알레르기성 비염

① 만성기관지염
② 폐 렴
③ 천 식
④ 폐결핵
⑤ 폐 암

22-2. 흡연, 바이러스성 감염 등을 원인으로 하며 기관지의 계속되는 염증으로 기도가 좁아진 경우의 질환은?

① 폐 렴
② 폐 암
③ 천 식
④ 폐결핵
⑤ 만성기관지염

|해설|

22-1

천식의 증상
• 기침, 숨을 내쉴 때 쌕쌕거리는 호흡음, 호흡 곤란
• 점액 분비량의 증가
• 가슴이 답답한 느낌이나 불쾌감
• 기도 경련
• 알레르기성 비염

22-2
⑤ 만성기관지염에 대한 설명이다.

정답 22-1 ③ 22-2 ⑤

핵심이론 23 노화에 따른 심혈관계 주요 질환

① 노화에 따른 심혈관계 특성

  ㉠ 심장은 나이가 들면서 근육이 두꺼워져 탄력성이 떨어진다.
  ㉡ 최대 심박출량과 심박동수가 감소된다.
  ㉢ 말초혈관으로부터 심장으로의 혈액순환이 감소된다.
  ㉣ 누워 있다가 갑자기 일어나거나, 소변을 보기 위해 앉았다 일어나는 등의 체위 변화에 따라 기립성 저혈압이 발생한다.
  ㉤ 정맥의 약화로 하지에 부종과 정맥류, 항문에 치질이 생긴다.

② 주요 질환

질 환	원인 및 증상	치료 및 예방

고혈압	• 원 인
	- 본태성(일차성) 고혈압
	  : 원인이 명확하지 않은 고혈압, 90~95%가 해당
	- 속발성(이차성) 고혈압
	  : 심장병, 신장질환, 내분비질환의 일부, 임신중독증과 같은 질병이 원인이 된 고혈압, 5~10%가 해당
	• 증 상
	- 뇌동맥의 파열로 뇌졸중 혹은 사망
	- 뒷머리가 뻐근하게 아프고 어지럽거나 흐리게 보임
	- 이른 아침의 두통
	- 이명, 팔다리 저림
	- 심장 및 신장 기능 장애
	- 코피, 가슴이 답답하거나 숨이 참
		• 의사 처방에 의한 고혈압약 복용하기
		• 절주, 금연
		• 저염식이, 저지방식이
		• 규칙적인 운동
		• 표준체중[(신장-100)×0.9] 유지
		• 고혈압 완화에 좋은 운동
		- 종류 : 걷기, 빨리 걷기, 조깅, 자전거 타기, 계단 오르기, 등산, 수영 등
		- 시간 : 하루 30~60분, 일주일에 3~5일
		- 강도 : 속옷에 땀이 밸 정도, 약간 숨이 찰 정도

질환	원인 및 증상	치료 및 예방
동맥 경화증	• 원인 : 콜레스테롤이나 지방 섭취 과다, 스트레스, 비만, 흡연, 과음, 폐경, 운동 부족, 고지혈증, 당뇨병, 고혈압 • 증상 – 협심증, 심근경색 등 관상동맥질환으로 흉통, 압박감, 조이는 듯한 느낌 – 발작, 의식장애, 혼수, 반신불수 – 머리가 무겁고 아프거나 뒷골이 당기며 현기증, 기억력 저하	• 저염, 저지방식이, 금연, 절주 • 고혈압, 당뇨 관리, 규칙적인 운동
심부전	• 원인 : 관상동맥 질환, 고혈압, 심장병이나 신장병 • 증상 – 앉은 자세 호흡 – 식욕 상실, 의식혼돈, 현기증 – 지속적인 기침과 객담 배출 – 허약감, 피로, 호흡곤란 – 걷기, 계단 오르기, 쇼핑하기 등 운동 시 심한 호흡곤란 – 의존성 부종 : 신장 혈류량 부족으로 신장의 수분과 염분 배출이 억제되어 발생함	• 원인을 치료하는 약물을 투여 • 염분, 수분, 고지방, 고콜레스테롤을 제한하는 식사를 소량씩 섭취하기 • 규칙적인 운동 • 독감이나 폐렴을 예방 • 금연 • 매일 체중을 측정하여 부종 정도 확인 • 고혈압과 고지혈증 치료 • 스트레스 조절
빈혈	• 원인 : 위장관 출혈, 철분 섭취가 부족한 경우, 철분의 흡수에 문제가 있는 경우 등 • 증상 : 어지럼증, 창백함, 집중력장애	• 철분제와 철분의 흡수를 돕기 위한 비타민 C를 함께 복용하기 • 식사 시 철분 섭취를 늘림 • 출혈을 일으키는 문제가 있으면 의사와 상의하기

③ 요양보호사의 활동

㉠ 요양보호사가 대상자의 질병명을 예측하여 말하거나, 수술 혹은 약물치료가 필요하다는 등의 말을 하면 안 된다.

예 숨차하는 대상자에게 "심장병인 것 같으니 빨리 병원에 가야 할 것 같다"라고 말하는 것

㉡ 대상자가 가슴 통증이나 호흡곤란, 가슴 주변의 통증을 호소하는 경우, 생명과 직결된 문제이므로 최대한 빨리 조치해야 한다. 우선, 가족과 상의하고, 시설장이나 관리책임자에게 신속하게 보고한다.

㉢ 심혈관계 문제를 가진 대상자는 불안해하고, 걱정스러워하므로, 최대한 안정적이고 편안하게 해준다.

㉣ 고혈압이나 동맥경화증이 있는 대상자는 평소 처방약을 복용하고 뇌졸중이 발생하는지 철저히 관찰해야 한다.

꼭 알아두기

고혈압 약물치료에 대한 편견
• 증상이 없으면 치료하지 않아도 된다.
→ 증상이 없어도 혈압이 높으면 치료해야 한다.
• 두통 등의 증상이 있을 때만 약을 먹는다.
→ 고혈압은 증상이 없는 경우가 대부분이기 때문에 의사의 처방이 있으면 계속 약을 먹어야 한다.
• 혈압약을 오래 먹으면 몸이 약해진다.
→ 고혈압 합병증을 발생시키는 것보다는 안전하다.
• 혈압이 조절되면 약을 먹지 않아도 된다.
→ 의사의 처방이 있으면 계속 약을 먹어야 한다.

핵심예제

23-1. 노화에 따른 심혈관계 특성이 아닌 것은?

① 심장의 근육은 위축되어 작아진다.
② 최대 심박출량과 심박동수가 감소된다.
③ 말초혈관으로부터 심장으로의 혈액순환이 감소된다.
④ 체위 변화에 따라 기립성 저혈압이 발생한다.
⑤ 정맥의 약화로 하지에 부종과 정맥류가 생긴다.

23-2. 고혈압을 앓고 있는 대상자가 "숨이 차다"고 할 때 요양보호사의 올바른 돕기 활동이 아닌 것은?

① 병원에 가보는 것이 좋겠다고만 말해야 한다.
② 우선 가족과 상의하고, 시설장이나 관리책임자에게 신속하게 보고한다.
③ 생명과 직결된 문제이므로 최대한 빨리 조치해야 한다.
④ "심장병인 것 같으니 빨리 병원에 가야 할 것 같다"라고 말하여 대상자의 주의를 환기시킨다.
⑤ 평소 처방약을 복용하고 뇌졸중이 발생하는지 철저히 관찰해야 한다.

23-3. 적혈구가 부족하여 산소운반 능력이 저하되는 질환은?

① 빈 혈
② 폐 렴
③ 뇌경색
④ 폐기종
⑤ 동맥경화증

|해설|

23-1
심장은 나이가 들면서 작아지는 게 아니라, 근육이 두꺼워져 탄력성이 떨어진다.

23-2
요양보호사가 대상자의 질병명을 예측하여 말하거나, 수술 혹은 약물치료가 필요하다는 등의 말을 하면 안 된다. 요양보호사의 부정확한 판단이 대상자 및 가족에게 혼란과 걱정을 유발할 수 있기 때문이다.

23-3
빈혈은 적혈구나 헤모글로빈이 부족하여 혈액이 몸에서 필요한 만큼의 산소를 공급하지 못하는 상태를 말한다. 노인에게는 철분이 부족하여 생기는 빈혈이 흔하다.

정답 23-1 ① 23-2 ④ 23-3 ①

① 노화에 따른 근골격계 특성

　㉠ 추간판이 오그라들어 키가 줄어든다.

　㉡ 뼈의 질량 감소로 골격이 작아지고 약해져 작은 충격에도 골절되기 쉽다.

　㉢ 하악골의 쇠약으로 치아가 상실된다.

　㉣ 관절면이 마모되어 염증, 통증, 기형이 초래된다.

　㉤ 인대 등이 탄력을 잃음에 따라 관절운동이 제한된다.

② 주요 질환

질 환	원인 및 증상	치료 및 예방
퇴행성 관절염	• 원 인 　– 노화, 유전적인 요소와 환경적인 요소가 복합적으로 작용하여 명확하지 않음 　– 관절을 싸고 있는 조직의 퇴화 　– 연골의 탄력성 저하 • 증상 : 관절 부위의 통증, 운동장애, 관절의 변형	• 약물치료 • 온 · 냉요법, 마사지, 물리치료 • 관절의 부담을 완화하기 위해 체중 조절 • 관절에 부담되지 않는 규칙적인 운동(수영, 평평한 흙길 걷기, 체조 등) • 통증이 악화되지 않는 범위 내에서 관절운동을 자주 하기 • 관절의 파괴가 심할 때는 수술을 하기도 함
골다 공증	• 원 인 　– 폐경, 여성 호르몬 부족 　– 척추골절, 영양흡수장애 및 칼슘 섭취 부족 　– 흡연, 음주, 카페인의 과다 섭취 　– 갑상선 및 부갑상선 질환 　– 무리한 다이어트 • 증상 : 허리통증, 키가 작아짐, 등이나 허리가 굽음, 잦은 골절	• 칼슘이 풍부한 식단 섭취 • 의료기관에서 호르몬치료를 받음 • 적당한 체중 유지하기 • 근육과 뼈에 힘을 주는 체중부하운동(산책, 걷기, 가벼운 조깅) • 음식으로 비타민 D를 섭취(햇볕을 쬐면 비타민 D가 생성되는데 약물을 복용하기도 함) • 금주, 금연
고관절 골절	• 원인 : 고령, 하지 기능 부전, 시력장애, 골다공증, 저체중, 보조기 사용, 알코올 섭취 • 증상 : 서혜부와 대퇴부의 통증, 이동의 제한, 뼈가 부러지는 소리	• 골다공증에 대한 진단을 받고 적절한 치료하기 • 골절 부위 수술 • 낙상 예방

③ 요양보호사의 활동

　㉠ 근육이나 관절 부위의 통증 증상을 관찰한다.

　㉡ 근골격계 질환 예방을 위해서는 적절한 영양과 운동이 중요하다. 대상자가 칼슘을 충분히 섭취할 수 있도록 식사를 도와야 한다.

　㉢ 근골격계 질환을 가진 대상자는 낙상과 같은 안전사고 예방에 특히 유의하여야 한다.

　㉣ 보조기구를 사용하는 대상자에게는 사용방법을 정확하게 설명해야 한다.

　㉤ 수술을 받은 대상자는 회복을 위해 재활이 필요하므로 잔존기능을 최대한 활용할 수 있도록 도와야 한다.

> **꼭 알아두기**
>
> **비타민 D 함유 식품 및 함유량**
>
> | 음 식 | 함유량(IU) |
> |---|---|
> | 대구간유 1테이블스푼(1테이블스푼 = 15mL) | 1,360 |
> | 연어, 조리한 것 100g | 360 |
> | 고등어, 조리한 것 100g | 345 |
> | 정어리(기름을 넣고 통조림으로 만든 것) 100g | 270 |
> | 뱀장어, 조리한 것 100g | 200 |
> | 달걀 1개(노른자위에 들어있음) | 25 |
> | 버섯 100g | 20 |

24-1. 다음은 어떤 질환의 치료 및 예방에 대한 내용인가?

> • 충분한 칼슘을 섭취해야 칼슘 부족에 의한 악화를 방지할 수 있다.
> • 음식으로 비타민 D를 섭취한다.

① 고관절 골절
② 골다공증
③ 고혈압
④ 퇴행성 관절염
⑤ 빈 혈

24-2. 관절의 연골이 닳아 뼈가 마찰되어 관절 부위에 통증을 유발하는 질환은?

① 골다공증
② 족저근막염
③ 봉와직염
④ 퇴행성 관절염
⑤ 고관절 골절

|해설|

24-1

골다공증

뼈세포가 상실되고 골밀도가 낮아져 골절이 발생하기 쉬운 상태로, 칼슘과 비타민 D를 섭취함으로써 골다공증을 예방할 수 있다.

24-2

퇴행성 관절염

뼈를 보호해 주는 끝부분의 연골이 닳아서 없어지거나 관절에 염증성 변화가 생긴 상태이며, 노화로 인해 생긴다.

정답 24-1 ② 24-2 ④

핵심이론 25 노화에 따른 비뇨 · 생식기계 주요 질환

① 노화에 따른 비뇨 · 생식기계 특성

여성 노인	남성 노인
• 여성 호르몬 감소로 난소 기능 감퇴 • 윤활작용의 감소로 성교 시 통증이 있으나 성적 욕구가 감소되는 것은 아님 • 유방 근육의 위축으로 가슴이 처지고 작아짐 • 방광 기능과 대뇌 기능의 저하 등으로 빈뇨증, 요실금, 야뇨증이 생김	• 남성 호르몬 감소 • 대부분 남성 노인이 전립선 비대를 경험 • 잔뇨량이 늘어나고, 방광용적이 250mL 정도로 감소되어 자주 소변을 보게 됨

② 주요 질환

질 환	원인 및 증상	치료 및 예방
요실금	• 원인 : 노화로 인한 방광의 저장능력 감소, 골반 근육 조절능력의 약화, 호르몬의 생산 중지로 인한 요도 기능 약화, 각종 약물복용으로 인한 부작용, 남성은 전립선 비대증, 여성은 요로 감염 및 복압상승이 관련됨, 변비 • 증 상 – 복압성 요실금 : 기침, 웃음, 재채기, 달리기, 줄넘기 등 복부 내 압력 증가로 인하여 소변이 나오는 것 – 절박성 요실금 : 요의를 느끼자마자 소변 배출 – 역류성 요실금 : 소변 배출이 원활하지 않아 방광에서 소변이 조금씩 새는 것	• 발생 원인에 따라 약물요법이나 수술치료를 함 • 골반근육강화 운동 • 충분한 수분 섭취로 방광의 기능 유지 • 식이섬유소 섭취로 변비 예방 • 체중 조절 : 비만은 복부 내 압력을 증가시켜 복압성 요실금을 유발함

질 환	원인 및 증상	치료 및 예방

전립선
비대증
	• 원인 : 노화에 따른 호르
	몬 불균형, 비만, 고지방,
	고콜레스테롤 음식 섭취
	• 증 상
	 – 비대된 전립선이 요도
	  를 눌러 요도가 좁아져
	  소변줄기가 가늘어짐
	 – 소변을 보고 나서도
	  시원하지 않음(잔뇨감)
	 – 소변이 바로 나오지 않
	  고 힘을 주어야 나옴
	 – 배뇨 후 2시간 이내에
	  다시 소변이 마렵고
	  (빈뇨) 소변이 마려울
	  때 참기 힘듦(긴박뇨)
	 – 밤에 자다가 소변을
	  보려고 자주 깸(야뇨)
		• 정기적으로 소변 빼주기
		• 약물요법을 통해 신장
		 기능의 손상을 치료하기
		• 심하면 전립선 절제 수
		 술을 받음
		• 저지방 식사와 적당한 운
		 동으로 적정 체중 유지
		• 음주는 전립선비대증을
		 악화시키므로 금주

③ 요양보호사의 활동

　㉠ 스스로 배뇨를 조절하기 힘든 대상자도 기저귀나 소
　　변 주머니 사용은 최대한 자제하고, 되도록 스스로 할
　　수 있도록 유도하고 훈련해야 한다.

　　　예 낮에는 배뇨간격에 맞추어 소변을 보도록 유도하
　　　고, 밤에만 기저귀를 채운다.

　㉡ 요실금이 있는지, 긴박뇨 때문에 밤에 잠을 깨는지 관
　　찰한다.

　㉢ 도뇨관을 바꾸거나 방광을 세척해야 하는 경우 의료
　　인에게 연계해야 한다.

　㉣ 요실금 대상자에게 발생할 수 있는 합병증인 피부 자
　　극, 욕창을 예방하는 데 신경써야 한다.

꼭 알아두기

골반근육강화 운동법

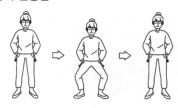

① 손을 허리에 올리고 똑바로 선다.
② 오른쪽 다리를 오른쪽으로 이동하며 기마자세를 취한다.
③ 오른쪽 다리를 다시 제자리로 가져오며 똑바로 서서 3초간 항문
　근육을 조여 준다(우리가 흔히 알고 있는 케겔 운동).
④ 이번엔 왼쪽 다리를 왼쪽으로 이동하며 기마자세를 취하고 같은
　과정을 반복한다.
⑤ 15회씩 2회 반복한다.

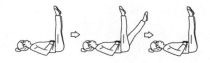

① 누워서 두 다리를 90도가 되도록 똑바로 올린다.
② 두 다리를 양쪽으로 넓게 벌린다.
③ 다시 똑바로 모은 상태에서 3초간 항문근육을 조여준다.
④ 15회씩 2회 반복한다.

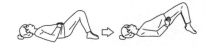

① 누워서 어깨 너비만큼 두 다리를 벌리고 무릎을 굽혀 세운다.
② 엉덩이를 들어 올리고 3초간 항문근육을 조여준다.
③ 들어 올렸던 엉덩이를 내린다. 단, 이때 엉덩이가 바닥에 완전히
　닿지 않게 한다.
④ 15회씩 2회 반복한다.

25-1. 다음에서 설명하는 질환은 무엇인가?

> • 소변을 보고 나서도 시원하지 않음(잔뇨감)
> • 소변이 바로 나오지 않고 힘을 주어야 나옴
> • 밤에 자다가 소변을 보려고 자주 깸(야뇨)

① 요실금
② 방광염
③ 요로결석
④ 전립선비대증
⑤ 신우신염

25-2. 비뇨기계 질환을 앓고 있는 대상자에 대한 요양보호사의 활동으로 올바르지 않은 것은?

① 소변주머니를 사용하여 대상자가 최대한 수치심을 느끼지 않도록 해야 한다.
② 요실금이 있는지, 긴박뇨 때문에 밤에 잠을 깨는지 관찰한다.
③ 도뇨관을 바꾸거나 방광을 세척해야 하는 경우 의료인에게 연계해야 한다.
④ 낮에는 배뇨간격에 맞추어 소변을 보도록 유도하고 밤에만 기저귀를 채운다.
⑤ 요실금 대상자에게 발생할 수 있는 욕창을 예방하는 데 신경써야 한다.

25-3. 여성 노인에게 나타나는 요실금의 주된 요인은?

① 방광의 저장능력 증가
② 호르몬 분비 증가
③ 요도 기능 향상
④ 골반근육의 조절능력 약화
⑤ 복압 감소

|해설|

25-1
전립선비대증의 증상
• 비대된 전립선이 요도를 눌러 요도가 좁아져 소변줄기가 가늘어짐
• 소변을 보고 나서도 시원하지 않음(잔뇨감)
• 소변이 바로 나오지 않고 힘을 주어야 나옴
• 배뇨 후 2시간 이내에 다시 소변이 마렵고(빈뇨) 소변이 마려울 때 참기 힘듦(긴박뇨)
• 밤에 자다가 소변을 보려고 자주 깸(야뇨)

25-2
비뇨기계에 문제가 있어 스스로 배뇨를 조절하기 힘든 대상자도 기저귀나 소변주머니 사용은 최대한 자제하고, 되도록 스스로 할 수 있도록 유도하고 훈련해야 한다.

25-3
요실금 관련 요인
• 방광의 저장능력 감소
• 호르몬의 생산 중지로 인한 요도 기능 약화
• 골반 근육 조절능력의 약화
• 당뇨병, 파킨슨병, 각종 약물 복용으로 인한 부작용
• 남성은 전립선비대증, 여성은 요로 감염 및 복압 상승이 관련됨
• 변 비

정답 25-1 ④ 25-2 ① 25-3 ④

① 노화에 따른 피부계 특성

　㉠ 피하지방의 감소로 기온에 민감해지며, 수분이 소실되어 건조해지고 주름살이 생기며 눈꺼풀이 늘어지고 이중 턱이 된다.

　㉡ 발톱이나 손톱이 딱딱하고 두꺼워지며 세로줄이 생기고 잘 부서진다.

　㉢ 노인성 반점이라 불리는 갈색 반점이 생긴다.

　㉣ 여성 노인의 머리, 겨드랑이, 음부의 털은 줄지만 입가와 뺨 등 얼굴의 털은 증가한다. 남성 노인의 경우 머리털과 수염이 줄고 입가나 뺨에는 털이 많아진다.

② 주요 질환

질 환	원인 및 증상	치료 및 예방
욕 창	• 원 인 – 장기간의 와상 상태 – 체위변경의 어려움, 부적절한 체위 변경 (변경 시 피부 벗겨짐) – 부적절한 영양 상태 – 요실금 및 변실금 등 습기로 인한 피부 손상, 미생물 번식 • 증 상 – 1단계 : 피부가 분홍색이나 푸른색을 띠고 누르면 색깔이 일시적으로 없어져 하얗게 보이고 열감이 있음 – 2단계 : 피부가 벗겨지고 물집이 생기고 조직이 상함 – 3단계 : 깊은 욕창이 생기고 괴사조직 발생 – 4단계 : 뼈와 근육까지 괴사가 진행됨	• 매일 아침·저녁으로 붉게 변한 부위가 있는지 확인하기 • 침대에서는 적어도 2시간마다, 의자에서는 1시간마다 자세를 바꿔주기 • 대상자를 이동시킬 때 피부가 밀리지 않도록 주의하기 • 젖은 침대 시트는 바로 교체. 피부에 습기가 있거나 오염물질이 묻어 있으면 재빨리 부드러운 천이나 스펀지, 자극이 없는 비누, 미지근한 물을 사용하여 씻고 말리기 • 뼈 주위를 보호하고 무릎 사이에는 베개를 끼워 마찰 방지 • 신체의 약한 부위에 압력이 가는 것을 덜어 줄 특수 매트리스와 베개를 대어주기 • 천골 부위 욕창예방을 위해 도넛 모양의 베개는 사용하지 않음

질 환	원인 및 증상	치료 및 예방
피부 건조증	• 원인 : 실내외 습도가 낮은 겨울철, 비누, 세정제와 알코올, 목욕 중의 뜨거운 물 사용 • 증상 : 피부 발적, 부종 또는 통증, 전완, 손과 하지의 가려움증	• 가습기를 사용하여 습도 조절 • 피부 건조로 인한 가려움증을 경감하기 위해서 물을 자주 마셔 수분을 충분히 섭취 • 목욕 후 물기는 두드려 말리고, 물기가 완전히 마르기 전에 보습제를 충분히 바르기
대상 포진	• 원인 : 고령, 과로, 스트레스, 백혈병, 골수나 기타 장기 이식, 자가면역질환 및 면역 억제제 • 증상 : 가려움, 피부저림이나 작열감을 포함한 발진, 피부와 점막에 있는 감각신경말단 부위의 수포, 통증, 작열감	• 항바이러스제, 항염증제, 진통제와 냉찜질, 칼라민로션과 같은 국소치료제를 사용하여 통증을 줄이고, 수포가 빨리 건조되도록 함 • 대상포진은 신체의 저항력이 낮아진 상태에서 발생하기 때문에 평소에 충분히 휴식과 안정을 취하기 • 통증 정도에 맞는 처방받은 진통제 복용 • 병소가 퍼지거나 감염되지 않도록 긁지 않기
옴	• 원인 : 옴진드기. 옴은 손가락 사이, 팔이 접히는 부분, 가슴, 발등, 팔꿈치, 겨드랑이, 생식기, 엉덩이 등에 잘 생김 • 증상 : 가려움증(특히 밤에 심함), 물집, 고름	• 장갑과 가운을 착용하고 목에서 발끝까지 전신에 치료용 연고를 바름 • 마비가 있는 노인의 경우 수축되거나 굴곡진 부위도 빠트리지 않고 발라야 함 • 내복과 침구는 뜨거운 물로 10~20분간 세탁하고 세탁 후 3일 이상 사용하지 않음. 세탁이 어려운 것은 3일간 햇볕에 널거나 다리미로 다린 후 사용 • 가족 또는 동거인 등 신체 접촉이 있었던 모든 사람은 증상 유무에 관계없이 동시 치료

질 환	원인 및 증상	치료 및 예방
머릿니	• 원인 : 머릿니가 물어 흡혈하므로 출혈과 가려움증이 있고, 심한 경우 수면장애나 긁은 부위에 피부염이 생김 • 증상 : 가려움증, 수면장애, 피부상처, 심하게 물린 자리는 피부가 변색되고 딱딱해짐, 두피염	• 1주 간격으로 2회 약물치료 후 약물과 함께 빗질하여 남아 있는 사체, 서캐를 제거 • 대상자의 이에 감염되었을 가능성이 있는 물건(모자, 옷, 수건, 빗, 침구 등)과 접촉하지 않기 • 침구와 옷을 뜨거운 물(55℃ 이상, 5분 이상)로 세탁하고 말려서 사용 • 진공청소기 등으로 머리카락이 남아 있는 가구와 방 안을 꼼꼼히 청소

③ 요양보호사의 활동

㉠ 요양보호사는 욕창예방법을 충분히 숙지하여 예방을 위해 노력한다.

㉡ 피부에 자색 출혈반이나 사마귀가 있는지 살펴본다.

㉢ 피부에 생긴 환부의 모양이나 크기, 색의 변화가 뚜렷이 진행되는지 살펴본다.

㉣ 건조로 인한 피부 균열이나 심한 가려움증이 있는지 살펴본다.

㉤ 노화과정으로 땀을 적게 흘리고 두피가 건조해지고 손톱이 두꺼워졌는지를 살펴본다.

㉥ 머릿니 감염을 예방하고 전염을 막기 위해 빗, 브러시, 수건의 공동 사용을 금한다. 빗과 브러시는 5~10분간 뜨거운 물에 담가 소독한다.

꼭 **알아두기**

욕창의 4단계

1단계	2단계	3단계	4단계
표피는 정상이나 표피에 생긴 홍반이 30분 이내에 없어지지 않을 때	표피 또는 진피를 포함한 피부에 부분적인 손상이 있을 때	진피와 피하조직을 포함한 피부 전체에 손상이 있을 때	피하조직과 근막, 근육, 뼈나 관절을 포함한 심부 조직에 손상이 있을 때

핵심예제

26-1. 대상자에게 욕창을 발생시킬 가능성이 높은 요양보호사의 행동은?

① 체위를 자주 변경해 준다.

② 침대 시트의 주름을 펴 준다.

③ 무릎 사이에 베개를 끼워 준다.

④ 목욕 후에 피부를 완전히 말려 준다.

⑤ 천골 부위에 도넛 모양의 베개를 대어 준다.

|해설|

26-1

천골 부위 욕창 예방을 위해 도넛 모양의 베개를 사용할 경우 오히려 압박을 받는 부위의 순환을 저해할 수 있으므로 삼간다.

정답 26-1 ⑤

① 노화에 따른 감각기계 특성

시 각	• 결막은 얇아지고 누렇게 변하며 눈 자극감, 불편, 각막 궤양이 생긴다. • 색의 식별능력이 떨어져 같은 계열의 색을 잘 구별하지 못한다. 특히 수정체가 노란색으로 변하는 황화현상으로 보라색, 남색, 파란색의 구분에 어려움을 느낀다. • 눈물 양이 감소하여 건조해지고 눈이 뻑뻑하여 불편감이 있다. • 망막과 신경계의 변화에 의해 가까운 물체에 초점을 맞추는 능력이 상실되는 '노안'이 된다. • 안 질환의 원인이 되는 눈부심의 증가, 시력 저하, 빛 순응의 어려움 등이 나타난다.
청 각	• 귓바퀴에 연골이 계속 형성되고 피부 탄력성이 상실되기 때문에 귓바퀴가 커지고 늘어진다. • 외이도의 가려움과 건조증이 증가한다. • 고막이 두꺼워지고 다른 질환으로 손상을 받아 음의 전달능력이 감소된다. • 소리의 감수성, 말의 이해, 평형 유지에 문제가 발생한다.
미 각	• 신맛과 쓴맛을 감지하는 미뢰는 기능을 더 잘하고, 단맛과 짠맛을 감지하는 미뢰의 기능은 점차 떨어진다. • 구강 점막의 재생이나 생성이 어렵고, 입과 입술 근육은 탄력이 떨어지며, 침 분비량은 줄어들고, 후각이 무뎌져 식욕에 변화가 온다.
후 각	후각세포의 감소로 후각에 둔화가 나타난다.
촉 각	통증을 호소하는 정도는 증가하지만 통증에 대한 민감성이 감소되어 둔감한 반응을 보인다.

② 주요 질환

질 환	원인 및 증상	치료 및 예방
녹내장	• 원인 : 유전적 소인, 스트레스 등 원인 불명 • 증상 : 안구 통증, 두통, 구역질, 뿌옇게 혼탁한 각막, 심하면 실명됨	• 정기적인 안압 검진 • 심신의 과로와 어두운 곳에서의 독서 자제
백내장	• 원인 : 흡연, 음주, 자외선에 과도한 노출, 노화, 눈 주위 부상, 당뇨, 고혈압 • 증 상 　– 동공의 백색 혼탁 　– 빛이 퍼져 보이는 눈부심 　– 불빛 주위에 무지개가 보임 　– 통증이 없으면서 점차 흐려지는 시력	• 치료제 복용, 점안액 사용 • 수 술 • 백내장 유발원인 억제
질 환	원인 및 증상	치료 및 예방
노인성 난청	• 원인 : 장기간 소음 노출, 이독성 약물, 가족력, 동맥경화증 • 증 상 　– '크, 트, 프, 스, 츠'와 같은 고음에서의 난청 　– 소리의 민감성, 언어의 구분능력, 평형감각의 둔화	• 보청기를 이용한 청각 재활을 시도 • 난청은 고립감, 의심, 편집적 행동의 원인이 될 수 있기 때문에 사회로부터의 소외를 막음 • 의사소통할 때에는 소음이 없는 장소에서 대상자의 정면에서 천천히 또박또박 말함 • 보청기 사용 시 고음의 큰 소리보다는 저음의 차분한 소리로 말해줌

③ 요양보호사의 활동

㉠ 요양보호사가 대상자의 질병명을 예측하여 말하거나, 수술 혹은 약물치료가 필요하다는 등의 말을 하면 안 된다.

　예 눈이 혼탁해 보이는 대상자에게 "백내장인 것 같으니 병원에 가서 수술하셔야겠네요."라고 말하는 것

㉡ 노화에 따른 시각 및 청각장애는 진행성이며 개선될 수 있는 것이 아니므로 요양보호사는 이를 인지하고 대상자를 관찰해야 한다.

㉢ 대상자는 감각기능의 결함으로 인해 다양한 지각 정보를 받아들이지 못해 자아 개념이 쉽게 손상될 수 있다. 요양보호사는 노화로 인한 자연스러운 과정임을 알려주고 대상자를 지지한다.

㉣ 노화에 따른 시각 및 청각장애로 인해 안전사고가 발생할 수 있으므로 요양보호사는 환경을 안전하게 조성한다.

녹내장 대상자의 일상생활 주의사항

- 목이 편한 복장을 한다.
- 담배를 끊는다.
- 술은 1~2잔 정도로 줄인다.
- 머리로 피가 몰리는 자세(물구나무서기 등)나 복압이 올라가는 운동(윗몸 일으키기 등)은 안압을 올릴 수 있으므로 피한다.
- 고개를 숙인 자세에서 장시간 독서하거나 작업하는 것을 피한다.
- 마음을 편하게 하고 흥분하지 않는다.
- 기온 변화에 유의한다(녹내장은 추운 겨울이나 무더운 여름에 발작하기 쉬움).
- 한 눈에 녹내장이 있으면 다른 눈에도 발생할 가능성이 많으므로 두 눈 모두 정기 검사를 받는다.

핵심예제

27-1. 노인성 난청을 가진 대상자에 대한 치료와 예방으로 옳지 않은 것은?

① 소음이 없는 장소에서 대상자의 정면에서 천천히 또박또박 말한다.
② 보청기를 이용한 청각 재활을 시도한다.
③ 난청은 고립감, 의심, 편집적 행동의 원인이 될 수 있기 때문에 사회로부터의 소외를 막는다.
④ 보청기 사용 시 저음의 차분한 소리가 더 효과적이다.
⑤ 이독성 약제가 난청을 악화시키지는 않는다.

27-2. 안압의 상승으로 시신경이 손상되어 시력이 손상되는 질환은?

① 녹내장
② 망막박리
③ 망막혈관폐쇄
④ 백내장
⑤ 황반변성

27-3. 녹내장 대상자의 일상생활 습관으로 바람직한 것은?

① 물구나무서기로 신진대사를 원활하게 한다.
② 목이 꽉 끼는 옷을 입는다.
③ 윗몸일으키기로 혈액순환을 촉진한다.
④ 고개를 숙이고 있는 동작을 지속한다.
⑤ 무거운 물건 드는 것을 피한다.

|해설|

27-1
노인성 난청의 원인에는 장기간 소음 노출, 이독성 약물, 가족력, 동맥경화증 등이 있다.

27-2
녹내장
안압(눈의 압력)의 상승으로 시신경이 손상되어 시력이 점차 약해지는 질환이다.

27-3
①·③ 머리로 피가 몰리는 자세나 복압이 올라가는 운동은 안압을 올릴 수 있으므로 피한다.
② 목이 편한 복장을 한다.
④ 고개를 숙인 자세에서 장시간 독서하거나 작업하는 것을 피한다.

정답 27-1 ⑤ 27-2 ① 27-3 ⑤

① 노화에 따른 내분기계 특성

  ㉠ 일반적으로 뇌하수체, 부신 등은 노화에 따른 변화가 크지 않지만 당대사 및 갑상선 분비호르몬, 에스트로겐 분비는 노화에 따라 감소한다.

  ㉡ 포도당 대사능력과 인슐린에 대한 민감성 감소로 쉽게 고혈당이 된다.

  ㉢ 췌장에서 인슐린의 분비가 느리고 분비량이 불충분하다.

  ㉣ 공복혈당이 상승한다.

  ㉤ 갑상선 크기가 줄어들고 갑상선 호르몬 분비량도 약간 감소된다.

  ㉥ 근육질량이 감소되어 기초대사율이 감소된다.

② 주요 질환

질 환	원인 및 증상	치료 및 예방

당뇨병	• 원인 : 과식, 비만, 운동부족, 스트레스, 유전
	• 증 상
	  – 다음증, 다뇨증, 다식증, 체중 감소
	  – 질 분비물 및 질 감염의 증가
	  – 발기부전
	  – 상처 치유 지연
	  – 고혈당(배뇨 증가, 체중 감소, 피로감, 식욕 증가 등)
	  – 저혈당(땀을 많이 흘림, 두통, 시야 몽롱, 배고픔, 어지럼 등)
		• 식이요법 : 저염식, 저콜레스테롤 식이, 고섬유질(콩, 과일, 야채 등)
		• 운동요법
		  – 공복 시 운동을 할 때에는 저혈당에 대비
		  – 식후 30분~1시간경에 혈당이 오르기 시작할 때 하루에 최소 30분, 일주일에 5회 이상 운동
		  – 혈압이 높은 경우 혈압을 조절하고, 혈당이 300mg/dL 이상인 경우에는 혈당을 조절한 후에 운동 시작
		• 약물요법 : 혈당조절이 잘 되지 않을 때 경구용 혈당강하제나 인슐린 등 약물요법 병행

③ 요양보호사의 활동

  ㉠ 고혈당이나 저혈당 등이 관찰되면, 시설장이나 관리책임자에게 신속하게 보고한다.

  ㉡ 당뇨병은 완치가 어려우므로 합병증이 발생하지 않도록 돕는 것이 목표이다. 식이요법, 운동요법과 약물요법이 잘 이루어질 수 있도록 돕는다.

  ㉢ 당뇨병 대상자의 발을 주의해서 관리한다.

꼭 알아두기

당뇨병 대상자의 발 관리 원칙
- 혈당, 혈압 관리
- 주의 깊게 발 관찰하기
- 발 씻고 말리기
- 발 건조 예방
- 양말 착용
- 발톱 일자로 자르기
- 금 연
- 차갑거나 뜨거운 곳 노출 금지

핵심예제

28-1. 노화에 따른 내분비계 특성이 아닌 것은?

① 당대사 및 갑상선 분비호르몬, 에스트로겐 분비는 노화에 따라 감소한다.

② 췌장에서 인슐린의 분비가 느리고 분비량이 불충분하다.

③ 기초대사량이 증가한다.

④ 갑상선 크기가 줄어들고 갑상선 호르몬 분비량도 약간 감소된다.

⑤ 공복혈당이 상승한다.

|해설|

28-1
③ 근육질량이 감소되어 기초대사율이 감소된다.

정답 28-1 ③

① 노화에 따른 심리 · 정신계 특성

    ㉠ 우울증 경향 증가

    ㉡ 내향성 및 수동성 증가

    ㉢ 조심성 및 경직성 증가

    ㉣ 생에 대한 회고 시간 증가

    ㉤ 친근한 사물에 대한 애착심 증가

    ㉥ 의존성 증가

② 주요 질환

질 환	원인 및 증상	치료 및 예방
우울증	• 원 인 – 뇌의 신경전달 물질의 변화 – 발견되지 않은 뇌경색 혹은 뇌혈관질환 – 질병, 수술 등 신체적 원인 – 치매, 호르몬의 변화 – 퇴직, 사별, 경제력 상실 등 사회경제적 변화 – 유전적 요인 • 증 상 – 우울하고 슬픈 기분이 잦음 – 매사에 관심이 없고 즐거운 것이 없음 – 불면 혹은 과도한 수면 – 식욕 변화와 체중 변화 – 죄의식, 절망감, 부정적 사고 – 불안, 초조 혹은 무기력 – 자살에 대한 반복적 생각 혹은 시도 – 노인의 우울증은 건망증 등 인지기능 증상이 두드러질 수 있으므로 치매와 감별해야 함	• 일상생활이 어려운 정도인 경우 정신과 외래를 방문하여 상담과 약물치료 병행 • 본인 스스로 극복하기 어렵기 때문에 주변인들의 긍정적인 지지 필요 • 자살에 대한 생각과 구체적인 행동계획을 주변인들에게 이야기했다면 집중관찰치료가 필요 • 대상자의 느낌, 분노를 인정하고 수용하며 언어로 표현하도록 도움 • 햇볕을 받으며 규칙적인 운동을 함 • 모임 등 사회적 활동 늘리기

질 환	원인 및 증상	치료 및 예방
섬 망	• 원 인 – 소인적 요인 : 인지손상, 치매, 고령, 심한 뇌질환, 기능손상, 우울, 만성 신기능 부전, 탈수, 영양부족, 과다 음주, 시력손상 등 – 촉진적 요인 : 약물 사용, 활동하지 않고 침상이나 실내에서만 지냄, 유치도뇨관 사용, 억제대 사용, 탈수, 영양부족, 기동성 저하 등 • 증 상 – 의식 수준의 변화로 잠에서 덜 깼거나 몹시 졸린 상태에서 행동하는 사람처럼 보임 – 주의력 저하 – 수 시간이나 수일에 걸쳐 호전과 악화가 반복됨 – 시간, 장소, 사람에 대한 지남력 장애 – 초조함, 인지장애, 지각장애, 정서 불안정, 편집 망상 – 섬망은 단독으로 발생하기도 하고 치매와 동반되어 나타나기도 함	• 섬망의 원인이 치료할 수 있는 것이면 우선적으로 치료 • 비약물요법 병행 • 지남력의 유지 – 밤, 낮에 맞추어 창문이나 커튼 열기 – 개인 사물, 사진, 달력, 시계 등을 가까이 두기 – 일상의 절차, 규칙, 도움을 요청할 사람 및 방법 등을 반복적으로 알려주기 • 신체통합성 유지 – 대상자 스스로 할 수 있는 일을 말로 강화하기 – 능동적인 관절운동, 목욕, 마사지 제공하기 • 개인의 정체성 유지 대상자와 접촉하는 사람 수를 줄이고 가족 구성원이 자주 방문하도록 격려하기 • 초조의 관리 – 단호하고 부드러운 목소리로 말하기 – 대상자와 시선을 마주쳐서 위협을 느끼지 않도록 하기 • 착각 및 환각 관리 – 대상자의 말을 경청하기 – 현실을 확인할 수 있는 환경 조성하기 • 야간의 혼돈 방지 – 밤에 불을 밝혀두기

③ 요양보호사의 활동

　　㉠ 노인 우울증은 눈치채기가 어렵다. 원인을 알 수 없는 신체 증상이 장기간 계속되거나 신체 활동이 저하될 때 노인 우울증이 아닌지 의심해 보고 가족과 상의해야 한다.

　　㉡ 노인의 우울증은 자살로 연결되기도 하므로 말과 행동을 면밀히 관찰해야 한다.

　　㉢ 집에만 있기보다 밖에서 햇볕을 쬐며 가볍게 산책하는 등 스스로 기분을 전환하게 한다.

　　㉣ 인간관계나 취미활동을 유지하게 격려한다.

　　㉤ 평소 긍정적인 사고와 즐거운 마음을 가지도록 지속적으로 강조한다.

　　㉥ 기억력을 높이는 활동을 하도록 격려한다.

꼭 알아두기

우울증과 치매의 비교

우울증	치 매
• 급격히 발병함 • 짧은 기간 • 정신과적 병력 있음 • 기억력장애를 호소함 • 모른다고 대답하는 경우가 많음 • 인지기능 저하 정도의 편차가 심함 • 단기 기억과 장기 기억이 동등하게 저하됨 • 우울이 먼저 시작됨	• 서서히 발병함 • 긴 기간 • 과거 정신과적 병력 없음 • 기억력에 문제가 없다고 주장하는 경우가 많음 • 근사치의 대답을 함 • 일관된 인지기능의 저하 • 단기 기억이 심하게 저하됨 • 기억력 저하가 먼저 시작됨

꼭 알아두기

섬망과 치매의 비교

섬 망	치 매
• 갑자기 나타남 • 급성질환 • 대체로 회복됨 • 초기에 사람을 못 알아봄 • 신체 생리적 변화가 심함 • 의식의 변화가 있음 • 주의 집중이 매우 떨어짐 • 수면 양상이 매우 불규칙함	• 서서히 나타남 • 만성질환 • 대부분 만성으로 진행됨 • 나중에 사람을 못 알아봄 • 신체 생리적 변화는 적음 • 말기까지 의식의 변화는 적음 • 주의 집중은 별로 떨어지지 않음 • 수면 양상은 개인별로 차이가 있음

핵심예제

29-1. 다음 증상을 가진 질환은 무엇인가?

> • 의식 수준의 변화로 잠에서 덜 깼거나 몹시 졸리운 상태에서 행동하는 사람처럼 보임
> • 수 시간이나 수일에 걸쳐 호전과 악화가 반복됨
> • 시간, 장소, 사람에 대한 지남력장애

① 우울증

② 뇌졸중

③ 조울증

④ 섬 망

⑤ 치 매

|해설|

29-1

섬망의 증상

• 의식의 변화, 주의력 저하

• 지남력장애, 인지장애, 초조, 지각장애, 편집망상, 정서불안정

• 섬망은 단독으로 발생하기도 하고 치매와 동반되어 나타나기도 함

정답 29-1 ④

① 치매는 사람이 나이가 들어가면서 뇌에 발생한 여러 가지 질환으로 인해 인지기능을 상실하여 일상생활을 수행할 수 없게 되는 상태이다.

② 치매의 원인과 증상

　㉠ 원인 : 노인성 치매인 알츠하이머병, 혈관성 치매, 대뇌병변

　㉡ 증 상

　　• 인지장애 : 기억력 저하, 언어능력 저하, 지남력 저하, 시공간 파악능력 저하, 실행기능 저하

　　• 정신행동증상

　　　- 우울증 : 자살에 대한 생각 증가

　　　- 정신증 : 망상, 환청, 환시, 매우 당황해하고 불안해하거나 공포에 휩싸여 예기치 못한 행동을 함

　　　- 초조 및 공격성 : 쉽게 불안해하거나 이유 없이 자꾸 서성거리고 한자리에 오래 앉아있지 못하며 초조한 것처럼 행동

　　　- 수면장애 : 밤에 배회하고 그 여파로 낮잠을 지나치게 자며 이로 인해 낮과 밤이 뒤바뀌는 경우가 많음

　　　- 기타 : 물건을 모아 숨기거나 침을 뱉는 등의 문제행동을 보임

　　• 합병증

　　　- 갑작스러운 행동변화나 불면증, 환시, 주의력장애 등을 보일 경우, 일단 섬망을 의심할 수 있음

　　　- 낙상 및 골절, 요실금, 변실금, 영양실조, 경련, 말기에 발작을 보이는 경우가 많음

　　　- 약물 부작용 : 인지기능 감퇴, 기립성 저혈압, 안절부절못함, 변비 등이 나타남

③ 치료와 예방

　㉠ 치 료

　　• 치매 대상자는 3~6개월 간격으로 병원에서 진료를 받는다.

　　• 약물요법

　　　- 인지기능개선제, 아세틸콜린 분해효소 억제 약물을 복용

　　　- 항정신병약물, 항우울병약물, 항불안병약물, 항경련약물을 복용

　　• 비약물요법

　　　- 환경개선 : 가급적 단순하고 구조화되어 있으며 안정적인 환경을 제공

　　　- 행동개입 : 행동 수정을 위해 강화, 필요시 격리 등의 방법을 사용

　　　- 인지 및 활동 자극 : 수공예, 간단한 물건 만들기, 원예, 독서, 그림 그리기, 음악을 듣거나 노래 부르기 등 대상자에게 익숙하며 성공적으로 수행할 수 있는 활동

　㉡ 예 방

　　• 고혈압, 당뇨병, 심장병 등 성인병을 철저히 관리한다.

　　• 소량의 균형 잡힌 식사를 섭취하되 채소와 어류를 통해 항산화영양소를 섭취한다.

　　• 적절한 운동을 꾸준히 규칙적으로 한다.

　　• 독서 등 개인적인 취미활동을 꾸준히 한다.

　　• 사교모임 등 사회활동을 지속한다.

　　• 기억력장애 증상을 보이는 경우 치매안심센터를 통해 조기검진을 받게 한다.

　　　- 가치 있는 물건을 잘 간수하지 못하고 잃어버림

　　　- 책이나 신문의 구절을 읽고 기억하는 것이 거의 없음

　　　- 새로 소개받은 사람의 이름을 기억하는 것이 어려움

　　　- 기억력이 저하된 것을 주변 사람들이 알게 됨

　　　- 익숙하지 않은 환경에 가면 길을 잃음

치매 단계별 특징과 증상

단 계	특 징	증 상
초기 (경도)	가족이나 동료들이 문제를 알아차리기 시작하나 혼자서 지낼 수 있는 수준	• 물건을 둔 장소를 기억하지 못하며 물건을 자주 잃어버린다. • 전화 통화 내용을 기억하지 못하고 반복해서 질문한다. • 자기 물건을 잃어버리고는 남이 훔쳐 갔다고 의심한다. • 공휴일, 납기일 등 연·월·일을 잊어버린다. • 요리, 빨래, 청소, 은행 가기, 병원 방문 등 하던 일의 수행기능이 뚜렷이 저하된다.
중기	최근 기억과 더불어 먼 과거 기억의 부분적 상실, 시간 및 장소 지남력장애, 언어 이해 및 표현력장애, 실행증, 판단력 및 수행기능 저하, 각종 정신행동증상이 빈번히 나타나며, 도움 없이는 혼자 지낼 수 없는 수준	• 주소, 전화번호, 가까운 가족의 이름 등을 잊어버린다. • 집 주변에서도 길을 잃거나 월·요일에 대한 시간 개념이 저하된다. • 엉뚱한 대답을 하거나 말수가 줄어든다. • 옷을 입거나 외모를 가꾸는 위생 상태를 유지하지 못한다. • 쓸모없는 물건을 모아 두거나 쌌다 풀었다 하며 배회행동과 안절부절못하는 모습을 보인다. • 혼자서는 집안일과 외출을 하지 못한다.
말기 (중증)	독립적인 생활이 불가능한 수준	• 의사소통이 거의 불가능하다. • 판단을 하거나 지시를 따르지 못한다. • 소리를 지르거나 심하게 화를 내는 등의 증세와 대변을 만지는 등의 심한 문제행동이 나타난다. • 보행장애와 대소변 실금, 욕창, 낙상 등이 반복되면서 와상 상태가 된다.

30-1. 치매 대상자의 인지적·정신적 증상이 아닌 것은?

① 쉽게 불안해하거나 이유 없이 자꾸 서성거린다.

② 말문이 자주 막히고 말수가 감소한다.

③ 의심이 심해지고 돌아가신 부모님이 집 밖에 와 계신다는 등 착각이 증가한다.

④ 밤에 배회하고 그 여파로 낮잠을 지나치게 자서 낮과 밤이 뒤바뀌는 경우가 많다.

⑤ 깊은 수면을 취한다.

30-2. 치매에 관한 설명으로 옳은 것은?

① 뇌의 정상적인 노화 현상이다.

② 시공간 파악 능력은 정상이다.

③ 혈관성 치매 비율이 가장 높다.

④ 수일 전 일보다 먼 과거의 일을 잘 기억해 내지 못한다.

⑤ 운동기능은 정상인데 운동활동수행능력이 손상되는 실행증이 나타난다.

|해설|

30-1
치매 대상자의 인지적·정신적 증상
• 인지장애 : 기억력 저하, 언어능력 저하, 지남력 저하, 시공간 파악능력 저하, 실행기능 저하
• 정신행동증상 : 우울증, 정신증(망상, 환청, 환시), 초조 및 공격성, 수면장애 등

30-2
① 정상적이던 사람이 나이가 들면서 뇌에 발생한 여러 가지 질환으로 인하여 인지기능을 상실하여 일상생활을 수행할 수 없게 되는 상태이다

② 시공간 파악 능력이 저하된다.

③ 노인성 치매 비율이 가장 높다.

④ 단기 기억력 저하가 먼저 생기고 병이 심해지면 장기 기억력 저하가 온다.

정답 30-1 ⑤ 30-2 ⑤

① 뇌졸중은 뇌에 혈액을 공급하는 혈관이 막히거나 터져서 뇌 손상이 오고 그에 따른 신체장애가 나타나는 뇌혈관 질환이다. 중풍으로 알려진 뇌졸중은 뇌경색과 뇌출혈로 구분된다.

② 원인과 증상

　㉠ 원인 : 흡연, 스트레스, 고령, 뇌졸중 가족력, 뇌졸중 과거력, 고혈압, 당뇨병, 심장병, 비만, 혈액 내 콜레스테롤 수치가 높은 고지혈증

　㉡ 증상

　　• 반신마비 : 손상된 뇌의 반대쪽 팔다리, 안면하부에 갑작스러운 마비가 온다.

　　• 전신마비 : 뇌간 손상 시 전신마비와 함께 의식이 저하된다.

　　• 반신감각장애(감각이상 · 감각소실) : 손상된 뇌의 반대쪽의 시각, 촉각, 청각 등의 장애, 남의 살 같거나 저리고 불쾌한 느낌, 얼얼한 느낌을 호소한다.

　　• 언어장애

　　　– 좌측뇌가 손상된 경우 우측마비와 함께 실어증이 발생한다.

　　　– 뇌손상 부위에 따라 글을 못 쓰고 못 읽으며, 혀, 목구멍, 입술 등의 근육이 마비되어 발음이 부정확하고 마치 술 취한 사람처럼 어눌한 발음으로 말을 한다.

　　• 두통 및 구토 : 극심한 두통과 반복적인 구토, 의식소실이 동반된다.

　　• 의식장애 : 뇌간 부위에 뇌졸중이 발생하면 의식이 저하된다.

　　• 어지럼증 : 소뇌 손상 시 메스껍고 토하는 증상과 함께 몸의 불균형을 보인다.

　　• 운동실조증 : 소뇌에 뇌졸중이 발생하였을 때 술 취한 사람처럼 비틀거리고, 한쪽으로 자꾸 쓰러지려 하며, 물건을 잡으려고 할 때 정확하게 잡지 못한다.

　　• 시력장애 : 한 개의 물체를 보는데 두 개로 보이는 복시나 시야의 한 귀퉁이가 어둡게 보이는 시야장애가 발생한다.

　　• 삼킴 장애 : 음식이나 물을 삼키기 힘든 연하곤란이 온다.

　　• 치 매

　　　– 뇌졸중으로 인한 치매는 비교적 갑자기 발생한다.

　　　– 정상적으로 생활하던 사람이 갑자기 동작이 서툴러지고 대소변을 못 가리며, 감정조절에 이상이 생기고, 기억력, 계산력, 판단력 등 지적 능력이 감소하게 되면 혈관성 치매를 의심해 봐야 한다.

③ 치료 및 예방

　㉠ 약물요법

　　• 혈전용해제나 항응고제 등을 복용할 수 있고, 뇌경색 발생 4시간 이내에는 주사제인 혈전용해제로 치료를 받을 수 있다.

　　• 뇌경색 약물을 복용하던 대상자는 재발 가능성이 높으므로 갑자기 약을 끊으면 안 된다.

　㉡ 연하곤란, 구음장애 대상자는 흡인성 폐렴에 주의한다.

　㉢ 뇌졸중의 전구증상을 주의 깊게 관찰한다.

　　• 한쪽 팔다리가 마비되거나 감각이 이상하다.

　　• 말할 때 발음이 분명치 않거나, 말을 잘 못한다.

　　• 일어서거나 걸으려 하면 자꾸 한쪽으로 넘어진다.

　　• 주위가 뱅뱅 도는 것처럼 어지럽다.

　　• 갑자기 눈이 안 보이거나, 둘로 보인다.

　　• 갑자기 벼락 치듯 심한 두통이 온다.

　　• 의식장애로 깨워도 깨어나지 못한다.

31-1. 다음은 어떤 질병의 전구증상으로 나타나는가?

> • 한쪽 팔다리가 마비되거나 감각이 이상하다.
> • 말할 때 발음이 분명치 않거나, 말을 잘 못한다.
> • 갑자기 벼락 치듯 심한 두통이 온다.

① 뇌졸중　　　　　　② 결 핵
③ 뇌 염　　　　　　 ④ 위장염
⑤ 동맥경화증

31-2. 뇌졸중에 대한 설명으로 옳은 것은?

① 측두엽 손상 시 술 취한 사람처럼 비틀거린다.
② 무표정과 안정 시 떨림이 나타난다.
③ 뇌에 혈액을 공급하는 혈관이 막히거나 터져서 발생한다.
④ 도파민의 분비 장애로 발생한다.
⑤ 우뇌 손상 시 실어증이 발생한다.

|해설|

31-1

뇌졸중의 전구증상
• 한쪽 팔다리가 마비되거나 감각이 이상하다.
• 말할 때 발음이 분명치 않거나, 말을 잘 못한다.
• 일어서거나 걸으려 하면 자꾸 한쪽으로 넘어진다.
• 주위가 뱅뱅 도는 것처럼 어지럽다.
• 갑자기 눈이 안 보이거나, 둘로 보인다.
• 갑자기 벼락 치듯 심한 두통이 온다.
• 의식장애로 깨워도 깨어나지 못한다.

31-2
① 소뇌 손상 시 술 취한 사람처럼 비틀거리고 한쪽으로 자꾸
　쓰러지려 한다.
② · ④ 파킨슨 질환에 해당한다.
⑤ 좌뇌 손상 시 우측마비와 함께 실어증이 발생한다.

정답 31-1 ① 31-2 ③

핵심이론 32 파킨슨 질환

① 파킨슨 질환은 중추신경계에 서서히 진행되는 퇴행성 변화로 원인은 불명확하나 신경전달물질인 도파민을 만들어내는 신경세포가 파괴되는 질환이다.

② 원인과 증상
　㉠ 원 인
　　• 중뇌의 이상으로 도파민이라는 물질의 분비 장애
　　• 염색체의 돌연변이
　　• 뇌졸중, 중금속 중독 및 약물중독, 다발성 신경계 위축증 등 기타 퇴행성 뇌질환
　㉡ 증 상
　　• 무표정, 동작이 느려짐, 근육경직 및 안정 시 떨림
　　• 굽은 자세, 얼어붙는 현상, 자세반사의 소실로 자주 넘어짐, 균형감각의 소실
　　• 원인불명의 통증
　　• 피로, 수면장애, 변비, 방광과 다른 자율신경의 장애, 감각적 불편감
　　• 우울, 근심, 감정의 변화, 무감정, 사고의 느림, 인지능력의 감소 등

③ 치료 및 예방
　㉠ 약물요법을 지속한다.
　㉡ 관절과 근육이 경직되지 않도록 운동하며, 근육 스트레칭과 관절운동을 한다.
　㉢ 많이 웃을 수 있고 적극적으로 질병에 대해 대처하도록 정신적으로 지지해 준다.

파킨슨 질환의 주요 증상

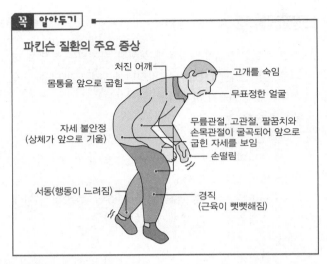

- 처진 어깨
- 몸통을 앞으로 굽힘
- 고개를 숙임
- 무표정한 얼굴
- 자세 불안정 (상체가 앞으로 기욺)
- 무릎관절, 고관절, 팔꿈치와 손목관절이 굴곡되어 앞으로 굽힌 자세를 보임
- 손떨림
- 서동(행동이 느려짐)
- 경직 (근육이 뻣뻣해짐)

④ 요양보호사의 활동

ⓐ 요양보호사가 대상자의 질병명을 예측하여 말하거나, 수술 혹은 약물치료가 필요하다는 등의 말을 하면 안 된다. 요양보호사의 부정확한 판단이 대상자 및 가족에게 혼란과 걱정을 유발할 수 있기 때문이다.

ⓑ 치매노인은 건망증이나 지남력장애로 일상생활을 할 수 없고, 적절한 의사소통이 불가능하고 이상행동을 보이므로 부정, 설득, 지도보다는 따뜻한 분위기 속에서 보호, 수용, 지지해야 한다.

ⓒ 대상자마다 치매 정도가 다르고 모든 것을 항상 이해하지 못하는 것은 아니므로 인내심을 가지고 부드럽게 대해야 한다.

ⓓ 뇌졸중이나 파킨슨 질환으로 발생한 마비는 회복이 늦어지거나 회복이 어려울 수 있기 때문에 체위변경과 올바른 자세 유지, 관절운동 등 재활치료를 조기에 시작하는 것이 중요하다.

ⓔ 치매, 뇌졸중, 파킨슨 질환 등 신경계 질환은 옆에서 지켜보는 보호자도 매우 힘든 상황이므로 정서적으로 지지해 준다.

32-1. 다음 중 파킨슨 질환자의 주요 증상이 아닌 것은?

① 상체가 앞으로 기울어서 자세가 불안정하다.

② 주위가 뱅뱅 도는 것처럼 어지럽다.

③ 자세반사의 소실로 자주 넘어진다.

④ 피로, 수면장애, 변비, 방광과 다른 자율신경의 장애가 발생한다.

⑤ 무표정이며, 동작이 느려지고, 근육경직 및 안정 시 떨림이 있다.

32-2. 대상자가 무표정이고 안정 시에 떨림 증상이 있으며, 자세가 불안정할 때 의심되는 질병은?

① 갑상샘기능저하증

② 알츠하이머병

③ 고지혈증

④ 중이염

⑤ 파킨슨병

|해설|

32-1
② 뇌졸중의 전구증상이다.

32-2
파킨슨병의 대표적인 증상으로는 무표정, 동작이 느려짐, 근육경직 및 안정 시 떨림, 굽은 자세, 얼어붙는 현상, 자세 반사의 소실로 자주 넘어짐, 균형감각의 소실 등이 있다.

정답 32-1 ② 32-2 ⑤

① 영양관리

    ㉠ 균형 잡힌 영양소 섭취를 위해 하루 세끼 식사를 규칙적으로 한다.

    ㉡ 1일 단백질 필요량은 체중 1kg당 1g이다.

    ㉢ 동물성 단백질은 체중 1kg당 0.5~0.6g만으로 충분하며, 1일 단백질 섭취량의 1/4~1/3은 동물성 단백질로 섭취하는 것이 좋다.

    ㉣ 식물성 위주로 단백질 섭취 시 여러 음식을 함께 섭취하여 부족한 아미노산을 보충한다.

    ㉤ 무기질, 비타민, 항산화물질 섭취를 위해 해조류, 버섯류, 채소, 과일류를 자주 먹는다.

    ㉥ 콩이나 유제품을 매일 섭취한다.

    ㉦ 칼슘은 우유로 보충하고, 칼슘의 흡수를 돕기 위해서 비타민 D를 섭취한다.

    ㉧ 고혈압, 심장병 등을 예방하기 위해 염분 섭취를 줄인다.

    ㉨ 금기가 아니라면 물을 충분히 마신다.

    ㉩ 물, 섬유소가 풍부한 채소나 과일을 섭취하여 변비를 예방한다.

꼭 알아두기

질병에 따른 수분 섭취 방법

수분 섭취를 제한해야 하는 질병	간경화, 심부전, 신부전증, 부신 기능저하증, 심한 갑상선 기능저하증
수분을 충분히 마셔야 하는 질병	염증성 비뇨기 질환(요로감염, 방광염, 전립선염 등), 폐렴·기관지염, 고혈압·협심증, 당뇨병

② 수면관리

    ㉠ 매일 일정한 시간에 취침하고 기상한다.

    ㉡ 커피 등 카페인이 함유된 음료를 줄이거나 오후에는 금한다.

    ㉢ 숙면을 위해 저녁에 과식하지 않는다.

    ㉣ 매일 규칙적으로 적절한 양의 운동을 한다.

    ㉤ 밤잠을 설치게 되므로 낮잠을 자지 않는다.

③ 운동관리

    ㉠ 현재 운동수준을 평가한다.

    ㉡ 운동 금기 질환 및 투약 상황을 확인한다.

    ㉢ 적어도 10분 이상 준비운동을 하여 유연성을 높이고 근육 손상을 방지한다.

    ㉣ 저강도 운동으로 시작하고, 근육피로, 호흡곤란, 협심증, 부정맥, 혈압 변화 등에 주의한다.

    ㉤ 운동의 강도, 기간, 빈도를 서서히 증가시킨다.

    ㉥ 안정 시의 심박동수로 돌아올 때까지 마무리 운동을 한다.

    ㉦ 운동하는 중간중간에 충분히 휴식한다.

    ㉧ 빠르게 방향을 바꾸어야 하는 운동(태권도, 농구, 탁구, 배드민턴, 스쿼시, 테니스)이나 동작은 금한다.

④ 성생활 관리

    ㉠ 성적욕구 및 성적표현은 기본욕구의 하나이다.

    ㉡ 성에 대한 개념은 개인차가 있으므로 사생활을 존중해 주고 개인의 특성에 맞게 도와준다.

    ㉢ 성기능에 영향을 미치는 약물이 많으므로 몸에 꼭 필요한 약물만 복용한다. 약물처방 시 성기능에 어떤 영향을 주는지를 꼭 확인한다.

⑤ 올바른 약물 사용 관리

    ㉠ 복용하는 약물효과를 알아야 한다.

    ㉡ 적합한 약, 정해진 양, 올바른 복용방법, 정해진 시간, 올바른 경로로 복용하는지 확인한다.

    ㉢ 약물의 부작용 등이 있는지 확인한다.

    ㉣ 비처방약도 복용 전 의사와 상담해야 한다.

    ㉤ 다른 사람에게 처방된 약은 절대로 복용해서는 안 된다.

    ㉥ 쉽게 구입할 수 있는 비상약은 상시 구입이 가능하다는 것을 알려준다.

    ㉦ 자신의 신체적 문제, 약물 알레르기, 현재 복용 약물의 최근 기록을 소지하고 다니게 한다.

    ㉧ 평소 복용 중인 약물을 적은 메모를 사전에 제시하여 적절히 처방받게 한다.

노인의 약물 사용방법

- 복용하던 약을 의사의 처방 없이 중단하면 안 된다.
- 약을 술과 함께 먹으면 효과가 떨어지거나 부작용이 있을 수 있다.
- 증상이 비슷하다고 해서 다른 사람에게 처방된 약을 먹거나 자기 약을 남에게 주면 안 된다.
- 가급적 단골 병원과 약국을 지정하여 다니는 것이 좋다.
- 진료 후 이전 처방약을 이어서 복용하지 않는다.
- 약 복용 시간을 준수해야 한다.
  - 식후 : 위장장애를 줄이는 대부분의 약제
  - 식전 : 일부 당뇨약, 위장관 운동 조절제, 갑상선호르몬제
  - 식사 중 또는 식사 직후 : 칼슘제, 철분제
- 약이 쓰다고 다른 것과 함께 복용하면 안 된다.
- 우유, 녹차, 커피 등 카페인 음료와 함께 복용하면 약의 흡수를 방해하므로 미지근한 물 한 컵과 함께 복용하는 것이 좋다.
- 약을 자몽주스와 함께 복용하면 고혈압, 고지혈증의 부작용이 증가한다.
- 철분제는 오렌지주스와 함께 복용하면 흡수가 잘 된다.
- 약 삼키는 것이 힘들다고 쪼개서 복용하면 안 된다.
- 약 복용을 잊어버렸다고 그다음 복용 시간에 2배로 복용하면 안 된다.
- 건강기능식품도 의약품은 아니지만 의사, 약사와 충분히 상의한 후 복용한다.

건강기능식품과 의약품을 함께 복용할 때의 부작용

건강기능식품	의약품	부작용
인삼 · 홍삼	고혈압약	혈압 상승
	항혈소판제	약효 과잉
오메가-3 지방산	혈액응고억제제	약효 과잉
프로바이오틱스	항생제	약효 감소
알로에	이뇨제	칼륨 결핍
감마리놀레산	항혈전제	약효 과잉

33-1. 노인의 영양관리 방법으로 올바른 것은?

① 식물성 단백질 위주로 섭취할 때는 다양한 음식을 함께 섭취하여 부족한 아미노산을 보충한다.

② 간혹 식욕이 없는 경우를 대비하여 식욕이 있는 날은 가급적 많은 끼니를 섭취한다.

③ 1일 단백질 필요량은 체중 1kg당 10g으로 권장한다.

④ 적어도 1일 단백질 섭취량의 1/2은 동물성 단백질로 섭취하는 것이 좋다.

⑤ 고영양 위주의 칼로리 섭취로 다소 증가된 체중을 유지한다.

33-2. 노인의 올바른 약물 사용 관리가 아닌 것은?

① 복용하는 약물효과를 알아야 한다.

② 약물의 부작용 등이 있는지 확인한다.

③ 비처방약은 의사와 상담하지 않고 복용해도 된다.

④ 다른 사람에게 처방된 약은 절대로 복용해서는 안 된다.

⑤ 복용하던 약을 의사의 처방 없이 중단하면 안 된다.

|해설|

33-1
② 균형잡힌 영양소 섭취를 위해 1일 3끼 식사를 규칙적으로 한다.
③ 1일 단백질 필요량은 체중 1kg당 1g으로 권장한다.
④ 적어도 1일 단백질 섭취량의 1/4~1/3은 동물성 단백질로 섭취하는 것이 좋다.
⑤ 적절한 칼로리 섭취로 이상적인 체중을 유지한다.

33-2
③ 비처방약도 의사와 상담하고 복용해야 한다.

정답 33-1 ① 33-2 ③

① 흡연의 폐해
  ㉠ 담배와 담배연기에는 니코틴을 포함하여 60여 종의 발암물질과 4,000종의 유해화학물질이 포함되어 있다.
  ㉡ 흡연은 여러 암 발생의 주요 원인이며, 심혈관질환과 만성폐쇄성 폐질환, 폐렴, 천식 등의 원인이다.
  ㉢ 간접흡연도 직접흡연을 하는 경우와 마찬가지로 다양한 질병을 유발할 수 있다.

② 금연 후 시간 경과에 따른 신체적 변화

기 간	신체 변화
2분 뒤	혈압 수준이 좋아진다. 맥박과 손발 체온이 정상으로 돌아온다.
8시간 뒤	혈중 일산화탄소와 산소량이 정상으로 회복되기 시작한다.
24시간 뒤	심장발작 위험이 줄어든다.
48시간 뒤	후각과 미각이 향상된다. 기도 점막의 감각 끝부분이 되살아나기 시작한다.
2주~3개월	폐 기능의 30%가 회복된다. 혈액순환이 좋아진다.
3개월 이상	정자 수가 증가하고 성기능이 향상된다.
1년 뒤	심장병 발병 위험이 절반으로 줄어든다.
5~10년 뒤	폐암으로 사망할 확률이 흡연자의 절반으로 감소한다.
10년 이상	기대 수명이 금연 전보다 10~15년 늘어난다.

③ 적정 음주
  ㉠ 세계보건기구(WHO) : 남자는 하루 40g(약 소주 3잔) 미만, 여자는 하루 20g(약 소주 2잔) 미만으로 섭취하는 것을 저위험 음주라고 제시한다.
  ㉡ 보건복지부에서는 암 예방 지침을 최근에 '암 예방을 위해 하루 한두 잔의 소량 음주도 피하기'로 변경하여 제시하였다.

④ 절주 방법
  ㉠ 암 예방을 위해서는 한두 잔의 술도 피한다.
  ㉡ 절주환경을 조성하고, 스트레스를 피한다.
  ㉢ 빈속에 술을 마시지 않는다.
  ㉣ 음주 대신 할 수 있는 일을 생각해 본다.
  ㉤ 음주 일지를 작성해본다.

꼭 알아두기

흡연으로 인해 발생할 수 있는 암

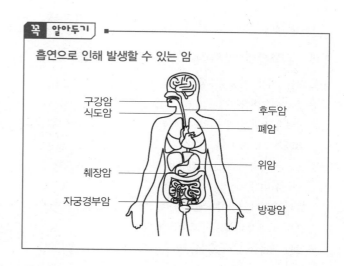

꼭 알아두기

알코올이 신체에 미치는 영향

부 위	병 명
뇌	알코올성 소뇌 변성증, 알코올성 치매, 알코올성 정신장애
구강(인후)	만성인후염, 인후암, 구강암
식 도	식도염, 식도암
유 방	유방암
위	위염, 출혈성 위궤양, 급성 위궤양
간	지방간, 알코올성 간염, 간경변, 간암
췌 장	급성 췌장염, 만성 췌장염, 당뇨
소 장	소장염, 흡수불량증후근
대 장	대장염, 대장암

34-1. 다음 중 흡연의 폐해에 대한 설명으로 옳지 않은 것은?

① 폐암, 위암, 자궁경부암, 후두암, 췌장암 등 여러 암 발생의 주요 원인이다.

② 심혈관 질환과 만성폐쇄성 폐질환, 폐렴, 천식 등 호흡기계 질환의 원인이 된다.

③ 흡연은 나와 주변인의 건강을 해치는 나쁜 습관이며, 중독성 질환이다.

④ 담배와 담배연기에는 중독을 일으키는 니코틴을 포함하여 60여 종의 발암물질이 포함되어 있다.

⑤ 남이 피우는 담배연기를 맡게 되는 간접흡연은 별 피해가 없다.

34-2. 금연 후 나타나는 신체적 변화는?

① 기대수명이 감소한다.

② 폐 기능이 악화된다.

③ 혈중 일산화탄소와 산소량이 정상보다 감소한다.

④ 심장병 발생 위험이 감소한다.

⑤ 정자 수가 감소하고 성기능이 감소한다.

|해설|

34-1
⑤ 직접흡연을 하지는 않으나 남이 피우는 담배연기를 맡게 되는 간접흡연도 직접흡연을 하는 경우와 마찬가지로 다양한 질병을 유발할 수 있다.

34-2
① 기대수명이 늘어난다.
② 폐 기능이 회복되고 혈액순환이 좋아진다.
③ 혈중 일산화탄소와 산소량이 정상으로 회복된다.
⑤ 정자 수가 증가하고 성기능이 향상된다.

정답 34-1 ⑤ 34-2 ④

① 예방접종

　㉠ 만성질환자 및 면역저하자는 감염병에 걸리면 합병증 발생 위험이 높아서 예방접종이 꼭 필요하다.

　㉡ 접종 장소 : 전국 보건소 및 지정 의료기관

　㉢ 문의 : 관할 보건소, ☎129(보건복지부 콜센터), ☎1339 (질병관리청 콜센터)

　㉣ 예방접종 종류와 주기

대상 전염병	50~64세	65세 이상
파상풍, 디프테리아, 백일해	1차 기본 접종은 디프테리아, 파상풍, 백일해를 접종하고, 이후 10년마다 파상풍과 디프테리아를 추가 접종한다.	
인플루엔자	매년 1회	
폐렴구균	위험군에 대해 1~2회 접종	1회
대상포진	1회	1회

② 계절별 생활안전수칙

여름철 폭염대응 생활안전수칙	• 노인은 땀샘의 감소로 땀 배출량이 적어 체온조절이나 탈수감지능력이 저하된다. • 만성질환을 가진 경우 무더위로 건강문제가 더 악화될 수 있다. • 가급적 야외활동이나 야외작업을 자제한다. • 현기증, 메스꺼움, 두통, 근육경련 등이 있을 때는 시원한 장소에서 쉬고 시원한 물이나 음료를 천천히 마신다. • 식사는 가볍게 하고 물은 평소보다 자주 마신다. • 선풍기는 환기가 잘 되는 상태에서 사용하고 커튼 등으로 햇빛을 가린다.

겨울철 뇌졸중· 골절 예방 생활안전 수칙	• 뇌졸중 예방 안전수칙 – 고혈압 등 뇌졸중의 선행 질환을 철저히 관리한다. – 운동 시 준비운동과 마무리운동을 평소보다 충분히 한다. – 실내운동을 하는 것이 좋으며, 새벽보다는 낮 시간에 운동한다. – 술을 많이 마신 다음 날 아침에는 가급적 외출을 삼간다. – 따뜻한 곳에 있다가 갑자기 찬 곳으로 나가지 말아야 한다. – 양말과 신발, 장갑, 방한복, 방한모자, 마스크, 목도리 등으로 보온하고 외출한다. • 골절 예방 안전수칙 – 눈이나 비가 오는 날에는 가급적 외출을 삼간다. – 손을 주머니에 넣고 걷지 않는다. – 움직임이 둔한 옷은 피하고, 가볍고 따뜻한 옷을 입는다. – 평소에 근력강화운동을 한다.

핵심예제

35-1. 다음 노인 대상 예방접종의 종류 중 옳은 것은?

> 가. 디프테리아 : 모든 국민이 대상이며, 매 10년마다 1회 접종한다.
> 나. 폐렴구균 : 45세 이상 성인이 대상이다.
> 다. 대상포진 : 50세 이후 성인이 대상이다.
> 라. 인플루엔자 : 매년 접종한다.

① 가
② 가, 나
③ 나, 다
④ 나, 다, 라
⑤ 다, 라

35-2. 다음 중 겨울철 뇌졸중 예방수칙이 아닌 것은?

① 실외운동보다는 실내운동을 하는 것이 좋다.
② 손을 주머니에 넣고 걷지 않는다.
③ 새벽보다는 낮 시간에 운동한다.
④ 따뜻한 곳에 있다가 갑자기 찬 곳으로 나가지 않는다.
⑤ 외출 시 양말과 신발, 장갑, 방한모자, 목도리를 착용해서 보온에 신경쓴다.

35-3. 여름철 폭염에 대응하는 생활안전 수칙은?

① 평소보다 물을 자주 마신다.
② 고지방 음식을 섭취한다.
③ 현기증, 메스꺼움이 있으면 뜨거운 차를 마신다.
④ 외출 시 챙이 좁은 모자를 착용한다.
⑤ 실내보다는 실외에서 운동한다.

|해설|

35-1
가. 디프테리아 예방접종은 50세 이상의 성인을 대상으로 하며, 1차 기본 접종은 디프테리아, 파상풍, 백일해를 접종하고, 이후 10년마다 파상풍과 디프테리아를 추가 접종한다.
나. 폐렴구균 예방접종은 50~64세일 경우 위험군에 대해 1~2회 접종하며, 65세 이상은 1회 접종한다.

35-2
② 골절 예방 안전수칙에 해당하는 내용이다.

35-3
② 식사는 가볍게 한다.
③ 현기증, 메스꺼움이 있으면 시원한 장소에서 쉬고 시원한 물이나 음료를 천천히 마신다.
④ 외출 시 헐렁한 옷차림에 챙이 넓은 모자를 착용한다.
⑤ 가급적 야외 활동이나 야외 작업을 자제한다.

정답 35-1 ⑤ 35-2 ② 35-3 ①

① 대상자를 대하는 원칙

  ㉠ 무엇이든 강제로 하지 않는다.

    • "아침식사는 8시예요. 일어나서 식사를 하셔야 설거지하고 점심식사 준비하지요. 어서 일어나세요."

    • "지금 목욕 안 하면 다음 주까지 기다려야 해요. 냄새나니까 얼른 지금하세요." 하면서 옷을 벗기기 시작한다.

  ㉡ 수면을 방해하지 않는다.

    대상자가 자는 동안 기저귀가 젖었는지 확인하기 위해 이불을 들추지 않는다.

  ㉢ 억제대는 하지 않는다.

    "안 묶어 놓으면 소변줄, 콧줄을 잡아 뽑아요. 어쩔 수 없어요."

  ㉣ 겨드랑이를 잡아 올리지 않는다.

    노인은 어깨 주변 근육과 인대가 약해서 겨드랑이를 잡아 올리면 어깨관절이 탈구될 위험이 있다.

② 대상자 대면하기와 말하기

  ㉠ 상대방과 가까운 거리의 정면에서 같은 눈높이로 한참 동안 바라보고, 힐끗 보지 않는다.

  ㉡ 눈을 맞추고 나서 2초 이내에 인사하거나 말을 건넨다.

  ㉢ 대상자에게 천천히 또박또박 긍정적으로 지속적으로 이야기해야 한다.

  ㉣ 대상자가 졸고 있거나 아직 잠에서 덜 깨었을 때는 침대판을 두드리고, 약 3초간 잠시 기다렸다가 다시 한 번 두드려 대상자를 깨운 뒤 말을 시작한다.

  ㉤ 아무 말도 안 하는 대상자에게도 말을 건다.

  ㉥ 항상 긍정형 문장으로 이야기한다.

  ㉦ 무언가 이야기를 한 후 최소 3초 이상 기다려 줘야 한다.

  ㉧ 봐야 할 것을 눈높이에서 보여주며 말을 한다.

③ 대상자 만지기

  ㉠ 대상자를 만질 때는 상냥하게 웃으며, 천천히, 감싸듯 하여 대상자의 피부와 넓은 면적이 닿게 만져야 한다.

  ㉡ 손끝이 아니라 손바닥 전체를 이용해 접촉한다.

  ㉢ 신체 부위 중 손, 얼굴, 입술을 만질 때가 다른 부위를 만질 때보다 더 많은 뇌 부위를 자극한다.

④ 대상자를 일어서게 하기

  ㉠ 최소 하루 20분 정도는 일부러라도 서 있거나 일어서서 걷도록 도와야 하며, 2~3분이라도 서 있을 수 있는 대상자라면 세수하는 동안이라도 서 있게 해야 한다.

  ㉡ 느리더라도 부축하지 말고 가급적 혼자 움직이게 해야 한다.

  ㉢ 서서 움직이고, 스스로 활동하는 동안 기분 좋은 이야기를 하며 격려해야 한다.

꼭 알아두기

억제대의 피해
• 자세변환이 힘들어 욕창이 잘 생긴다.
• 근육을 움직이지 않아 근력이 떨어진다.
• 심장 기능이 저하된다.
• 인지 기능이 저하된다.
• 관절이 굳는다.
• 골다공증이 생기거나 악화된다.

꼭 알아두기

대상자 만지기의 옳지 않은 방법과 옳은 방법

옳지 않은 방법	옳은 방법
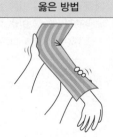	
• 손가락만으로 잡으면 잡기 싫지만 어쩔 수 없이 잡고 있다는 느낌을 준다. • 손가락만으로 잡으면 힘이 많이 들어간다. • 억압하는 느낌을 준다.	• 넓게 잡으면 대상자의 피부에 가해지는 압력이 낮아져서 좋다. • 존중하고 도와주는 느낌을 준다.

36-1. 아래 예시문을 읽고, 대상자를 대하는 원칙 중 해당되는 것을 고르시오.

> "화장실 가려면 어르신도 요양보호사인 저도 고생하니까 그냥 간이변기에 하세요. 다들 여기다 해요. 이제 습관을 들여야지요."

① 수면을 방해하지 않는다.
② 억제대는 하지 않는다.
③ 겨드랑이를 잡아 올리지 않는다.
④ 낙상 위험이 있으면 걷게 해서는 안 된다.
⑤ 무엇이든 강제로 하지 않는다.

|해설|

36-1
⑤ '무엇이든 강제로 하지 않는다.'에 해당하는 내용이다.

정답 36-1 ⑤

---

① 섭취 요양보호의 일반적 원칙

ㄱ 대상자의 식사 습관과 소화 능력을 고려한다.

ㄴ 대상자에게 맞는 식사 방법, 속도, 음식 온도 등을 배려하여 편안한 식사가 되도록 한다.

ㄷ 식사 전에 대상자와 요양보호사는 비누로 손을 씻고, 주변 환경을 청결히 정리한다.

ㄹ 식사 과정 중 사레, 구토, 청색증 등 이상 유무를 주의 깊게 관찰하고 응급상황에 대처한다.

ㅁ 대상자가 스스로 할 수 있는 것들은 최대한 스스로 하게 한다.

꼭 알아두기

노인 영양 상태 관찰
대상자의 영양 상태를 관찰하여 대상자의 건강 위험 요인을 파악하고, 균형 잡힌 식사를 도울 수 있다.

영양부족 위험 요인	너무 적은 식사량, 영양적으로 불균형적인 식사, 약물 사용, 고령, 급성질환 또는 만성질환, 사회적 고립, 빈곤, 우울, 알코올 중독, 인지장애, 식욕부진, 오심, 연하곤란
영양부족 확인 지표	체중 감소, 신체기능 저하, 마르고 약해 보임, 배변 양상 변화, 피로, 무감동, 인지 수준 변화, 상처 회복 지연, 탈수
식사관찰	• 대상자가 좋아하는 음식과 식습관을 파악한다. • 대상자의 식사 시간, 섭취한 음식의 종류와 양을 24시간 동안 기록하게 한다. • 식사 시간에는 대상자가 잘 삼키는지, 식사 중 음식물이 호흡기로 넘어가는지, 기침을 하는지 등을 관찰한다.

② 식이의 종류

일반식	치아에 문제가 없고 소화를 잘 시킬 수 있는 대상자에게 제공한다.
잘게 썬 음식	치아가 적어 씹기 어렵지만, 삼키는 데 문제가 없는 대상자에게 치아 상태에 따라 잘게 썰어 제공한다.
갈아서 만든 음식	아주 잘게 썰어도 삼키기 힘든 대상자에게 음식의 원래 모양을 알아볼 수 없을 정도로 갈아서 제공한다.
유동식	• 경구 유동식 : 입으로 먹는 미음 형태의 액체형 음식(영양죽, 물 등) • 경관 유동식 : 대상자가 연하능력이 없고 의식장애가 있을 때 비위관을 통하여 경관 유동식을 제공한다. * 비위관 : 위에 음식물을 넣기 위해 삽입하는 코(鼻)와 위(胃)를 연결하는 인공관

꼭 **알아두기**

경관영양 도구

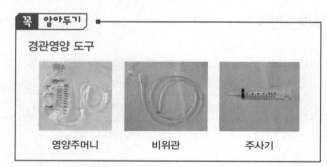

| 영양주머니 | 비위관 | 주사기 |

③ 식사 자세

올바른 식사 자세	• 의자에 앉았을 때 식탁의 윗부분이 대상자의 배꼽 높이에 와야 한다. • 의자의 높이는 발바닥이 바닥에 닿을 수 있는 정도이어야 안전하다. • 팔받침, 등받이가 있는 의자는 안전하고 좌우 균형을 잡는 데 도움이 된다. • 의자에 앉을 때는 안쪽 깊숙이 앉게 한다.
앉은 자세	의자에 깊숙이 앉고 식탁에 팔꿈치를 올릴 수 있게 의자를 식탁에 가까이 한다.
침대에 걸터앉은 자세	• 균형을 잡을 수 있는 대상자가 가능한 자세이며, 넘어지지 않도록 좌우 또는 앞뒤에 쿠션을 대 준다. • 발이 바닥에 완전히 닿아야 안전하며, 발이 바닥에 닿지 않으면 받침대를 받쳐 준다.
침대 머리를 올린 자세	침대에서 일어나거나 앉을 수 없는 경우에는 침대를 약 30~60° 높인다.
편마비 대상자 식사 자세	• 건강한 쪽을 밑으로 하여 약간 옆으로 누운 자세를 취한다. • 마비된 쪽을 베개나 쿠션으로 지지하고 안정된 자세를 취하게 한 후 음식을 제공한다.

핵심예제

37-1. 식사 유형 중 '잘게 썬 음식'은 주로 어떤 대상자에게 제공되는가?

① 치아에 문제가 없고 소화를 잘 시킬 수 있는 대상자
② 아주 잘게 썰어도 삼키기 힘든 대상자
③ 치아가 적어 씹기 어렵지만, 삼키는 데 문제가 없는 대상자
④ 맛을 느끼며 수분이 많은 미음형태의 삼키기 쉬운 음식이 필요한 대상자
⑤ 연하능력이 없고 의식장애가 있는 대상자

37-2. 왼쪽 편마비 대상자의 식사 자세로 옳은 것은?

① 오른쪽(건강) 밑으로 약간 옆으로 누운 자세
② 왼쪽(마비) 밑으로 약간 옆으로 누운 자세
③ 침대에 걸터앉은 자세
④ 휠체어에 앉은 자세
⑤ 침대머리를 올린 자세

|해설|

37-1
① 일반식, ② 갈아서 만든 음식, ④ 경구유동식, ⑤ 경관유동식

37-2
편마비 대상자의 식사 자세
• 건강한 쪽을 밑으로 하여 약간 옆으로 누운 자세를 취한다.
• 마비된 쪽을 베개나 쿠션으로 지지하고 안정된 자세를 취하게 한 후 음식을 제공한다.

정답 37-1 ③ 37-2 ①

① 기본 원칙

    ㉠ 요양보호사는 대상자가 편안히 식사하도록 도와야 한다.

    ㉡ 식사 전에 몸을 움직이거나 잠시 밖에 나가서 맑은 공기를 마시면 기분이 좋아지고 식욕이 증진된다.

    ㉢ 입맛이 없는 경우 다양한 음식을 조금씩 준비하여 반찬의 색깔을 보기 좋게 담아내 식욕을 돋운다.

    ㉣ 노인요양시설에 입소한 대상자인 경우 요양보호사는 적절한 양을 섭취하도록 도와야 한다.

    ㉤ 대상자의 씹고 삼키는 능력을 고려하여 일반식, 잘게 썬 음식, 갈아서 만든 음식, 유동식 등의 식사를 준비한다.

    ㉥ 식사 중 대상자가 사레들리거나 숨쉬기가 어려울 경우 식사를 중단하고 시설장이나 관리책임자에게 알린다.

    ㉦ 대상자가 식사 도중 사레에 들리지 않도록 예방해야 한다.

    ㉧ 대상자가 천식이나 폐에 질병이 있는 경우에는 음식을 줄 때 더욱 주의해야 한다.

꼭 알아두기

사레에 들리지 않도록 예방하는 식사법

- 앉아서 상체를 약간 앞으로 숙이고 턱을 당기는 자세로 식사한다.
- 의자에 앉을 수 없는 대상자는 몸의 윗부분을 높게 해 주고 턱을 당긴 자세를 취하게 한다.
- 배 부위와 가슴을 압박하지 않는 옷을 입힌다.
- 음식을 삼키기 쉽게 국이나 물, 차 등으로 먼저 목을 축이고 음식을 먹게 한다.
- 대상자가 충분히 삼킬 수 있을 정도의 적은 양을 입에 넣어준다.
- 완전히 삼켰는지 확인한 다음에 음식을 입에 넣어 준다.
- 음식을 먹고 있는 도중에는 대상자에게 질문하지 않는다.

---

② 돕는 방법

    ㉠ 대상자를 확인하고 자신을 소개한다.

    ㉡ 대상자의 배설 여부를 확인하고, 적절하게 조치한다.

    ㉢ 물과 비누로 손을 씻고, 주변을 편안하고 깨끗하게 정리한다.

    ㉣ 음식에 맞춰 대상자 스스로 식사할 수 있도록 식사 방법을 고안한다.

    ㉤ 시력이 저하된 대상자에게는 스스로 식사할 수 있도록 음식을 시계 방향으로 둔다.

    ㉥ 누워있는 상태라도 삼키고 소화하기 쉽도록 가능한 한 상체를 세운 편안한 자세를 취한다. 머리를 올리기 어려운 대상자는 옆으로 눕히고 등에 베개를 대고 얼굴을 요양보호사가 있는 방향으로 돌린다.

    ㉦ 음식물을 삼키기 쉽게 식사 전에 물을 한 모금 마시게 한다.

    ㉧ 숟가락 끝부분을 입술 옆쪽에 대고 숟가락 손잡이를 머리 쪽으로 약간 올려 음식을 먹인다.

    ㉨ 사레들릴 수 있으므로 주의 깊게 관찰한다. 특히 편마비가 있는 대상자는 음식을 삼키기 어려우므로 식사하는 동안 더욱 주의한다.

    ㉩ 빨대를 사용해야 할 경우 국물은 빨아 마실 수 있는 용기에 옮기거나 구부러지는 굵은 빨대를 이용하여 스스로 마시게 한다.

    ㉪ 입가에 묻은 음식물을 닦아준다. 특히 마비된 쪽의 입가에 흐르는 음식물은 자연스럽게 닦아준다.

    ㉫ 얼굴에 마비가 있는 대상자는 식사 후 입안에 음식이 남아 있어도 이를 알지 못하므로 남아 있는 음식은 삼키든지 뱉을 수 있게 도와준다.

    ㉬ 양치질을 하거나 입안을 헹군다. 입 주위를 닦고 치아(의치)를 깨끗이 닦는다. 특히 마비된 쪽의 뺨 부위에 음식 찌꺼기가 남기 쉬우므로 식후 구강관리를 한다.

    ㉭ 가능하다면 식사 후 30분 정도 앉아 있게 한다.

다양한 식사보조도구

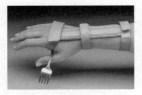

손목형 유니버설 커프 식사도구

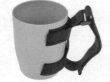

손떨림 · 관절염 노인용 컵

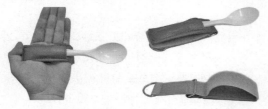

다용도 식사도구홀더(식사보조도구) – 핸드그립

스스로 식사하는 대상자를 지켜보는 방법

- 스스로 식사할 수 있는 대상자라도 식사하는 동안 사레, 질식, 불편한 점 등이 발생하지 않도록 관찰해야 한다.
- 대상자가 음식을 먹을 때 한 입에 너무 많이 넣는지 살펴본다.
- 너무 빨리 먹거나 조급하게 먹는지 살펴보고 천천히 식사하도록 지지한다.
- 편식하는 대상자는 반찬을 골고루 먹도록 격려한다.
- 식사 중 옆에서 지켜보고 있다가 도와준다.

한 손을 받쳐서 대상자 입 가까이 가져가기

- 대상자가 오른손잡이라면 오른쪽에서 밥을 먹여줘야 편안하게 느낀다.
- 편마비 대상자는 건강한 쪽에서 음식을 넣어준다.

38-1. 사레에 들리지 않도록 예방하는 방법은?

① 대상자가 편하다고 하면 등이 구부정한 상태에서 식사하도록 한다.
② 수분이 적은 음식을 제공한다.
③ 신맛이 강한 음식을 제공한다.
④ 음식을 삼키기 쉽게 국이나 물, 차 등으로 먼저 목을 축이게 한다.
⑤ 몸을 뒤로 젖히고 편한 자세로 식사하도록 한다.

38-2. 오른쪽 편마비 대상자의 식사를 돕는 방법은?

① 대화하면서 음식을 제공한다.
② 오른쪽을 밑으로 하여 누운 자세를 취하게 한다.
③ 턱을 들고 목을 뒤로 젖혀 음식을 먹인다.
④ 숟가락을 왼쪽 입술 옆에 대고 음식을 넣어 준다.
⑤ 한 번에 많은 양의 음식을 입에 넣어준다.

|해설|

38-1
① 등이 구부정한 상태에서 밥을 먹으면 음식이 기도로 넘어가기 쉽다.
② · ③ 수분이 적은 음식은 삼키기 어렵고 신맛이 강한 음식은 침을 많이 나오게 하여 사레들리기 쉽다.
⑤ 가능하면 앉아서 상체를 약간 앞으로 숙이고 턱을 당기는 자세로 식사한다.

38-2
① 사레들릴 수 있으므로 음식을 먹고 있는 도중에는 대상자에게 질문을 하지 않는다.
② 편마비 대상자는 건강한 쪽을 밑으로 하여 약간 옆으로 누운 자세를 취한다.
③ 가능하면 앉아서 상체를 약간 앞으로 숙이고 턱을 당기는 자세로 식사한다
⑤ 대상자가 충분히 삼킬 수 있을 정도의 적은 양을 입에 넣어준다.

정답 38-1 ④ 38-2 ④

---

① 기본 원칙

㉠ 의식이 없는 대상자라도 식사 시작과 끝을 알린다. 청각기능이 남아 있어 들을 수 있기 때문이다.

㉡ 판매되는 영양액을 사용하는 경우에는 유효기간을 확인한다.

㉢ 영양주머니는 매번 깨끗이 씻어서 말린 후 사용한다.

㉣ 비위관이 빠지지 않도록 반창고로 고정하고, 비위관이 새거나 역류하면 간호사에게 연락한다.

㉤ 관이 막히지 않도록 해야 하며 위관영양액은 체온 정도의 온도로 데워 준비한다. 차가운 영양액이 주입되면 통증이 유발된다.

㉥ 너무 진한 농도의 영양을 주입하거나 너무 빠르게 주입하면, 설사나 탈수를 유발할 수 있다. 1분에 50mL 이상 주입하지 않는다.

㉦ 경관영양을 하는 대상자는 입안 건조와 갈증을 예방하기 위해 입안을 자주 청결히 하고, 입술보호제를 발라준다.

㉧ 콧속에 분비물이 축적되기 쉬우므로 비위관 주변을 청결히 하고 윤활제를 바른다.

꼭 알아두기

경관영양을 하는 경우

• 대상자가 의식이 없거나 혼수에 빠진 경우
• 얼굴, 목, 머리 부위에 음식을 먹기 힘들 정도로 부상(손상)이 있을 때
• 수술했을 때
• 마비가 있을 때
• 삼키기 힘들 때

② 돕는 방법

㉠ 처방에 따라 영양액을 따뜻하게 준비한다(너무 차갑거나 뜨겁지 않도록 함).

㉡ 식사 시간을 알리고, 침상머리를 올린다. 만약 일어나지 못하면 오른쪽으로 눕힌다. 위의 모양이 왼쪽으로 기울어져 있어서 오른쪽으로 누우면 기도로의 역류 가능성이 줄어든다.

㉢ 영양액이 중력에 의해 흘러 내려와 위장 속으로 들어가도록 위장보다 높은 위치에 건다.

㉣ 주입 시 비위관이 빠지거나 새는지 관찰한다. 또한 대상자가 토하거나 청색증이 나타나면 비위관을 잠근 후 바로 시설장이나 관리책임자 등에게 알린다.

㉤ 경관영양 주입 후 대상자가 상체를 높이고 30분 정도 앉아 있도록 돕는다.

핵심예제

39-1. 경관영양을 하는 경우로 볼 수 없는 것은?

① 대상자가 의식이 없는 경우
② 얼굴, 목, 머리 부위에 심한 손상을 입은 경우
③ 다리를 수술했으나 일상생활에는 지장이 없는 경우
④ 마비가 있을 때
⑤ 삼키기 힘들 때

39-2. 경관영양을 하는 대상자를 돕는 방법은?

① 구토 시 주입 속도를 늦춘다.
② 영양주머니는 1일 1회 세척한다.
③ 영양액을 10mL 주사기로 제공한다.
④ 영양주머니는 위장 높이와 같게 건다.
⑤ 영양액이 중력에 의해 흘러 들어가게 한다.

|해설|

39-1

③ 경관영양은 입으로 식사를 할 수 없고 영양공급이 불충분한 경우 관을 통하여 영양을 공급하는 것으로 일상생활에 지장이 없는 경우는 해당되지 않는다.

39-2

① 구토 시 위관을 잠근 후 바로 시설장이나 관리책임자 등에게 알린다.
② 영양주머니는 매번 깨끗이 씻어서 말린 후 사용한다.
③ 50cc 주사기를 이용한다.
④ 영양주머니는 위장보다 높은 위치에 건다.

정답 39-1 ③ **39-2** ⑤

① 기본 원칙

  ㉠ 정확한 약물이, 정확한 대상자에게, 정확한 용량, 정확한 경로, 정확한 시간에 투약되도록 돕는다.

  ㉡ 투약 후 평소와는 다른 이상반응이 나타나는지 관찰한다.

  ㉢ 약국에서 가져온 상태로 투약되도록 돕는다.

  ㉣ 대상자의 신체 상태로 인해 약을 삼키지 못할 경우 임의로 약을 갈거나 쪼개지 말고 약사나 의사에게 문의하여 지시에 따른다.

  ㉤ 유효기간이 지났거나 확실하지 않은 약은 절대 사용하지 않는다.

  ㉥ 처방된 이외의 약을 섞어 주지 않는다.

  ㉦ 잘못 복용했을 경우 시설장이나 관리책임자에게 보고한다.

  ㉧ 금식인 경우에도 혈압약 등 매일 투약해야 하는 약물은 반드시 투약해야 한다.

② 돕는 방법

  ㉠ 약물을 만지기 전에는 반드시 비누로 손을 깨끗하게 씻는다.

  ㉡ 대상자가 입으로 약을 삼킬 수 있는지, 금식인지, 오심이나 구토가 있는지를 확인한다.

  ㉢ 대상자에게 투약 절차를 설명하고, 약의 용량을 확인하고 오염되지 않도록 준비한다.

  ㉣ 물을 충분히 제공하여 약을 잘 삼키고 위장관에서 잘 흡수되게 한다.

  ㉤ 입을 벌리게 하거나 질문을 하여 전부 투약되었는지 확인한다.

  ㉥ 약을 먹으면서 기침을 심하게 하거나 구토하면 시설장이나 간호사 등에게 보고한다.

경구약 복용 시 주의점

가루약	가루약은 숟가락을 사용하여 약간의 물에 녹인 후 투약하거나, 바늘을 제거한 주사기를 이용하여 녹인 가루약을 흡인하여 입안으로 조금씩 주입한다.
알 약	• 알약은 약병에서 약 뚜껑으로 옮긴 후에 손에 옮긴다. • 손으로 만진 약은 약병에 다시 넣지 않는다. • 알약의 개수가 많은 경우에는 2~3번으로 나누어 투약한다. • 대상자가 손을 떨거나 입안에 넣다가 떨어뜨릴 우려가 있으면 직접 입안에 넣어준다. • 약을 삼키기 쉽게 해주고 위장관에서의 흡수가 잘 되도록 충분히 물을 준다.
물 약	• 물약은 뚜껑을 열어 뚜껑의 위가 바닥으로 가도록 놓은 후 계량컵을 눈높이로 들고 처방된 양만큼 따라 대상자에게 투약한다. • 약을 따르기 전에 약물을 흔들어 섞고, 색이 변하거나 혼탁한 약물은 버린다. • 라벨이 젖지 않도록 용액병의 라벨이 붙은 쪽을 잡고, 라벨의 반대쪽 방향으로 용액을 따른다. • 병뚜껑을 닫기 전에 입구를 깨끗이 닦는다. • 약의 용량이 적을 때는 바늘을 제거한 주사기(무침 주사기)를 이용하여 복용하게 한다.

무침 주사기   약컵과 주사기에 재어놓은 약물

③ 안약 투여

  ㉠ 안 약

    • 물과 비누로 손을 씻는다.

    • 약병 겉면에 쓰인 대상자 이름과 약품의 유효기간, 점적 방울 수를 확인한다.

    • 대상자에게 투약 절차를 설명한다.

    • 대상자가 앉거나 누워서 편안한 자세를 취하도록 도와준다.

    • 약의 용량을 확인하고 오염되지 않도록 준비한다. 깨끗한 장갑을 착용한다.

    • 멸균수나 생리식염수에 적신 멸균솜으로 눈 안쪽에서 바깥쪽으로 닦아준다.

- 안약 투여 시 아랫눈꺼풀(하안검) 밑부분에 멸균솜이나 거즈를 댄다. 대상자에게 천장을 보게 하고 대상자의 아랫눈꺼풀(하안검)을 아래로 부드럽게 당겨서 아랫눈꺼풀(하안검)의 중앙이나 외측으로 1~2cm 높이에서 안약용액을 투여한다.
- 점적이 끝난 후 비루관을 잠시 가볍게 눌러 안약이 코 안으로 흘러내려가는 것을 막아준다.
- 한쪽 눈에만 감염이 있을 시 반대편 눈에 전염되지 않도록 멸균수나 생리식염수에 적신 멸균솜으로 눈의 안쪽에서 바깥쪽으로 닦아 준다.

ⓒ 안연고
- 안연고를 사용할 때는 처음 나오는 것은 거즈로 닦아 버린다.
- 아랫눈꺼풀(하안검)을 잡아당겨 아래 결막낭 위에 튜브를 놓고 안쪽에서 바깥쪽으로 안연고를 2cm 정도 짜 넣는다.
- 대상자에게 눈을 감고 안구를 움직이게 한다.
- 튜브를 멸균수나 생리식염수에 적신 멸균 솜으로 닦고 뚜껑을 닫는다.
- 눈꺼풀 밖으로 나온 연고는 멸균 생리식염수에 적신 멸균솜으로 닦아낸다.

④ 귀약 투여
- ㉠ 대상자가 치료할 귀를 위쪽으로 하여 귀약 투여에 편안한 자세를 취하도록 도와준다.
- ㉡ 면봉에 용액을 묻혀 대상자의 귓바퀴와 외이도를 깨끗하게 닦는다.
- ㉢ 손으로 약병을 따뜻하게 하거나 약병을 잠깐 온수에 담근다.
- ㉣ 귓바퀴를 후상방으로 잡아당겨 약물투여가 쉽도록 한 후 측면을 따라 정확한 방울 수의 약물을 점적한다.
- ㉤ 귀 입구를 잠깐 부드럽게 눌러주고 약 5분간 누워있도록 한다.
- ㉥ 작은 솜을 15~20분 동안 귀에 느슨하게 끼워 놓았다 제거한다.

40-1. 대상자의 투약 돕기 방법이 옳은 것은?

① 경구약 투여 시 대상자가 약을 먹으면서 기침을 심하게 하거나 구토를 하더라도 시설장이나 간호사 등에게 보고할 필요는 없다.
② 안약 투여 시 손을 씻을 필요는 없다.
③ 바깥쪽에서 안쪽으로 안연고를 2cm 정도 짜 넣는다.
④ 경구약 복용 시 손으로 만진 약은 약병에 다시 넣도록 한다.
⑤ 물약은 따르기 전에 약물을 흔들어 섞고, 색이 변하거나 혼탁한 약물은 버린다.

40-2. 대상자의 눈에 안약 투여 시 옳은 위치는?

① 각막 위
② 하부 결막낭 중앙
③ 위눈꺼풀
④ 비루관 입구
⑤ 상부 결막낭 내측

|해설|

40-1
① 경구약 투여 시 대상자가 약을 먹으면서 기침을 심하게 하거나 구토하면 시설장 및 관리책임자, 간호사 등에게 보고한다.
② 안약 투여 시 손을 씻는다.
③ 안연고를 사용할 때는 하부 결막낭 위에 튜브를 놓고 안쪽에서 바깥쪽으로 안연고를 2cm 정도 짜 넣는다.
④ 경구약 복용 시 알약은 약병에서 약 뚜껑에 따르고, 다시 손으로 옮긴다. 손으로 만진 약은 약병에 다시 넣지 않는다.

40-2
안약 투여 시 아랫눈꺼풀 밑부분에 멸균솜이나 거즈를 댄 후 대상자에게 천장을 보게 하고 아랫눈꺼풀을 아래로 부드럽게 당겨서 결막낭을 노출하여 아랫눈꺼풀의 중앙이나 외측으로 1~2cm 높이에서 안약을 투여한다.

정답 40-1 ⑤ 40-2 ②

① 주사주입 돕기
    ㉠ 주사주입은 의료인의 고유 영역이므로 요양보호사는 주사주입을 하지 않는다.
    ㉡ 이상증상이 있는 경우 시설장이나 관리책임자에게 보고해야 한다.
    ㉢ 옷을 갈아입거나 이동할 때 수액세트가 당겨지거나 주삿바늘이 빠지지 않도록 조심한다.
    ㉣ 수액병은 항상 대상자의 심장보다 높게 유지한다.
    ㉤ 정맥주입 속도가 일정하게 유지되는지 수시로 확인한다.
    ㉥ 주사 부위가 붉게 되거나, 붓거나, 통증이 있는 경우 조절기를 잠그고 즉시 시설장이나 관리책임자에게 보고한다.
    ㉦ 간호사가 바늘을 제거한 후에는 1~2분간 알코올 솜으로 지그시 누르고, 절대 비비지 않는다.

② 약 보관
    ㉠ 모든 약물은 치매 대상자, 아동, 애완동물의 손이 닿지 않는 곳에 보관한다.
    ㉡ 유효기간이 지난 약물은 폐기한다.
    ㉢ 치매 대상자의 약은 안전한 곳에 보관하고 가능하면 약상자에 잠금장치를 한다.
    ㉣ 약 보관법

알 약	• 알약은 원래의 약용기에 넣어 건조한 곳에 보관해야 습기가 차지 않는다. • 햇빛을 피해 보관해야 약성분이 변질되지 않는다.
가루약	가루약을 먹일 때 사용하는 숟가락에 이물질이나 물기가 있으면 변하기 쉬우므로 물기가 없는 숟가락을 사용한다.
시럽제	• 시럽제(물약)는 서늘한 곳에 직사광선을 피해 보관한다. 약병에 쓰인 보관방법을 따른다. • 오랫동안 먹지 않다가 다시 먹는다면 색깔이나 냄새를 확인하여 이전과 다르면 폐기한다. • 약용기째 빨아 먹으면 침이 약에 섞여 들어가 변질될 수 있으므로 반드시 깨끗한 플라스틱 계량컵이나 스푼에 덜어 먹여야 한다. • 꺼낸 시럽을 다시 병에 넣으면, 약이 변질되는 원인이 되므로 잘못 따른 약은 버려야 한다.
안약, 귀약	안약이나 귀약은 투약 후 입구를 생리식염수 솜으로 잘 닦아 상온의 그늘진 곳에서 보관한다.

41-1. 정맥주사를 맞고 있는 대상자를 돕는 방법은?

① 수액병은 대상자의 심장보다 낮게 유지한다.
② 바늘을 제거한 부위는 알코올 솜으로 비빈다.
③ 주사 부위가 붉게 된 경우 주사바늘을 빼 준다.
④ 의복을 갈아입힐 때 주사바늘이 빠지지 않도록 조심한다.
⑤ 간호사 부재 시 주사주입을 한다.

41-2. 약 보관에 대한 내용 중 옳지 않은 것은?

① 알약은 원래의 약용기에 넣어 건조한 곳에 보관해야 습기가 차지 않는다.
② 가루약을 먹일 때 사용하는 숟가락에 이물질이나 물기가 있으면 변하기 쉬우므로 물기가 없는 숟가락을 사용한다.
③ 시럽제는 서늘한 곳에 직사광선을 피해 보관한다.
④ 가루약은 약용기째 빨아 먹으면 침이 약에 섞여 들어가 변질될 수 있으므로 반드시 깨끗한 플라스틱 계량컵이나 스푼에 덜어 먹여야 한다.
⑤ 안약이나 귀약은 사용 투약 후 약 나오는 부분을 생리식염수 솜으로 잘 닦아 상온의 그늘진 곳에서 보관한다.

|해설|

41-1
① 수액병은 대상자의 심장보다 높게 유지한다.
② 비비면 피명이 들기 때문에 간호사가 바늘을 제거한 후에는 1~2분간 알코올 솜으로 지그시 누른다.
③ 주사 부위가 붉게 되거나 통증이 발생한 경우 조절기를 잠근 후 즉시 시설장이나 관리책임자에게 보고한다.
⑤ 주사주입은 의료인의 고유 영역이므로 요양보호사는 주사주입을 하지 않는다.

41-2
④ 시럽제에 대한 주의사항에 해당한다.

정답 41-1 ④ 41-2 ④

① 배설 돕기의 일반적 원칙

　㉠ 배설할 때는 배설하는 모습이 보이지 않게 가려 주어 프라이버시를 배려한다.

　㉡ 배설물은 오래 두지 말고 바로 깨끗이 치운다. 대변이나 소변이 묻어 피부가 헐 수 있으므로 피부 상태도 살펴본다.

　㉢ 대상자가 변의를 느낄 때 요양보호사는 도움이 필요한 부분만을 도와준다. 대상자가 할 수 있는 부분은 스스로 하게 하는 것이 대상자의 자존감을 높여주고 자립심을 키워 줄 수 있다.

　㉣ 항문은 앞에서 뒤로 닦아야 요로계 감염을 예방할 수 있다.

　㉤ 배설물을 치울 때 표정을 찡그리지 말고 대상자가 최대한 편안하게 배설하도록 배려해야 한다.

　㉥ 대상자의 요구를 최대한 반영하고 존중한다.

꼭 알아두기

배설 시 관찰 내용

배설 전	요의나 변의 유무, 하복부 팽만, 이전 배설과의 간격, 배설 억제
배설 중	통증, 불편함, 불안 정도, 배변 어려움, 배뇨 어려움
배설 후	색깔, 혼탁 여부, 배설 시간, 잔뇨감, 잔변감, 배설량

꼭 알아두기

배설 요구의 표현 예시

언어적 표현	화장실에 가고 싶다고 말함
비언어적 표현	끙끙거림, 안절부절못함, 손으로 배 또는 엉덩이를 가리킴, 얼굴 표정이 일그러짐, 허리를 들썩임, 바지를 내리려고 함 등

② 화장실 이용 돕기

　㉠ 대변이나 소변을 볼 때 대상자가 다치거나 넘어질 수 있으므로 안전한 환경을 조성한다.

　　• 화장실은 밝고 바닥에 물기가 없게 하여 미끄러지지 않게 해야 한다.

　　• 밤에는 화장실 표시등을 켜두어 잘 찾을 수 있게 한다.

　　• 변기 옆에 손잡이를 설치하여 필요시 노인이 잡을 수 있게 한다.

　　• 응급상황을 알릴 수 있는 응급벨을 설치한다.

　㉡ 대상자가 휠체어를 타거나 내릴 때 반드시 휠체어 잠금장치를 걸어 둔다. 잠금장치를 하지 않으면 휠체어가 미끄러져 다칠 수 있다. 발이 걸리지 않도록 발 받침대는 접어 올린다.

　㉢ 침상 가까이에 휠체어를 놓는다.

　　• 편마비 대상자의 경우, 건강한 쪽에 휠체어를 두고, 침대 난간에 빈틈없이 붙이거나, 30~45° 비스듬히 붙인다.

　　• 마비가 없는 대상자는 침대 가장자리에 걸터앉는다.

　　• 마비가 있는 대상자는 대상자의 두 팔이 안전하도록 모아 준다. 두 발도 모아 준다.

　㉣ 한쪽 팔은 대상자의 어깨를 지지하고 다른 한쪽은 대상자의 모아진 두 발의 무릎 쪽을 감싸 침대 끝으로 두 다리를 이동한다.

　㉤ 대상자의 허리와 엉덩이 사이에 두 손을 지지하여 침대 가장자리로 옮겨 앉게 한다.

　㉥ 요양보호사는 무릎을 대상자의 다리 사이에 충분히 넣고 지지면을 확보한다.

　㉦ 함께 일어서며 양발을 축으로 하여 몸을 회전시켜 휠체어에 앉힌다.

　㉧ 휠체어의 발 받침대 위에 대상자의 다리를 올려놓고 화장실로 이동한다.

　㉨ 화장실이 가깝다고 휠체어에 제대로 앉지 않고 걸터앉으면 미끄러져 넘어질 수 있다.

　㉩ 화장실 밖에서 기다릴 때 요양보호사는 중간중간 대상자에게 말을 걸어 상태를 살핀다.

42-1. 대상자의 배설 시 관찰할 내용이 바르게 연결된 것은?

① 배설 전 – 통증, 불편함, 불안 정도

② 배설 전 – 잔뇨감, 잔변감

③ 배설 중 – 요의/변의 유무

④ 배설 중 – 배변장애

⑤ 배설 후 – 하복부 팽만감

42-2. 스스로 화장실을 이용할 수 있는 대상자를 돕는 방법은?

① 변기 옆에 있는 안전손잡이를 잡게 한다.

② 화장실은 눈이 부시지 않게 조명을 어둡게 한다.

③ 화장실 앞에 화분을 놓아 화장실 위치를 표시한다.

④ 밤에는 화장실 표시등을 끈다.

⑤ 배설 중 화장실 문을 열어 둔다.

|해설|

42-1

배설 시 관찰 내용

• 배설 전 : 요의/변의 유무, 하복부 팽만감, 이전 배설과의 간
  격, 배설 억제

• 배설 중 : 통증, 불편함, 불안 정도, 배변 어려움, 배뇨 어려움

• 배설 후 : 색깔, 혼탁 여부, 배설 시간, 잔뇨감, 잔변감, 배설량

42-2

② 화장실 조명을 밝게 하여 미끄러지지 않게 한다.

③ 화장실 앞에 화분을 놓으면 발에 걸려 넘어질 수 있으므로 치
  운다.

④ 밤에는 어두워 화장실을 찾기 어려우므로 화장실 표시등을
  켜두어 잘 찾을 수 있게 한다.

⑤ 배설할 때는 배설하는 모습이 보이지 않게 가려 주어 프라이
  버시를 배려한다.

정답 42-1 ④ 42-2 ①

---

① **침상 배설 돕기**

㉠ 프라이버시 보호를 위해 배변 시 불필요한 노출을 방
  지하고 가려주며 편안한 상태에서 배설하게 한다.

㉡ 대상자가 참지 못하고 실수하는 경우, 대상자가 부끄러
  워하거나 심리적으로 위축되지 않도록 주의해야 한다.

㉢ 변기는 따뜻한 물로 데워서 침대 옆이나 의자 위에 놓
  는다.

㉣ 배설 시 소리가 나는 것에 부담을 느끼지 않도록 변기
  밑에 화장지를 깔거나 TV나 음악을 틀어놓아 심리적
  으로 안정된 상태에서 용변을 보게 한다.

㉤ 방수포를 깐다.

대상자가 협조할 수 있는 경우	바로 누운 대상자의 무릎을 세우고 발에 힘을 주어 둔부를 조금 들게 한다. 한 손으로 대상자의 허리를 지지한 후 둔부 밑에 방수포를 깐다.
대상자가 협조할 수 없는 경우	옆으로 돌려 눕힌 후 한쪽(비교적 건강한 쪽)에 방수포를 반 정도 말아서 깔고 다른 쪽으로 돌려 눕힌 후 말아진 방수포를 펼쳐서 깐다.

㉥ 허리 아래 부분을 무릎덮개로 늘어뜨려 덮은 후 바지
  를 내린다.

㉦ 변기를 대 준다.

대상자가 협조할 수 있는 경우	요양보호사가 허리 밑에 한 손을 넣어 대상자가 둔부를 들게 하고, 다른 손으로 변기를 밀어 넣은 후 항문이 변기 중앙에 오게 한다.
대상자가 협조할 수 없는 경우	옆으로 돌려 눕힌 후 둔부에 변기를 대고 변기 위로 대상자를 돌려 눕혀 반듯한 자세에서 항문이 변기 중앙에 오게 한다.

㉧ 침대를 올려주어 대상자가 배에 힘을 주기 쉬운 자세
  를 취하게 한다.

㉨ 배설이 끝나면 따뜻한 수건이나 물티슈를 이용해 회
  음부와 둔부를 앞에서 뒤로 닦아준다. 물기가 남아 있
  으면 대상자의 피부가 짓무르거나 피부 손상을 일으
  킬 수 있으므로, 마른 수건으로 물기를 닦아 준다.

㉩ 배설물에 다음과 같은 특이사항이 있는 경우 시설장
  이나 간호사에게 보고한다.

소 변	• 대상자의 소변이 탁하거나 뿌옇다.
	• 거품이 많이 난다.
	• 소변의 색이 진하다.
	• 소변 냄새가 심하다.
	• 소변에 피가 섞여 나오거나 푸른빛의 소변이 나온다.
대 변	• 대변에 피가 섞여 나와 선홍빛이거나 검붉다.
	• 대변이 심하게 묽거나, 대변에 점액질이 섞여 나온다.

② 이동변기 사용 돕기

㉠ 이동변기는 서거나 앉을 수 있지만, 화장실까지 가기
  어려운 대상자의 배설을 도울 때 사용한다.

㉡ 배설이 어려울 때는 미지근한 물을 항문이나 요도에
  끼얹어 변의를 자극한다.

㉢ 침대 높이와 이동변기의 높이가 같도록 맞춘다.

㉣ 안전을 위해 변기 밑에 미끄럼방지 매트를 깔고, 변기
  는 미리 따뜻하게 데워둔다.

㉤ 대상자가 편마비인 경우 이동변기는 건강한 쪽으로
  침대 난간에 빈틈없이 붙이거나, 30~45° 비스듬히
  붙인다.

㉥ 화장지를 변기 안에 깔거나 음악을 틀어주어 배설 시
  나는 소리가 잘 들리지 않게 한다.

㉦ 배설 중에는 하반신을 수건이나 무릎덮개로 덮어준다.

㉧ 요양보호사가 밖에서 기다리기를 원하면 호출 벨을 대
  상자 손 가까이 두어 배설이 끝나면 즉시 알리게 한다.

㉨ 배설 후 뒤처리를 하게 한다(대상자 스스로 할 수 없는
  경우에는 뒤처리를 해준다). 대상자가 스스로 할 수 없
  는 경우, 돕는 방법은 침상 배설 돕기와 동일하다.

꼭 알아두기

스스로 배설하는 대상자를 지켜보는 방법

• 대상자가 불쾌해하지 않도록 배려하면서 배설 시 불편하
  지 않은지 살펴본다.

• 조급해하지 않고 느긋하고 편안히 배설할 수 있는 환경을
  조성한다.

• 배설 도중 혈압이 오르거나 쓰러지는 경우도 있으므로 잘
  관찰한다.

• 옆에서 대기하고 있다가 배설 중 대상자가 요구하는 것이
  있으면 도와준다.

43-1. 침상 배설을 도울 때 요양보호사가 시설장 혹은 관리책
임자 등에게 대상자의 배설물 상태를 보고해야 하는 경우는?

① 대상자의 소변이 맑은 경우

② 노란빛의 소변이 나오는 경우

③ 소변에서 냄새가 심하지 않은 경우

④ 소변에서 거품이 많이 나는 경우

⑤ 소변의 색이 일반적인 경우

43-2. 이동변기 사용 돕기 방법으로 옳지 않은 것은?

① 침대와 이동변기의 높이를 같게 한다.

② 이동변기 밑에 미끄럼방지 매트를 깔아준다.

③ 이동변기의 배설물은 확인 후 바로 치운다.

④ 변기를 따뜻하게 준비한다.

⑤ 배설 시 전적으로 도와준다.

|해설|

43-1

시설장이나 간호사 등에게 배설물 상태를 보고해야 하는 경우

• 대상자의 소변이 탁하거나 뿌연 경우

• 거품이 많이 나는 경우

• 소변의 색이 진한 경우

• 소변 냄새가 심하게 나는 경우

• 소변에 피가 섞여 나오거나 푸른빛의 소변이 나오는 경우

• 대변에 피가 섞여 나와 선홍빛이거나 검붉은 경우

• 대변이 심하게 묽거나, 대변에 점액질이 섞여 나오는 경우

43-2

⑤ 요양보호사는 도움이 필요한 부분만을 도와준다. 대상자가
  할 수 있는 부분은 스스로 하게 하는 것이 대상자의 자존감
  을 높여주고 자립심을 키워줄 수 있다.

정답 43-1 ④ 43-2 ⑤

① 기본 원칙

    ㉠ 소변을 전혀 가리지 못하는 경우, 배설 욕구를 느끼지 못하는 경우, 치매 등으로 실금이 빈번한 경우 등 부득이한 경우에만 기저귀를 사용한다.

    ㉡ 대상자가 의식이 있는 경우 수치심을 느낄 수 있으므로 불쾌한 표정을 짓지 않는다.

    ㉢ 장기적으로 기저귀를 사용하는 경우 피부가 붉어지는지, 상처가 생기는지, 통증을 호소하는지 등을 살펴보고 욕창예방 조치를 한다.

    ㉣ 냄새가 불쾌감을 주므로 환기를 한다.

    ㉤ 기저귀를 사용했던 대상자라고 해도 약간의 도움으로 대상자가 이동할 수 있으면 이동변기를, 허리를 들어 올릴 수 있다면 간이변기 사용을 시도해 본다. 가능하면 대상자가 화장실이나 변기에서 배설할 수 있도록 돕는다.

② 돕는 방법

    ㉠ 손 소독제로 손을 깨끗이 한 후 일회용 장갑을 착용한다.

    ㉡ 면 덮개를 이불 위에 덮은 후 이불은 다리 아래로 접어 내린다.

    ㉢ 면 덮개의 밑에서 윗옷을 허리까지 올리고 바지를 내린다.

허리를 들 수 있는 대상자	무릎을 세우고 똑바로 누운 상태에서 허리를 들게 하여 대상자의 협조하에 기저귀를 교환할 수 있다.
허리를 들 수 없거나 협조가 불가능한 대상자	대상자를 옆으로 돌려 눕혀 기저귀를 교환한다.

    ㉣ 배설물이 보이지 않도록 기저귀를 만다. 즉, 기저귀의 바깥 면(깨끗한 부분)이 보이도록 말아 넣는다.

    ㉤ 더러워진 기저귀를 뺀다. 둔부 및 항문 부위, 회음부를 따뜻한 물티슈로 닦아낸다. 이때 회음부는 앞에서 뒤로 닦는다.

    ㉥ 마른 수건으로 물기를 닦아 말린다.

    ㉦ 둔부 주변부터 꼬리뼈 부분까지 피부의 발적, 상처 등을 세심하게 살펴보고 가볍게 두드려 마사지한다.

    ㉧ 옆으로 누운 상태에서 새 기저귀와 커버를 둔부 밑에 댄다. 새 기저귀를 반을 말거나 조금 접어 둔부 밑으로 밀어 넣으면 기저귀를 대기가 쉬워진다.

    ㉨ 새 기저귀로 둔부를 감싼 후에 바로 눕히고 기저귀의 테이프를 붙인다.

    ㉩ 기저귀가 뭉치지 않도록 잘 펴서 마무리하고 바지를 입히고 침상 주름을 펴서 정리한다.

    ㉪ 면 덮개 위로 이불을 덮은 후 면 덮개를 뺀다.

    ㉫ 사용한 물품을 정리한다.

    ㉬ 일회용 장갑을 벗고 물과 비누로 손을 씻는다.

    ㉭ 창문을 열어 환기하고 필요시 탈취제나 방향제를 사용한다.

꼭 알아두기

회음부 청결 돕기

- 커튼이나 스크린을 쳐서 개인 프라이버시가 보호되도록 한다.
- 손 소독제로 손을 깨끗이 한 후 일회용 장갑을 착용한다.
- 누워서 무릎을 세우게 하고 목욕담요를 마름모꼴로 펴서 대상자의 몸과 다리를 덮는다. 목욕담요의 양쪽 아랫단 끝을 가까운 쪽 다리 안쪽으로 감고, 아랫단 가운데 부분은 회음부를 덮는다.
- 둔부 밑에 방수포와 목욕수건을 겹쳐서 깔고 변기를 밀어 넣는다.
- 따뜻한 물을 음부에 끼얹은 다음 물수건에 비눗물을 묻힌다. 피부에 비눗기가 남지 않도록 깨끗이 닦는다(물을 담을 용기는 생수병 등의 빈 용기를 이용하면 편리하다).
- 가볍게 짠 물수건으로 여성의 회음부를 앞쪽에서부터 뒤쪽으로 닦아 낸다. 남성은 음경을 수건으로 잡고, 겹치는 부분과 음낭의 뒷면도 잘 닦는다.
- 마른 수건으로 물기를 닦아 내고 변기를 빼낸 후 변기가 닿았던 둔부에 남아있는 물기를 닦는다.
- 회음부에 악취, 염증, 분비물 이상이 있으면 시설장이나 간호사 등에게 보고한다.

44-1. 기저귀를 사용하는 대상자를 돕는 방법은?

① 기저귀의 바깥 면이 보이도록 말아서 버린다.

② 기저귀는 하루에 3번 교환한다.

③ 바지를 내린 후 면 덮개를 덮고 기저귀를 교환한다.

④ 허리를 들 수 있으면 대상자의 몸을 옆으로 돌려 눕힌다.

⑤ 허리를 들 수 없으면 엎드리게 하여 기저귀를 교환한다.

44-2. 여성 대상자의 회음부를 청결하게 하는 방법은?

① 회음부를 항문에서 요도 방향으로 닦아 낸다.

② 회음부에 염증이 있으면 소독해 준다.

③ 멸균장갑을 착용한다.

④ 차가운 물을 음부에 끼얹은 다음 비누로 닦는다.

⑤ 목욕담요를 마름모꼴로 펴서 몸과 다리를 덮어준다.

|해설|

44-1

② 배뇨, 배변시간에 맞추어 자주 살펴보고 젖었으면 빠르게 갈아준다.

③ 면 덮개의 밑에서 윗옷을 허리까지 올리고 바지를 내린다.

④ 허리를 들 수 있으면 무릎을 세우고 똑바로 누운 상태에서 허리를 들게 하여 기저귀를 교환한다.

⑤ 허리를 들 수 없으면 대상자를 옆으로 돌려 눕혀 기저귀를 교환한다.

44-2

① 회음부를 앞쪽에서부터 뒤쪽으로 닦아 낸다.

② 회음부에 염증이 있으면 시설장이나 간호사 등에게 보고한다.

③ 일회용 장갑을 착용한다.

④ 따뜻한 물을 음부에 끼얹은 다음 물수건에 비눗물을 묻힌다.

정답 44-1 ① 44-2 ⑤

핵심이론 45 유치도뇨관의 소변주머니 관리

① 기본 원칙

㉠ 유치도뇨관을 삽입하고 있는 대상자는 유치도뇨관을 통한 감염증이 생기기 쉬우므로 감염 예방에 세심한 주의를 기울여야 한다.

㉡ 소변주머니를 방광 위치보다 높게 두지 않는다. 소변주머니가 높이 있으면 소변이 역류하여 감염의 원인이 된다.

㉢ 소변이 제대로 나오는지 2~3시간마다 확인한다. 유치도뇨관이 막히거나 꼬여서 소변이 제대로 배출되지 않으면 방광에 소변이 차서 아랫배에 팽만감과 불편감이 있고 아플 수 있다.

② 돕는 방법

㉠ 유치도뇨관을 삽입하고 있어도 침대에서 자유로이 움직일 수 있으며 보행도 할 수 있음을 대상자에게 알려준다.

㉡ 금기 사항이 없는 한 수분 섭취를 권장한다.

㉢ 유치도뇨관을 강제로 빼면 요도점막이 손상되므로 심하게 당겨지지 않게 주의한다.

㉣ 소변주머니를 비울 때는 밑에 있는 배출구를 열어 소변기에 소변을 받은 후 배출구를 잠그고 알코올 솜으로 배출구를 소독한 후 제자리에 꽂는다.

㉤ 소변색이 이상하거나 탁해진 경우, 소변량이 적어진 경우, 소변이 도뇨관 밖으로 새는 경우에는 시설장이나 간호사에게 보고한다.

㉥ 요양보호사는 유치도뇨관의 교환 또는 삽입, 방광 세척 등은 절대로 하지 않는다. 방문 간호사가 하거나 의료기관을 이용하도록 연계한다.

㉦ 지시가 있을 경우 수분 섭취량과 배설량을 확인하고 기록한다.

45-1. 유치도뇨관의 소변주머니 관리에 대한 내용으로 옳지 않은 것은?

① 유치도뇨관이 있는 대상자는 감염 예방이 중요하다.
② 소변주머니를 방광 위치보다 높게 두면 안 된다.
③ 금기 사항이 없는 한 수분 섭취를 권장한다.
④ 연결관이 막혀 있지 않은지 살핀다.
⑤ 요양보호사는 의료진의 허락이 있는 경우 유치도뇨관의 교환 또는 삽입을 할 수 있다.

45-2. 유치도뇨관을 삽입하고 있는 대상자를 돕는 방법은?

① 유치도뇨관을 삽입하고 있으면 움직임을 제한한다.
② 소변이 밖으로 새는 경우 유치도뇨관을 교환한다.
③ 금기사항이 없는 한 수분섭취를 권장한다.
④ 소변주머니를 허리보다 높은 위치에 둔다.
⑤ 연결관은 꺾여 있게 둔다.

|해설|

45-1
⑤ 요양보호사는 유치도뇨관의 교환 또는 삽입, 방광 세척 등은 절대로 하지 않는다.

45-2
① 유치도뇨관을 삽입하고 있어도 침대에서 자유로이 움직일 수 있으며 보행도 할 수 있다.
② 요양보호사는 유치도뇨관의 교환, 삽입, 방광 세척 등은 절대로 하지 않으며, 방문 간호사가 하거나 의료기관을 이용하도록 연계한다.
④ 소변주머니를 방광 위치보다 높게 두지 않는다
⑤ 연결관이 꺾여 있거나 눌려 소변이 소변주머니로 제대로 배출되지 못하는지 살핀다.

정답 45-1 ⑤ 45-2 ③

핵심이론 46 구강 청결 돕기

① 기본 원칙

ㄱ 구강은 점막으로 덮여 있어 상처 입기가 쉽고 음식물 찌꺼기 등에 의해 세균이 번식하기 쉬운 장소이다.
ㄴ 칫솔질은 음식 찌꺼기, 프라그 및 세균이 있는 치아를 깨끗이 하고 잇몸을 자극하여 순환을 촉진하며, 불쾌한 냄새와 맛으로 인한 불쾌감을 완화한다.
ㄷ 입안에 염증과 치료받아야 할 치아가 있는지, 잇몸, 입천장, 혀, 볼 안쪽 등이 헐었는지 세심하게 관찰하고 이상이 있으면 시설장이나 간호사에게 보고한다.
ㄹ 입안을 닦아낼 때 혀 안쪽이나 목젖을 자극하면 구토나 질식을 일으킬 수 있으므로 너무 깊숙이 닦지 않는다.
ㅁ 누워있는 상태에서 양치질하는 것을 도와줄 때는 옆으로 누운 자세를 하게 해야 사레들리지 않고 안전하다.

② 돕는 방법

입안 닦아내기	• 치아가 없거나 연하장애가 있는 대상자, 의식이 없는 대상자, 사레들리기 쉬운 대상자의 입안을 깨끗이 닦아낸다. • 대상자의 구강 상태를 확인하고, 대상자가 앉은 자세나 옆으로 누운 자세를 취하게 한다. 부득이하게 똑바로 누운 자세일 때는 상반신을 높여준다. • 목에서 가슴까지 수건을 대준다. • 거즈를 감은 설압자 또는 일회용 스펀지 브러시를 물에 적셔 사용한다. • 윗니와 잇몸, 아래쪽 잇몸과 이, 입천장, 혀, 볼 안쪽 순서로 닦는다. • 컵 사용이 어려우면 빨대 달린 컵을 사용하게 하며, 필요시 구강청정제를 사용한다. • 입안을 모두 닦아낸 뒤 수건으로 입 주변의 물기를 닦아내고 입술이 건조하지 않도록 입술보호제를 발라준다.
입안 헹구기	• 식사 전과 후에 모두 할 수 있다. • 식전 입안 헹구기는 구강 건조를 막고, 타액이나 위액 분비를 촉진하여 식욕을 증진한다. • 식후 입안 헹구기는 구강 내 음식물을 제거하여 구강을 청결히 하고, 음식물로 인한 질식을 예방한다. • 미지근한 물로 입안을 적시고 충분히 헹군 후 물받이 그릇에 뱉게 한다. • 필요하면 구강청정제를 사용한다. • 마른 수건으로 입 주위를 닦고 입술보호제를 발라준다.

칫솔질 하기	• 칫솔질은 치아에 붙은 음식 찌꺼기를 없애고 치아세 균막을 제거할 수 있다. • 앉은 자세를 할 수 없는 경우, 건강한 쪽이 아래로 향 하고 옆으로 누운 자세로 칫솔질한다. • 칫솔모는 부드럽고 적당히 탄력이 있는 것을 사용한다. • 치약을 묻힌 칫솔을 45° 각도로 치아에 대고 잇몸에 서 치아 쪽으로 3분간 세심하게 닦는다. 칫솔질을 할 때에는 치아뿐만 아니라 혀도 닦는다. • 치실은 치아 사이의 음식물 찌꺼기 등을 제거할 때 사용하며, 칫솔질 후에 사용한다. • 칫솔질의 방향이 잘못되면 치아 표면이 마모되고, 구 강 점막이나 잇몸이 손상될 수 있으며, 칫솔질의 자 극에 의해 구토나 질식이 일어날 수 있다. • 잇몸에 출혈은 없는지 확인하고 입술보호제를 바른다.
의치 빼기	• 부분 의치는 클래스프(의치가 구강 내에서 움직이지 않게 하기 위한 것)를 손톱으로 끌어 올려 빼낸다. • 위쪽 의치를 먼저 빼서 의치 용기에 넣는다. • 아래 의치를 잡고 왼쪽을 오른쪽보다 조금 낮게 하면 서 돌려 빼서 의치 용기에 넣는다.
의치 세척	• 칫솔이나 의치용 솔에 의치세정제를 묻혀 미온수로 의치를 닦는다. • 흐르는 미온수에 의치를 헹군다. • 인공치아와 인공치아의 사이, 인공치아와 의치바닥 사이 안쪽의 좁게 되어 있는 곳 등은 특히 주의하여 닦는다.
의치 보관	• 잇몸에 대한 압박자극을 해소하기 위해 자기 전에는 의치를 빼서 보관한다. • 전체 의치인 경우 건조를 막기 위해서 위쪽과 아래쪽 의치를 맞추어서 뚜껑이 있고 물이 담긴 용기에 넣어 보관한다. • 의치세정제나 물이 담긴 용기에 보관하여 의치의 변 형을 막는다.
의치 끼우기	• 의치 삽입 전에 구강세정제와 미온수로 입을 충분히 헹군다. • 윗니를 끼울 때는 엄지와 검지로 잡아 엄지가 입안으 로 들어가게 하여 한 번에 끼운다. • 아랫니는 검지가 입안으로 향하게 하여 아래쪽으로 밀 어 넣는다. 잘못하여 삼키는 경우도 있으므로 인지저 하나 마비가 있는 경우 의치의 위치를 자주 확인한다.

꼭 알아두기

칫솔질할 때 유의사항
• 치약을 칫솔모 위에서 눌러 짜서 치약이 솔 사이에 끼어
들어가게 한다.
• 치약의 양이 너무 많으면 입안에 거품이 가득 차서 칫솔
질이 어렵고, 치약으로 인한 청량감 때문에 치아가 잘 닦
였을 것이라고 오해하기 쉽다.
• 칫솔질로 치아뿐 아니라 혀까지 잘 닦아준다.
• 칫솔을 옆으로 강하게 문지르면 잇몸이 닳아져 시리게 되
므로 잇몸에서 치아 쪽으로 부드럽게 회전하면서 쓸어내
린다.
• 가능한 한 대상자 스스로 구강관리를 하게 하여 독립성을
증진한다.
• 혈액응고장애가 있는 대상자는 출혈 가능성이 있으므로
치실은 사용하지 않는다.
• 칫솔질은 잠자기 전과 매 식사 후 30분 이내에 3분간 하
도록 습관화한다.

핵심예제

46-1. 대상자의 칫솔질을 돕는 방법은?

① 치아는 칫솔모와 90°로 되게 하여 닦는다.
② 칫솔모 위에 치약을 두툼하게 올린다.
③ 머리를 뒤로 젖히고 칫솔질을 한다.
④ 잇몸에서 치아 쪽으로 닦는다.
⑤ 칫솔을 옆으로 강하게 문지른다.

46-2. 대상자의 의치 사용 돕기 내용 중 옳지 않은 것은?

① 의치를 끼우기 전 대상자의 구강 점막에 상처나 염증이 있
는지 확인한다.
② 보관 시 의치를 물에 담가 두면 의치의 변형을 막을 수 있다.
③ 의치를 끼운 후 입술이 건조하고 트는 것을 막기 위해 입 주
위를 닦은 후 입술에 입술보호제를 발라준다.
④ 칫솔이나 의치용 솔에 의치세정제를 묻혀 뜨거운 물로 의치
를 닦는다.
⑤ 의치 삽입 전에 구강세정제로 입을 헹군다.

46-3. 대상자의 의치를 관리하는 방법은?

① 의치를 표백제에 담가 소독한다.

② 의치를 뜨거운 물에 삶는다.

③ 자기 전에 의치를 세척하여 다시 끼워 준다.

④ 의치를 뺄 때에는 아래쪽부터 뺀다.

⑤ 찬물이 담긴 용기에 의치를 넣고 뚜껑을 닫아 보관한다.

|해설|

46-1

① 치아는 칫솔모와 45°로 되게 하여 닦는다.

② 칫솔 위에 두툼하게 올린 치약은 치아 사이에 닿지 않으므로 칫솔모 아래쪽까지 깊게 치약을 눌러 짠다.

③ 가능한 한 앉아서 머리 부분을 앞으로 숙인 자세로 칫솔질한다.

⑤ 칫솔을 옆으로 강하게 문지르면 잇몸이 닳아져 시리게 되므로 잇몸에서 치아 쪽으로 부드럽게 회전하면서 쓸어내린다.

46-2

④ 의치를 세척할 때는 칫솔이나 의치용 솔에 의치세정제를 묻혀 미온수로 의치를 닦는다. 주방세제를 대신 사용할 수 있다. 의치는 변형될 수 있기 때문에 뜨거운 물에 삶거나 표백제에 담그면 안 된다.

46-3

① · ② 의치는 변형될 수 있기 때문에 뜨거운 물에 삶거나 표백제에 담그면 안 된다.

③ 잇몸 압박자극을 해소하기 위해 자기 전에는 의치를 빼서 보관한다.

④ 위쪽 의치를 먼저 빼서 의치 용기에 넣는다.

정답 46-1 ④ 46-2 ④ 46-3 ⑤

핵심이론 47 두발 청결 돕기

① 기본 원칙

  ㉠ 머리를 감기 전 기분, 안색, 통증 유무 등을 확인하고 머리를 감아도 되는지 확인한다.

  ㉡ 공복, 식후는 피하고 추울 때에는 비교적 덜 추운 낮 시간대에 감는다.

  ㉢ 머리를 감기 전에 대소변을 보게 한다.

② 돕는 방법

통 목욕 시 머리 감기기	• 목욕의자에 앉힌 후 머리 장신구를 제거하고 이물질이 있는지 확인한다. • 귀에 물이 들어가지 않도록 귀막이 솜으로 양쪽 귀를 막는다. • 따뜻한 물로 머리를 적시고 소량의 샴푸를 덜어 머리와 두피를 손톱이 아닌 손가락 끝으로 마사지한 후 헹군다. • 린스를 한 후 따뜻한 물로 머리를 충분히 헹군다. • 양쪽 귀에서 귀막이 솜을 꺼낸다. 마른 수건으로 물기를 제거한 후 헤어드라이어로 머리를 말린다.
침대에서 머리 감기기	• 문과 창문을 닫고 실내온도를 따뜻하게 한다. • 머리의 장신구를 제거하고 빗질한다. • 베개를 치우고 침대 모서리에 머리가 오도록 몸을 비스듬히 한다. • 방수포를 어깨 밑까지 깔고 어깨 아래 수건을 놓아 어깨 아래에서 가슴 위까지 감싼다. • 목욕담요를 덮고, 이불은 허리까지 접어 내린다. • 머리 밑에 패드를 대고 패드 끝을 물받이 양동이에 넣는다. • 솜으로 귀를 막고, 눈에 수건을 올려놓는다. • 따뜻한 물로 머리를 적시고, 소량의 샴푸를 머리와 두피에 묻혀 손가락 끝으로 마사지하여 따뜻한 물로 헹군다. • 린스를 한 후 따뜻한 물로 머리를 충분히 헹군다. • 양쪽 귀에서 귀막이 솜을 꺼내고 면봉으로 귀의 물기를 제거한다. 면봉 사용 시 귀 안쪽이 손상되지 않도록 주의한다.
물 없이 두발 청결 돕기	• 물 사용이 어려울 때는 두발전용 세정제를 사용할 수 있다. • 모발에 내용물이 충분히 적셔지도록 바른 후 거품이 나도록 머리를 마사지한다. • 거품에 머리때와 기름기가 묻어 나온다. • 마른 수건으로 충분히 닦아 말려준다. 모발이 많이 더러워진 경우 같은 방법으로 반복하여 사용한다.

머리 손질하기	• 침대머리를 높이거나 가능하다면 대상자를 앉힌다. • 대상자의 어깨에 수건을 덮고 안경과 머리핀 등은 제거한다. • 빗질은 매일 하는 것이 좋으며, 머리카락이 엉켰을 경우에는 물을 적신 후에 손질한다.

▶핵심예제

47-1. 침상에 누워 있는 대상자의 머리를 감기는 방법은?

① 수건으로 가슴부터 허리까지 감싼다.

② 방수포를 머리 밑에서 목까지 깐다.

③ 머리를 침대 모서리에 오게 한다.

④ 눈과 귀에 수건을 올려놓는다.

⑤ 창문을 열어 실내온도를 서늘하게 한다.

47-2. 두발전용 세정제를 이용하여 머리를 감기는 방법은?

① 물과 세정제를 4 : 1로 섞어서 사용한다.

② 수건에 세정제를 묻혀 모발을 닦아 낸다.

③ 모발에 세정제를 발라 거품을 낸 후 닦아 낸다.

④ 모발에 세정제를 바르고 수건으로 덮어 둔다.

⑤ 두피에 세정제 거품을 발라 흡수되게 한다.

|해설|

47-1

① 어깨 아래 수건을 놓아 어깨 아래에서 가슴 위까지 감싼다.

② 방수포를 어깨 밑까지 깐다.

④ 솜으로 귀를 막고, 눈에 수건을 올려놓는다.

⑤ 문과 창문을 닫고 실내온도를 따뜻하게 한다.

47-2

두발전용세정제 사용 방법

• 모발에 내용물이 충분히 적셔지도록 바른 후 거품이 나도록 머리를 마사지한다.

• 거품에 머리때와 기름기가 묻어 나온다.

• 마른 수건으로 충분히 닦아 말려준다. 모발이 많이 더러워진 경우 같은 방법으로 반복하여 사용한다.

정답 47-1 ③ 47-2 ③

핵심이론 48 손발 청결과 세수 · 면도 돕기

① **손발 청결 돕기**

㉠ 노인의 피부는 건조하여 각질이 생기기 쉬우므로 오일이나 로션 등을 발라주어야 한다.

㉡ 피부에 자극을 주는 침구나 모직의류 등은 피하고 면제품을 사용하는 것이 좋다.

㉢ 따뜻한 물을 대야에 담은 후 손과 발을 10~15분간 담그면 혈액순환을 촉진하고, 이물질을 쉽게 제거할 수 있다.

㉣ 비누를 이용해 손가락, 발가락 사이를 씻은 뒤 헹군다.

㉤ 손톱깎이를 이용하여 손톱은 둥글게, 발톱은 일자로 자른다.

㉥ 손톱이나 발톱이 살 안쪽으로 심하게 파고들었거나 발톱 주위 염증이나 감염 등 이상이 있을 경우 시설장이나 간호사 등에게 보고한다.

② **세수 돕기**

㉠ 세수는 혈액순환을 촉진하고 청결을 유지하게 하며, 깨끗한 얼굴은 자존감과 정서적인 안정감을 갖게 한다.

㉡ 눈 : 눈곱이 끼었다면 눈곱이 없는 쪽 눈부터 먼저 닦고, 안쪽에서 바깥쪽으로 닦는다. 안경을 사용할 경우 하루에 한 번 이상 안경 닦는 천이나 물로 안경을 닦아준다.

㉢ 귀 : 정기적으로 면봉이나 귀이개로 귀 입구의 귀지를 닦아내고, 귓바퀴나 귀의 뒷면도 따뜻한 물수건으로 닦아 낸다. 귀지는 의료기관에 가서 제거하는 것이 안전하다.

㉣ 코 : 코 안과 콧방울을 닦아 주고, 코털이 코 밖으로 나와 있다면 깎아 준다.

㉤ 세수 돕는 순서 : 눈 밑 → 코 → 뺨 → 입 주위 → 이마(머리 쪽으로) → 귀의 뒷면 → 귓바퀴 → 목

㉥ 침대머리를 높이거나 가능하다면 대상자를 앉힌다.

③ 면도 돕기

   ⊙ 대상자가 가지고 있는 면도기의 사용방법에 맞추어 사용하되, 상처가 나지 않게 주의한다.

   ⓛ 노인의 피부는 건조하여 상처가 나기 쉬우므로 면도 전 따뜻한 물수건으로 덮어 두어 건조함을 완화하고 충분히 거품을 낸 뒤 면도한다.

   ⓒ 면도날은 얼굴 피부와 45° 정도의 각도를 유지하며, 짧게 나누어 일정한 속도로 면도한다.

   ⓔ 피부가 주름져 있다면 아래 방향으로 부드럽게 잡아 당겨 면도하고 귀 밑 → 턱 → 코 밑 → 입 주위 순서로 진행한다.

   ⓜ 따뜻한 수건으로 남아 있는 거품을 제거하고 피부유연제(로션이나 크림)를 바른다.

핵심예제

48-1. 대상자의 손발 청결 돕기의 방법으로 옳지 않은 것은?

① 따뜻한 물을 대야에 담은 후 손과 발을 10~15분간 담가서 혈액순환을 촉진시킨다.

② 피부 건조를 예방하기 위해서 주기적으로 오일이나 로션 등을 사용한다.

③ 손톱깎이를 이용하여 손톱은 일자로, 발톱은 둥글게 자른다.

④ 피부에 자극을 피하기 위해 면제품을 사용하는 것이 좋다.

⑤ 발톱이 살 안쪽으로 파고들었거나 발톱 주위에 염증이 있으면 간호사에게 보고한다.

48-2. 스스로 세수를 할 수 없는 대상자의 세수 돕기 방법으로 옳지 않은 것은?

① 대상자가 안경을 사용하는 경우에는 하루에 한 번 이상 안경 닦는 천으로 잘 닦거나 물로 씻어 깨끗하게 한다.

② 침대머리를 높이거나 가능하다면 대상자를 앉힌다.

③ 귀의 뒷면, 귓바퀴, 목의 순서로 닦는다.

④ 입 주위를 닦고 이마를 머리 쪽으로 쓸어 올리며 닦는다.

⑤ 정기적으로 면봉이나 귀이개로 귀지를 제거한다.

48-3. 대상자의 침상 세면을 돕는 방법은?

① 코털이 코 바깥으로 나와 있으면 깎아준다.

② 면봉으로 귀 안쪽의 귀지를 깊숙이 닦아낸다.

③ 침대를 수평으로 하여 눕힌다.

④ 눈곱이 있는 눈을 먼저 닦는다.

⑤ '코 → 뺨 → 눈 → 목 → 귀' 순서로 닦는다.

|해설|

48-1
③ 손톱깎이를 이용하여 손톱은 둥글게, 발톱은 일자로 자른다.

48-2
⑤ 면봉이나 귀이개로 귀 입구의 귀지를 닦아내는 정도로만 해야 하며 귀지는 의료기관에서 제거할 수 있도록 한다.

48-3
② 면봉이나 귀이개로 귀 입구의 귀지를 닦아낸다.
③ 침대머리를 높이거나 가능하다면 대상자를 앉힌다.
④ 눈곱이 없는 눈을 먼저 닦는다.
⑤ '눈 → 코 → 뺨 → 귀 → 목' 순서로 닦는다.

정답 48-1 ③ 48-2 ⑤ 48-3 ①

① 기본 원칙

㉠ 물 온도는 따뜻하게(40℃ 내외) 맞추고, 식사 직전·직후에는 목욕을 피한다.

㉡ 목욕 전에 소변 또는 대변을 보도록 하고 대상자의 몸 상태(표정, 얼굴색, 열, 혈압 상승 여부, 맥박, 체온, 피부, 설사, 콧물, 재채기, 기침)를 확인한다.

㉢ 체온이 떨어지지 않도록 목욕 중 자주 따뜻한 물을 뿌려주고, 20~30분 이내로 끝낸다.

㉣ 치매노인이 목욕을 거부할 경우 강제로 목욕을 시키지 말고 부드러운 말로 유도한다.

② 통 목욕 돕기

㉠ 욕조에 더운물을 받아 요양보호사의 손등으로 물의 온도를 확인한다.

㉡ 대상자를 목욕의자에 앉히고 다리 → 팔 → 몸통 순서로 물로 헹구고, 회음부를 닦는다.

㉢ 편마비 대상자가 욕조에 들어가고 나올 때에는 건강한 손으로 손잡이나 보조도구를 잡고, 요양보호사는 대상자의 마비된 쪽 겨드랑이를 잡고 건강한 쪽 다리 → 마비된 쪽 다리 순서로 옮긴다. 욕조에 있는 시간은 5분 정도로 한다.

㉣ 욕조에서 나오게 하여 목욕의자에 앉히고 머리를 감긴다.

㉤ 목욕수건에 비누를 묻혀 몸을 닦는다. 말초에서 중심으로 닦고, 발가락 사이와 발바닥도 섬세하게 닦는다.

㉥ 목욕 후 한기를 느끼지 않도록 물기를 빨리 닦고 귀 뒤의 물기도 제거한다. 귀 입구는 면봉으로 잘 닦아낸다.

㉦ 의자에 앉혀서 오일 등 피부유연제를 전신에 바르고 옷 입는 것을 돕는다.

㉧ 어지러움 및 피로감이 있는지 대상자의 상태를 확인하고, 따뜻한 우유나 차 등으로 수분을 섭취하게 한 후 휴식을 취하게 한다.

③ 침상 목욕 돕기

㉠ 침대 위에 방수포를 깔고 대상자의 의복을 벗기고 목욕담요를 몸 위에 덮는다.

㉡ 얼굴은 눈 → 코 → 뺨 → 입 주위 → 이마 → 귀 → 목의 순서로 닦는다.

㉢ 눈 주변에는 비누를 사용하지 않고, 눈은 안쪽에서 바깥쪽으로 닦는다. 한쪽 눈을 닦고 다른 쪽 눈을 닦을 때에는 수건의 다른 면을 사용한다.

㉣ 양쪽 상지는 손목 → 팔 쪽으로 닦고, 손가락, 손바닥, 손등, 겨드랑이 밑, 손가락 사이도 철저하게 닦는다. 말초 부위에서 몸의 중심부로 닦으면 정맥 혈액을 심장 쪽으로 밀어 올리는 데에 도움이 된다.

㉤ 유방은 원을 그리듯이 닦고, 복부는 배꼽을 중심으로 시계 방향으로 닦는다. 이는 장 운동을 활발하게 하여 배변에 도움이 된다.

㉥ 양쪽 하지는 발끝 → 허벅지 쪽으로 닦고, 고관절 부위나 무릎 뒷면도 닦는다.

㉦ 옆으로 눕게 하여 목 뒤에서 둔부까지 닦는다. 둔부 사이와 항문 주위를 깨끗하게 한다. 등이나 둔부는 욕창이 생기기 쉬우므로 피부의 색상을 관찰하고 목욕 후 등 마사지를 한다.

㉧ 회음부를 씻을 때에는 대상자가 수치심을 느끼지 않도록 주의하고 목욕 수건 등으로 씻을 부위 이외의 부위는 가려 준다.

㉨ 깨끗한 옷으로 갈아입히고, 물을 마시게 한 후 휴식을 취하게 한다.

> **꼭 알아두기**
>
> **샤워 돕기**
> 노인의 경우 서서 하는 샤워는 몸에 무리가 가거나, 낙상의 위험이 있으므로 목욕의자를 이용하여 안전하게 앉은 자세로 하는 것이 바람직하다.

침상 청결 등 쾌적한 환경 유지하기

• 침상 청결
  – 창문을 열어 환기한다.
  – 침구는 부드럽고 땀 흡수가 잘 되는 면제품이 제일 좋고, 정기적으로 세탁하고 햇볕에 말려야 한다.
  – 더러워진 침구는 즉시 교환하며 침대 주위의 물건을 잘 정리해 청결하고 안전한 환경을 유지한다.
  – 시트 중앙선이 침대 중앙에 오도록 한다.
  – 시트 여분으로 각을 만든 후 매트리스 안으로 넣는다.
  – 필요한 경우에는 방수포를 깐다. 침대 밑으로 늘어진 부분은 매트리스 밑으로 넣는다.
  – 커버를 씌운 담요나 이불을 펴서 정리한다. 덮는 이불은 기온과 대상자의 요구에 따라 조절한다.

• 쾌적한 환경 유지 방법

온 도	• 적정 실내온도를 유지한다. • 땀과 손발 온도를 확인하여 의복과 실내온도를 조절한다. • 방, 복도와 화장실의 온도는 일정하게 유지한다(혈압 상승 예방).
습 도	• 쾌적한 습도를 유지한다(40~60%). • 물은 공기보다 냉온에 대한 전도력이 커서 습도가 높으면 더욱 덥게 또는 춥게 느껴지므로 상황에 따라 습도를 적절히 조절한다.
환 기	• 공기가 피부에 직접 닿아 피로나 한기를 느끼지 않게 주의한다. • 드레싱, 폐기물, 변기, 배설물 등의 냄새가 있을 때 반드시 환기한다.
채 광	• 피로감과 불쾌감을 줄 수 있는 직사광선을 조절한다. • 스크린, 커튼을 이용하여 밝기를 조절한다.
조 명	• 시력, 초점 조절력, 식별력, 어두운 곳에서의 적응력이 떨어지므로 조명은 밝게 한다. • 복도, 화장실, 계단에 밝은 조명을 사용하여 사고를 예방한다. • 다른 사람의 숙면을 위해 밤에는 개인등을 사용한다.
소 음	수면장애, 불안과 흥분이 유발되지 않도록 소음을 줄인다.

실내 구조	• 휠체어, 보행기, 지팡이를 사용할 수 있는 공간을 확보한다. • 현관이나 화장실의 문턱을 없앤다. • 문턱이 있으면 경사로를 설치하여 휠체어가 다닐 수 있게 한다. • 계단, 화장실, 복도에는 미끄럼방지 매트, 안전손잡이를 설치한다. • 헛딛거나 넘어지지 않게 바닥, 벽, 마루, 문, 선반에 색깔을 칠해 구분한다. • 복도 벽에 손잡이를 설치한다.

━ **핵심예제** ━

49-1. 쾌적한 실내 환경 조성에 대한 내용 중 옳지 않은 것은?

① 실내온도는 18℃가 쾌적한 온도이기 때문에 무조건 이 온도에 맞추어서 관리한다.
② 대상자의 건강 상태에 따라 창문을 조금 열거나 문을 열어서 공기를 자주 환기시켜 심신을 상쾌하게 한다.
③ 습도는 40~60%가 적합하다.
④ 소음이 지나치면 수면방해, 정신적 불안 등 건강에도 악영향을 미치므로 큰소리가 나지 않도록 소음방지에 노력한다.
⑤ 자연채광은 밝고 습도가 낮으며 자외선에 의한 살균효과가 있어서 신진대사를 좋게 한다.

49-2. 침상 목욕의 방법으로 옳은 것은?

① 눈은 바깥쪽에서 안쪽으로 닦는다. 다른 쪽 눈을 닦을 때 굳이 수건의 다른 면을 사용할 필요는 없다.
② 몸의 중심부에서 말초 부위로 닦는다.
③ 요양보호사 반대쪽의 침대 난간을 내린다.
④ 복부는 배꼽을 중심으로 시계 반대방향으로 닦는다.
⑤ 눈, 코, 뺨, 입 주위, 이마, 귀, 목의 순서로 닦는다.

49-3. 편마비 대상자의 통목욕을 돕는 방법은?

① 마비된 쪽 다리부터 욕조에 들어가게 한다.
② 마비된 쪽 손으로 손잡이를 잡게 한다.
③ 욕조에 있는 시간은 30분 정도로 한다.
④ 말초에서 중심 방향으로 닦아 준다.
⑤ 욕조에서 머리를 감긴다.

49-1

① 쾌적한 온도는 참고하는 게 좋으나 대상자별로 개인차가 있으므로 본인의 의견을 들어서 조절한다. 세계보건기구(WHO)에서는 건강한 성인은 18℃ 이상, 장애인이나 노인은 최소 20℃ 이상 유지하도록 권고한다.

49-2

① 눈은 안쪽에서 바깥쪽으로 닦는다. 다른 쪽 눈을 닦을 때는 수건의 다른 면을 사용한다.

② 말초 부위에서 몸의 중심부로 닦으면 정맥 혈액을 심장 쪽으로 밀어 올리는 데에 도움이 된다.

③ 요양보호사 쪽의 침대 난간을 내린다.

④ 복부는 배꼽을 중심으로 시계 방향으로 닦는다. 이는 장운동을 활발하게 하여 배변에 도움이 된다.

49-3

① 건강한 쪽 다리부터 욕조에 들어가게 한다.

② 건강한 쪽으로 손잡이나 보조도구를 잡게 한다.

③ 욕조에 있는 시간은 5분 정도로 한다.

⑤ 욕조에서 나오게 하여 목욕의자에 앉히고 머리를 감긴다.

정답 49-1 ① 49-2 ⑤ 49-3 ④

핵심이론 50 옷 갈아입히기

① 기본 원칙

   ㉠ 땀이나 분비물로 더러워진 옷을 갈아입어 청결을 유지하면 기분의 전환, 삶의 의욕을 높일 수 있다.

   ㉡ 실내온도를 따뜻하게 유지하고 겨울에는 요양보호사의 손, 의복의 온도를 따뜻하게 유지한다.

   ㉢ 목욕수건 등을 몸에 걸쳐서 노출되는 부분을 최대한 적게 하여 수치심을 느끼지 않게 한다.

   ㉣ 상·하지의 마비 유무, 걷거나 서는 동작, 앉는 자세의 가능성 유무를 확인한다.

   ㉤ 편마비나 장애가 있는 경우, 옷을 벗을 때는 건강한 쪽부터 벗고, 옷을 입을 때는 불편한 쪽부터 입힌다.

② 상의 입히기와 벗기기

   ㉠ 상의 입히기

   • 단추 있는 옷 입히기(체위변경이 필요한 대상자)

     – 요양보호사가 대상자의 마비된 쪽에 위치한다.

     – 대상자의 마비된 쪽 손을 모아 쥐고 상의를 어깨 위까지 올려 입힌다.

     – 건강한 쪽으로 돌아눕게 하고 등 뒤쪽에 펼쳐져 있는 상의의 소매 부분을 계단식으로 접어놓는다.

     – 마비된 쪽으로 대상자를 눕힌 후 등 아래쪽에 접혀 있는 상의를 펼친다.

     – 대상자의 건강한 쪽 손을 잡아 팔을 넣을 수 있도록 도와준다.

     – 단추를 잠근다.

   • 단추 있는 옷 입히기(앉을 수 있는 대상자(편마비))

     – 대상자는 침대나 의자를 건강한 쪽 팔로 짚고 앉는다.

     – 요양보호사는 상의의 한쪽 소매 끝에서 어깨, 목선까지 모아 쥔다.

     – 요양보호사는 대상자의 마비된 쪽 손을 감싸듯 모아서 잡는다.

     – 마비된 쪽의 손을 잡고 한쪽 소매를 어깨 위까지 올린다.

     – 요양보호사는 대상자의 등 뒤로 상의를 돌려 건강한 쪽 어깨에 펼쳐 잡아준다.

- 건강한 쪽 소매 끝과 앞섶을 잡고 어깨 위 방향으로 올려 대상자가 건강한 쪽 팔을 넣어 입을 수 있게 한다.
- 건강한 쪽 손을 잡고 앞섶을 당겨 옷을 바르게 입힌다.
- 단추를 잠그고 상의를 단정히 한다.
- 단추 없는 옷 입히기(체위변경이 필요한 대상자)
  - 요양보호사는 대상자의 마비된 쪽 손을 잡고 대상자의 마비된 쪽 손부터 상의를 입힌다.
  - 상의의 머리 부분을 크게 벌려 입기에 편리하도록 하여 머리 쪽을 입힌다.
  - 남은 한쪽 소매를 건강한 쪽 어깨 위에 놓는다.
  - 요양보호사는 대상자가 건강한 쪽 팔을 스스로 소매에 넣을 수 있도록 도와준다.
  - 옷을 펴고 바르게 입힌다.

꼭 알아두기

단추 있는 옷 입히기(수액이 있는 대상자)
- 마비된 쪽 팔을 낀다.
- 대상자를 건강한 쪽으로 돌아눕게 하고 등 뒤쪽에 펼쳐져 있는 상의의 소매 부분을 계단식으로 접어놓는다.
- 바로 누운 자세에서 수액을 먼저 건강한 쪽 소매의 안에서 밖으로 빼서 건다.
- 건강한 쪽 팔을 끼우고 단추를 잠근다.

  - ⓒ 상의 벗기기
    - 단추 없는 옷 벗기기(체위변경이 필요한 대상자)
      - 대상자의 건강한 쪽 팔꿈치를 구부려 머리 방향으로 올리게 한다.
      - 건강한 쪽 상의를 허리 쪽에서 겨드랑이까지 모아 쥔다.
      - 대상자의 얼굴 쪽에서 시작하여 머리 쪽으로 옷을 벗긴다.
      - 마비된 쪽 어깨 → 팔꿈치 → 손목 순으로 옷을 벗긴다.
      - 대상자의 마비된 쪽 손목을 잡고 한쪽 팔을 벗긴 후 양팔을 편안하게 한다.

- 체위변경이 필요한 대상자의 옷을 벗길 때는 입히기의 역순으로 한다.
- 단추 있는 옷 벗기기(수액이 있는 대상자)
  - 건강한 쪽 팔(수액을 맞고 있는 팔)을 먼저 벗긴다.
  - 수액을 빼서 건강한 쪽 팔 소매의 밖에서 안으로 뺀다.
  - 수액을 건다.
  - 마비된 쪽 팔을 벗긴다.

③ 하의 갈아입히기
  ⓐ 하의 벗기기
  - 대상자의 두 다리를 모아 무릎을 세운다.
  - 두 팔과 두 발을 바닥에 지지하고 엉덩이를 들어 올리게 한다. 마비된 쪽 발이 미끄러지지 않도록 요양보호사의 무릎으로 살짝 지지해 준다.
  - 요양보호사는 양손으로 대상자의 허리 부분 양옆을 모아 쥔다.
  - 허리에서 엉덩이, 허벅지 순으로 바지를 내린다.
  - 바지를 두 발목까지 내려놓고 건강한 쪽을 먼저 벗기고 마비된 쪽을 벗긴다.
  - 엉덩이를 들 수 없는 대상자인 경우, 좌우로 체위를 변경하며 한쪽씩 바지를 내린다.
  ⓑ 하의 입히기
  - 침대에 누워 지내는 대상자라도 엉덩이를 들어 올릴 수 있으면 두 다리를 모아(건강한 쪽 다리를 아래로) 무릎을 세우게 한다.
  - 요양보호사는 바지의 한쪽 발목에서 허리 부분까지 모아 잡는다.
  - 요양보호사의 한쪽 손은 마비된 쪽 발목을 잡고 다른 한쪽 손으로 마비된 쪽 발을 하의에 끼운다.
  - 요양보호사는 건강한 쪽 바지의 허리 부분을 크게 벌린다.
  - 대상자가 건강한 쪽 다리를 바지에 넣게 한다.
  - 건강한 쪽 무릎을 세워 엉덩이를 들게 한다.
  - 요양보호사는 바지의 양쪽 허리선을 잡고 올려서 입힌다.

50-1. 옷 갈아입히기의 기본원칙으로 옳은 것은?

① 편마비 대상자는 건강한 쪽부터 벗고 불편한 쪽부터 입는다.

② 상하의가 붙은 옷을 입는다.

③ 계절에 상관없이 대상자의 취향을 존중한다.

④ 가볍고 몸에 잘 붙는 옷을 선택한다.

⑤ 요양보호사의 취향에 맞는 옷을 선택한다.

50-2. 엉덩이를 들 수 없는 대상자의 하의를 갈아입히는 방법은?

① 침상의 머리를 높여 앉힌 후 입힌다.

② 좌우로 체위를 변경하며 한쪽씩 바지를 내린다.

③ 한 손으로 대상자의 허리를 지지한 후 입힌다.

④ 똑바로 누운 상태에서 한꺼번에 바지를 내린다.

⑤ 두 다리를 모아 무릎을 세운 후 바지를 내린다.

|해설|

50-1

② 하의가 분리된 옷이 입고 벗기 편하다.

③ 옷은 계절과 기온, 취향에 따라 선택한다.

④ 가볍고 신축성이 뛰어난 옷을 선택한다.

⑤ 가능하면 대상자의 취향을 존중해 주어야 한다.

50-2

엉덩이를 들 수 없는 대상자인 경우 좌우로 체위를 변경하며 한쪽씩 바지를 내린다.

정답 50-1 ① 50-2 ②

핵심이론 51 체위변경과 신체정렬

① 체위변경의 기본 원칙

　㉠ 장기간 누워 지내는 대상자에게 나타날 수 있는 관절의 굳어짐과 변형을 예방하고 편안함을 제공한다.

　㉡ 대상자의 신체상황을 고려한다.

　㉢ 대상자에게 동작을 설명하고 동의를 구한다. 이는 대상자 스스로 하려고 하는 의욕·의지를 촉진하는 기회가 되기도 한다.

　㉣ 정상적인 움직임으로 신체에 해를 주지 않는다. 돌아눕고, 앉고, 일어서는 등의 동작은 머리, 팔꿈치, 손과 발, 몸 등 자연스러운 동작에서 비롯된다. 정상적인 움직임을 거스르지 않아야 안전하다.

　㉤ 신체 상태와 상황에 따라 돕는 속도와 빈도를 적절하게 하여 안전하고 편안하게 실시한다.

② 신체정렬의 기본 원칙

　㉠ 신체정렬은 신체를 움직일 때 뼈대 및 관절의 배열이나 각도 등이 자연스럽고, 편안한 위치에 있도록 하는 것이다.

　㉡ 요양보호사의 허리와 가슴 사이의 높이로 몸 가까이에서 잡고 보조해야 한다. 대상자와 멀어질수록 요양보호사 신체 손상 위험이 증가한다.

　㉢ 안정성과 균형을 위하여 발을 적당히 벌리고 서서 한발은 다른 발보다 약간 앞에 놓아 지지면을 넓힌다.

　㉣ 양다리에 체중을 지지한 후 무릎을 굽히고 중심을 낮게 하여 골반을 안정시킨다.

　㉤ 대상자 이동 시 다리와 몸통의 큰 근육을 사용하여 척추의 안정성을 유지한다.

　㉥ 갑작스러운 동작은 피하고 보조 후 적절한 휴식을 취한다.

51-1. 체위변경과 이동에서 신체정렬 방법으로 옳은 것은?

① 대상자와 가까워질수록 요양보호사 신체 손상 위험이 증가하기 때문에 대상자에게 멀리 떨어져서 보조한다.

② 안정성과 균형을 위하여 두 발을 적당히 벌리고 평행을 유지하고 선다.

③ 양다리에 체중을 지지한 후 무릎을 펴서 중심을 높게 하여 이동시킨다.

④ 대상자 이동 시 다리와 몸통의 큰 근육을 사용하여 척추의 안정성을 유지한다.

⑤ 짧은 시간 안에 재빨리 정렬 후 적절한 휴식을 취한다.

|해설|

51-1

① 요양보호사의 허리와 가슴 사이의 높이로 몸 가까이에서 잡고 보조해야 한다. 대상자와 멀어질수록 요양보호사 신체 손상 위험이 증가한다.

② 안정성과 균형을 위하여 발을 적당히 벌리고 서서 한발은 다른 발보다 약간 앞에 놓아 지지면을 넓힌다.

③ 양다리에 체중을 지지 후 무릎을 굽히고 중심을 낮게 하여 골반을 안정시킨다.

⑤ 갑작스러운 동작은 피하고 보조 후 적절한 휴식을 취한다.

정답 51-1 ④

핵심이론 52 침대 위에서의 이동 돕기

① 침대 위에서의 이동 시 주의할 점

　㉠ 욕창, 상처, 마비 유무 확인 후 대상자에게 이동 동작을 설명한다.

　㉡ 대상자의 관절능력을 파악하여 가능한 범위에서 스스로 움직여 협조하게 한다.

　㉢ 이동 후 안면창백, 어지러움, 오심, 구토, 식은땀 등의 증상이 나타나면 원래 자세로 눕히고 시설장이나 간호사 등에게 보고한다.

② 침대머리 쪽으로 이동하기

　㉠ 대상자가 침대 아래(발)쪽으로 미끄러져 내려가 있을 때 침대 위쪽으로 이동하여 체위를 안락하게 유지하기 위한 목적이다.

　㉡ 대상자가 협조할 수 있는 경우 : 대상자에게 침대머리 쪽 난간을 잡게 한 후 요양보호사는 대상자의 대퇴 아래에 한쪽 팔을 넣고 다른 쪽 팔로 침상면을 밀면서 신호를 하며 대상자와 같이 침대머리 쪽 방향으로 움직인다.

　㉢ 대상자가 협조를 할 수 없는 경우 : 침상 양편에 한 사람씩 마주 서서 한쪽 팔은 머리 밑으로 넣어 어깨와 등 밑을, 다른 팔은 둔부와 대퇴를 지지하여 신호에 맞춰 두 사람이 동시에 대상자를 침대머리 쪽으로 옮긴다.

　㉣ 이동을 마치면 침대커버와 옷이 구겨져 있는지, 팔의 위치와 찰과상 유무 등을 확인한다.

③ 침대 오른쪽 또는 왼쪽으로 이동하기

　㉠ 장기간 누워있는 대상자가 좌우 한쪽으로 쏠려있을 때 침대 중앙으로 이동하여 체위를 안락하게 유지하기 위한 목적이다.

　㉡ 대상자를 이동시키고자 하는 쪽에 서서 대상자의 두 팔을 가슴 위에 포갠다.

　㉢ 한 손은 대상자의 목에서 겨드랑이를 향해 넣어서 받치며, 다른 한 손은 허리 아래에 넣어서 상반신을 이동시킨다.

　㉣ 하반신은 허리와 엉덩이 아래에 손을 깊숙이 넣고 이동시킨다.

ⓜ 대상자의 머리에 베개를 받쳐 안락한 자세를 취하게
하고 불편한 곳이 있는지 확인한다.

④ 옆으로 눕히기

ㄱ 요양보호사가 돌려 눕히려고 하는 쪽에 서서 대상자
의 머리를 눕히려고 하는 쪽으로 돌린다.

ㄴ 팔이 몸에 눌리지 않도록 눕히려는 쪽의 손을 위로 올
리거나 양손을 가슴에 포개놓는다.

ㄷ 돌려 눕는 방향과 반대쪽 발을 다른 쪽 발 위에 올려
놓는다.

ㄹ 반대쪽 어깨와 엉덩이에 손을 대고, 옆으로 돌려 눕힌다.

ㅁ 베개를 등과 필요 부위에 받쳐준다.

ㅂ 대상자를 끌어당길 경우 피부가 손상되거나 통증을
유발할 수 있으므로 조금씩 들어서 이동시킨다.

ㅅ 시선이 먼저 향하고 얼굴, 어깨, 엉덩이 순으로 돌아
눕게 된다. 엉덩이를 뒤로 이동시키면 엉덩관절과 무
릎관절 모두 굽혀진다.

ㅇ 마비된 대상자도 이러한 자세를 취하게 해야 자세가
안정되고 편안하다.

꼭 알아두기

요양보호사는 꼭 대상자의 앞쪽에서 체위변경을 해야 한다.
뒤쪽에서 체위변경을 시도하면 대상자가 낙상 발생 가능성
에 대한 불안감을 가지게 되어 근육 긴장도가 증가하기 때
문이다.

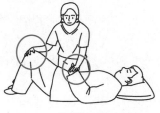

무릎을 세우고 팔을
가슴 위에 놓는다.

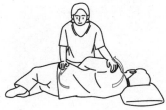

엉덩이와 어깨를 지
지하여 돌려 눕힌다.

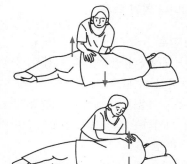

엉덩이를 뒤로 이동
시킨다.

아래쪽 어깨를 살짝
뒤로 움직인다.

사지마비 대상자를 앉히는 동작

│핵심예제│

52-1. 대상자를 옆으로 눕힐 때의 순서로 올바른 것은?

① 무릎을 세우고 팔을 가슴 위에 놓기 → 아래쪽 엉덩이를 살
짝 뒤로 움직이기 → 엉덩이와 어깨를 지지하여 돌려 눕히
기 → 엉덩이를 뒤로 이동시키기

② 엉덩이를 뒤로 이동시키기 → 무릎을 세우고 팔을 가슴 위
에 놓기 → 아래쪽 엉덩이를 살짝 뒤로 움직이기 → 엉덩이
와 어깨를 지지하여 돌려 눕히기

③ 엉덩이와 어깨를 지지하여 돌려 눕히기 → 엉덩이를 뒤로
이동시키기 → 무릎을 세우고 팔을 가슴 위에 놓기 → 아래
쪽 엉덩이를 살짝 뒤로 움직이기

④ 엉덩이를 뒤로 이동시키기 → 아래쪽 엉덩이를 살짝 뒤로
움직이기 → 무릎을 세우고 팔을 가슴 위에 놓기 → 엉덩이
와 어깨를 지지하여 돌려 눕히기

⑤ 무릎을 세우고 팔을 가슴 위에 놓기 → 엉덩이와 어깨를 지
지하여 돌려 눕히기 → 엉덩이를 뒤로 이동시키기 → 아래
쪽 어깨를 살짝 뒤로 움직이기

│해설│

52-1

옆으로 눕히기 순서

무릎을 세우고 팔을 가슴 위에 놓기 → 엉덩이와 어깨를 지지하
여 돌려 눕히기 → 엉덩이를 뒤로 이동시키기 → 아래쪽 어깨를
살짝 뒤로 움직이기

정답 52-1 ⑤

① 편마비 대상자인 경우

 ㉠ 요양보호사가 대상자의 건강한 쪽에 서서 마비된 손을 가슴 위에 올려놓는다.

 ㉡ 대상자의 양쪽 무릎을 굽혀 세운 후 어깨와 엉덩이 또는 넙다리를 지지하여 요양보호사 쪽으로(마비측이 위로 오게) 돌려 눕힌다.

 ㉢ 요양보호사의 팔을 대상자의 목 밑에 깊숙하게 넣어 손바닥으로 등과 어깨를 지지하고, 반대 손은 엉덩이 또는 넙다리를 지지하여 일으켜 앉힌다.

 ㉣ 이때 대상자가 건강한 손으로 짚고 일어날 수 있게 한다.

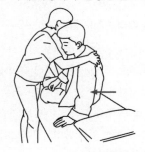

대상자의 건강한 손을 사용한다.

편마비 대상자를 앉히는 동작

② 사지마비 대상자인 경우

 ㉠ 대상자를 보고 가까이 서고, 마비된 양손은 가슴 위에 올려놓는다.

 ㉡ 한쪽 팔을 대상자의 목 밑을 받쳐 깊숙하게 넣고 손바닥으로 반대쪽 어깨 밑을 받쳐준다.

 ㉢ 요양보호사의 다른 손으로 대상자의 가슴 위에 올려진 손을 지지한다.

 ㉣ 대상자 어깨 밑에 위치한 손바닥으로 대상자 상체를 밀어 올리면서 요양보호사 쪽으로 몸통을 돌려 일으켜 앉힌다(먼저 돌려 눕힌 후 앉힐 수도 있다).

 ㉤ 두 다리를 편 상태에서 무리하게 똑바로 앉히려고 하면 넙다리뼈가 골절될 수 있으므로 주의한다.

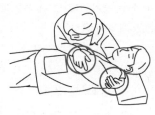

한쪽 팔을 깊숙하게 넣어 대상자의 목 밑을 받치고 손바닥으로 반대쪽 어깨 밑을 받친다.

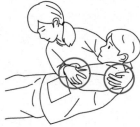

대상자의 가슴 위에 올려진 손을 지지한다.

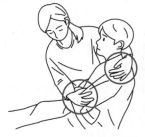

대상자 어깨 밑에 위치한 손바닥으로 대상자의 상체를 밀어 올리며 요양보호사 쪽으로 몸통을 돌려 일으켜 앉힌다.

사지마비 대상자를 앉히는 동작

③ 하반신마비 대상자인 경우

 ㉠ 대상자를 향하여 가까이 서서 대상자의 양쪽 무릎을 굽혀주거나 편안하게 놓아둔다.

 ㉡ 일어나고자 하는 방향으로 상체를 돌려 손으로 짚고 일어날 수 있도록 어깨를 지지하여 준다.

 ㉢ 필요시 요양보호사는 한쪽 팔로 대상자의 어깨 밑을 받쳐준다.

 ㉣ 대상자가 적당하게 일어났을 때 무릎이 자연스럽게 굽혀질 수 있도록 해준다.

 ㉤ 하반신마비는 이완성마비인 경우가 많으므로 갑자기 무릎이 꺾여 넘어지는 것을 주의해야 한다.

④ 침대에 걸터앉기

　㉠ 요양보호사는 앉히고자 하는 쪽에서 대상자를 향하여
　　선다.

　㉡ 대상자 가까이 서서 돌려 눕히는 방법에 따라 돌려 눕
　　힌다.

　㉢ 대상자의 목 밑으로 팔을 깊숙이 넣고 다른 한 손은
　　다리를 지지한다.

　㉣ 신체정렬을 유지한 상태에서 어깨 쪽 팔에 힘을 주어
　　일으켜 앉힌다.

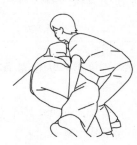
돌려 눕힌 자세에서 목과 어깨, 무릎을 지지한다.

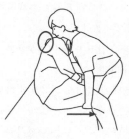
다리를 침대 아래로 내리면서 어깨를 들어 올린다.

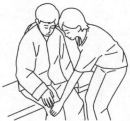
양쪽 발이 바닥에 닿도록 지지하여 자세가 안정되게 한다.

침대에 걸터앉히는 동작

핵심예제

53-1. 다음은 어떤 대상자의 일어나 앉기 돕기인가?

> • 대상자의 양쪽 무릎을 굽혀주거나 편안하게 놓아둔다.
> • 대상자가 일어나고자 하는 방향으로 상체를 돌려 손을 짚고 일어날 수 있도록 어깨를 지지하여 준다.

① 사지마비 대상자　　　　② 치매 대상자
③ 일반적 대상자　　　　　④ 하반신마비 대상자
⑤ 편마비 대상자

53-2. 사지마비 대상자를 일으켜 앉히는 순서는?

> 가. 대상자의 양손을 가슴 위에 올려놓는다.
> 나. 요양보호사의 한쪽 팔로 대상자의 목과 어깨 밑을 받쳐 지지한다.
> 다. 상체를 밀어 올려 대상자를 일으킨다.
> 라. 몸통을 요양보호사 쪽으로 돌려 앉힌다.

① 가 → 나 → 다 → 라
② 가 → 다 → 나 → 라
③ 나 → 가 → 다 → 라
④ 나 → 다 → 가 → 라
⑤ 다 → 나 → 가 → 라

|해설|

53-1
하반신마비 대상자의 일어나 앉기를 돕는 방법이다.

53-2
사지마비 대상자를 일으켜 앉히는 순서
대상자를 향하여 가까이 서기 → 대상자의 양손을 가슴 위에 올려놓기 → 요양보호사의 한쪽 팔로 대상자의 목과 어깨 밑을 받쳐 지지하기 → 상체를 밀어 올려 대상자를 일으키기 → 몸통을 요양보호사 쪽으로 돌려 앉히기

정답 53-1 ④ 53-2 ①

핵심이론 54 일으켜 세우기

① 앞에서 보조하는 경우

　㉠ 대상자는 침대에 가볍게 걸터앉아 발을 무릎보다 살짝 안쪽으로 옮겨준다.

　㉡ 요양보호사는 자신의 무릎으로 대상자의 마비된 쪽 무릎 앞쪽에 대고 지지하여 준다.

　㉢ 양손으로 허리를 잡아 지지하고 대상자의 상체를 앞으로 숙이며 천천히 일으켜 세운다.

　㉣ 대상자가 완전하게 양 무릎을 펴고 일어서면 앞쪽으로 넘어지지 않도록 균형을 잡을 수 있을 때까지 잡아준다.

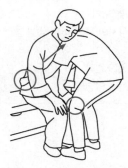

요양보호사는 자신의 무릎으로 대상자의 마비된 무릎 앞쪽을 지지해 주며 양손으로 허리를 잡아 천천히 일으켜 세운다.

앞에서 보조하며 일으켜 세우는 동작

② 옆에서 보조하는 경우

　㉠ 대상자를 침대 끝에 앉혀 양발을 무릎보다 조금 뒤쪽에 놓는다.

　㉡ 혼자 침대에 걸터앉아 중심을 잡는 것이 힘들어 낙상이 발생할 수 있으므로 특히 조심해야 한다.

　㉢ 요양보호사는 대상자의 마비된 쪽 가까이에 서고, 발을 대상자의 마비된 발 바로 뒤에 놓는다.

　㉣ 한 손으로 대상자의 마비된 대퇴부를 지지하고, 다른 한 손은 대상자의 반대쪽 허리를 부축하여 천천히 일으켜 세운다.

　㉤ 대상자가 양쪽 무릎을 펴서 일어서면 대퇴부에 있던 손을 대상자의 가슴 부위로 옮겨 대상자가 상체를 펴서 자세가 안정될 수 있게 한다.

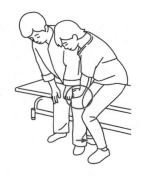

요양보호사는 대상자의 마비된 쪽 가까이에서 서서 발을 대상자의 마비된 발 바로 뒤에 놓고, 한 손으로 대상자의 마비된 대퇴부를 지지하여 반대쪽 허리를 잡고 천천히 일으켜 세운다.

옆에서 보조하며 일으켜 세우는 동작

핵심예제

54-1. 대상자 일으켜 세우기에서 상황별 주의사항 중 옳지 않은 것은?

① 옆에서 보조 : 요양보호사는 대상자의 마비된 쪽에 가까이 서서 발을 대상자의 마비된 발 바로 뒤에 놓는다.

② 앞에서 보조 : 요양보호사는 자신의 무릎으로 대상자의 마비된 쪽 무릎 앞쪽에 대고 지지한다.

③ 앞에서 보조 : 양손은 허리를 잡고 대상자의 상체를 앞으로 숙이며 천천히 일으켜 세운다.

④ 앞에서 보조 : 대상자는 침대에 가볍게 걸터앉게 하고 발을 무릎보다 살짝 바깥쪽으로 옮겨준다.

⑤ 옆에서 보조 : 요양보호사는 한 손으로는 대상자의 마비된 대퇴부를 지지하고 다른 한 손으로는 대상자의 반대쪽 허리를 부축하여 천천히 일으켜 세운다.

|해설|

54-1

④ 앞에서 보조 : 대상자는 침대에 가볍게 걸터앉아 발을 무릎보다 살짝 안쪽으로 옮겨준다.

정답 54-1 ④

① 체위변경의 목적

    ㉠ 자세를 바꿈으로 인해 호흡기능이 원활해지고 폐확장이 촉진된다.

    ㉡ 체위변경을 통해 관절의 움직임을 돕고 변형을 방지한다.

    ㉢ 체위변경은 혈액순환을 도와 부종과 혈전, 욕창을 예방하고 피부괴사를 방지한다.

    ㉣ 체위변경은 허리와 다리의 통증 등 고정된 자세로 인한 불편감을 줄인다.

② 체위변경 시 고려할 점

    ㉠ 대상자의 몸을 잡고 체위변경을 할 경우 관절 밑 부분을 지지해야 한다.

    ㉡ 체위에 따라 들어간 부분이나 다리 사이를 베개나 수건으로 지지해 주면 편안하다.

    ㉢ 보통 2시간마다 체위를 변경하며, 욕창이 이미 발생한 경우 더 자주 변경해야 한다.

③ 기본 체위의 형태

기본 체위	설 명
바로 누운 자세 (앙와위)	• 휴식하거나 잠을 잘 때의 자세로, 천장을 쳐다보며 똑바로 누운 자세이다. • 대상자의 머리 밑에 작은 베개를 받쳐준다. • 편안함을 위하여 무릎과 발목 밑에 동그랗게 말은 수건이나 작은 베개를 받쳐줄 수 있다. 단, 고관절(엉덩관절)과 무릎관절의 굽힌 구축이 발생할 수 있으므로 장시간의 사용은 지양한다.
반 앉은 자세 (반좌위)	• 숨차거나 얼굴을 씻을 때, 식사 시나 위관 영양을 할 때의 자세로, 천장을 보며 누운 상태에서 침상머리를 45° 정도 올린 자세이다. • 등 뒤에 베개 두세 개를 사용하여 A자 형태로 받쳐 자세를 유지하거나, 베개 하나를 사용하여 목과 어깨 밑에 받쳐 바른 자세를 만들어 준다. • 다리 쪽의 침대를 살짝 올려 주면 대상자가 미끄러져 내려가지 않고 편안하다.
엎드린 자세 (복위)	• 등에 상처가 있거나 등 근육을 쉬게 해줄 때의 자세이다. • 엎드린 상태에서 머리를 옆으로 돌린 자세를 하거나 작은 베개 또는 수건 두 개를 말아서 얼굴 부위에 홈을 만들어 준다. • 아랫배에 낮은 베개를 놓아 허리 앞굽음을 감소시켜 자세를 편안하게 해준다. • 아랫배와 발목 밑에 작은 배게 등을 받치면 허리와 넙다리의 긴장을 완화한다.
옆으로 누운 자세 (측위)	• 둔부의 압력을 피하거나 관장할 때의 자세이다. • 대상자의 머리, 몸통, 엉덩이를 바르게 정렬한 자세로 침대 가운데에 눕힌다. • 대상자의 엉덩관절과 무릎관절은 굽힘 자세가 되어야 한다. • 엉덩이를 뒤로 많이 이동시켜 주면 자세는 더욱 편안해진다. • 머리 아래와 위쪽 다리 밑, 가슴 앞에 베개를 받쳐 자세가 지지되게 해준다.

체위별 욕창 발생 부위

바로 누운 자세 (앙와위)	척추뼈 가시돌기, 어깨뼈 아래, 위팔뼈, 엉덩뼈 뒤능선, 엉치뼈, 넙다리뼈, 발꿈치뼈
엎드린 자세(복위)	복장뼈, 무릎뼈, 위팔뼈 앞머리, 위앞엉덩뼈 가시, 발등
옆으로 누운 자세 (측위)	아래쪽 귀, 넙다리뼈 큰돌기, 정강뼈 위쪽, 봉우리돌기, 넙다리뼈 안쪽 관절융기, 종아리뼈 아래

55-1. 체위변경을 통해 얻을 수 있는 이점에 해당하지 않는 것은?

① 원활한 호흡기능
② 매끄러운 피부
③ 부종과 혈전 예방
④ 욕창 예방
⑤ 관절의 변형 방지

55-2. 대상자를 관장할 때의 자세명과 설명이 바르게 연결된 것은?

① 앙와위 – 바로 누운 자세
② 반좌위 – 반 앉은 자세
③ 복위 – 엎드린 자세
④ 측위 – 바로 누운 자세
⑤ 측위 – 옆으로 누운 자세

|해설|

55-1
체위변경의 목적
• 호흡기능이 원활해지고 폐확장 촉진
• 관절의 움직임을 돕고 변형 방지
• 부종과 혈전 예방
• 혈액순환을 도와 욕창을 예방하고 피부괴사를 방지
• 고정된 자세로 인한 불편감 감소

55-2
⑤ 측위(옆으로 누운 자세)는 둔부의 압력을 피하거나 관장할 때의 자세를 말한다.

정답 55-1 ② 55-2 ⑤

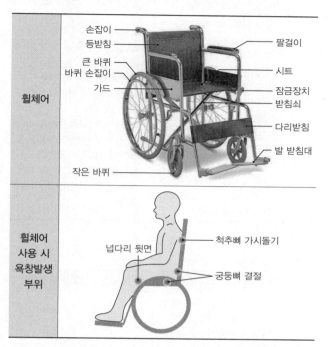

휠체어	손잡이 / 등받침 / 큰 바퀴 / 바퀴 손잡이 / 가드 / 작은 바퀴 / 팔걸이 / 시트 / 잠금장치 / 받침쇠 / 다리받침 / 발 받침대
휠체어 사용 시 욕창발생 부위	넙다리 뒷면 / 척추뼈 가시돌기 / 궁둥뼈 결절

① 휠체어 다루는 법

잠금장치 사용법	휠체어 옆에서 손잡이를 잡고 한 손으로 잠금장치를 한다.
접는 법	잠금장치를 잠근다. → 발 받침대를 올린다. → 시트를 들어 올린다. → 팔걸이를 접는다.
펴는 법	잠금장치를 잠근다. → 팔걸이를 펼친다. → 시트를 눌러 편다.
발판 높낮이 조절 방법	휠체어 뒤 주머니에 있는 스패너로 발판 밑의 볼트를 왼쪽으로 두세 바퀴 돌려서 푼다. → 발판을 좌우로 움직이며 대상자의 다리 길이에 맞춘 후 볼트를 오른쪽으로 돌려 조여 준다.

② 기본 원칙

㉠ 휠체어를 선택할 때는 신체 기능 및 사용 공간, 체형에 맞는 것을 선택한다.

㉡ 휠체어 상태(타이어공기압, 잠금장치, 바퀴 손잡이, 팔걸이, 발 받침대, 안전벨트 등)를 확인한다.

㉢ 보조물품 : 의자, 지팡이, 보행 벨트(필요시)를 준비한다.

㉣ 요양보호사 위치 : 항상 대상자 가까이에서 지지한다.

㉤ 몸 상태를 확인하고, 마비, 장애, 통증 등을 고려하여 안전이나 안락에 주의를 기울인다.

㉥ 이동에 대한 설명을 하고 대상자에게 협조를 구한다.

㉦ 요양보호사 자신의 안전을 확보한 후 동작을 시작한다.

㉧ 이동 중 바퀴에 옷이나 물체가 걸리지 않도록 유의한다.

㉨ 이동할 때 속도는 보통 걸음을 걷는 속도로 천천히 이동하는 것이 안전하다.

③ 휠체어 이동 시 작동법

이동	작동법
문턱(도로 턱) 오를 때	휠체어 뒤를 발로 조심스럽게 눌러 휠체어를 뒤쪽으로 기울이고 앞바퀴를 들어 문턱을 오른다.
문턱(도로 턱) 내려갈 때	휠체어를 뒤로 돌려 요양보호사가 뒤에 서서 뒷바퀴를 내려놓고 앞바퀴를 조심히 내려놓는다.
오르막길을 갈 때	가급적 자세를 낮추고 다리에 힘을 주어 밀고 올라가며, 경사도가 큰 경우 지그재그로 밀고 올라간다.
내리막길을 갈 때	요양보호사는 지지면을 유지하면서 휠체어를 뒤로 돌려 뒷걸음으로 내려간다. 경사길을 앞으로 내려갈 경우 대상자가 앞으로 굴러 떨어질 수 있으므로 반드시 뒷걸음으로 내려가야 하며, 경사도가 큰 경우 지그재그로 내려간다.
울퉁불퉁한 길을 갈 때	휠체어 앞바퀴를 들어 올려 뒤로 젖힌 상태에서 이동한다. 앞바퀴가 지면에 닿으면 휠체어를 앞으로 밀기가 힘들고, 대상자가 진동을 많이 느끼게 된다.
엘리베이터 타고 내리기	엘리베이터에 탈 때는 뒤로, 내릴 때는 앞으로 향한다. 엘리베이터와 복도 바닥 사이 틈에 끼일 수 있으므로 주의해야 한다.

④ 침대와 휠체어 사이의 이동 돕기

침대에서 휠체어로 옮기기	휠체어에서 침대로 옮기기
• 대상자의 건강한 쪽을 침대난 간에 붙인(또는 30~45° 비스 듬히 놓은) 다음 반드시 잠금 장치를 잠근다. • 마비된 측에 휠체어를 놓으면 부상을 입을 수 있다. • 발 받침대는 젖혀 놓는다. • 대상자의 양발이 휠체어 앞쪽 바닥을 지지하게 한다. • 대상자가 건강한 쪽 손으로 고정된 휠체어 팔걸이를 잡게 한다. • 요양보호사 쪽으로 허리를 굽 히면서 양발을 축으로 하여 몸을 회전하여 휠체어에 앉힌 다("일어섭니다." 또는 "하나, 둘, 셋" 등의 말을 한다). • 요양보호사가 본인의 몸을 똑 바로 세우면 회전이 더 어려울 수 있으므로 굽힌 자세로 엉덩 이와 몸을 회전해야 한다. • 대상자를 이동할 때 바지를 잡고 움직이면 하의가 엉덩이 에 끼어서 불편을 느껴 근육 의 긴장을 증가시킬 수 있으 므로 주의한다. • 발 받침대를 펴고 발을 받침 대에 올려놓는다.	• 대상자의 건강한 쪽이 침대와 평행이 되도록(또는 30~45° 비스듬히) 휠체어를 두고 잠 금장치를 잠근다. • 마비 측이 침대 쪽으로 향하 면 넘어져 부상을 입을 수 있 으며, 침대로 올라가는 것이 힘들어진다. • 요양보호사는 휠체어 발 받침 대를 올리고, 발을 바닥에 내 려놓아 대상자 발이 바닥을 지지하게 한다. • 요양보호사 무릎으로 대상자 의 마비 측 무릎을 지지한 상 태에서 대상자가 허리를 굽혀 서 건강한 손으로 침대를 지 지하게 한다. • 요양보호사는 대상자 겨드랑 이 밑으로 손을 넣어 허리와 등을 지지하고 일으켜 앉힌다 ("일어서세요." 또는 "하나, 둘, 셋" 등의 말을 할 수 있다). • 다리를 들어 올려 침대에 눕 힌다.

⑤ 바닥과 휠체어 사이의 이동 돕기

바닥에서 휠체어로 옮기기	휠체어에서 바닥으로 옮기기
• 대상자 가까이에 휠체어를 가 져와 잠금장치를 잠그고, 무 릎을 바닥에 대고 앉아 한 손 으로 휠체어를 잡게 한다. • 대상자가 무릎을 꿇고 엉덩이 를 들어 허리를 편다. • 요양보호사는 대상자 뒤에서 한 손으로 허리를 잡아주고 다른 한 손은 어깨를 지지하 여 준다. • 대상자의 건강한 쪽 무릎을 세워 천천히 일어나도록 도와 주어 휠체어에 앉힌다.	• 휠체어의 잠금장치를 잠그고 발 받침대를 올려 발을 바닥 에 내려놓는다. • 요양보호사는 대상자의 마비 된 쪽 옆에서 어깨와 몸통을 지지해 준다. • 대상자는 건강한 손으로 바닥 을 짚고 건강한 다리에 힘을 주어 바닥에 내려앉는다. • 요양보호사는 대상자가 이동 하는 동안 상체를 지지하여 준다.

⑥ 두 사람이 대상자를 옮기기

휠체어에서 침대로 옮기기	침대에서 침대로 옮기기
• 휠체어는 침대에 평행하게 붙 여 놓고 잠금장치를 잠근다. • 키가 크고 힘센 사람이 대상자 뒤쪽에 서고, 다른 한 사람은 대상자 다리 바깥쪽에 선다. • 대상자의 팔을 굽혀 마주 잡 게 한다. • 뒤쪽에 선 사람은 대상자의 양쪽 겨드랑이로 팔을 넣어 대상자의 팔을 안쪽에서 바깥 쪽으로 잡는다. • 다리 쪽에 선 사람은 한 손은 대상자의 종아리 아래, 다른 한 손은 넙다리 밑에 넣고 구 령과 함께 들어 올린다.	• 대상자의 두 팔을 가슴에 모 아 주고, 무릎을 세운다. • 한 사람은 대상자의 어깨와 허리를 지지하고, 다른 한 사 람은 대상자의 허리 아래와 무릎 밑을 지지한다. • 두 사람이 호흡을 맞추어 들 어 올린다.

⑦ 자동차와 휠체어 사이의 이동 돕기

휠체어에서 자동차로 옮기기	자동차에서 휠체어로 옮기기
• 자동차 주차 시 휠체어가 충분히 다가갈 수 있도록 공간을 확보한다. • 휠체어를 대상자의 건강한 쪽으로 자동차와 평행하게 또는 비스듬하게 놓는다. 이때 요양보호사는 안정된 자세를 취할 수 있도록 공간을 확보해야 한다. • 휠체어 잠금장치를 고정하고 발판을 접은 후 대상자의 양쪽 발이 바닥을 지지할 수 있도록 내려놓는다. • 요양보호사의 무릎으로 대상자의 마비된 쪽 무릎을 잘 지지하고 대상자를 일으켜 대상자의 엉덩이부터 자동차 시트에 앉게 한다. 이때 대상자의 건강한 손으로 자동차 손잡이를 잡게 한다. • 대상자 다리를 올려놓고 자동차 시트에 깊숙이 앉게 한 후 안전벨트를 한다. • 요양보호사가 동승하는 경우 반드시 대상자 옆자리에 앉아서 도와야 한다.	• 휠체어를 안전하게 놓을 수 있도록 자동차를 주차한다. • 휠체어를 내려 편 후 대상자 쪽 문으로 다가가 자동차와 평행하거나 조금 비스듬하게 놓고 잠금장치를 잠근다. • 자동차 문을 열고 자동차 안전벨트를 푼다. • 한쪽 팔로 대상자의 어깨를 지지하면서 대상자 다리부터 밖으로 내린다. • 대상자의 양쪽 발이 충분히 바닥을 지지하게 하고 요양보호사 무릎으로 대상자의 마비된 쪽 무릎을 지지하면서 일으켜 휠체어로 돌려 앉힌다.

휠체어에서 이동변기로 옮기기
• 이동변기를 대상자의 건강한 쪽에 오도록 하여, 휠체어와 약 30~45°로 비스듬히 놓는다.
• 휠체어의 발 받침대를 접고 대상자의 두 발을 바닥에 지지하게 하며, 요양보호사는 대상자의 앞에 선다.
• 요양보호사는 대상자의 무릎과 허리를 지지한다.
• 대상자의 건강한 손으로 변기의 먼 쪽 손잡이를 잡게 한다.
• 대상자의 상체를 펴면서 건강한 다리에 힘을 주어 엉덩이를 이동시켜 앉힌다.

56-1. 다음은 휠체어 사용의 기본원칙이다. 잘못된 부분은?

> A : 휠체어를 움직이지 않는 때는 평평한 지면에 둔다.
> B : 휠체어를 잠시 동안 사용하지 않을 때는 잠금장치를 잠그지 않아도 된다.
> C : 휠체어 타이어의 적정 공기압은 엄지손가락으로 힘껏 눌렀을 때 0.5cm 정도 들어가는 상태이다.
> D : 비를 맞으면 녹이 슬거나 휠체어 수명이 단축되므로 비를 맞지 않게 한다.
> E : 타이어 공기압은 잠금장치 작동과 밀접한 관계가 있으므로 항상 적당한 공기압을 유지해야 한다.

① A   ② B
③ C   ④ D
⑤ E

56-2. 두 사람이 휠체어에서 침대로 대상자를 이동시킬 때의 절차로 옳지 않은 것은?

① 키가 작고 힘이 더 약한 사람이 대상자 뒤쪽에 서고, 키가 크고 힘이 더 센 사람은 대상자의 다리 바깥쪽에 선다.
② 대상자는 팔을 굽혀서 마주 잡는 자세를 취한다.
③ 뒤 쪽에 선 사람이 대상자 양쪽 겨드랑이 아래로 팔을 넣고 대상자 팔을 안쪽에서 밖으로 잡는다.
④ 다리 쪽에 선 사람의 한 손은 대상자의 종아리 아래, 다른 한 손은 넓적다리 밑에 넣고 안정된 자세를 취한다.
⑤ 하나, 둘, 셋 구령과 함께 대상자를 들어올린다.

| 해설 |

56-1
휠체어를 사용하지 않을 때는 반드시 잠금장치를 잠근다.

56-2
① 키가 크고 힘센 사람이 대상자 뒤쪽에 서고, 다른 한 사람은 대상자 다리 바깥쪽에 선다.

정답 56-1 ② 56-2 ①

① 선 자세에서 균형 잡기

㉠ 의자나 손잡이 등을 한 손으로 잡고 약 3분간 서 있을
수 있도록 연습시킨다.

㉡ 서있는 동작이 가능하면 전후좌우로 천천히 체중을
이동하거나 가볍게 제자리걸음을 해서 균형 잡는 연
습을 시킨다.

② 보행 벨트 사용하기

㉠ 보행 벨트의 잠금장치나 패드의 상태, 손잡이의 바느
질 상태를 확인한다.

㉡ 보행 전에 벨트나 끈이 풀리지 않았는지 확인한다.

㉢ 요양보호사는 대상자의 불편한 쪽 뒤에 서서 벨트 손
잡이를 잡고 다른 한 손으로 반대편 벨트 손잡이를 잡
는다.

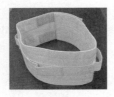

대상자를 이동시킬 때나 보행
시킬 때 사용하는 보조도구이다.

보행 벨트

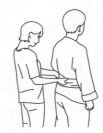

대상자의 불편한 쪽 뒤에 서서
벨트 손잡이를 잡는다.

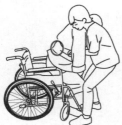

벨트가 풀리지 않았는지 확인
하고 손잡이를 잡고 대상자의
이동을 돕는다.

보행 벨트 착용과 사용법

③ 성인용 보행기 사용 돕기

㉠ 보행기는 걸을 수는 있지만 혼자서는 걷기 힘든 대상
자들의 실내 및 실외의 보행을 보조해 주는 도구이다.

㉡ 신체 기능 및 사용 공간, 체형에 맞는 것을 선택하고,
기구의 상태(지팡이 끝, 보행기 다리의 고무가 닳은
정도, 보행보조차의 바퀴와 잠금장치)를 확인한다.

㉢ 미끄러지지 않는 양말과 신발을 신도록 돕는다.

㉣ 대상자 앞에 보행기를 두고, 바퀴를 잠그고 대상자가
일어서도록 돕는다.

㉤ 보행기는 대상자의 팔꿈치가 약 30°로 구부러지도록
대상자 둔부 높이로 조절한다.

㉥ 한 번에 너무 멀리 이동하거나 앞쪽에 바퀴가 있는 보
행기로 과도하게 이동하면 미끄러져 넘어질 수 있으
니 주의해야 한다.

㉦ 한쪽 다리만 약한 대상자인 경우 : 약한 다리와 보행
기를 함께 앞으로 한 걸음 정도 옮긴 후 체중을 보행
기와 손상된 다리 쪽에 실으면서 건강한 다리를 앞으
로 옮긴다.

④ 지팡이 이용 보행 돕기

옆에서 보조하기	지팡이를 쥐지 않은 쪽 겨드랑이에 손을 넣어 잡고 대상자와 호흡을 맞춰 보행한다.
뒤에서 보조하기	대상자의 뒤쪽에서 한 손은 대상자의 허리를, 다른 한 손은 대상자의 어깨를 지지하며 대상자와 호흡을 맞춰 보행한다.
계단을 오를 때	지팡이 → 건강한 다리 → 마비된 다리 순서로 이동한다.
평지를 이동하거나 계단을 내려갈 때	지팡이 → 마비된 다리 → 건강한 다리 순서로 이동한다.

지팡이 길이 결정 방법

- 지팡이를 한 걸음 앞에 놓았을 때 팔꿈치가 약 30° 구부러지는 정도
- 지팡이의 손잡이가 대상자의 둔부에 오는 높이
- 평소 신는 신발을 신고 똑바로 섰을 때 손목 높이

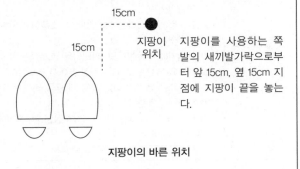

15cm

15cm

지팡이 위치

지팡이를 사용하는 쪽 발의 새끼발가락으로부터 앞 15cm, 옆 15cm 지점에 지팡이 끝을 놓는다.

지팡이의 바른 위치

이송 돕기

외상이 없을 경우 들어올리기	대상자 쪽으로 바짝 붙어서 손 전체를 이용하여 대상자를 잡고, 들어올린다.
외상이 의심될 경우 들어올리기	척추고정판 중앙에 대상자를 놓고, 무릎, 손목과 엉덩이, 위팔 순서로 고정한 뒤, 2인 이상이 힘을 합쳐 들어올린다.
1인이 부축하기	대상자의 손상되지 않은 쪽에 서서 건강한 팔을 요양보호사의 어깨에 걸치게 하고 대상자의 손목을 잡고 이송한다.

57-1. 지팡이를 이용하여 계단을 오를 때 순서가 올바른 것은?

① 건강한 다리 → 지팡이 → 마비된 다리
② 지팡이 → 마비된 다리 → 건강한 다리
③ 마비된 다리 → 건강한 다리 → 지팡이
④ 지팡이 → 건강한 다리 → 마비된 다리
⑤ 마비된 다리 → 지팡이 → 건강한 다리

|해설|

57-1
지팡이를 이용하여 계단을 오를 때 지팡이 → 건강한 다리 → 마비된 다리 순서로 이동한다.

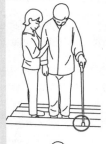

이동하려는 방향으로 지팡이를 움직여 짚는다.

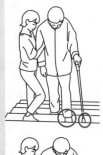

건강한 다리를 먼저 지팡이 옆에 놓으며 계단을 올라간다.

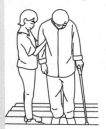

마비된 다리를 건강한 다리 옆으로 옮긴다.

지팡이를 이용하여 계단 오르기

정답 57-1 ④

① 감염의 증상

감염 발생 부위	후끈후끈한 열감, 발적, 통증, 부종(붓는 것), 삼출액 증가
호흡기계 감염	인후통, 기침, 객담, 호흡 곤란 등
요로 감염	하부복통, 배뇨통, 빈뇨, 잔뇨감, 급박뇨, 야뇨, 소변 색의 변화, 악취가 심하게 나는 소변, 요도 분비물, 요도 소양감(가려움증), 발열, 오한, 옆구리 부위의 통증, 오심, 구토, 간혹 설사
전신 증상	안면홍조(얼굴이 빨갛게 달아오름), 발열, 발진, 피곤, 의욕 상실, 두통, 근육통, 빈맥(100회 이상/분), 식욕 저하, 탈수 등

② 감염 예방 방법

손 씻기	• 식사 전, 화장실 사용 후, 대상자의 신체분비물을 만진 후 장갑을 착용했더라도 반드시 손을 씻어야 한다. • 흐르는 미온수로 손을 적시고, 일정량의 항균 액체 비누를 바른다. 일반적인 바 형태의 고체 비누는 세균으로 감염될 수 있다.
분비물 처리	• 배설물을 만질 때는 반드시 장갑을 착용한다. • 오염된 세탁물은 장갑을 끼고 격리 장소에 따로 배출한다. • 가정에서는 배설물이 묻은 의류나 물건을 따로 세탁하거나 씻는다. • 사용 물품에 혈액이나 체액이 묻었을 때 찬물로 닦고 더운물로 헹구며, 필요시 소독해야 한다. • 배설물 처리 후에는 장갑을 착용하였더라도 물과 비누로 손을 씻는다.
대상자 위생관리	• 목욕은 대상자의 피부에 있는 미생물을 제거하고 균의 전파를 줄인다. • 대상자의 땀이나 실금으로 더러워진 침구를 깨끗하고 위생적으로 관리한다. • 대상자가 입었던 옷도 깨끗이 세탁하여 청결을 유지한다.
요양보호사 위생관리	• 청결을 위해 매일 샤워나 목욕을 한다. • 자주 칫솔질을 하여 치아의 건강을 유지한다. • 손을 자주 씻는다. • 피부가 트거나 갈라지면 세균이 자라기 쉬우므로 로션을 발라 보습한다. • 손톱 밑은 균이 많으므로 손톱은 짧게 깎고 손을 자주 씻는다. • 가운이나 신발을 깨끗하게 유지한다.

	• 분비물에 오염된 물품은 정해진 곳에 버린다. • 필요시 보호 장구(마스크, 가운, 장갑 등)를 착용하고, 사용한 일회용 보호 장구는 재사용하지 말고 버린다.
흡인 물품 관리	• 가래가 담긴 흡인병은 분비물을 버리고, 1일 1회 이상 깨끗이 닦는다. • 한 번 사용한 카테터는 분비물이 빠질 수 있게 물에 담가 놓는다. • 흐르는 물에 카테터를 비벼 씻는다. 소독할 컵은 깨끗하게 씻는다. • 전용 냄비에 소독할 컵과 카테터를 넣고 충분히 잠길 정도의 물을 붓고 15분 이상 끓여서 소독한다. • 소독한 컵은 냄비 뚜껑을 닫은 채 물을 버린 후 건져서 자연 건조한다. • 카테터 등 고무제품은 15분 이상 끓인 후 쟁반에 넣어서 그늘에서 말린다. • 사용한 물품은 깨끗이 씻어 소독한다.

꼭 알아두기

올바른 손 씻기 6단계

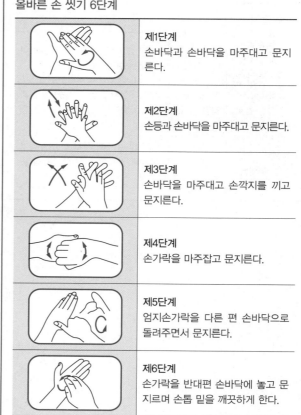

	제1단계 손바닥과 손바닥을 마주대고 문지른다.
	제2단계 손등과 손바닥을 마주대고 문지른다.
	제3단계 손바닥을 마주대고 손깍지를 끼고 문지른다.
	제4단계 손가락을 마주잡고 문지른다.
	제5단계 엄지손가락을 다른 편 손바닥으로 돌려주면서 문지른다.
	제6단계 손가락을 반대편 손바닥에 놓고 문지르며 손톱 밑을 깨끗하게 한다.

58-1. 대상자를 도울 때 감염이 발생할 수 있는 상황은?

① 분비물에 오염된 일회용 장갑을 깨끗이 씻어 말린 후 재사용한다.

② 배설물이 묻은 의류를 따로 세탁한다.

③ 장갑을 끼고 분비물을 처리한다.

④ 혈액이 묻은 물품을 찬물로 닦고 더운물로 헹군다.

⑤ 생닭을 만진 후 흐르는 물과 비누로 손을 씻는다.

58-2. 손을 반드시 씻어야 하는 경우에 해당하지 않는 것은?

① 애완동물을 만졌을 때

② 씻지 않은 과일과 야채를 만질 때

③ 오래된 책과 돈을 만졌을 때

④ 정수된 물과 접촉했을 때

⑤ 컴퓨터, 키보드, 마우스 등을 사용했을 때

|해설|

58-1
① 분비물에 오염된 일회용 장갑은 버리고 물과 비누로 손을 씻는다.

58-2
손을 꼭 씻어야 하는 경우
• 음식 만지기 전후 : 날 음식을 만지고 나서(소고기, 돼지고기, 닭고기, 생선, 기타 해산물 등)
• 가공 안 된 우유 및 유제품을 만질 때
• 씻지 않은 과일과 채소를 만질 때
• 행주를 사용한 후 주방 및 화장실을 청소할 때
• 배변 후, 화장실 변기 손잡이와 수도꼭지를 만졌을 때
• 오래된 책과 돈을 만졌을 때
• 컴퓨터, 키보드, 마우스 등을 사용했을 때
• 가족들이 자주 사용하는 전화기 및 아이들이 가지고 노는 장난감을 만졌을 때
• 애완동물을 만졌을 때
• 흙, 정수하지 않은 물, 먼지, 곤충을 만졌을 때

정답 58-1 ① 58-2 ④

① 장기요양 등급자는 연간 160만 원 한도 내에서 복지용구를 구입하거나 대여하여 사용할 수 있다.

복지용구 급여범위 및 급여기준 등에 관한 고시(2022.11. 1. 시행)

구입품목 (12종)	이동변기, 목욕의자, 성인용 보행기, 안전손잡이, 미끄럼방지 용품(미끄럼방지 매트, 미끄럼방지액, 미끄럼방지 양말), 간이변기(간이대변기·소변기), 지팡이, 욕창예방방석, 자세변환용구, 요실금팬티, 욕창예방 매트리스, 경사로(실내용, 실외용)
대여품목 (8종)	수동휠체어, 전동침대, 수동침대, 이동욕조, 목욕리프트, 배회감지기, 경사로(실내용, 실외용), 욕창예방 매트리스

② 수동휠체어

㉠ 보행이 불가능하거나 장시간 보행이 힘든 경우 사용한다.

㉡ 잠금장치 사용 : 휠체어를 움직이지 않는 때는 잠금장치를 항상 잠가 두어야 한다. 특히 대상자가 내리고 탈 때에는 잠금장치가 잠겨 있는지 반드시 확인하는 습관을 익힌다.

㉢ 타이어 공기압은 잠금장치 작동과 밀접한 관계가 있으므로 항상 적당한 공기압을 유지해야 한다.

㉣ 타이어의 적정 공기압은 엄지손가락으로 힘껏 눌렀을 때 0.5cm 정도 들어가는 상태이다.

㉤ 휠체어 발판 높이 조절은 휠체어를 뒤로 눕히고 휠체어 뒤 주머니에 있는 스패너로 볼트를 왼쪽으로 2~3바퀴 돌려 푼 후 발판을 좌우로 돌려 움직여 길이를 조절한다.

㉥ 잠금장치가 고정되지 않을 때는 타이어 공기압을 확인하고 공기압이 정상이라면 휠체어 뒤 주머니에 있는 스패너로 잠금장치 고정 볼트를 조절한 후 고정하여 준다.

㉦ 각종 볼트가 헐겁지 않은지 수시로 점검하고, 접은 상태에서 보관한다.

㉧ 바퀴, 구동장치, 다리지지대, 발판 등은 청결한 물에서 닦거나 물걸레질을 한다. 가동 부분은 말린 후에 윤활 처리한다.

③ 욕창예방 매트리스

  ㉠ 압력을 분산하고 통풍을 원활하게 하여 욕창을 예방하기 위해 사용하며, 내구연한은 3년이다.

  ㉡ 날카로운 물건이나 열에 닿으면, 매트리스가 터져서 공기압이 새어 나오므로 조심해야 한다.

  ㉢ 욕창예방 매트리스는 열을 발산하는 제품(찜질기 등)과 함께 사용하지 않는다.

  ㉣ 공기가 일정 간격으로 교대 주입되었다가 배기되는지 확인한다.

  ㉤ 매트리스 셀은 공기를 빼고 흐르는 물로 씻고 말린다.

④ 욕창예방 방석

  ㉠ 장기간 휠체어에 앉아 있을 경우 발생할 수 있는 욕창을 예방하기 위하여 깔아두는 방석으로 내구연한은 3년이다.

  ㉡ 통풍이 잘되고 세탁이 용이한 것을 선택한다.

  ㉢ 욕창예방 방석을 소독할 때는 공기를 빼고 흐르는 물로 씻고 건조시킨다.

  ㉣ 커버는 자주 세탁한다.

⑤ 침 대

  ㉠ 대상자가 쉽게 일어나고, 스스로 활동하는 것을 도와주기 위해 사용한다. 수동침대와 전동침대가 있으며, 모두 내구연한은 10년이다.

  ㉡ 전동침대는 높낮이, 경사도 등을 리모콘으로 조절하며, 수동침대는 크랭크 손잡이를 돌려서 조절한다.

  ㉢ 낙상 방지를 위해 침대난간이 부착되어야 하며, 고정장치가 달린 바퀴, 수액병 거치대, 매트리스, 식탁을 갖추고 있어야 한다.

  ㉣ 크랭크 손잡이는 침대의 다리판 쪽에 위치해야 하며, 사용하지 않을 경우에는 안전을 위하여 안으로 들어가는 수납 방식이어야 한다.

  ㉤ 바퀴가 구르지 않도록 잠금장치는 항상 잠근다.

  ㉥ 대상자가 침대에서 떨어지지 않도록 침대난간을 세워 고정시킨다.

  ㉦ 전동침대의 조절 부위는 물이 들어가지 않도록 한다.

  ㉧ 사용하지 않을 때에는 높낮이를 가장 낮은 위치에 오도록 한다.

⑥ 지팡이

  ㉠ 걸을 때 체중을 지탱하기 위해 사용하며, 지팡이의 길이는 대상자의 키에 맞춰야 한다.

  ㉡ 가장 많이 사용되고 있는 지팡이는 T자형 한발 지팡이이다.

  ㉢ 지팡이를 사용하는 쪽 발의 새끼발가락으로부터 바깥쪽 15cm 지점에 지팡이로 바닥을 짚은 상태에서 팔꿈치를 20~30° 정도 구부린 높이가 좋다.

  ㉣ 지팡이 바닥 끝 고무의 닳은 정도를 수시로 확인해야 한다. 고무가 닳았을 경우 미끄러져 넘어질 수 있다.

  ㉤ 지팡이 높이 조절용 버튼과 고정 볼트가 잘 고정되어 있는지 확인하여야 한다.

  ㉥ 지팡이의 종류

한발 지팡이	네발 지팡이	목 발
• 작고 간단하고 가볍다. • 균형감각을 향상하는 데 좋다. • 안정성은 가장 떨어진다. • 생긴 모양에 따라 T자형 지팡이라고도 부른다.	• 대상자가 설 수 있어야 사용할 수 있다. • 기저면이 넓어 체중을 지지하는 데 도움을 줄 수 있다.	• 캐나디안팔꿈치신전목발 • 겨드랑이 목발

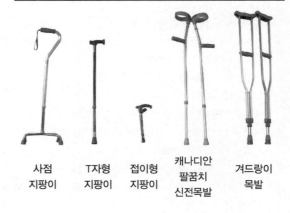

| 사점
지팡이 | T자형
지팡이 | 접이형
지팡이 | 캐나디안
팔꿈치
신전목발 | 겨드랑이
목발 |

⑦ 성인용 보행기

　㉠ 보행이 불편한 경우 실내외에서 스스로 이동할 수 있
　　도록 보조바퀴가 달린 기구로 내구연한은 5년이다.

　㉡ 사용하기 전 볼트 고정 상태를 확인하고, 휴식 시에는
　　반드시 잠금장치를 잠가야 낙상을 예방할 수 있다.

　㉢ 바퀴가 부착된 보행보조기에는 몸 앞 또는 좌우에 잡
　　을 수 있는 손잡이가 있어야 한다.

　㉣ 보행 중 넘어져서 넙다리뼈 또는 엉덩뼈가 골절되는
　　사례가 있으므로 주의해야 한다.

　㉤ 대상자의 보행이 불안정할 때는 도움을 주는 사람이
　　항상 손을 뻗으면 닿을 수 있는 위치에 있어야 한다.

　㉥ 성인용 보행기 종류

일반 보행기	보행보조차 (실버카)	보행차
• 대체로 안정성이 높다. • 다리의 체중부하 없이 이동이 가능하다. • 느린 걸음으로 걸어야 한다.	• 의자와 바구니가 달린 것이 특징이다. • 어느 정도 균형감각과 보행 능력이 있는 대상자가 사용한다.	• 보행이 어려운 대상자가 주로 실내외에서 사용한다. • 바퀴가 있는 것과 없는 것 두 종류가 있다. • 뇌졸중으로 반신마비가 된 사람은 사용에 신중을 요한다.

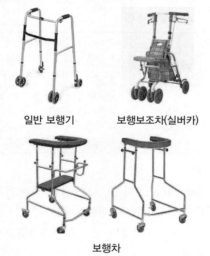

일반 보행기　　보행보조차(실버카)

보행차

⑧ 이동변기

　㉠ 화장실까지 이동하기 어려운 경우 용변을 안전하게 볼
　　수 있도록 도와주는 용품으로, 내구연한은 5년이다.

　㉡ 의자처럼 사용하고, 사용한 변기통은 소독하거나 뜨
　　거운 물로 세척하여 건조시킨 다음 본체와 함께 서늘
　　한 곳에 보관한다.

　㉢ 오랫동안 앉아있을 수 있도록 팔걸이와 등받이가 있
　　어야 한다.

　㉣ 대상자의 무게를 충분히 견딜 수 있도록 튼튼해야 한다.

　㉤ 가볍기 때문에 미끄러지거나 넘어짐에 주의해야 한다.

⑨ 간이변기

　㉠ 이동이 불편한 대상자가 침대에서 용변을 해결하기
　　위해 반듯이 누운 자세에서 사용한다.

　㉡ 열탕으로 소독할 수 있도록 충분한 내열성이 있어야
　　한다.

　㉢ 가정에서 사용할 때에는 높이가 낮은 플라스틱재의
　　소형변기를 사용하는 것이 좋다.

　㉣ 소변기는 소변량을 측정할 수 있도록 눈금이 있어야 하
　　며, 소변색을 볼 수 있도록 흰색이거나 투명해야 한다.

⑩ 안전손잡이

　㉠ 거동이 불편한 대상자가 자주 왕래하는 장소(거실, 화
　　장실 등)에 손잡이를 달아 대상자의 자립성을 높여주
　　는 도구이다.

　㉡ 제품 표면은 시각 손상이 있는 대상자, 일반적인 움직
　　임에 어려움이 있는 대상자들을 위해 미끄럼방지가
　　되어 있어야 한다.

　㉢ 안전손잡이의 표면은 모든 사람에게 잠재적 위험이
　　되는 날카로운 돌출부 및 가장자리가 없어야 하며, 특
　　히 시각 손상이 있는 대상자를 고려해야 한다.

　㉣ 안전손잡이는 대상자가 이용할 때 쉽게 잡을 수 있어
　　야 한다.

　㉤ 안전손잡이에 고정 장치가 있을 경우, 고정 장치에 대
　　상자가 다치는 위험이 없도록 별도의 고정 장치 덮개
　　가 있어야 한다.

　㉥ 벽과 안전손잡이 사이에 팔이 끼이면서 넘어져 골절
　　되는 사례가 있으므로 주의해야 한다.

⑪ 목욕의자

　㉠ 거동이 불편한 대상자를 목욕시키고 머리를 감길 때 대상자의 자세 유지를 도와주는 용품으로 내구연한은 5년이다.

　㉡ 앉는 면이 높지 않고, 등받이가 높고, 팔걸이가 있으며, 기대어 앉아도 넘어지지 않는 것이 좋다.

　㉢ 물에 녹슬지 않는 소재로서 엉덩이 부위는 미끄러지지 않는 재질로 되어 있어야 한다.

　㉣ 욕실은 물과 비누제품 등으로 매우 미끄럽기 때문에 넘어질 경우 부축이 어렵고, 낙상사고가 많으므로 주의해야 한다.

　㉤ 목욕의자의 종류 : 접이용 목욕의자, 바퀴 달린 목욕의자

꼭 알아두기

목욕리프트와 이동욕조

목욕리프트	· 입욕 시 높낮이를 조절하여 목욕을 보조하는 용품으로 내구연한은 3년이다. · 감전 예방을 위해 충전용 배터리만 목욕리프트의 전원으로 사용해야 한다. · 편안한 자세로 목욕할 수 있도록 등받이 각도와 높낮이가 자동으로 조절되어야 한다.
이동욕조	· 침대 위나 거실 등에서 편리하게 목욕할 수 있는 이동형 욕조로 접거나 공기를 빼서 보관할 수 있어 편리하다(내구연한 5년). · 이동욕조 표면은 시각적 손상 또는 움직임이 어려운 대상자를 위하여 미끄럼방지가 되어 있어야 한다. · 조작이 간편해야 하며, 사용 중 쉽게 풀리지 않는 구조이어야 한다. · 인체에 접촉하는 면은 매끄럽고 사용상 해로운 결점이 없어야 한다.

⑫ 자세변환 용구

　㉠ 거동이 불편한 대상자의 자세와 위치를 변환하기 위한 용구이다.

　㉡ 종류

자세변환용 시트	대상자가 쉽게 자세를 바꿀 수 있도록 마찰이 적은 재료여야 한다.
자세변환용 쿠션	너무 딱딱하거나 미끄럽지 않아야 한다.

⑬ 미끄럼방지 용품

　㉠ 거동이 불편한 대상자가 실내에서 미끄러져 넘어지는 것을 방지하기 위한 용품이다.

　㉡ 미끄럼방지 용품으로 미끄럼방지 매트, 미끄럼방지 테이프, 미끄럼방지 양말, 미끄럼방지액 등이 있다.

　㉢ 사용 시 주의할 점

미끄럼방지 매트	걸려 넘어지지 않도록 주의하여야 한다.
미끄럼방지 액	욕실 바닥에 물기를 완전히 제거한 후 골고루 발라 주어야 한다.

⑭ 배회감지기

　㉠ 치매나 문제행동(배회, 길 잃음) 대상자의 실종을 방지하는 장치이다(내구연한 5년).

　㉡ 항상 전원 및 작동 상태를 확인하고 관리해야 한다.

　㉢ 배회감지기 종류

위성항법 장치형(GPS)	· 위치추적 서비스이다. · 분실의 위험이 있고, 물에 젖으면 오작동 될 수 있으므로 주의해야 한다.
매트형 배회감지기	· 매트를 벗어나면 빛 또는 소리, 알림으로 가족에게 통보한다. · 매트가 밀리거나 매트에 걸려서 넘어질 수 있으므로 주의해야 한다.

⑮ 경사로

　㉠ 휠체어를 이용하는 대상자의 이동을 돕기 위한 이동식 경사로이다(내구연한 8년).

　㉡ 사용 시 안정되고 균형이 잘 이루어졌는지, 잘 고정되어 있는지, 파손된 곳은 없는지 등을 확인하여야 추락사고를 예방할 수 있다.

　㉢ 대상자의 정신적, 신체적 부담을 감소시켜 준다.

59-1. 보행차 사용이 적합하지 않은 사람은?

① 균형 감각이 있고 보행능력이 있는 사람

② 보행기에 기댈 필요가 없는 사람

③ 지팡이로 걷는 연습을 하기 전 단계의 사람

④ 실내에서 사용을 원하는 잘 걷지 못하는 사람

⑤ 뒤로 잘 넘어지거나 반신마비가 있는 사람

59-2. 보건복지부고시에 따른 복지용구 중 구입품목에 해당하는 것은?

① 전동침대

② 목욕리프트

③ 이동욕조

④ 성인용 보행기

⑤ 배회감지기

|해설|

59-1

⑤ 뒤로 잘 넘어지거나 반신마비가 있는 사람은 보행차를 사용하지 않거나 사용에 신중할 필요가 있다.

59-2

④ 성인용 보행기는 구입품목에 해당한다.

복지용구

• 대여품목(8종) : 수동휠체어, 전동침대, 수동침대, 이동욕조, 목욕리프트, 배회감지기, 경사로(실내용, 실외용), 욕창예방 매트리스

• 구입품목(12종) : 이동변기, 목욕의자, 성인용 보행기, 안전손잡이, 미끄럼방지 용품(미끄럼방지 매트, 미끄럼방지액, 미끄럼방지 양말), 간이변기(간이대변기, 소변기), 지팡이, 욕창예방방석, 자세변환용구, 요실금팬티, 욕창예방 매트리스, 경사로(실내용, 실외용)

정답 59-1 ⑤ 59-2 ④

핵심이론 60 낙 상

① **낙상 위험요인**

신체적 요인	• 보행 장애가 있는 질환을 앓고 있는 경우 • 기립성 저혈압이 있는 경우 • 4가지 이상의 약물을 복용하는 경우 • 발에 이상이 있거나 적절한 신발을 착용하지 않은 경우 • 시력이 떨어져 있는 사람 • 약물(당뇨 대상자의 저혈당 증상, 이뇨제 사용, 혈압약으로 인한 혈압 저하 등)로 인한 낙상 위험
환경적 요인	• 집안 환경 : 정리가 안 되어 어지럽거나 전등이 희미한 경우, 보조기구(지팡이, 목발 등)의 크기나 형태가 맞지 않을 때, 공간들의 디자인이 손상을 유발하도록 디자인된 경우 • 외부 환경 : 눈부신 조명, 미끄러운 바닥, 경사, 계단 등
행동적 요인	지나친 음주나 개인의 활동량 저하 등

② **낙상 대상자 돕기**

낙상 후 일어날 수 없는 경우	• 119에 전화한다. • 절대 뼈를 맞추거나 이동시키거나 움직이지 않게 하고 의료진이 올 때까지 대상자를 지킨다.

낙상 후 일어날 수 있는 경우	• 대상자가 스스로 일어나게 해서는 안 되며 우선 호흡을 가다듬게 하고 진정시킨다.
	• 대상자에게 다친 곳과 아픈 곳이 있는지 먼저 확인한다.
	• 다음 순서대로 일어나기를 시도할 수 있도록 돕는다.
	  - 1단계 : 옆쪽으로 눕고 위쪽에 있는 다리를 구부린 후, 양 팔꿈치나 양손으로 몸을 일으킨다.
	  - 2단계 : 의자나 다른 튼튼한 가구에 양손을 올려놓고 몸을 당겨 무릎을 꿇게 한다.
	  - 3단계 : 물체를 잡은 상태에서 힘이 있는 쪽 다리를 앞으로 놓게 한다.
	  - 4단계 : 천천히 일으킨다.
	  - 5단계 : 조심스럽게 돌려서 앉힌다.

③ **낙상 예방법**

㉠ 약물 복용에 대해 의사에게 확인받고, 과음 삼가기

㉡ 시력이 나빠지면 자신에게 맞는 안경 쓰기

㉢ 집 안 환경을 안전하게 만들기

㉣ 하지 근력 강화를 위해 꾸준히 운동하기

가정에서의 낙상 예방 주의사항

- 화장실에서 나올 때 물기가 있으면 바로 닦아 제거한다.
- 변기 옆과 욕조 벽에 손잡이를 설치한다.
- 화장실 문 앞 카펫이나 깔개는 밑 부분에 미끄럼방지가 되어 있는 것을 사용한다.
- 방이나 거실, 주방의 물기나 기름기 등을 바로 닦아 제거한다.
- 부엌 싱크대나 가스레인지 근처의 바닥에는 미끄러지지 않도록 고무매트를 깔아 놓는다.
- 바닥 타일과 장판은 미끄럼방지 처리가 되어 있는 제품만을 사용한다.
- 욕조와 샤워실에는 미끄럼방지 스티커를 붙이거나 바닥 미끄럼방지 매트를 사용할 수 있다.
- 가능하면 모든 방과 현관의 문턱을 제거한다.
- 가급적 계단보다는 엘리베이터를 이용한다.
- 계단 주위에는 물체나 장해물이 없도록 깨끗이 치우고, 조명을 밝게 한다.
- 취침 시 침대 높이를 최대한 낮춘다.
- 침대에서 취침할 때 바로 옆에 조명을 켤 수 있도록 준비해 둔다.
- 침대는 난간이 있는 노인용 침대를 이용하여 난간을 올리고 취침하게 한다.
- 갑자기 자세를 바꾸거나 움직이지 말고 천천히 움직이는 것을 생활화한다.
- 발에 꼭 맞는 신발, 바닥에 미끄럼방지 처리가 된 신발을 신게 한다.
- 욕실에서 신발을 신게 하고, 샤워기, 욕조의 안팎, 화장실 근처에 손잡이를 설치한다.
- 헐겁게 늘어지거나 긴 옷은 피한다.
- 현기증이나 정신 혼란을 일으킬 수 있는 약물의 복용은 피한다.
- 균형을 유지하고 근력을 강화할 수 있는 운동을 하고 고관절 보호대를 착용한다.

60-1. 가정에서의 낙상 예방 주의사항에 대한 설명 중 옳지 않은 것은?

① 조명이 어둡거나 전구가 나가면 바로 교체하며, LED 등의 밝은 조명으로 교체한다.
② 취침 시 침대 높이를 최대한 낮춘다.
③ 가능하면 모든 방과 현관에 문턱을 만든다.
④ 균형을 유지하고 근력을 강화할 수 있는 운동을 하고 고관절 보호대를 착용한다.
⑤ 발에 꼭 맞는 신발, 바닥에 미끄럼방지 처리가 된 신발을 신게 한다.

60-2. 재가 대상자의 낙상을 예방하는 방법은?

① 조명은 자가다 깨도 켤 수 있도록 가까이에 둔다.
② 늘어지고 헐렁한 옷을 입힌다.
③ 크기가 넉넉한 신발을 신게 한다.
④ 취침 시 침대높이는 최대한 높게 둔다.
⑤ 계단 주위에는 조명을 어둡게 한다.

| 해설 |

60-1
③ 가능하면 모든 방과 현관의 문턱을 제거한다.

60-2
② 헐겁게 늘어지거나 긴 옷은 가구나 문고리 등에 걸릴 수 있으므로 피한다.
③ 발에 꼭 맞는 신발, 바닥에 미끄럼방지 처리가 된 신발을 신게 한다.
④ 취침 시 침대높이를 최대한 낮춘다.
⑤ 계단 주위에는 물체나 장해물이 없도록 깨끗이 치우고, 조명을 밝게 한다.

정답 60-1 ③ 60-2 ①

① 화 재

화재예방 습관	• 전열기구와 화기를 사용할 때 반드시 안전수칙을 준수한다. • 콘센트 하나에 여러 개의 전열기구 플러그를 꽂지 않는다. • 기름(식용유 등)을 사용하여 조리할 때는 주방을 떠나지 않는다. • 성냥, 라이터, 양초 등은 노인과 어린이의 손이 닿지 않게 보관한다. • 난로 곁에는 불이 붙는 물건을 치우고 세탁물 등을 널어놓지 않는다. • 소화기가 비치된 장소를 알아 두고 사용법을 익힌다. • 자리를 떠날 때는 전기, 가스, 석유, 전기기구 등이 꺼졌는지 확인한다.
화재 시 대처하는 방법	• 연기나 불이 난 것을 보면 '불이야'라고 소리치거나 비상벨을 눌러 주변에 알린다. • 불을 끌 것인지 대피할 것인지 판단한다. • 불길이 천장까지 닿지 않은 불이라면 소화기나 양동이를 활용하여 신속히 끈다. 　– 소화기를 실내에서 사용할 때는 문을 등지고 소화기 분말을 쏜다. 　– 옷에 불이 붙으면 하던 일을 멈추고, 얼굴에 화상을 막고 연기가 폐로 들어가지 않도록 얼굴(특히 눈, 코, 입)을 가리고 바닥에 뒹굴며 불을 끈다. • 불길이 커져 불을 끄기 어려운 경우 신속히 대피한다. 세대 밖으로 대피가 어려운 경우 경량칸막이를 부수고 이웃집으로 대피하거나 완강기를 이용하여 창문으로 내려가는 방법, 실내 대피공간으로 대피하였다가 불이 꺼진 후 나오는 방법 등을 활용한다.
화재 시 대피 요령	• 계단으로 이동한다(엘리베이터 사용 금지). • 아래층으로 대피할 수 없는 경우 옥상으로 대피한다. 옥상 출입문은 항상 열려있어야 한다. • 불 속을 통과해야 하는 경우 젖은 수건 등으로 코와 입을 감싸 뜨거운 공기가 코와 폐로 들어가지 않게 한다. • 최대한 자세를 낮추고, 방문을 열기 전에 문손잡이가 뜨거운지 확인한 뒤 만진다. 방을 나간 다음에 문을 닫아 두면 불과 연기가 퍼지는 속도를 늦출 수 있다. • 대피한 경우에는 바람이 불어오는 쪽에서 구조를 기다린다. • 야간 화재 시 한쪽 손으로 벽을 짚고, 조심스럽게 발을 옮겨 한 방향으로 신속하게 이동하여 밖으로 대피한다.

② 수해와 태풍

수해 발생 시 대처 방법	• 물이 집 안으로 흘러 들어오는 경우 모래주머니 등을 사용하여 막는다. • 홍수로 밀려온 물은 오염되었을 가능성이 크므로 물에 젖지 않게 해야 한다. • 상수도의 오염에 대비하여 욕조에 물을 받아 둔다. • 필요시 전기차단기를 내리고 가스 밸브를 잠근다. • 물이 빠진 후에는 새어 나온 가스가 집 안에 축적되어 있을 수 있으므로 성냥불이나 라이터를 사용하지 말고, 창문을 열어 환기를 한다.
태풍 예보 시 행동	• 자주 물에 잠기는 지역, 산사태 위험지역 등 위험한 곳은 피하고, 안전한 곳으로 대피한다. • 외출하지 않고, 실내에서는 문과 창문을 닫은 후 TV, 라디오, 인터넷 등을 통해 기상 상황을 확인한다. • 개울가, 하천변, 해안가 등 침수 위험지역은 급류에 휩쓸릴 수 있으니 가까이 가지 않는다. • 산과 계곡의 등산객은 계곡이나 비탈면 가까이 가지 않고, 안전한 곳으로 대피한다. • 공사자재가 넘어질 수 있으니 공사장 근처에 가지 않는다. • 농촌에서는 논둑이나 물꼬의 점검을 위해 나가지 않는다.
태풍 발생 중 대처 방법	• 침수가 우려되는 경우 지하에서 나온다. • 창문을 모두 닫은 후에 창문에서 최대한 떨어진 곳에 머문다. • 가스는 잠가두고, 폭우가 심할 경우 전기 제품도 가급적 쓰지 않는다. • 차량 이동 중이라면 속도를 줄인다. • 하천변, 산길, 공사장, 가로등, 신호등, 전신주 근처, 방파제 옆으로 이동하지 않는다.

지진발생 중 대비 방법

- 지진으로 흔들리는 동안은 탁자 아래로 들어가 몸을 보호하고, 탁자 다리를 꼭 잡는다.
- 흔들림이 멈추면 전기와 가스를 차단하고, 문을 열어 출구를 확보한다.
- 건물 밖으로 나갈 때는 계단을 이용하여 신속하게 이동한다(엘리베이터 사용 금지).
- 건물 밖에서는 가방이나 손으로 머리를 보호하며 건물과 거리를 두고 주위를 살피며 대피한다.
- 떨어지는 물건에 유의하며 신속하게 운동장이나 공원 등 넓은 공간으로 대피한다.
- 라디오나 공공기관의 안내 방송 등 올바른 정보에 따라 행동한다.

③ 전기사고

전기 사용 시 주의점	• 전기기구 사용 시 찌릿한 느낌이 들거나 소음 또는 냄새가 나면 사용을 중단하고 확인한다. • 전선이 벗겨져 있는지 다른 파손이 있는지를 살펴보고 이상이 있으면 사용하지 않는다. • 하나의 콘센트에 여러 개의 전기코드를 꽂지 않는다. • 의료기기는 반드시 접지용 3핀 플러그를 사용한다. • 습기가 있는 곳에서는 가급적 전기 기구를 사용하지 않아야 안전하다. 세면대, 욕조, 샤워장 등에서는 콘센트에 보호용 커버를 씌워 사용한다. • 전기기구 물품 세척 시나 수선 시에는 절대 전기를 연결하지 않는다. • 만일 전기 쇼크를 입으면 전류가 차단될 때까지 다른 사람이 닿지 않도록 해야 한다. • 장기요양기관에서 전기 사고를 줄이기 위하여 직원과 요양보호 대상자에게 안전교육을 한다.

정전 시 행동요령

- 정전에 대비해 손전등을 미리 준비해 둔다.
- 인공호흡기나 흡인기를 사용하는 대상자가 있는 장기요양기관은 정전에 대비하여 보조전원장치를 마련한다.
- 전기기기(전열기, 난방기, 에어컨 등)의 동시 사용을 자제하고 별도의 전용 콘센트를 사용한다.
- 정전 시 누전차단기의 이상 유무를 확인한다. 옥내 전기설비에 이상이 있으면 전기공사업체에 수리를 의뢰하도록 대상자 가족과 상의한다.
- 정전이 복구된 후에는 시간 간격을 조금씩 두고 가전제품을 플러그에 하나하나 순서대로 꽂는다.
- 냉동식품을 점검한다. 식품이 얼어있는 상태라면 재냉동이 가능하지만 고기 등의 빛깔이 변했거나 냄새가 난다고 판단되면 버린다.

핵심예제

61-1. 재가 대상자의 집에 화재가 발생했을 때 대피시키는 방법은?

① 집 밖으로 대피하기 어려우면 경량칸막이를 부수고 옆집으로 대피시킨다.
② 양손을 번갈아 벽을 짚어 가며 바깥으로 이동하게 한다.
③ 연기가 나는 경우 손으로 코와 입을 막고 이동하게 한다.
④ 엘리베이터로 신속히 이동하게 한다.
⑤ 똑바로 서서 이동하게 한다.

61-2. 지진 발생 시 대처요령으로 옳지 않은 것은?

① 크고 무거운 물건을 치워둔다.
② 유리그릇은 잠그는 것이 가능한 장소에 보관한다.
③ 부딪치지 않게 작은 부피의 물건 옆에서 몸을 웅크린다.
④ 가스 · 전기 · 수도를 차단하는 방법을 미리 익혀 둔다.
⑤ 응급처치법을 미리 익혀둔다.

61-3. 홍수로 인한 수해가 발생했을 때 대처방법은?

① 가스 밸브를 연다.

② 홍수로 밀려온 물에 몸이 젖었을 경우 수건으로 닦는다.

③ 집 안의 물이 빠진 후에는 라이터로 불을 켠다.

④ 욕조에 물을 받아둔 물을 모두 빼놓는다.

⑤ 물이 집 안으로 흘러들어오는 경우 모래주머니 등을 사용하여 막는다.

| 해설 |

61-1

② 벽을 짚은 손을 바꾸면 오히려 더 깊은 실내로 들어갈 수 있으므로 벽을 짚은 손을 바꾸지 않는다.

③ 연기가 나는 경우 손수건, 옷 등을 이용하여 호흡기(코와 입)를 보호한다.

④ 계단을 이용해 이동하며 엘리베이터는 사용을 금지한다.

⑤ 뜨거운 연기는 천장으로 올라가고 차가운 공기는 아래로 내려오므로 최대한 자세를 낮춘다.

61-2

③ 크고 견고한 구조물의 아래 또는 옆으로 피난하여야 생존확률을 높일 수 있다.

61-3

① 전기차단기를 내리고 가스 밸브를 잠근다.

② 홍수로 밀려온 물에 몸이 젖었을 경우 비누를 이용하여 깨끗이 씻는다.

③ 물이 빠진 후에는 새어 나온 가스가 집 안에 축적되어 있을 수 있으므로 라이터를 사용하지 말고, 창문을 열어 환기를 한다.

④ 상수도의 오염에 대비하여 욕조에 물을 받아 둔다.

정답 61-1 ① **61-2** ③ **61-3** ⑤

---

① 일상생활 지원의 원칙

ㄱ 노인장기요양보험의 표준서비스의 하나로 취사, 청소 및 주변정돈, 세탁을 의미한다.

ㄴ 대상자의 질환 및 특성을 이해하고, 대상자의 욕구를 충분히 파악하여 지원한다.

ㄷ 대상자의 생활방식과 가치관을 존중한다.

ㄹ 대상자와 신뢰관계를 형성하고, 대상자의 안전을 최우선하여 배려한다.

ㅁ 대상자의 잔존 능력을 최대한 발휘하도록 격려하고 도움이 필요한 것은 요양보호사가 지원한다.

ㅂ 대상자에게 충분히 설명하고 동의를 얻는다. 단, 인지 능력이 없는 대상자인 경우, 보호자에게 설명하고 동의를 얻는다.

ㅅ 물품은 대상자의 동의를 얻어 사용하고, 함부로 옮기거나 버리지 않는다.

ㅇ 서비스 제공에 대해 상세하게 기록한다.

ㅈ 일회용품 사용을 가급적 자제한다.

② 일상생활 지원의 중요성

신체활동 지원	• 대상자의 신체에 관한 직접적인 도움을 의미한다. • 세면 도움, 머리 감기기, 몸단장, 배설 도움, 식사 도움, 목욕 도움, 체위변경 도움 등
일상생활 지원	• 신체활동을 지원하는 데 필요한 조건이나 수단을 마련하기 위한 간접적인 활동이다. • 식사도움 지원 : 재료 구입과 조리 • 배설도움 지원 : 세탁, 청소 등 • 요양보호사가 제공하는 서비스는 대상자에게만 제한하여 제공한다.
일상생활 지원의 중요성	• 일상생활 지원이 적절하게 이루어져야만 신체활동 지원이 안정적으로 유지될 수 있다. • 신체활동 지원이 필요하지 않은 대상자 : 일상생활 지원만 제공 • 신체활동 지원이 필요한 대상자 : 신체활동 지원과 일상생활 지원을 함께 제공 • 대상자가 자립적으로 생활하는 데 중요한 역할을 한다.

노인장기요양보험의 표준서비스
신체활동 지원, 일상생활 지원, 개인활동 지원, 정서 지원,
방문목욕, 기능회복훈련, 치매관리 지원, 응급, 시설환경관
리, 간호처치

핵심예제

62-1. 신체활동 지원과 일상생활 지원에 대한 내용 중 옳지 않은 것은?

① 신체활동 지원은 대상자의 신체에 대한 직접적인 서비스 활동이다.

② 신체활동 지원을 필요로 하지 않는 대상자인 경우는 일상생활 지원이 단독으로 이루어진다.

③ 일상생활 지원은 대상자의 자립적 생활의 기반을 마련하는 요양보호사의 중요한 역할 중 하나이다.

④ 신체활동 지원에는 식사도움, 목욕도움 등의 활동이 포함된다.

⑤ 신체활동 지원과 일상생활 지원은 별개의 것으로 밀접한 관련성이 없다.

|해설|

62-1

⑤ 신체활동 지원과 일상생활 지원은 밀접한 관련이 있으며, 일상생활 지원 없이는 신체활동 지원을 제대로 수행할 수 없다.

정답 62-1 ⑤

핵심이론 63 식사 준비와 영양관리

① 식사 준비

기본 원칙	• 식단은 대상자와 함께 정한다. • 식사와 관련된 특이사항에 대해 기록해 둔다. • 한 번에 섭취할 수 있는 양만큼씩 나누어 준비해 둔다. • 식재료나 관련 물품의 구매내역은 대상자와 충분히 상의한 후 결정한다. • 식재료 구입 영수증과 잔돈을 전달하고, 구매한 식재료의 적절한 보관 및 관리를 지원한다.
식재료 구매	• 식단을 작성한다. • 필요한 구매목록을 작성하여 필요량만 구매한다. • 식재료 구매 시 유통기한, 영양표시, 보관방법, 보관상태를 확인한다. • 식재료 구입 후 냉장이나 냉동보관 물품은 즉시 냉장ㆍ냉동 보관한다.
조리 방법	• 볶기 : 채소는 살짝 데쳐서 볶으면 기름도 적게 들고 색깔도 선명하게 유지할 수 있다. • 삶기 : 채소는 삶으면 부드러워져 먹기 쉽고, 육류는 오래 삶으면 부드러워지나 생선은 반대로 오래 삶으면 질기고 딱딱해진다. • 튀기기 : 단시간에 조리할 수 있으나 기름기가 적은 조리 방법을 선택하는 것이 바람직하다. • 무침 : 식초나 소스로 무침을 하면 미각에 변화를 주어 입맛을 찾는 데 도움이 된다. • 찜 : 노인에게 자주 사용되는 조리 방법 중 하나로, 센 불에 가열하다가 약한 불로 오래 가열하면 담백하고 부드러운 맛을 느낄 수 있다. • 굽기 : 기름이나 물 없이 높은 열로 빠른 시간 내에 조리하기 때문에 수용성 영양소의 손실이 적고 식품 자체의 성분이 용출되지 않으므로 식품 고유의 맛을 살릴 수 있다.

꼭 알아두기

조리 시 고려사항
• 대상자의 저작능력과 연하능력에 따라 식재료나 조리방법을 선택한다.
• 찌거나 데치거나 끓이거나 삶아서 부드럽게 조리한다.
• 질환상으로 허용되는 범위 내에서 다양한 식품과 조리법을 사용한다.
• 가능한 한 짜지 않게 조리한다.
• 딱딱하고 자극적인 음식은 피한다.

② 노인의 영양관리

고려해야 할 노인의 특성	• 에너지 요구량 감소 : 에너지 과잉 섭취를 피하고 건강체중을 유지하도록 적정한 식사량을 제공한다. • 소화능력 감소 및 식욕저하 : 소화액 분비 감소로 소화능력이 감소하므로 식사를 조금씩 자주 섭취하는 것이 좋다. • 치아 손실 및 씹기 장애 : 식재료를 부드럽게 조리하고 크기를 작게 하여 섭취를 돕고, 부드러우면서도 바삭하거나 아삭한 질감을 활용한다. • 감각기능 저하 : 싱겁게 조리하고 대신 다양한 향신료를 사용하여 입맛을 잃지 않게 한다. • 침 분비 감소 : 재료가 촉촉하도록 약간의 국물이 있는 조리법을 선택한다. • 장 운동성 감소 : 변비가 생기기 쉬우므로 식이섬유가 풍부한 잡곡이나 채소를 적정량 섭취하게 한다.
고려해야 할 영양소	• 소화가 잘되는 양질의 단백질 식품을 선택한다(두부, 생선, 지방을 제거한 육류, 우유 등). • 단순당이 많은 음식은 피하고 식이섬유나 전분이 풍부한 채소와 잡곡밥 등의 복합당질을 이용한다. • 필수지방산이 부족하지 않게 하고, 지용성비타민 흡수를 돕기 위한 적당량의 지질을 섭취하게 한다. 단, 동물성 포화지방산이나 콜레스테롤 함량이 많은 식품은 제한한다. • 다양한 색의 식품(컬러푸드)을 가능한 한 골고루 먹는 것이 좋다. • 수분을 충분히 섭취하도록 하여 탈수를 방지해야 한다.

③ 식사 관리의 기본원칙

㉠ 노인을 위한 식사 관리의 기본원칙 중 가장 중요한 것은 규칙적인 세 끼 식사이다.

㉡ 식욕 저하나 소화 능력 약화로 한 번에 충분한 식사량을 섭취하지 못하는 경우에는 식사 사이에 간식을 제공하여 보충한다.

㉢ 식품 구매 시에는 영양가가 높고 조리하기 쉬운 식품을 선택하고 가급적 신선한 제철 식재료를 이용한다.

㉣ 가공식품은 가능한 한 제외하고, 짜게 섭취하기 쉬우므로 싱겁게 조리하며 수시로 물을 충분히 마실 수 있게 한다.

㉤ 술은 열량이 높고 다른 필수영양소는 없으므로 절제하게 한다.

㉥ 기본적인 식사 관리를 바탕으로 고려해야 할 사항

개인차에 대한 고려	개인마다 활동상황, 건강상태에 따라 영양 요구량에 차이가 있으므로 연령도 중요하지만 각 개인의 상태에 맞추어 영양을 섭취할 수 있도록 한다.
미각 및 기호 변화	• 노인은 짠맛과 단맛에 둔감하므로 짜거나 단 음식을 많이 섭취하지 않도록 주의한다. • 순한 맛으로 부드럽게 조리한다. • 노인의 식습관은 쉽게 변화시킬 수 없으므로 새로운 맛이나 식단을 시도할 때 거부감을 가지지 않게 한다.
약물 복용	• 대부분 약물은 영양소 흡수를 방해하고 체내 대사작용에 영향을 미쳐 영양소 효율을 감소시킨다. • 고혈압 약 : 비타민 B_6 결핍을 초래할 수 있고, 이뇨제는 칼슘 · 아연 · 마그네슘 등의 무기질 흡수를 방해하여 결핍을 일으킬 수 있다.

식품구성 자전거

6가지 식품군	① 곡 류 ② 고기 · 생선 · 달걀 · 콩류 ③ 채소류 ④ 과일류 ⑤ 우유 · 유제품류 ⑥ 유지 · 당류
식품구성 자전거	• 6가지 식품군을 실제 식생활에서 적용해 균형 잡힌 식사를 하도록 그림으로 표시한 것이다. • 5가지 식품군을 매일 골고루 필요한 만큼 먹어 균형 잡힌 식사를 해야 한다(과잉 섭취를 주의해야 하는 유지 · 당류를 제외). • 자전거 뒷바퀴 : 우리가 주로 먹는 식품을 종류와 영양소 함량, 기능에 따라 비슷한 것끼리 묶어 식품군을 분류한 것이다. • 자전거 앞바퀴 : 물컵은 수분 섭취의 중요성을 의미한다. • 자전거 면적 : 각 식품군마다 섭취해야 하는 횟수와 분량을 의미한다. • 자전거 모형 : 올바른 식사 관리와 함께 신체활동의 중요성을 보여준다.

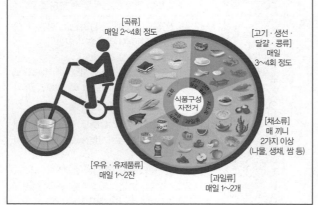

[곡류]
매일 2~4회 정도

[고기 · 생선 · 달걀 · 콩류]
매일 3~4회 정도

식품구성
자전거

[채소류]
매 끼니
2가지 이상
(나물, 생채, 쌈 등)

[우유 · 유제품류]
매일 1~2잔

[과일류]
매일 1~2개

63-1. 노인의 영양 관리 방법으로 올바른 것은?

① 식물성 단백질 위주로 섭취할 때는 다양한 음식을 함께 섭취하여 부족한 아미노산을 보충한다.

② 간혹 식욕이 없는 경우를 대비하여 식욕이 있는 날은 가급적 많은 끼니를 섭취한다.

③ 1일 단백질 필요량은 체중 1kg당 10g으로 권장한다.

④ 적어도 1일 단백질 섭취량의 1/2은 동물성 단백질로 섭취하는 것이 좋다.

⑤ 고영양 위주의 칼로리 섭취로 다소 증가된 체중을 유지한다.

63-2. 치아 손실이 있는 재가 대상자의 식사를 조리하는 방법은?

① 가래떡은 굵직하게 썰어 고추장에 볶는다.

② 오징어는 오랫동안 삶는다.

③ 소고기는 육포로 만든다.

④ 감자는 튀겨서 소금을 뿌린다.

⑤ 양배추는 센 불로 익힌 후 약불로 졸여서 찐다.

|해설|

63-1

② 균형 잡힌 영양소 섭취를 위해 1일 3끼 식사를 규칙적으로 한다.

③ 1일 단백질 필요량은 체중 1kg당 1g으로 권장한다.

④ 적어도 1일 단백질 섭취량의 1/4~1/3은 동물성 단백질로 섭취하는 것이 좋다.

⑤ 적절한 칼로리 섭취로 이상적인 체중을 유지한다.

63-2

⑤ 치아 손실로 음식을 잘 씹지 못하는 경우 식재료를 부드럽게 조리하고 크기를 작게 하여 섭취를 돕고, 부드러우면서도 바삭하거나 아삭한 질감을 활용한다.

정답 63-1 ① 63-2 ⑤

질 환	식사 관리법
당뇨병 대상자	• 일정한 시간에 규칙적으로 식사하며, 과식하지 않는다. • 단순당질(설탕, 꿀, 음료수) 섭취를 피하고, 복합당질의 식품을 선택한다(복합당질은 전분, 식이섬유, 올리고당류 등으로 혈당을 서서히 올림). • 혈당지수(GI 지수)가 낮은 식품(현미, 바나나, 양배추, 우유, 콩 등)을 선택한다. • 지방 섭취를 줄인다. 삼겹살, 갈비, 햄, 참치 통조림 등을 최대한 먹지 않는다. • 비타민과 무기질을 충분히 섭취한다. • 술을 제한한다. • 저혈당 발생 시 즉시 과일, 주스, 우유 1컵 또는 설탕이나 꿀 1~2수저를 섭취한다.
고혈압 대상자	• 소금섭취를 줄이고, 칼륨을 충분히 섭취한다(통밀, 고구마, 돼지고기, 고등어, 바나나, 오렌지, 사과, 시금치, 버섯, 우유, 땅콩, 호두 등). • 양질의 단백질을 섭취하고, 동물성지방 섭취를 줄인다(조리 시 눈에 보이는 지방(소기름, 돼지기름, 닭 껍질 등) 제거). • 가능한 한 복합당질을 섭취하고 섬유소를 충분히 섭취한다. • 카페인 음료, 알코올 섭취를 제한한다. • 적정 체중을 유지한다. • 피토케미컬이 함유된 채소, 과일 섭취를 증가시킨다.
씹기 장애와 삼킴 장애 대상자	• 밥을 국이나 물에 말아 먹지 않는다. • 국수류는 적당한 크기로 잘라서 먹는다. • 떡류는 잘게 잘라 천천히 먹는다. • 과일류는 부드러운 과육을 잘게 잘라 먹거나 숟가락으로 긁어 먹는다. • 유제품류는 마시는 형태보다 떠먹는 형태를 선택한다. • 한 번에 조금씩 먹고 여러 번 삼키는 연습을 한다. • 작은 숟가락을 사용하여 천천히 식사하고 식사 도중에 이야기하지 않는다. • 식사 후 바로 눕지 말고 약 30분 정도 똑바로 앉는다.

변비 대상자	• 장의 연동운동을 촉진하여 배변을 돕는 식이섬유를 충분히 섭취한다.
	  - 통곡류 및 감자류, 생채소 섭취를 증가시킨다.
	  - 과일 통조림이나 주스 대신 생과일을 섭취한다.
	  - 해조류, 견과류의 섭취를 증가시킨다.
	• 식이섬유의 흡수가 잘 되도록 충분한 물(하루 8잔 이상)을 마신다.
	• 규칙적인 식사와 배변습관을 갖는다.
	• 매일 적절한 운동을 한다.

골다공증 대상자	• 골다공증 예방을 위하여 칼슘을 충분히 섭취한다.
	• 칼슘 함유식품 : 우유, 요구르트, 치즈, 멸치, 뱅어포, 미역, 두부 등
	  - 우유 및 유제품은 하루 1회 이상 섭취한다.
	  - 색이 진한 녹색채소와 해조류를 충분히 섭취한다(무청, 시금치, 미역, 다시마 등).
	• 커피나 탄산음료는 체내에서 칼슘의 흡수를 방해하므로 섭취를 줄인다.

꼭 알아두기

고혈압 대상자의 식품 선택

이런 식품을 선택하세요	가급적 드시지 않는 것이 좋아요
• 보리밥, 현미밥, 잡곡밥 • 생선, 콩류, 두부, 저지방우유, 두유 • 사과, 감자, 호박, 무 • 녹황색채소, 해조류, 버섯, 과일(식이섬유 함유)	• 젓갈, 장아찌, 된장, 간장 • 기름이 많은 소고기, 돼지고기, 동물 내장 • 가공식품(햄, 베이컨) • 조개류, 새우, 오징어, 정어리 • 카페인 음료, 술

꼭 알아두기

씹고 삼키기 어려운 대상자를 위한 식생활 지침
• 고기나 생선, 콩 반찬을 매일 먹자.
• 채소 반찬을 매일 먹자.
• 유제품과 과일을 매일 먹자.
• 음식을 부드럽게 조리해서 먹자.
• 음식을 잘게 잘라서 먹자.
• 바른 자세로 식사하자.
• 천천히 꼭꼭 씹어 보자.
• 물은 천천히 조금씩 나누어 마시자.
• 식사 후에는 양치질을 잘 하자.

64-1. 다음의 식사 원칙은 어떤 질환을 위한 것으로 볼 수 있는가?

- 규칙적인 식사를 한다.
- 충분한 식사량을 유지한다.
- 물을 충분히 마신다.
- 섬유소가 많은 잡곡류, 생과일, 생채소를 충분히 섭취한다.
- 음식 섭취량이 너무 적지 않도록 한다.
- 커피, 콜라, 홍차, 녹차 등은 제한하는 것이 좋다.

① 변 비
② 암
③ 고혈압
④ 당뇨병
⑤ 골다공증

64-2. 당뇨 질환 환자의 외출 시 주의할 점은?

① 당뇨약만 챙기면 된다.
② 당뇨약과 물을 꼭 챙긴다.
③ 당뇨약과 사탕을 같이 챙긴다.
④ 보호자와 동행해야 한다.
⑤ 특별히 주의할 점이 없다.

|해설|

64-1
① 변비를 개선하기 위한 식단이다.

64-2
저혈당 대처방법
- 저혈당은 당뇨병 치료 중 제시간에 식사를 못하거나 당질이 부족하면 나타날 수 있다.
- 혈당이 급격히 낮아져 힘이 빠지고, 어지럽고, 식은땀이 나며, 심장박동이 빨라진다.
- 증세가 나타나면 즉시 과일, 주스, 우유 1컵 또는 설탕이나 꿀 1~2수저를 섭취한다.

정답 64-1 ① 64-2 ③

핵심이론 65 식품의 위생 관리

① 기본 원칙
  ㉠ 모든 식품은 유통기한을 확인하고, 설명서에 쓰인 보관방법에 따라 보관한다.
  ㉡ 유통기한이 지난 식품이나 부패ㆍ변질된 음식은 발견 즉시 대상자나 가족에게 설명한 후 폐기한다.
  ㉢ 잘못된 보관 및 처리로 식중독이 발생하지 않도록 위생 관리를 철저히 한다.
  ㉣ 냉동식품을 해동했을 경우는 다시 냉동하지 않으며, 뚜껑 또는 포장을 개봉한 식품이 남았을 경우는 다른 용기에 담아 냉장 또는 냉동 보관하고 가급적 빠른 시간 내에 사용한다.
  ㉤ 조리된 음식이 남았을 경우는 냉장 보관하되 가급적 빨리 먹는다.
  ㉥ 식품을 다루기 전과 후에는 반드시 손을 깨끗하게 씻는다.

② 식품별 보관방법

식 품	보관방법
생선과 조개류	• 생선은 내장과 머리를 제거한 뒤 흐르는 찬물로 씻어 소금물에 담근 후 물기를 제거하여 먹을 분량씩 싸서 밀폐봉투에 넣어 냉동 보관한다. • 조개류는 신문지에 싸서 냉동 보관한다.
채 소	• 잎채소는 눕혀 놓으면 빨리 시들므로 세워서 보관한다. • 감자는 신문지에 하나씩 포장하여 서늘하고 그늘진 곳에 둔다. • 고구마는 통풍이 잘 되도록 서늘하고 어두운 곳에 두어야 세균번식을 막는다. • 토마토는 깨끗하게 세척하여 물기를 제거한 후 용기에 키친타월을 깔고 그 위에 보관한다. • 데친 채소는 한 번씩 먹을 만큼 밀폐용기에 담아 냉동 보관한다.
육 류	• 육류는 하루 정도만 보관할 경우는 저온실에, 오래 두려면 냉동실에 보관한다. • 육류 표면에 식용유를 살짝 바르면 색이 변하거나 맛이 떨어지는 것을 방지할 수 있다. • 육류를 냉동 보관할 때는 제일 위 칸이나 온도변화가 적은 냉동실 안쪽에 넣어둔다. • 닭고기는 냉장 보관 시 술과 소금으로 밑간을 해두면 좀 더 오래 보관할 수 있다.

달걀	• 신선도를 유지하기 위해 둥근 부분이 위로, 뾰족한 부분이 아래로 향하게 놓는다. • 달걀 껍데기는 행주로 살살 닦거나 조리 직전에 씻어서 사용한다.
과 일	• 열대과일(파인애플, 멜론, 오렌지, 바나나 등)은 실온에 보관하고, 그 밖에는 냉장실의 채소실에 보관한다. • 수박은 적당한 크기로 잘라서 밀폐용기에 넣어 냉장 보관한다. • 포도는 오래 두고 먹으려면 씻지 않은 채로 신문지에 싸서 채소실에 보관한다. • 블루베리는 10일 이내로 먹을 때는 냉장 보관하고 그 이상일 때는 물기를 제거한 후 밀폐용기에 담아 냉동 보관한다. • 복숭아는 신문지나 종이에 싸서 바람이 잘 통하는 실내에 보관했다가 먹기 2~3시간 전에 냉장고에 넣어 약간 차게 먹는다.

③ 안전한 식품 섭취를 위한 방법

㉠ 청결 유지 : 식품을 다루기 전과 조리하는 중 손을 자주 씻는다.

㉡ 익히지 않은 음식과 익힌 음식의 분리

• 익히지 않은 육류, 가금류, 해산물은 별도의 용기에 담아 보관한다.

• 도마와 칼은 육류, 어류, 채소류, 과일용으로 구분하여 사용한다.

• 도마와 칼이 1개인 경우 : 채소 · 과일 → 육류 → 생선류 → 닭고기 순서로 사용한다.

㉢ 완전히 익히기

• 식품을 75℃까지 가열하면 안전하게 식품을 섭취할 수 있다.

• 죽이나 미음 같은 식품은 반드시 75℃ 이상의 온도까지 가열한다.

• 육류나 가금류는 육즙이 맑게 될 때까지 가열한다.

㉣ 안전한 온도에서 보관하기

냉장식품	• 조리한 식품(반찬, 국) : 3~5일 이내 • 육류 : 2~3일 • 생선 : 1~2일
냉동식품	만두, 떡, 육류, 생선 : 6개월 이내

㉤ 안전한 물과 원재료 사용하기

• 채소 · 과일은 3분 정도 물에 담근 후 흐르는 물에 깨끗이 씻는다.

• 유통기한이 지난 식품은 절대 사용하지 않는다.

㉥ 식중독 예방법

• 손 씻기 : 손은 비누를 사용하여 손가락 사이사이 손등까지 골고루 흐르는 물로 20초 이상 씻는다.

• 익혀 먹기 : 음식물은 중심부 온도가 74℃ 이상이 되도록 가열하고, 1분 이상 조리하여 속까지 충분히 익혀 먹는다.

• 끓여 먹기 : 물은 끓여서 마신다.

꼭 알아두기

식기 및 주방의 위생 관리

싱크대 배수구	소다와 식초를 배수구에 부어놓으면 악취가 사라진다.
찬장 또는 싱크대	• 냄새나 곰팡이가 발생한 경우에는 희석한 알코올로 닦는다. • 찬장을 자주 환기한다.
냉장실	• 소독용 알코올이나 맥주를 헝겊에 묻혀 닦아주면 더러움은 물론 악취도 없어진다. • 숯이나 탄 빵 조각, 커피, 녹차 티백을 냉장실에 두면 탈취제 역할을 한다.
수세미와 행주	• 수세미는 스펀지형보다 그물형이 위생적이다. • 행주는 사용하지 않을 때는 바짝 말려 둔다.
그릇 및 조리기구	씻은 식기는 행주로 닦지 말고 물기가 건조되도록 어긋나게 엎어 놓는다.
고무장갑	• 조리용과 비조리용을 구분하여 사용한다. • 사용 후에는 뒤집어 세제로 씻어서 말린다.
플라스틱 용기	• 밀폐용기 냄새는 사용한 녹차티백을 넣고 뜨거운 물을 부어 두었다가 닦으면 없어진다. • 기름기가 많은 음식물을 넣었던 용기는 녹차티백이나 쌀뜨물에 담가 두었다가 닦으면 냄새가 없어진다.
설거지	• 기름기가 적고 음식물이 덜 묻은 그릇부터 설거지한다. • 유리컵 → 수저 → 기름기가 적은 밥그릇 · 국그릇 → 반찬 그릇 → 기름 두른 프라이팬 순서로 설거지한다.

65-1. 식품별 보관방법으로 옳지 않은 것은?

① 생선과 조개류 : 조개류는 바로 쓰지 않을 경우 신문지에 싸서 냉동 보관한다.

② 데친 채소 : 데친 뒤 밀폐용기에 담아 냉동한다.

③ 육류 : 보관할 때 표면에 식용유를 살짝 발라 랩으로 싼 뒤 라벨지에 구입날짜를 적어 보관한다.

④ 과일 : 파인애플, 멜론, 오렌지, 바나나 등 열대과일은 실온 보관하고, 대부분의 과일은 냉장실의 야채실에 보관한다.

⑤ 달걀 : 신선도를 유지하기 위해 뾰족한 부분이 위로, 둥근 부분이 아래로 향하게 놓는다.

65-2. 식중독을 예방할 수 있는 방법으로 옳은 것은?

① 조리에 사용된 기구는 물로 깨끗이 세척해야 2차 오염을 막을 수 있다.

② 육류는 금방 상하므로 구입하자마자 바로 냉동 보관해야 한다.

③ 생육과 조리된 음식은 한 곳에 보관한다.

④ 음식물이 남지 않도록 적당량만 조리한다.

⑤ 살균이 안 된 우유는 추운 날씨에는 마셔도 된다.

|해설|

65-1

⑤ 달걀 : 신선도를 유지하기 위해 둥근 부분이 위로, 뾰족한 부분이 아래로 향하게 놓는다.

65-2

① 조리에 사용된 기구 등은 세척하고 소독해야 2차 오염을 막을 수 있다.

② 육류는 하루 정도만 보관할 경우에는 저온실에, 오래 두려면 냉동실에 보관한다.

③ 생육과 조리된 음식을 구분해서 보관해야 한다.

⑤ 살균이 안 된 우유는 마시지 않아야 한다.

정답 65-1 ⑤ 65-2 ④

① 노인 의복의 선택 및 관리

　㉠ 가볍고 느슨하며 보온성이 좋아야 한다.

　㉡ 입고 벗는 것이 쉬워야 한다.

　㉢ 노인의 체형에 맞는 디자인이어야 한다.

　㉣ 움직이는 데 불편하지 않고, 장식은 과도하지 않아야 한다.

　㉤ 외출 시 특히 저녁에는 교통사고를 방지하기 위해 밝은 색이 들어간 옷이 좋다.

　㉥ 신발은 굽이 낮고 폭이 좁지 않으며 뒤가 막혀있는 것을 선택한다.

　㉦ 신발과 양말은 미끄럼방지 처리가 되어 있어야 한다.

② 침상 청결 관리의 기본원칙

　㉠ 침상을 정돈할 때는 반드시 대상자의 동의를 구한다.

　㉡ 물건을 찾기 쉽게 정리하고 용기에 들어있는 물건의 이름을 적어두어 찾기 쉽게 한다.

③ 침구의 선택 및 정리

이불	• 이불은 따뜻하고, 가볍고, 부드러우며 보습성이 있는 것을 선택하고, 커버는 면제품이 좋다. • 이불을 건조시키면 면이 팽창하여 보온성이 증가한다. • 건조시간은 오전 10시~오후 2시가 좋고, 양모, 오리털 등의 이불은 그늘에서 말린다. • 담요나 이불 등은 적어도 한 달에 한 번씩은 세탁·교체한다.
요 (매트리스)	• 단단하고, 탄력성과 지지력이 뛰어나며 습기를 배출할 수 있는 것이 적합하다. • 각종 유해한 세균이나 집 진드기가 발생하기 쉽기 때문에 최소한 한 달에 한 번씩은 말린다.
리넨류 (시트, 베개커버 등)	• 시트의 소재는 튼튼하고 흡습성이 좋은 옅은 색의 면이 좋다. • 시트는 길이, 폭 모두 요(매트리스) 밑에 접어 넣을 수 있는 크기를 사용한다. • 소재가 두껍고 풀을 먹이거나 재봉선이 있는 것은 욕창의 원인이 되므로 피한다. • 와상 대상자는 침구를 반듯하고 팽팽하게 펴주고, 3~5일에 한 번은 세탁하여 햇볕에 말린다.

베 개	• 습기를 흡수하지 않고, 열에 강하며 촉감이 좋은 재질을 사용한다. • 적당히 형태가 유지되며, 메밀껍질이나 식물의 종자로 만들어진 베개가 좋다. • 2~3개 정도를 준비하면 체위변경 시 신체를 지지하는 데에 이용할 수 있다. • 베개 높이 : 척추와 머리가 수평이 되는 것 • 베개 폭 : 어깨 폭에 20~30cm를 더함

핵심예제

66-1. 대상자의 침구 선택에 대한 내용 중 옳지 않은 것은?

① 매트리스는 단단하고 습기 배출이 쉬운 것으로 선택한다.

② 시트, 베개 커버는 풀을 먹인 무명을 선택한다.

③ 이불은 자외선 살균을 위하여 자주 햇볕에 말린다.

④ 베개는 습기와 열을 흡수하지 않고 촉감이 좋은 재질을 사용한다.

⑤ 시트는 길이, 폭 모두 매트리스 밑에 접어 넣을 수 있는 크기를 사용한다.

|해설|

66-1

② 무명을 주로 사용하나 풀을 먹여 사용하면 욕창의 위험이 있으므로 주의하도록 한다.

정답 66-1 ②

핵심이론 **67** 세탁하기

① 기본 원칙

㉠ 세탁 표시에 따른 세탁 방법에 따라 세탁한다.

㉡ 세탁물을 통해 실금이나 하혈 등 건강상태를 확인하고 이상이 있는 경우는 시설장 또는 관리책임자에게 보고한다.

㉢ 의류의 손상을 피하기 위해 오염이 심할 때에는 불리거나 부분세탁을 병행하는 것이 좋다.

㉣ 세탁물은 옷감의 종류와 색상, 세탁 방법에 따라 분류하여 세탁하고 손질한다.

㉤ 세탁 방법과 세탁물에 따라 알맞은 세제를 선택하고 적당량만 사용한다.

② 세탁 방법

불리기	오염이 심한 경우는 세제나 고형비누로 가볍게 문지른 후에 불린다.
애벌 빨래	• 심하게 오염된 빨래나 와이셔츠 소매 및 목 부분의 찌든 때 등 오염부분에 가루세제나 얼룩 제거제를 묻혀 살살 비벼준다. • 얼룩이 생긴 즉시 빨리 처리해야 하며, 비비는 것은 좋지 않다. • 얼룩 밑에 무명천을 2~3장 깔고 위에서부터 얼룩제거제를 묻힌 천이나 브러시로 두드려 얼룩이 밑에 받친 천에 배어들게 한다. • 약제를 사용하여 얼룩을 뺀 후에는 깨끗한 헝겊으로 반복하여 두드린다.
본 세탁 기호	• 반드시 세탁 표시에 따라 세탁한다. – 물세탁 기호 **95℃** · 95℃ 물로 세탁 · 세탁기, 손세탁 가능 · 삶을 수 있음 · 세제 종류 제한 없음 **40℃** · 40℃ 물로 세탁 · 세탁기로 약하게 세탁 또는 약하게 손세탁 가능 · 세제 종류 제한 없음 **30℃ 중성** · 30℃ 물로 세탁 · 세탁기로 약하게 세탁 또는 약하게 손세탁 가능 · 중성세제 사용

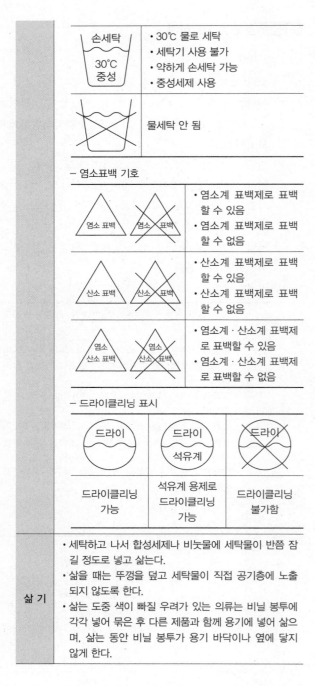

손세탁 30℃ 중성	• 30℃ 물로 세탁 • 세탁기 사용 불가 • 약하게 손세탁 가능 • 중성세제 사용
(물세탁 안 됨 기호)	물세탁 안 됨

− 염소표백 기호

염소 표백 / 염소 표백	• 염소계 표백제로 표백 할 수 있음 • 염소계 표백제로 표백 할 수 없음
산소 표백 / 산소 표백	• 산소계 표백제로 표백 할 수 있음 • 산소계 표백제로 표백 할 수 없음
염소 산소 표백 / 염소 산소 표백	• 염소계 · 산소계 표백제 로 표백할 수 있음 • 염소계 · 산소계 표백제 로 표백할 수 없음

− 드라이클리닝 표시

드라이	드라이 석유계	드라이
드라이클리닝 가능	석유계 용제로 드라이클리닝 가능	드라이클리닝 불가함

삶 기

• 세탁하고 나서 합성세제나 비눗물에 세탁물이 반쯤 잠길 정도로 넣고 삶는다.
• 삶을 때는 뚜껑을 덮고 세탁물이 직접 공기층에 노출되지 않도록 한다.
• 삶는 도중 색이 빠질 우려가 있는 의류는 비닐 봉투에 각각 넣어 묶은 후 다른 제품과 함께 용기에 넣어 삶으며, 삶는 동안 비닐 봉투가 용기 바닥이나 옆에 닿지 않게 한다.

**탈수
하기**

• 지나친 탈수는 주름이나 의류손상의 원인이 되므로 소재나 의류에 따라 탈수 시간을 선택한다.
 − 탈수 표시

약하게	(탈수 안 됨)
손으로 약하게 짜야 하며, 세탁기에서는 단시간에 짜야 함	짜면 안 됨

헹구기

• 2~3회 헹구며, 마지막 헹굼에서 섬유유연제로 헹구면 감촉이 부드러워 진다.
• 냄새가 심한 세탁물은 붕산수에 담갔다가 헹구지 않고 탈수한다.

**건조
하기**

• 흰색 면직물 : 햇볕에 건조하면 살균효과가 있다.
• 합성섬유 의류, 색상 · 무늬가 있는 의류 : 햇볕에 말리면 변색될 수 있으므로 그늘에서 말린다.
• 니트류(스웨터 등) : 통기성이 좋은 곳에서 채반 등에 펴서 말린다.
• 청바지류 : 주머니 부분이 잘 마르고 색이 바래지 않게 뒤집어서 말린다. 이때 지퍼는 열어둔다.
 − 건조 표시

옷걸이	옷걸이	뉘어서	뉘어서
• 햇볕에 건조 • 옷걸이에 걸어서 건조	• 그늘에서 건조 • 옷걸이에 걸어서 건조	• 햇볕에 건조 • 뉘어서 건조	• 그늘에서 건조 • 뉘어서 건조

③ 세탁 후 관리

의복 정리	• 사용빈도가 적은 의복은 수납해 두는 것이 좋다. • 옷장에는 내의나 수건을 정리하여 이름표를 붙여둔다. • 매일 사용하는 의복류나 물건은 바퀴가 있는 끌차에 정돈해 두어 침대 옆에 두면 편리하다.
다림질	• 다리미가 앞으로 나갈 때는 뒤에 힘을 주고 뒤로 보낼 때는 앞에 힘을 준다. • 다림질 후 습기가 남아 있으면 구김, 변형이 되므로 완전히 말린다. • 풀 먹인 천이나 스프레이식 풀을 사용하여 다림질할 때는 천을 깔고 다린다. – 다림질 표시
보관 하기	• 해충의 피해나 곰팡이에 의해 손상되고 보관 중 변질 · 변색될 수 있으므로 2시간 이상 직사광선을 쏘인다. • 눅눅해진 의류나 침구는 건조하고 맑게 갠 날 바람이 잘 통하는 그늘에서 바람을 쏘인다. • 양복장이나 서랍장에 방습제를 넣으면 습기가 차는 것을 방지할 수 있다. 흡습하면 분홍색으로 바뀌고 다시 건조시키면 청색으로 변하므로 말려 재사용한다. 염화칼슘은 의류용으로 시판된다. • 모섬유나 견섬유는 높은 온도와 습도에서 해충의 피해를 받기 쉬우므로 방충제를 넣어 둔다. • 방충제에는 장뇌, 나프탈렌, 파라디클로로벤젠 등이 있는데, 종류가 다른 방충제를 함께 넣으면 화학변화를 일으켜 옷감이 변색, 변질되므로 한 가지씩만 사용한다. • 방충제는 공기보다 무거우므로 보관용기의 위쪽 구석에 넣어 둔다. 방충제의 포장지를 벗긴 다음 천이나 신문지에 싸서 넣는다.

다림질 표시 그림:

180~210°C로 다림질	원단 위에 천을 덮고, 80~120°C로 다림질	다림질할 수 없음
180~210°C	80~210°C	✕

꼭 알아두기

의복과 옷감에 생긴 얼룩을 제거하는 방법

커 피	식초와 주방 세제를 1 : 1 비율로 섞어서 칫솔로 얼룩 부분을 살살 문질러 제거한 후 충분히 헹구거나 탄산수에 10분 정도 담가둔 후 세탁한다.
땀	재빨리 처리하는 것이 좋다. 땀이 묻은 부위를 두 장의 수건 사이에 끼우고 두드려 땀이 수건으로 옮겨 가게 한 다음 세제로 세탁한다. 겨드랑이와 같이 얼룩이 심한 부위는 온수에 과탄산소다와 주방세제를 1 : 1로 넣어 2~3시간 담가둔 후 헹군다.
립스틱	클렌징 폼으로 얼룩 부분을 살살 문질러 따뜻한 물로 헹구거나, 립스틱 자국 위에 버터를 살짝 묻혀 톡톡 두드린 후 화장솜에 아세톤을 묻혀서 버터와 얼룩을 지운 후 중성세제로 세탁한다.
파운 데이션	알코올이 함유된 화장수 또는 스킨을 화장솜에 적셔 얼룩을 톡톡 두드려 준다. 비눗물로 씻으면 얼룩이 번져서 깨끗하게 지워지지 않기 때문에 반드시 알코올이 함유된 화장수로 지운다.
튀김 기름	얼룩이 묻은 부위에 주방용 세제를 몇 방울 떨어뜨리고 비벼서 제거한다.
혈액 · 체액	찬물로 닦고 더운물로 헹군다.

핵심예제

67-1. 다음 다림질 표시기호에 따른 다림질 방법으로 옳은 것은?

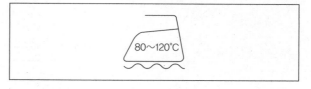

① 다림질해서는 안 됨
② 180~210℃로 다림질
③ 180~210℃를 피해서 다림질
④ 원단 아래에 천을 깔고, 80~120℃로 다림질
⑤ 원단 위에 천을 덮고, 80~120℃로 다림질

67-2. 얼룩의 종류에 따른 세탁제로 옳지 않은 것은?

① 커피 얼룩 : 식초, 주방세제

② 심한 땀 얼룩 : 과탄산소다, 주방세제

③ 파운데이션 얼룩 : 알코올이 함유된 화장수

④ 립스틱 얼룩 : 찬물 후 더운물

⑤ 튀김기름 얼룩 : 주방세제

|해설|

67-1

다림질 표시기호

180~210℃	180~210℃	140~160℃	140~160℃
180~210℃로 다림질	원단 위에 천을 덮고 180~210℃로 다림질	140~160℃로 다림질	원단 위에 천을 덮고 140~160℃로 다림질
80~120℃	80~120℃	⊠	
80~120℃로 다림질	원단 위에 천을 덮고 80~120℃로 다림질	다림질할 수 없음	

67-2

④ 립스틱 얼룩 : 클렌징 폼, 버터

정답 67-1 ⑤ 67-2 ④

① 기본 원칙

　㉠ 대상자와 가족의 희망사항을 고려하여 환경을 조성한다.

　㉡ 일상생활동작(ADL)에 맞게 기능적이며 자립성을 높일 수 있는 환경을 조성한다.

　㉢ 자연재해, 화재, 비상사태에 대비하여 안전한 환경을 만든다.

　㉣ 주택 개·보수를 할 때는 대상자가 더 편안하게 지낼 수 있는 환경을 조성한다.

② 쾌적한 실내 환경 조성

환 기	• 하루에 2~3시간 간격으로 3번, 최소한 10~30분 창문을 열어 환기한다. • 환기할 때는 바람이 대상자에게 직접 닿지 않도록 주의한다.
실내 온도 / 습도	• 실내온도는 여름은 22~25℃, 겨울은 18~22℃, 습도는 40~60%가 적합하다. • 국소난방보다는 전체난방이 바람직하며, 화장실이나 기타 휴식공간의 냉·난방도 고려한다. • 목욕 전·후에는 외풍이 없게 하고, 실내 온도를 따뜻하게 유지한다. • 습기가 많은 곳에는 환풍기를 작동한다. 여름에는 제습기, 겨울에는 가습기를 사용한다.
소 음	보청기를 사용하는 경우 소음에 주의한다.
채 광	직사광선을 피해 커튼, 발, 블라인드 등을 사용한다.
조 명	• 계단이나 복도는 무릎 아래쪽에 보조등을 달면 안전사고를 예방할 수 있다. • 배설물 등을 치울 때는 배설물 확인이 쉬운 직접 조명으로 전체를 환하게 한다. • 노인 주택에서는 각종 가구에 문을 여닫을 때에 작동하는 점멸등을 다는 것도 좋다. • 야간에는 화장실, 계단, 복도 등 넘어질 위험이 있는 장소에 조명을 켜둔다.

③ 청소하기

침실	• 노인은 호흡기의 면역기능이 저하되어 있으므로 실내 청소를 할 때는 진공청소기나 젖은 걸레로 먼지를 제거한다. • 아침에 정리하고, 낮에는 활동할 수 있는 환경을 만든다. • 가족이나 대상자에게 동의를 구한 후 창문이나 문을 열어서 자주 환기를 시킨다.
화장실	• 사용하지 않는 낮 시간은 충분히 환기를 시킨다. • 일주일에 한 번 이상 소독제와 솔을 이용하여 닦아준다. • 양변기에 물때가 끼었을 때는 솔에 식초를 묻혀 변기 안쪽을 닦는다. • 화장실 배수구는 뚜껑을 솔로 씻고 물때를 씻어낸 뒤 소독제를 희석한 물을 부어준다.
쓰레기 관리	• 쓰레기통은 비울 때마다 씻어 잘 건조시키고, 냄새가 나는 경우에는 식초를 수세미에 살짝 묻혀서 닦아낸 후 물로 헹군다. • 음식물 쓰레기는 발생한 당일에 치운다.
주방	개수대와 수납장, 배수구, 식기선반, 냉장고, 용기는 정리 후 깨끗이 닦아내고 잘 말린다.

④ 물품 및 주변 정돈

귀중품 및 물품 정리 또는 폐기 시에는 반드시 대상자나 가족의 동의를 얻는다.

꼭 알아두기

안전한 주거환경 조성

현관	• 계단이나 문턱이 있으면 경사로를 설치한다. • 휠체어가 쉽게 통과하도록 입구의 폭을 넓힌다. • 문고리는 열고 닫기가 용이하도록 막대형으로 설치한다. • 현관에서 안전하게 신발을 신고 벗을 수 있도록 의자를 놓아둔다.
거실	• 출입구의 문턱을 없앤다. • 비상시를 대비하여 응급호출기와 화재경보기 등을 설치한다.

대상자 방	• 조용하고 햇빛이 잘 비치는 남향 또는 남동향이 좋다. • 화장실이나 욕실은 가깝게 하고, 출입구의 문턱을 없앤다. • 가구 모서리에 부딪힐 염려가 없도록 배치하고, 필요하면 모서리에 덧대기를 한다. • 대상자가 자주 쓰는 물품, 요양보호에 필요한 물품은 항상 손이 닿는 위치에 둔다. • 창가에 물건을 두지 말고 커튼은 얇은 것과 두꺼운 것을 병용하여 온도, 채광, 소음을 조절한다. • 인터폰, 전화, 비상벨 등을 설치하여 사고나 재해 시 호출이 용이하도록 한다.
부엌과 식당	• 출입구의 문턱을 없애고, 미끄럽지 않은 바닥 소재를 사용한다. • 싱크대 및 가스레인지는 대상자의 손이 닿는 높이로 조정하고, 일상생활에 자주 사용하는 물건은 손이 쉽게 닿는 곳에 정돈한다. • 깨지지 않는 그릇, 손잡이가 있는 그릇 등을 사용한다. • 식탁은 휠체어에서 이용할 수 있는 것으로 한다.
화장실, 욕실	• 출입문의 문턱을 없애고 넘어질 경우에 대비하여 문은 깨지지 않는 재질로 한다. • 안전손잡이는 대상자의 마비가 없는 쪽, 양변기 옆과 세면대 옆 등에 설치한다. • 높이가 낮은 욕조가 편하며, 욕조 바닥에 미끄럼방지 매트를 깔면 낙상을 예방할 수 있다. • 습기가 많은 장소이므로 사용하지 않는 낮에는 환기한다.
계단	• 계단의 가장자리는 미끄러지지 않게 고무 등을 덧댄다. • 계단과 복도에 안전손잡이를 설치하고, 안전손잡이 사이에 의복이 끼거나 걸리지 않게 한다. • 일직선의 계단은 오르고 내리는 데에 부담이 크므로 한 번 쉴 수 있는 장소가 있으면 좋다. • 계단을 내려갈 때 그림자가 생기지 않게 발밑에 조명을 설치한다.

꼭 알아두기

조명을 어느 한 곳만 지나치게 밝게 하면
• 밝은 곳에서 어두운 곳으로 이동할 때 : 어두운 곳을 더욱 어둡게 느껴 낙상할 위험이 높다.
• 어두운 곳에서 밝은 곳으로 이동할 때 : 눈부심 현상으로 낙상할 위험이 높다.

68-1. 재가 대상자의 주거환경을 쾌적하고 안전하게 관리하는 방법은?

① 창가에 물건을 올려둔다.

② 습도는 20~30%가 적합하다.

③ 2~3시간 간격으로 환기한다.

④ 자연채광을 완전히 차단하기 위한 커튼을 친다.

⑤ 국소난방을 한다.

68-2. 재가 대상자의 주거환경을 안전하게 관리하는 방법은?

① 현관에는 발밑을 비추는 조명을 설치한다.

② 전기코드는 바닥에 고정시킨다.

③ 자주 사용하는 물품은 바닥에 둔다.

④ 출입구에는 문턱을 설치한다.

⑤ 문고리는 원형으로 설치한다.

|해설|

68-1

① 햇빛을 차단하지 않도록 창가에 물건을 두지 않는다.

② 습도는 40~60%가 적합하다.

④ 자연채광은 밝고 습도가 낮으며 자외선에 의한 살균효과가 있어서 신진대사를 원활하게 하지만 직사광선이 눈에 닿으면 각막에 장애를 일으키기도 하므로 커튼, 발, 블라인드를 사용한다.

⑤ 국소난방보다는 전체난방이 바람직하다.

68-2

② 전기코드는 벽쪽으로 고정시켜 통행에 불편하지 않게 한다.

③ 바닥에는 가능한 한 물건을 두지 않는다.

④ 출입구의 문턱을 없앤다.

⑤ 문고리는 열고 닫기가 용이하도록 막대형으로 설치한다.

정답 68-1 ③ 68-2 ①

핵심이론 **69** 효과적인 의사소통 방법

① 의사소통의 유형

언어적 의사소통	• 언어적 의사소통은 말의 억양, 강도, 속어, 방언 등에 따라 오해가 있을 수 있다.
	• 대상자나 그 가족과 의사소통할 때 이해하기 쉽고 명확한 용어를 사용해야 한다.
비언어적 의사소통	• 비언어적 의사소통에는 얼굴표정, 자세, 눈맞춤, 용모, 침묵, 말투, 손짓, 몸짓, 눈물, 목소리 크기, 웃음소리 크기 등이 있다.
	• 때로는 언어적 의사소통보다 더 중요하게 활용될 때가 있다.
	• 모든 의사소통에는 비언어적 의사소통이 있으며 감정적, 정서적 부분이 크게 작용한다.

② 효과적인 의사소통 방법

라포 형성	• 라포(Rapport)란 '마음의 유대'라는 뜻으로 서로의 마음이 연결된 상태, 즉 두 사람 사이의 상호신뢰 관계를 나타내며, 의사소통의 기본이다.
	• 라포를 형성하려면 신체언어를 맞추고, 눈을 맞추며, 호흡의 리듬을 맞추고, 언어를 맞추는 것이 필요하다.
	• 라포가 형성되면 호감과 상호신뢰가 생기고 비로소 유대감이 깊은 인간관계를 형성하게 된다.
경 청	경청은 단순히 잘 듣는 것을 넘어서 상대방 말의 의미를 잘 파악하고 이해하는 것이다.
공 감	공감이란 상대방의 관점에서 이해하고, 감정을 함께 느끼며, 자신이 느낀 바를 전달하는 것이다.
말하기	• 말하기란 자신의 느낌과 생각을 효과적으로 표현함으로써 상대방과 원활히 대화하는 것이다.
	• 나−전달법 : 상대를 비난하지 않고 상대방의 행동이 나에게 미친 영향에 초점을 맞추어 이야기하는 표현법으로, 문제를 해결하기 위해서는 나−전달법이 바람직하다.
	• 너−전달법 : 상대방의 행동에 초점을 두고, 그 행동에 잘못이 있다고 공격하는 표현을 통해 비난, 비평, 평가의 의미를 전하며, 문제의 원인을 상대방에게 둔다.
침 묵	긍정적이고 수용적인 침묵은 가치 있는 치료적 도구로 작용하여 대상자로 하여금 말할 수 있는 용기를 주고, 요양보호사와 대상자 모두에게 생각을 정리할 시간을 준다.
수 용	• 상대방의 표현을 비판 없이 있는 그대로 받아들이는 것으로, 단순한 동의나 칭찬과는 다르다.
	• 대상자를 있는 그대로의 한 인간으로 받아들여 그의 특성 모두를 인정하고 존중하는 태도이다.

메라비언의 법칙

- 시각적 요소 : 자세, 용모와 복장, 제스처 등 외적으로 보이는 부분
- 청각적 요소 : 목소리의 톤이나 음색 등 언어의 품질
- 언어적 요소 : 말의 내용
- 상대와의 의사소통에 영향을 미치는 비중은 비언어적 요소(시각적 요소) 55%, 음성(청각적 요소) 38%, 언어적 요소(말의 내용) 7%이다.

나-전달법(I-Message 전달법)의 내용

- 자신의 생각이나 감정을 전달할 때는 '나'를 주어로 말한다.
- 상대방의 행동과 상황을 비난 없이 그대로 말한다.
- 상대방의 행동이 나에게 미치는 영향을 구체적으로 말한다.
- 그 상황에 대해 내가 느끼는 바를 솔직하게 말한다.
- 원하는 바를 명확하게 말한다.
- 전달할 말을 건넨 후 상대방의 말을 잘 듣는다.

69-1. 의사소통의 유형에 대한 설명으로 옳지 않은 것은?

① 의사소통의 유형에는 언어적 의사소통과 비언어적 의사소통이 있다.
② 언어적 의사소통은 자신의 생각이나 감정을 말이나 글로 표현하는 것이다.
③ 비언어적 의사소통은 몸짓, 표정, 행동, 자세, 옷차림 등으로 표현하는 것이다.
④ 요양보호사는 대상자, 가족과 의사소통할 때 명확하고 이해하기 쉬운 용어를 사용해야 한다.
⑤ 메라비언의 법칙에 의하면 상대방과의 의사소통에 영향을 미치는 요소 중 가장 중요한 것은 언어적 요소이다.

69-2. 나-전달법(I-Message 전달법)의 특징으로 옳지 않은 것은?

① 그 상황에 대해 내가 느끼는 바를 솔직하게 말한다.
② 상대방의 행동이 나에게 미치는 영향을 구체적으로 말한다.
③ 상대방의 행동과 상황을 그대로 비난 없이 구체적으로 말한다.
④ 나의 생각이나 감정을 전달할 때는 상대방을 주어로 말한다.
⑤ 전달할 말을 건넨 후 상대방의 말을 잘 듣는다.

|해설|

69-1
⑤ 메라비언의 법칙 : 상대방과의 의사소통에 영향을 미치는 요소 중 가장 중요한 것은 비언어적 요소(시각적 요소)이며, 그 다음은 음성(청각적 요소), 언어적 요소(말의 내용)이다.

69-2
④ 자신의 생각이나 감정을 전달할 때는 '나'를 주어로 말한다.

정답 69-1 ⑤ 69-2 ④

① 의사소통장애

노인성 난청	노인성 난청은 퇴행성 변화로 인하여 생기는 청각 기능의 저하이다. 잘 듣지 못하여 의사소통에 소극적이며 목소리의 크기나 높이 조절이 잘 안 되어 큰 소리로 말하게 된다.
시각장애	시각장애 대상자는 형태나 색상을 파악하기 어려워 청각이나 촉각, 후각 등에 의지하여 대상물을 인지한다. 상대의 존재나 위치, 표정, 문자 등을 알아보기 어려워 오해를 받기도 하고 자신의 의사를 충분히 전달하지 못한다.
언어장애	언어장애는 외상이나 뇌병변 등으로 말하는 능력이나 듣고 이해하는 능력에 이상이 있는 상태로, 알아듣기는 하나 말을 할 수 없는 경우와 말을 잊어버린 경우가 있다.
판단력, 이해력 장애	판단력, 이해력장애는 발생한 일의 성격을 제대로 이해하지 못하는 것으로, 상대방이 말하는 의미를 이해하지 못하여 오해하는 경우가 있다.
주의력 결핍장애	주의력결핍장애는 주의가 산만하고 활동량이 많으며, 충동성과 학습장애를 보이는 정신적 증후군이다.
지남력 장애	지남력장애는 시간, 장소, 환경 등을 정확하게 파악하는 능력에 이상이 생긴 상태로, 치매, 의식장애, 낮은 지능 등이 원인이다.

② 상황별 의사소통 방법

　㉠ 노인성 난청 대상자와 이야기하는 방법
- 대상자의 눈을 보며 입모양을 볼 수 있도록 시선을 맞추며 이야기한다.
- 어깨를 다독이거나 눈짓으로 신호를 주면서 이야기를 시작한다.
- 입을 크게 벌리며 정확하게 말한다.
- 몸짓, 얼굴 표정 등으로 의미 전달을 돕는다.
- 말의 의미를 이해할 때까지 되풀이하고 이해했는지 확인한다.
- 알아듣기 쉽도록 천천히 차분하게 이야기한다.
- 보청기를 착용할 때는 입력은 크게, 출력은 낮게 조절한다.

　㉡ 시각장애 대상자와 이야기하는 방법
- 대상자의 정면에서 이야기한다.
- 여기, 이쪽 등 지시대명사를 사용하지 않고 사물의 위치를 정확히 시계방향으로 설명한다.
- 대상자를 중심으로 오른쪽, 왼쪽을 설명하여 원칙을 정하여 두는 것이 좋다.
- 대상자를 만나면 신체 접촉을 하기 전에 먼저 말을 건네어 알게 한다.
- 대상자가 이해하기 쉬운 언어로 천천히 정확하게 말하며, 고유명사는 자세하게 설명한다.
- 이미지가 전달하기 어려운 형태나 사물 등은 촉각으로 이해시킨다.
- 대상자와 보행할 때에는 요양보호사가 반 보 앞으로 나와 대상자의 팔을 이끈다.

　㉢ 언어장애 대상자와 이야기하는 방법
- 대상자와 이야기할 때는 얼굴과 눈을 응시하며 천천히 말한다.
- 대화에 주의를 기울이고, 소음이 있는 곳을 피한다.
- 면담을 할 때는 앉아서 하고, 질문에 대한 답변이 끝나기 전에 다음 질문을 하지 않는다.
- 대상자의 말이 끝날 때까지 기다리면서 고개를 끄덕여 듣고 있음을 알린다.
- 알아듣고 이해가 된 경우에는 예, 아니요 등으로 짧게 대답한다.
- 눈을 깜빡이거나 손짓, 손에 힘을 주거나 고개를 끄덕이는 등으로 의사표현하게 한다.
- 실물, 그림판, 문자판 등을 이용한다.
- 잘 표현하였을 때는 칭찬과 더불어 긍정적 공감을 비언어적으로 표현해 준다.

　㉣ 판단력, 이해력장애 대상자와 이야기하는 방법
- 어려운 표현을 사용하지 않고 짧은 문장으로 천천히 이야기한다.
- 몸짓, 손짓을 이용해 상대의 말하는 속도에 맞추어 천천히 이야기한다.
- 실물, 그림판, 문자판 등을 이용하여 이해를 돕는다.
- 불쾌감을 주는 언어를 쓰거나 아이처럼 취급하여 반말을 하지 않는다.

ⓜ 주의력결핍장애 대상자와 이야기하는 방법
- 대상자와 눈을 맞춘다.
- 명확하고 간단하게 단계적으로 제시한다.
- 구체적이고 익숙한 사물에 대하여 대화한다.
- 목표를 인식하고 단순한 활동을 먼저 제시한다.
- 주의력에 영향을 주는 환경적 자극을 최대한 줄인다.
- 주변사람들에게 주의력결핍장애에 대한 이해를 구한다.
- 메시지를 천천히, 조용히 반복한다.

ⓗ 지남력장애 대상자와 이야기하는 방법
- 대상자의 이름과 존칭을 함께 사용한다.
- 대상자를 일관성 있게 대하도록 노력한다.
- 시간, 장소, 사람, 날짜, 달력, 시계 등을 자주 인식시킨다.
- 모든 물품에 이름표를 붙이고 주의사항을 그림이나 문자로 적어서 제시한다.

꼭 알아두기

여가활동 돕기
- 여가활동의 유형

유 형	활동 내용
운동 활동	체조, 가벼운 산책
자기계발 활동	책읽기, 독서교실, 그림그리기, 서예교실, 시낭송, 악기연주, 백일장, 민요교실, 창작활동
가족중심 활동	가족 소풍, 가족과의 대화, 외식나들이
종교참여 활동	교회, 사찰, 성당 가기
사교오락 활동	영화, 연극, 음악회, 전시회
소일 활동	식물 가꾸기, 신문 보기, 텔레비전 시청, 종이접기, 퍼즐놀이

- 노인의 여가활동 돕기
  - 대상자의 욕구에 맞는 여가활동을 지원한다.
  - 대상자 스스로가 적극적으로 여가활동에 참여할 수 있도록 동기를 부여한다.
  - 거동이 불편하거나 인지기능이 저하된 대상자를 위한 여가활동 프로그램은 어렵지 않고 대상자가 흥미를 느낄 수 있는 것이어야 한다.
  - 대상자의 신체적 기능이나 상태에 맞는 개별적인 프로그램을 지원한다.
  - 대상자의 성격, 선호 등에 따라 개인적 차이를 고려하여 지원한다.
  - 대상자에게 여가활동에 대해 충분히 설명하고 동의를 얻어야 한다.
  - 주야간보호센터 및 요양시설에서도 가능한 한 단체보다는 개인의 욕구에 맞게 프로그램을 선택할 수 있도록 배려한다.

70-1. 지남력장애의 개념으로 알맞은 것은?

① 퇴행성 변화로 인하여 생기는 청각기능의 저하

② 시간, 장소, 환경 등을 정확하게 파악하는 능력에 이상이 생김

③ 말하는 능력이나 듣고 이해하는 능력에 장애가 생기는 현상

④ 어떤 일이 발생해도 그 일의 성격을 제대로 이해하지 못하는 것

⑤ 상대의 존재나 위치, 표정, 문자 등을 알아보기 어려워 오해를 받거나 자신의 의사를 충분히 전달하지 못하는 것

70-2. 시각장애 대상자와 이야기하는 방법으로 옳지 않은 것은?

① 대상자의 정면에서 이야기한다.

② 대상자가 읽고 싶어 하는 것을 읽어주고 고유명사 등은 자세히 설명한다.

③ 대상자를 만나면 신체접촉을 먼저 하여 누가 있음을 알린 뒤 말을 건넨다.

④ 대상자가 이해할 수 있는 언어를 사용하고 천천히 정확하게 말한다.

⑤ 여기, 이쪽 등의 지시대명사를 사용하지 않고 사물의 위치를 정확히 시계방향으로 설명한다.

|해설|

70-1
① 노인성 난청, ③ 언어장애, ④ 판단력·이해력장애, ⑤ 시각장애

70-2
③ 대상자를 만나면 신체접촉 전에 먼저 말을 건넨다.

정답 70-1 ② 70-2 ③

---

① 요양보호 기록의 목적

㉠ 질 높은 서비스를 제공하는 데 도움이 된다.

㉡ 요양보호사의 활동을 입증할 수 있다.

㉢ 요양보호서비스의 연속성을 유지할 수 있다.

㉣ 시설장 및 관련 전문가에게 중요한 정보를 제공한다.

㉤ 요양보호서비스의 내용과 방법에 대한 지도 및 관리에 도움이 된다.

㉥ 가족과 정보공유를 통해 의사소통을 원활하게 한다.

㉦ 요양보호서비스의 표준화와 요양보호사의 책임성을 높인다.

② 요양보호 기록의 종류

장기 요양급여 제공 기록지	• 대상자에게 제공한 서비스의 내용과 시간, 특이사항을 기입한 것이다. • 수기 작성과 재가급여전자관리시스템 이용 작성법이 있다.
상태 기록지	배설, 목욕, 식사섭취, 수분섭취, 체위변경, 외출 등의 상태 및 제공 내용을 기록하는 것이다.
사고 보고서	• 관리책임자 또는 요양보호사가 작성한다. • 시간의 흐름에 따라 사고의 내용, 경과, 결과에 대해 정확하게 기록해야 한다.
인수 인계서	• 요양보호사가 업무를 그만둘 때(퇴직, 휴직 등) 직원 간의 업무인수인계를 위해 작성한다. • 인수인계서는 수급자명, 급여제공내용, 유의 사항 등이 포함된다.

③ 요양보호 기록의 원칙

㉠ 사실을 있는 그대로 기록한다.

㉡ 육하원칙을 바탕으로 기록한다(누가, 언제, 어디서, 무엇을, 어떻게, 왜).

㉢ 서비스의 과정과 결과를 정확하게 기록한다.

㉣ 기록을 미루지 않고, 그때그때 신속하게 작성한다.

㉤ 공식화된 용어를 사용한다.

㉥ 간단명료하게 기록한다.

㉦ 기록자를 명확하게 한다.

ⓞ 애매한 표현은 피하고 구체적으로 기록한다.

- 많이 → ○장, ○잔, ○킬로미터
- 오래전 → ○년 전, ○개월 전
- 오랜만에 → ○년 만에, ○일 만에
- 심하다(상태) → 피부박리 5cm×8cm

④ 업무보고

㉠ 업무보고의 중요성

- 요양보호서비스의 질을 높일 수 있다.
- 타 전문직과의 업무협조 및 의사소통을 원활하게 할 수 있다.
- 사고에 신속하게 대응할 수 있으며, 피해를 최소화할 수 있다.

㉡ 업무보고 방법

업무보고 원칙	• 객관적인 사실 보고 : 주관적 판단이 아닌 객관적 사항을 정확하게 보고해야 함 • 육하원칙에 따른 보고 : 누가, 언제, 어디서, 무엇을, 어떻게, 왜 하였는지 보고함 • 신속한 보고 : 보고를 미루다 보면 기억이 희미해져 사실이 왜곡될 수 있음 • 중복되지 않은 보고 : 간결한 보고는 시간을 절약할 수 있음
업무보고 시기	• 대상자의 상태에 변화가 있을 때 • 서비스를 추가하거나 변경할 필요가 있을 때 • 새로운 정보를 파악했을 때 • 새로운 업무 방법을 찾았을 때 • 업무를 잘못 수행했을 때 • 사고가 발생했을 때
업무보고 형식	• 구두보고 : 상황이 급한 경우에는 반드시 구두보고를 먼저 한 후 서면보고를 함 • 서면보고 : 정기 업무보고, 사건보고 • 전산망 보고 : 시간 절약, 편리성

요양보호 기록 시 주의 사항

개인정보 보호	기록은 반드시 잠금장치가 되어 있는 장소에 보관하고 관리책임자를 정해 둔다.
비밀 유지	대상자의 기록을 아무나 열람하지 못하도록 철저하게 보관한다.
사생활 존중	대상자나 가족이 승인하지 않은 정보는 기록해서는 안 된다.

업무회의의 종류

사례 회의	• 대상자에게 제공되는 서비스의 질을 지속적으로 관리한다. • 대상자에 대한 정보를 교환하고 요양보호의 목표를 공유하여 서비스의 질을 높인다. • 대상자에 대한 서비스제공 계획의 타당성을 검토하여 서비스 내용을 조정한다. • 대상자와 관계된 직종들의 역할 분담을 명확히 한다.
월례 회의	• 관리자가 업무 관련 정보와 업무 준수사항 등을 전달한다. • 요양보호사가 요양보호 관련 정보(대상자의 건강, 사고 등)를 전달한다. • 관리자가 요양보호사로부터 기관운영, 인사, 복리후생에 대해 의견 및 애로사항을 듣고, 월례회의에서 제안된 의견이나 애로사항에 대해 어떻게 조치하였는지 다음 월례회의 때 보고한다.

71-1. 요양보호사가 업무 내용을 기록하는 목적은?

① 기관 중심의 서비스 계획을 수립하기 위해

② 서비스의 연속성을 유지하기 위해

③ 보호자와의 밀착 관계를 형성하기 위해

④ 업무에 대한 책임을 회피하기 위해

⑤ 대상자의 개인정보를 공유하기 위해

71-2. 요양보호 기록의 원칙에 어긋나는 것은?

① 기록자를 명확하게 한다.

② 기록을 미루지 않고, 그때그때 신속하게 작성한다.

③ 간단명료하게 기록한다.

④ 공식화된 용어를 사용한다.

⑤ 서비스의 과정보다는 결과를 정확하게 기록한다.

|해설|

71-1

② 담당 요양보호사의 부서 이동, 휴가, 사직 등으로 다른 기관에 서비스를 의뢰하거나 다른 요양보호사에게 인수·인계할 경우 그동안의 요양보호기록이 있으면 원활하게 연계할 수 있다.

71-2

⑤ 서비스의 과정과 결과를 정확하게 기록한다.

정답 71-1 ② 71-2 ⑤

---

① 일상생활 지원

지원 목적	• 대상자 상태를 정확히 파악한다. • 남아있는 정신기능을 최대한 활용한다. • 정상적인 신체기능으로 최대한 복귀한다. • 대상자에게 의미 있는 환경을 조성한다.
기본 원칙	• 따뜻하게 응대하고 치매 대상자를 존중한다. • 규칙적인 생활을 하게 한다. • 대상자에게 남아 있는 기능을 최대한 살린다. • 상황에 맞는 요양보호를 한다. • 항상 안전에 주의한다.

② 식사 돕기

　㉠ 기본 원칙

　　• 입안의 상처 여부, 의치의 고정 여부를 확인하고 느슨한 경우에는 끼지 않게 한다.

　　• 당뇨병이나 고혈압 등으로 음식을 가려 먹어야 하는 경우에는 치매 대상자가 접근할 수 없는 장소에 해당 음식을 둔다.

　　• 접시보다는 사발을 사용하여 덜 흘리게 하고, 유리제품보다는 플라스틱 제품이 안전하다.

　　• 소금이나 간장과 같은 양념은 식탁 위에 두지 않는다.

　　• 씹는 행위를 잊어버린 치매 대상자에게는 질식 위험이 있는 작고 딱딱한 사탕이나 땅콩, 팝콘 등은 삼가고 잘 저민 고기, 반숙된 계란, 과일 통조림 등을 갈아서 제공한다.

　　• 대상자가 물과 같은 묽은 음식에 사레가 자주 걸리면 좀 더 걸쭉한 액체음식을 제공한다.

　　• 대상자가 졸려하거나 초조해하는 경우 식사를 제공하지 않는다.

ⓛ 돕는 방법

식사 전	• 뜨거운 음식에 대한 판단력이 부족하기 때문에, 식사 전에 음식의 온도를 미리 확인한다. • 대상자가 음식을 손으로 먹거나 흘리는 것 등에 대비하여 비닐 식탁보나 식탁용 매트를 깔아준다. • 식사 시 턱받이보다는 앞치마를 입혀 옷을 깨끗이 유지한다. • 음식을 잘게 잘라서 부드럽게 조리하여 치매 대상자가 쉽게 먹을 수 있게 한다.
식사 중	• 판단력이 떨어지는 대상은 요양보호사가 적당히 물을 따라 준다. • 물을 마시면서 흘리는 경우에는 빨대와 플라스틱 덮개가 부착된 컵을 사용한다. • 손잡이가 크거나 손잡이에 고무를 붙인 약간 무거운 숟가락을 주어서 숟가락을 쥐고 있다는 사실을 잊어버리지 않게 해준다. • 대상자의 혼란 예방을 위하여, 한 가지 음식을 먹고 난 후 다른 음식을 내어 놓는다. • 숟가락으로 떠먹일 때는 한 번에 조금씩 먹이고 음식을 삼킬 때까지 충분히 기다린다.
식사 후	• 섭취한 음식의 종류와 양을 정확히 기록한다. • 치매 대상자가 식사를 하지 않아 체중이 감소하면 의료진에게 알리고 원인을 파악한다. • 체중감소 원인을 발견하지 못한 경우에는 대상자가 평소 좋아하는 음식이나, 고열량 액체음식을 제공한다. • 필요시 처방된 비타민과 단백질을 포함한 약을 주기도 한다.

치매 대상자가 식사를 하지 않으려고 할 때 확인할 사항
• 입안의 상처가 있는가?
• 틀니가 잘 맞지 않는가?
• 복용하는 약의 부작용으로 식욕이 떨어진 것인가?
• 대상자가 수저의 사용법을 잊었는가?
• 시력에 문제가 있어 음식에 혼란을 느끼는가?
• 음식에 대한 인식이 불가능한 상태인가?

치매 대상자 식사 시 고려할 점
• 대상자의 식사 습관과 음식에 대한 기호를 최대한 반영하기
  예 즐겨먹던 반찬과 간식 제공하기
• 안정된 식사 분위기를 조성하기
  예 조용한 음악 틀기, 텔레비전 끄기
• 규칙적인 일과에 따라 식사하기
  예 같은 장소, 같은 시간, 같은 식사 도구
• 식탁에 앉으면, 바로 식사하도록 준비하기
  예 컵에 미리 물을 담아 놓기, 생선 등의 가시와 뼈는 미리 제거해 주기

치매 대상자를 위한 약물요법
• 약물복용의 중요성

규칙적인 복용	• 약물 복용으로 증상을 늦추면 살아있는 동안 치매증상으로 고생하는 기간이 줄어든다. • 대상자를 돌보는 가족들에게도 수발부담이 줄어들 수 있다.
약물 부작용	• 진정, 어지럼증, 손 떨림, 초조, 불안 등 부작용을 유발할 수 있다. • 약물을 바꾸거나 용량을 늘렸을 때는 부작용 발생 유무를 관찰 및 메모하여 병원에 가져간다.

• 투여 약물의 종류

인지기능 개선제	• 인지증상 개선 목적으로 투여하며, 병의 완치라기보다는 악화를 지연하기 위해 투여한다. • 아리셉트, 엑셀론, 레미닐, 에빅사
정신행동 증상 개선제	• 다양한 정신행동(망상, 환각, 우울, 공격성 등) 증상 개선을 위해 처방된 약물을 투여한다. • 항정신병 약물 : 망상, 환각, 공격성, 초조, 수면 각성 주기 장애가 있을 때 • 항우울제 : 수면-각성주기 장애, 초조, 공격성, 불안, 우울증상이 있을 때 • 항경련제 : 초조, 공격성, 조증 유사증상, 수면 장애가 있을 때

72-1. 치매 대상자가 식사를 하지 않으려고 한다. 이 경우 확인 해야 할 사항이 아닌 것은?

① 입안에 상처가 있는가?

② 틀니가 잘 맞지 않는가?

③ 복용하는 약의 부작용으로 식욕이 떨어진 것인가?

④ 대상자가 수저의 사용법을 잊었는가?

⑤ 청력에 문제가 있어 음식에 혼란을 느끼는가?

72-2. 치매 대상자의 식사를 돕는 방법은?

① 한 번에 다양한 음식을 내어 놓는다.

② 가벼운 숟가락을 사용하게 한다.

③ 신나는 음악을 틀어준다.

④ 투명한 유리제품을 사용하게 한다.

⑤ 음식을 잘게 잘라서 부드럽게 조리하여 제공한다.

|해설|

72-1

⑤ 시력에 문제가 있어 음식에 혼란을 느끼는가?

72-2

① 대상자의 혼란 예방을 위하여 한 가지 음식을 먹고 난 후 다른 음식을 내어 놓는다.

② 손잡이가 크거나 손잡이에 고무를 붙인 약간 무거운 숟가락을 주어서 숟가락을 쥐고 있다는 사실을 잊어버리지 않게 해준다.

③ 안정된 식사분위기를 조성하기 위해 조용한 음악을 틀거나 텔레비전을 끈다.

④ 투명한 유리제품보다는 색깔이 있는 플라스틱 제품을 사용하는 것이 좋다.

정답 72-1 ⑤ 72-2 ⑤

핵심이론 73 치매 대상자의 배설 돕기

① 기본 원칙

　㉠ 배설기록지를 기록하여 배설시간과 양 등의 습관을 파악한다.

　㉡ 치매 대상자의 방을 화장실에서 가까운 곳에 배정한다.

　㉢ 화장실 위치를 알기 쉽게 표시해 둔다.

　㉣ 쉽게 벗을 수 있는 고무줄 바지를 입도록 하고 세탁하기 편하고 빨리 마르는 옷감이 좋다.

　㉤ 낮에는 가능하면 기저귀를 사용하지 않는 것이 좋다.

　㉥ 야간에 화장실 이용이 위험할 때는 이동변기를 사용하게 한다.

　㉦ 대소변을 잘 가렸을 때는 칭찬을 해주고, 실금한 경우에도 괜찮다고 말한다.

② 돕는 방법

공통 적용	• 적절한 시기(식사 전, 외출 전)에 화장실 이용을 유도하며 강요하지 않는다. • 하루 식사량과 수분 섭취량은 적당량을 유지한다. • 배뇨곤란이 있는 경우 야간에 수분섭취를 제한한다. • 항상 부드러운 말투로 손동작이 보이게 뒤처리 방법을 시범 보인 뒤 치매 대상자 자신이 행동에 옮길 수 있도록 한다. • 뒤처리 후에는 아무 일도 없었던 것처럼 행동한다.
실금한 경우	• 민감하게 반응하지 않고, 비난하거나 화를 내지 않는다. • 가능한 한 빨리 더러워진 옷을 갈아입힌다. • 실금으로 젖은 신체부위는 씻기고 말려 피부를 깨끗이 유지하게 한다. • 환기를 자주 시키고 요와 이불을 잘 말려서 실금 후 냄새를 관리한다. • 배설 상황을 기록하여 배설 리듬을 확인한다. • 방광을 확실히 비우게 하기 위해 배뇨 후 몸을 앞으로 구부리도록 도와주거나 치골상부를 눌러준다. • 배뇨 스케줄에 따라 배뇨 훈련을 시행해 본다. 초기에는 매 2시간마다 배뇨하게 하고, 점차 시간을 늘려가면서 낮에는 2시간, 밤에는 4시간 간격으로 배뇨하게 한다. • 변실금이나 설사를 하는 경우, 의료인과 상의한 후 원인을 확인하고 섬유질 섭취를 조절한다.

변비인 경우	• 섬유질이 많은 음식과 하루 1,500~2,000cc 정도의 충분한 수분을 섭취하도록 한다. • 일정한 시간 간격으로 변기에 앉혀 배변을 유도한다. • 손바닥을 이용하여 배를 가볍게 마사지함으로써 불편 감을 줄여준다. • 의료인과 충분히 상의하여 필요하면 변비약을 먹이거 나 관장을 할 수도 있다. 관장은 의료행위이므로 간호 사가 수행해야 한다.

꼭 알아두기

대상자가 화장실에 가고 싶을 때 보이는 비언어적 신호
• 바지의 뒷부분을 움켜잡고 있다.
• 옷을 올린다.
• 구석진 곳을 찾는다.
• 대중 앞에서 옷을 벗으려고 한다.
• 서성이면서 안절부절 못한다.

꼭 알아두기

변비의 원인과 변비 해소에 좋은 식품

변비의 원인	• 운동 부족 • 섬유질 섭취 부족 • 수분 섭취 부족 • 알루미늄이나 칼슘이 포함된 제산제 또는 진통소 염제 복용
변비 해소에 좋은 식품	• 섬유질이 많은 식품 : 사과, 빨간 무, 옥수수, 콩, 자 두, 딸기, 곡류, 빵, 감자 껍질 • 발효식품 : 식초에 담근 양배추, 이스트가 많이 든 빵, 토마토 주스, 요구르트, 푸른 잎 채소

핵심예제

73-1. 치매 대상자가 실금을 한 경우 돕는 방법으로 옳은 것은?

① 섬유질을 섭취하게 한다.
② 가능한 한 빨리 더러워진 옷을 갈아입힌다.
③ 실금을 방지하기 위해 수분 섭취를 제한한다.
④ 낮에는 4시간, 밤에는 2시간 간격으로 배뇨하게 한다.
⑤ 가능한 한 기저귀를 사용하게 한다.

73-2. 치매 대상자가 다음과 같은 행동을 할 때 대처방법은?

• 구석진 곳을 찾아다닌다.
• 서성이면서 안절부절못한다.
• 사람들 앞에서 바지를 벗으려고 한다.

① 바지를 갈아 입힌다.
② 기저귀를 채워 준다.
③ 종이접기를 같이 한다.
④ 화장실로 데리고 간다.
⑤ 좋아하는 간식을 제공한다.

|해설|

73-1
① 의료인과 상의한 후 원인을 확인하고 섬유질 섭취를 조절한다.
③ 실금을 하더라도 수분 섭취를 제한해서는 안 된다. 변비가
  될 수 있기 때문이다.
④ 낮에는 2시간, 밤에는 4시간 간격으로 배뇨하게 한다.
⑤ 기저귀 사용은 대상자의 수치감을 유발하고 실금 여부에 대
  해 전달이 잘 안 될 수 있기 때문에 가급적이면 착용하지 않
  도록 한다.

73-2
④ 대상자가 화장실에 가고 싶을 때 보이는 비언어적 신호로,
  화장실로 데리고 간다.

정답 73-1 ② 73-2 ④

① 목 욕

기본 원칙	• 치매 대상자에게 목욕을 강요하지 말고 목욕과정을 단순화한다. • 일정한 시간에 정해진 방법에 따라 목욕을 하여 치매 대상자의 거부감을 줄인다. • 판단력이 떨어지기 때문에 요양보호사가 미리 목욕물의 온도를 확인한다. • 욕조바닥과 욕실바닥에는 미끄럼방지 매트를 깔아준다. • 치매 대상자를 욕실 내에 혼자 머무르게 하지 않는다. • 치매 대상자가 욕조에 들어갈 때는 반드시 옆에서 부축한다.
돕는 방법	• 목욕준비를 하면서 치매 대상자가 해야 할 일을 한 가지씩 제시하고 정중하게 대한다. 예 식사 전에 목욕을 했으면 좋겠습니다. → 여기 수건이 있습니다. → 이제 단추를 푸십시오. → 일어서세요. → 팬티를 벗으십시오. → 이제 탕 속에 들어가십시오. • 물에 대한 거부반응을 보이는 경우 작은 그릇에 물을 떠서 장난을 하게 할 수 있다. • 치매 대상자의 목욕에는 많은 에너지가 필요하므로 대상자가 목욕을 거부할 때 혼자서 목욕을 시키지 않는다. • 욕조에서 미끄러지더라도 다치지 않도록 발목 정도 높이의 물을 미리 받은 후, 대상자를 욕조에 들어가게 하고, 조금씩 채운다. • 운동실조증이 있는 치매 대상자는 넘어져 다칠 수 있기 때문에 욕조 목욕이 안전하다.

② 구강위생

기본 원칙	• 부드러운 칫솔을 사용하여 잇몸 출혈을 방지한다. • 치약은 삼켜도 상관없는 어린이용을 사용한다. • 의치는 하루에 6~7시간 정도 제거하여 잇몸에 무리를 주지 않게 한다. • 의치가 잘 맞지 않으면 치과의사에게 교정을 의뢰하고, 염증이 생겼는지 자주 확인한다. • 편마비 치매 대상자는 음식물이 한쪽에 모여 있지 않도록 신경을 써야 한다.
돕는 방법	• 필요한 도구를 세면대 위에 순서대로 가지런히 놓아준다. • 거울을 보고 칫솔질을 하게 하거나, 옆에서 한 동작씩 시범 보여준다. • 양치한 물을 뱉지 않는 경우, 입안에 칫솔이나 숟가락을 넣고 말을 건네어 물을 뱉게 한다. • 스스로 양치질할 수 있는 치매 대상자가 양치질을 거부할 경우 물치약이나 2% 생리식염수로 적신 거즈를 감은 설압자 또는 일회용스펀지 브러시로 치아와 입안을 닦아 치석 생성을 예방한다. • 의치는 매일 치매 대상자가 가장 협조를 잘 할 수 있는 시간을 택해 닦아준다. • 의치는 변형이 되지 않도록 의치보관용기에 물을 넣어 담가 둔다. • 치아가 없는 치매 대상자는 식후에 물이나 차를 마시게 하여 입안을 깨끗이 해준다.

③ 옷 입기

기본 원칙	• 치매 대상자에게 깨끗하고 계절에 맞는 옷을 제공한다. • 몸에 꽉 끼지 않고, 빨래하기 쉬운 옷을 제공한다. • 혼란을 예방하기 위해 색깔이 요란하지 않고 장식이 없는 옷을 선택한다. • 시간이 걸려도 혼자 입도록 격려한다. • 치매 대상자의 안전을 위해 옆에서 지켜보고, 앉아서 입게 한다.
돕는 방법	• 치매 대상자가 옷을 순서에 따라 입지 못하는 경우 속옷부터 차례대로 정리해 놓아준다. • 부득이하게 옷을 입혀줄 경우, 치매 대상자도 옷 갈아입는 데 참여하고 있음을 인식시킨다. • 치매 대상자가 옷 입기를 거부하면 잠시 기다리거나 목욕시간을 이용하여 갈아입힌다. • 단추를 제대로 채우지 못하는 경우에는 단추 대신 부착용 접착천으로 여미는 옷을 이용한다. • 앞뒤를 구분하지 못하는 경우에는 뒤바꿔 입어도 무방한 옷을 입게 한다. • 자신의 옷이 아니라고 하면, 옷 라벨에 이름을 써 둔다.

누워서 지내는 치매 대상자의 구강위생 관리

• 칫솔 또는 면봉으로 이와 이 사이, 잇몸 닦기
• 부리가 긴 주전자로 입 아래쪽으로 50~60cc의 따뜻한 물을 넣어준다.
• 입안의 물을 받아 낼 그릇을 대상자의 볼에 대고 밀착시켜, 입안의 물이 흘러내리도록 해 뱉게 한다.

치매 대상자의 의복 착용 특징

• 치매가 진행되면, 시간, 장소, 상황에 적절한 옷을 선택하기가 어려워진다.
  예 겨울임에도 반바지를 입으려 한다.
• 더러워진 속옷을 갈아입지 않으려고 한다.

74-1. 치매 대상자의 구강위생에 대한 내용 중 옳은 것은?

① 부드러운 칫솔을 사용하도록 하여 잇몸출혈을 방지한다.
② 치약은 삼킬 수 있으므로 사용하지 않는 게 안전하다.
③ 의치는 치매 대상자가 직접 닦도록 한다.
④ 의치는 익숙해지기 위해서 계속 끼고 있어야 한다.
⑤ 편마비를 가진 경우 음식물이 마비가 없는 쪽으로만 오도록 주의한다.

74-2. 치매 대상자의 옷 입기를 돕는 방법 중 옳지 않은 것은?

① 치매 대상자가 옷 입는 것을 거부하면 기다리거나 목욕시간을 이용하여 갈아입힌다.
② 부득이하게 옷을 입혀줄 경우, 치매 대상자가 옷 갈아입는 데 참여하고 있음을 인식시킨다.
③ 치매 대상자가 옷을 순서에 따라 입지 못하는 경우 겉옷부터 차례로 옷을 정리해 놓아둔다.
④ 단추를 제대로 채우지 못하는 경우에는 단추 대신 부착용 접착천으로 된 옷을 이용한다.
⑤ 앞뒤를 구분하여 입지 못하는 경우에는 뒤바꿔 입어도 무방한 티셔츠를 입게 한다.

|해설|

74-1
② 치약은 안전을 위해 어린이용을 사용한다.
③ 의치는 매일 치매 대상자가 가장 협조를 잘 할 수 있는 시간을 택해 닦아준다.
④ 의치는 하루에 6~7시간 정도는 빼 두도록 한다.
⑤ 편마비를 가진 치매 대상자는 음식물이 한쪽으로 모여 있지 않도록 주의한다.

74-2
③ 치매 대상자가 옷을 순서에 따라 입지 못하는 경우 속옷부터 차례로 옷을 정리해 놓아둔다.

정답 74-1 ① 74-2 ③

① 운동 돕기

기본 원칙	• 치매 대상자와 시간을 같이 하며 친숙해진 뒤 운동을 시켜야 한다. • 집 주위를 산책하고 계단을 오르내릴 수 있는 정도라면 다양한 운동이 가능하다. • 혈압이 높거나 심장병이 있는 경우에는 의사에게 사전 검진을 받아야 한다. • 심장에서 멀고 큰 근육인 팔다리에서 시작하여 천천히 진행하고, 운동량은 점차 늘린다.
돕는 방법	• 대상자가 즐거워하는 운동을 한다. 일반적으로 산책이 가장 간편하고 효과적인 운동이다. • 굽이 낮고 편안한 신발을 신고, 서서히 걷는 시간을 늘리는 것이 좋다. • 매일 같은 시간대에 같은 길을 걸으면서 일정한 순서대로 풍경들을 말해주면 혼란을 막고 초조감을 줄일 수 있다. • 균형을 잡을 수 있으면 앉은 자세보다 선 자세에서 운동하는 것이 효과적이다.

② 안전과 사고예방

기본 원칙		• 감각 및 기능적인 손상을 고려하여 치매 대상자의 환경을 바꾼다. • 치매 대상자에게 안내를 위해서 시계, 달력, 신문 등과 같은 단순한 단서를 이용한다. • 치매 대상자가 언어에 대한 이해가 떨어지면, 글로 쓰인 단서보다는 그림을 사용한다. • 어두워지기 전에 혹은 어두워지자마자 희미한 불을 켜둔다. • 치매 대상자가 지나친 자극을 받지 않도록 환경을 단순화한다.
돕는 방법	방과 주변	• 치매 대상자의 방은 안전성을 우선 고려하여 배치하되, 2층보다는 1층이 좋다. • 치매 대상자는 시력이 약화되어 비슷한 색깔을 구분하기 힘들기 때문에 난간, 출입구 및 난로 주변에는 밝은색 야광테이프를 붙이는 것이 좋다. • 다리미, 칼, 헤어드라이어, 재봉틀, 난로, 약, 살충제, 페인트, 세제, 단추, 성냥, 라이터 등 위험한 물건은 치매 대상자가 발견할 수 없는 곳에 보관한다.
	화장실	• 치매 대상자의 방을 화장실 가까운 곳으로 정한다. • 밤에 갑자기 잠에서 깨서 화장실을 갈 수 있으므로 화장실 전등은 밤에도 켜둔다. • 화장실에 들어가서 문을 잠그고 잠긴 문을 여는 방법을 모르는 경우가 있으므로 화장실 문은 밖에서도 열 수 있는 것으로 설치한다.
	욕실	• 욕실의 문턱을 없애 걸려 넘어지지 않게 한다. • 목욕탕에 난간이나 손잡이를 설치한다. • 미끄럼방지 매트를 욕조와 샤워 장소 등의 바닥에 설치한다. • 치매 대상자는 뜨거운 것을 잘 느끼지 못하므로 온수기의 온도를 낮춘다. • 욕실에서 사용하는 세제는 치매 대상자의 눈에 띄지 않는 곳에 보관한다. • 치매 대상자가 놀라지 않도록 거울이나 비치는 물건은 없애거나 덮개를 씌운다.
	부엌	• 가스선은 밖에서 잠가둔다. • 냉장고에 부착하는 과일이나 채소 모양의 자석은 치매 대상자가 먹을 수 있으므로 사용하지 않는다. • 음식물 쓰레기는 치매 대상자가 꺼내 먹을 수 있기 때문에 부엌 안에 두지 않는다.
	차 안	• 반드시 안전띠를 착용하게 한다. • 차가 달리는 도중에 안에서 문을 열지 못하도록 잠금장치를 한다.

꼭 알아두기

치매 대상자에게 운동이 중요한 이유
• 규칙적으로 운동하는 치매 대상자는 운동하지 않는 치매 대상자보다 안정적이며, 운동기능이 더 오래 보존된다.
• 치매가 진행되면 근육이 굳어져 관절의 움직임이 둔해진다. 손발 관절을 가능한 범위에서 천천히 움직이게 하여 관절이 굳는 것을 예방한다.

꼭 알아두기

치매 대상자의 사고발생 원인
• 자신의 안전을 고려하지 않는다.
• 과거에 했던 일이라도 이제 할 수 없다는 사실을 모른다.
• 새로운 일을 배우는 능력이 부족하다.
• 금방 잊는다.
• 상황을 분석하고 평가할 수 없다.

75-1. 치매 대상자의 안전에 대한 내용 중 옳지 않은 것은?

① 치매 대상자 관련 사고가 발생하는 이유 중 하나는 상황을 분석하고 평가하는 능력이 떨어져 있기 때문이다.

② 요양보호사는 다양한 사고로 인한 응급상황의 대비책을 사전에 마련해 둘 필요가 있다.

③ 대상자가 휠체어를 이용할 경우 옷걸이 높이를 조절하고 침대에서 닿기 쉬운 곳에 비상벨을 설치하는 것이 좋다.

④ 대상자의 언어 이해력이 떨어진다면 이를 개발하기 위해 그림보다는 글로 쓰인 단서를 사용하는 것이 좋다.

⑤ 치매 대상자의 방은 2층보다 1층에 위치하는 것이 좋다.

75-2. 치매 대상자의 운동을 돕는 방법은?

① 손발관절을 빠르게 움직이며 운동하게 한다.

② 운동은 심장에서 가깝고 작은 근육부터 시작한다.

③ 산책로를 자주 바꾸어 걷게 한다.

④ 매일 다른 시간대에 운동을 한다.

⑤ 걷는 시간을 서서히 늘린다.

|해설|

75-1

④ 치매 대상자가 언어 이해력이 떨어진다면, 글로 쓰인 단서보다는 그림을 사용하도록 한다.

75-2

① 손발관절을 가능한 범위에서 천천히 움직이게 하여 관절이 굳는 것을 예방한다.

② 운동은 심장에서 멀고 큰 근육인 팔다리에서 시작하여 천천히 진행한다

③·④ 매일 같은 시간대에 같은 길을 걸으면서 일정한 순서대로 풍경들을 말해주면 혼란을 막고 초조감을 줄일 수 있다.

정답 75-1 ④ 75-2 ⑤

① 반복적 질문이나 행동

반복적 행동의 예시	• 치매 후기에 치매 대상자는 같은 단어나 행동을 연속적으로 여러 번 반복하게 된다. • 반복적 행동의 예 – 서랍 안의 물건을 꺼내어 헝클어 놓는 것을 반복한다. – 휴지를 찾아다니며 주머니에 모은다. – 짐을 싸다가 다시 풀어 놓기를 반복한다.
기본 원칙	• 치매 대상자의 주의를 환기한다. • 반복적인 행동이 해가 되지 않으면 무리하게 중단시키지 말고 그냥 놔두어도 된다. • 치매 대상자가 심리적 안정과 자신감을 갖도록 도와준다. • 질문에 답을 해주는 것보다 치매 대상자를 다독거리며 안심시켜 주는 것이 중요하다. • 반복되는 행동을 억지로 고치려고 하지 않는다.
돕는 방법	• 크게 손뼉을 치는 등 관심을 바꾸는 소음을 낸다. • 치매 대상자가 좋아하는 음식을 준다. • 좋아하는 노래를 함께 부른다. • 과거의 경험 또는 고향과 관련된 이야기를 나눈다. • 콩 고르기, 나물 다듬기, 빨래개기 등 단순하게 할 수 있는 일거리를 제공한다.

② 음식섭취 관련 문제행동

음식관련 문제행동 예시	• 계속 같은 종류의 음식만 먹는다. • 밥을 먹고도 계속 식사를 요구한다. • 단추, 종이, 비닐봉투, 변, 비누, 샴푸, 틀니, 세제 등을 입에 넣고 우물거린다.
기본 원칙	• 치매 대상자의 식사시간과 식사량을 점검한다. • 체중을 측정하여 평상시 체중과 비교한다. • 치매 대상자의 영양실조와 비만을 예방한다. • 화를 내거나 대립하지 않는다. 예 치매 대상자가 아무 때나 밥을 달라고 하는 경우, "방금 드셨는데 무슨 말씀이세요?"라며 대상자의 말을 부정하면 혼란스러워 하므로 "지금 준비하고 있으니까 조금만 기다리세요."라고 친절하게 얘기한다. • 서두르지 않고 천천히 먹게 한다. • 장기적인 식사거부는 시설장이나 간호사 등에게 보고한다.

돕는 방법	• 그릇의 크기를 조정하여 식사량을 조정한다. • 식사하는 방법을 자세히 가르쳐 주고, 식사 도구를 사용하지 못할 경우 손으로 집어 먹을 수 있는 식사를 만들어 준다. • 음식을 잘게 썰어 목이 막히지 않게 하고, 치매 말기에는 음식을 으깨거나 갈아서 걸쭉하게 만들어 준다. • 위험한 물건을 빼앗기지 않으려고 하는 경우, 치매 대상자가 좋아하는 간식과 교환한다. • 먹고 난 식기를 그대로 두거나 매 식사 후 달력에 표시하게 한다.

꼭 알아두기

반복적인 질문이나 행동을 하는 이유
• 주변 상황을 인식할 수 없기 때문에 자신의 안전을 확인하고 싶어 한다.
• 논리적으로 생각하는 데 문제가 있기 때문에, 자신이 가진 의문에 대한 답을 구하지 못했다고 생각한다.
• 관심을 얻기 위해 행동한다.

꼭 알아두기

음식섭취 관련 문제행동이 나타나는 이유

과식하거나 배고픔을 호소한다.	시간 개념의 상실로 인하여 식사한 것을 잊었거나 심리적인 불안감 때문일 수 있다.
손에 만져지는 것은 무엇이든 먹으려고 하는 이식증상을 보인다.	음식물인지 아닌지 구별하지 못하기 때문에 입에 넣을 수 있다.

핵심예제

76-1. 치매 대상자의 문제행동 중 반복행동에 대한 내용으로 옳지 않은 것은?

① 반복행동의 이유 중 하나는 관심을 얻기 위한 행동이라는 설명이 있다.
② 관심을 다른 곳으로 돌리기 위해 치매 대상자가 좋아하는 음식을 제공하는 방법이 있다.
③ 반복행동을 여러 가지 방법을 동원하여 교정할 필요가 있다.
④ 반복행동에는 짐을 싸다가 다시 풀어놓는 행동을 반복하는 등의 사례가 있다.
⑤ 치매 후기에 나타나는 행동으로 알려져 있다.

76-2. 다음 치매 대상자의 행동에 대한 대처법으로 옳지 않은 것은?

> 80세 강 씨 할아버지는 조금 전에 음식을 먹고도 금방 또 먹으려고 하고, 배가 부른데도 계속해서 먹으려고 한다. 또한 "우리 딸이 나를 가두어 두고 밥도 안 주고 너무 구박한다."라고 하면서 요양보호사를 난처하게 한다.

① 대상자를 따뜻하게 대하고 식사가 끝날 때까지 도와 준다.
② 칼로리가 적은 간식을 접시에 담아 규칙적인 시간에 스스로 먹도록 도와준다.
③ 먹은 그릇을 확인시키고 먹었다는 것을 달력에 스스로 표시하게 한다.
④ "지금 준비하고 있으니까 조금만 기다리세요."라고 친절하게 얘기한다.
⑤ "방금 드셨는데 무슨 말씀이세요?"라고 알려준다.

76-3. 5년 전에 남편이 사망한 치매 대상자가 "남편이 오늘은 왜 안 오지?"라고 반복적으로 질문하며 밖으로 나가려고 할 때 대처방법은?

① 남편이 5년 전에 사망했다는 사실을 알려준다.
② 남편을 기다리는 이유를 물어본다.
③ 조용해질 때까지 하던 일을 하며 모른척한다.
④ 좋아하는 가요 프로그램을 함께 시청하자고 한다.
⑤ 남편이 오전에 다녀갔으니 그만 기다리라고 한다.

76-1

③ 반복행동은 별다른 해가 되지 않는다면 억지로 고치려고 하지 않는 것이 중요하다.

76-2

⑤ 치매 대상자가 아무 때나 밥을 달라고 하는 경우, "방금 드셨는데 무슨 말씀이세요?"라며 대상자의 말을 부정하면 혼란스러워 한다.

76-3

④ 치매 대상자의 반복 질문에 대한 관심을 다른 곳으로 돌리기 위하여 평소 좋아하는 가요프로 프로그램을 함께 보는 것도 좋은 대처방법이다.

정답 76-1 ③ 76-2 ⑤ 76-3 ④

핵심이론 77 치매 대상자의 문제행동 2

① 수면장애

수면장애 예시	• 2~3일간 잠을 자지 않고, 2~3일 뒤에 계속 잠을 잔다. • 밤에 일어나서 돌아다니다가 낮에 잠을 잔다.
기본 원칙	• 치매 대상자는 시간 감각이 없어 낮과 밤이 바뀔 수 있다. • 혈관성 치매에 걸리면, 수면각성 리듬이 깨져 수면장애가 자주 나타난다. • 치매 대상자의 수면상태를 관찰한다. • 치매 대상자에게 알맞은 하루 일정을 만들어 규칙적으로 생활하게 한다. • 수면에 좋은 환경을 만든다.
돕는 방법	• 낮에 산책과 같은 야외활동을 통해 신선한 공기를 접하며 운동하도록 돕는다. • 밤낮이 바뀌어 낮에 꾸벅꾸벅 조는 경우 말을 걸어 자극을 준다. • 소음을 최대한 없애고 적정 실내온도를 유지한다. • 오후와 저녁에는 커피나 술과 같은 음료를 주지 않는다. • 잠에서 깨어나 외출하려고 하면 요양보호사가 함께 동행한다.

② 배 회

원 인	기억력 상실이나 시간과 방향 감각의 저하로 인한 혼란, 정서적인 불안, 배고픔, 화장실을 찾지 못해 안절부절못하는 것 등이 원인이 될 수 있다.
기본 원칙	• 치매 대상자가 초조한 표정으로 집안을 이리저리 돌아다니는 경우, 곧 밖으로 나가려고 하는 것임을 염두에 둔다. • 신체적 손상을 방지하기 위해 안전한 환경을 제공한다. • 규칙적으로 시간과 장소를 알려주어 현실감을 유지하게 한다. • 치매 대상자가 활기차게 활동하며 바쁘게 생활하게 한다. • 안전한 환경을 조성하며 소음을 차단한다. • 배회 가능성이 있는 치매 대상자는 관련 기관에 미리 협조를 구한다.
돕는 방법	• 대상자의 신체적 욕구를 우선적으로 해결한다. 치매 대상자는 희망하는 바를 적절하게 표현하지 못하기 때문에 배고픔, 대소변을 싼 침구, 춥거나 더운 방, 위통이나 요통 같은 질병 등으로 초조감을 느끼고 배회할 수 있다. • 집 안에서 배회하는 경우 배회코스를 만들어 둔다. • 치매 대상자가 신분증을 소지하도록 한다. • 배회 예방을 위해 현관이나 출입문에 벨을 달아 놓아 대상자가 출입하는 것을 관찰한다. 창문 등 출입이 가능한 모든 곳의 문을 잠근다. • 텔레비전이나 라디오를 크게 틀어 놓지 않으며, 집안을 어둡게 하지 않는다. • 침대 옆에 매달려 있거나 부주의하게 내던져진 옷가지는 착각과 환각을 일으킬 수 있다. • 낮 시간에 단순한 일거리를 주어 에너지를 소모하게 하여 야간배회 증상을 줄인다. • 고향이나 가족에 대한 대화를 나누어 관심을 다른 곳으로 돌림으로써 정서 불안에 의한 배회를 줄여 준다. • 집 청소, 산책, 목욕 등 건설적인 일을 주며, 밖에 나가거나 쇼핑을 하는 것은 활력제가 되며 수면의 질도 향상된다. • 상실감이나 욕구와 관련된 배회일 때는 치매 대상자 주변을 친숙한 것으로 채워주고 가족과 다과 등을 함께 하는 시간을 갖는다.

77-1. 수면장애가 있는 치매 대상자의 경우 돕기 방법으로 옳지 않은 것은?

① 밤낮이 바뀌어 낮에 꾸벅꾸벅 조는 경우, 깨우지 않고 그냥 둔다.

② 낮에는 산책과 같은 야외활동을 통해 신선한 공기를 접하면서 운동을 할 수 있도록 유도한다.

③ 소음을 최대한 줄이고 적정한 실내온도를 유지한다.

④ 오후와 저녁에는 커피나 술과 같은 음료를 주지 않도록 한다.

⑤ 잠에서 깨어나 외출하려고 하면 요양보호사가 함께 동반한다.

77-2. 집안에서 배회하는 치매 대상자를 돕는 방법은?

① 창문을 열어 환기한다.

② 자녀와의 추억을 이야기한다.

③ 집안을 어둡게 한다.

④ 텔레비전을 크게 켜놓는다.

⑤ 출입문을 열어 둔다.

|해설|

77-1

① 밤낮이 바뀌어 낮에 꾸벅꾸벅 조는 경우, 말을 걸어 자극을 주는 것이 좋다.

77-2

① · ⑤ 창문 등 출입이 가능한 모든 곳의 문을 잠근다.

③ 집안을 어둡게 하지 않는다.

④ 텔레비전을 크게 켜놓지 않는다.

정답 77-1 ① 77-2 ②

① 의심 · 망상 · 환각

예시	• 치매 대상자의 망상의 예 : 다른 사람이 자신의 물건을 훔쳐갔다는 도둑망상이 흔하다. 치매 대상자를 돌보는 사람이 주로 의심의 대상이 된다. • 치매 대상자의 환각의 예 – 보이지 않는 사물이나 사람을 보거나 없는 사람과 대화를 나눈다. – 음식이 없는데도 고기를 굽는 냄새가 난다고 한다. – 있지도 않은 물체를 잡으려 한다.
기본 원칙	• 치매 대상자의 감정을 이해하고 수용한다. • 치매 대상자가 보고 들은 것에 대해 아니라고 부정하거나 다투지 않는다. • 치매 대상자 앞에서 귓속말을 하지 않도록 주의한다. • 잃어버렸다거나 훔쳐갔다고 주장하는 물건을 찾은 경우, 치매 대상자를 비난하거나 훈계하지 않는다. 물건을 발견했을 때도 아무 일도 아닌 것처럼 행동하는 것이 중요하다.
돕는 방법	• 잃어버린 물건에 대한 의심을 부정하거나 설득하지 말고 함께 찾아본다. • 동일한 물건을 자주 잃어버렸다고 하는 경우, 같은 물건을 준비해 두었다가 잃어버렸다고 주장할 때 대상자가 물건을 찾도록 도와준다. • 치매 대상자가 물건을 두는 장소를 파악해 놓는다. • 도둑망상으로 치매 대상자가 방을 지킨다며 방 안에만 있기를 고집하면 위험하지 않은 범위 내에서 허용한다.

꼭 알아두기

치매 대상자가 의심이 많은 이유
치매 대상자는 자신의 경험과 주위 환경을 이해하는 것이 점차 어려워진다. 또한 물건을 놓은 장소를 점차 기억하지 못한다. 대상자는 이런 상황들에 대한 수용이 어렵기 때문에 주변 사람을 의심하는 경향이 있다.

② 파괴적 행동

예시	울고, 분통을 터뜨리고, 욕설하고, 지나치게 안절부절못하고, 때리거나 물고, 침을 뱉고, 주먹으로 치고, 꼬집는 등의 신체적 폭력
기본 원칙	• 무의미한 사건에 대해 자신과 주위 사람에게 정서적으로 난폭한 반응을 보이는 것이다. • 파괴적 행동반응을 유발하는 사건을 사전에 예방한다. • 치매 대상자의 수준에 맞는 의사결정권을 준다. • 치매 대상자가 혼돈하지 않도록 한 번에 한 가지씩 제시하거나 단순한 말로 설명한다. • 행동이 진정된 후에는 왜 그랬는지 질문하거나 이상행동에 대해 상기시키지 않는다. • 치매 대상자가 활동에 참여하고 있는 중이면, 활동을 중지시키고 다른 자극을 주지 않는다.
돕는 방법	• 이상행동 반응을 보이면 자극을 주지 말고 조용한 장소에서 쉬게 한다. • 온화하게 이야기하고, 천천히 안정된 태도로 움직인다. • 일상적인 생활에 대하여 자상하게 반복하여 설명하고 신체적인 요양 보호기술을 적용할 때마다 도와주는 행동을 말로 표현한다. • 치매 대상자가 끊임없이 난폭한 발작을 하지 않는 한 신체적 구속은 사용하지 않는다. 구속이 불가피한 경우 신체 일부만 구속하며 공격적인 행동이 사라질 때까지 접촉을 줄인다.

꼭 알아두기

치매 대상자의 파괴적 행동의 특징
• 난폭한 행동이 자주 일어나지 않는다.
• 난폭한 행동이 오래 지속되지 않는다.
• 일반적으로 초기에는 분노로 시작하며 에너지가 소모되면 지쳐서 파괴적 행동을 중지한다.
• 치매 대상자의 난폭한 행동은 질병 초기에 나타났다가 수개월 내에 사라진다.

78-1. 치매 대상자의 파괴적 행동의 특징에 해당하는 내용은?

① 난폭한 행동이 수시로 일어난다.

② 치매 대상자의 파괴적 행동은 초기에 분노로 시작한다.

③ 난폭한 행동이 오래 지속된다.

④ 치매 대상자의 난폭한 행동은 질병 초기에 나타나서 지속된다.

⑤ 초기에 우울로 시작하며 에너지가 소모되어도 파괴적 행동을 계속한다.

78-2. 치매 대상자의 아래 행동에 대한 대처법으로 옳지 않은 것은?

> 82세 한 씨 할머니는 자신의 물건을 장롱과 트렁크로 번갈아가며 바꾸어 넣어 두었다. 트렁크로 옮긴 후 장롱에 없는 것을 발견했을 때 "내 물건이 없다. 도둑맞았다"라며 같은 방의 김 씨 할머니를 가리키며 "도둑이다"라고 소리를 질렀다. 김 씨 할머니는 한 씨 할머니보다 치매가 더 중증이고 걷는 것도 불가능하다. 요양보호사가 그런 설명을 하면 이번엔 다른 박 씨 노인을 지목한다. 박 씨 노인 또한 걸을 수 없는 노인이다.

① 한 씨 할머니와 함께 찾아보고 대상자가 그 물건을 발견하도록 유도한다.

② 잃어버린 물건에 대한 의심을 부정하거나 설득하지 않고 함께 찾는다.

③ 잃어버렸다는 물건을 찾은 경우, 한 씨 할머니를 비난하거나 훈계하지 않는다.

④ 물건을 발견했을 때도 아무 일도 아닌 것처럼 행동한다.

⑤ 요양보호사가 물건을 찾아준다.

78-3. 치매 대상자가 큰 소리로 욕하며, 물건을 던지려고 할 때 대처방법은?

① 화가 난 것을 이해한다고 온화하게 말한다.

② 힘으로 제압하여 진정시킨다.

③ 폭력적인 행동을 계속하면 퇴소시킨다고 강경하게 말한다.

④ 어두운 방에 격리시킨다.

⑤ 신속하게 그 자리를 피한다.

|해설|

78-1

치매 대상자의 파괴적 행동의 특징

① 난폭한 행동이 자주 일어나지 않는다.

③ 난폭한 행동이 오래 지속되지 않는다.

④ 치매 대상자의 난폭한 행동은 질병 초기에 나타났다가 수개월 내에 사라진다.

⑤ 치매 대상자의 파괴적 행동은 초기에는 분노로 시작하며 에너지가 소모되면 지쳐서 파괴적 행동을 중지한다.

78-2

⑤ 요양보호사가 물건을 발견하고 대상자에게 건네주는 것은 대상자가 요양보호사를 도둑으로 오인할 수 있으므로 대상자가 발견하도록 돕는다.

78-3

① 온화하게 이야기하고, 치매 대상자가 당황하고 흥분되어 있음을 이해한다는 표현을 한다.

정답 78-1 ② 78-2 ⑤ 78-3 ①

① 석양증후군

예 시	• 저녁 8~9시만 되면 갑자기 침대 밖으로 뛰쳐나온다. • 옷을 벗고, 방을 서성이다 문을 덜거덕거린다. • 바닥을 뒹굴고 침대 위로 뛰어 오르는 등의 행동을 한다.
기본 원칙	• 해질녘에는 요양보호사가 충분한 시간을 가지고 치매 대상자와 함께 있어 준다. • 치매 대상자가 좋아하는 소일거리를 주거나 애완동물과 함께 즐거운 시간을 갖게 한다. • 낮 시간 동안 움직이거나 활동하게 한다. • 신체적 제한은 치매 대상자가 소리를 지르거나, 몸부림치거나, 화내고, 고집부리는 행동을 더욱 악화시키므로 하지 않는다.
돕는 방법	• 치매 대상자는 인형, 애완동물, 익숙한 소리를 듣거나 좋아하는 일을 하는 것에서 위안을 받을 수 있으므로 이를 돕는다. • 요양보호사는 치매 대상자를 관찰할 수 있는 곳에서 활동하게 하고, 친구가 되어 준다. • 대상자를 밖으로 데려가 산책을 한다. 맑은 공기는 정신을 맑게 하고 치매 대상자의 들뜬 마음을 가라앉힌다. • 따뜻한 음료수, 등 마사지, 음악듣기 등이 잠드는 데 도움이 된다. • 텔레비전을 켜놓거나 조명을 밝게 하는 것도 도움이 된다.

② 부적절한 성적 행동

기본 원칙	• 치매 대상자는 보통 성 자체에는 관심이 없다는 것을 인식한다. • 부적절한 성적 행동관련 요인을 관찰한다. • 때때로 행동교정이 도움이 된다. • 노출증을 감소시키기 위해 벌과 보상을 적절히 사용한다. • 이상한 성행위가 복용 중인 약물 때문에 유발될 수 있음을 이해한다.
돕는 방법	• 의복으로 인한 불편감이나 대소변을 보고 싶은 욕구가 있는지 확인하고 도와준다. • 옷을 벗거나 성기를 노출한 경우, 당황하지 말고 옷을 입혀준다. • 치매 대상자가 성적으로 부적절한 행동을 할 때, 즉각 멈추지 않으면 치매 대상자가 좋아하는 것을 가져간다고 경고하는 것도 도움이 될 수 있다. • 치매 대상자가 성적으로 관심을 보이면, 공공장소에 가는 것을 삼가고, 방문객을 제한하여 사고를 예방한다.

79-1. 석양증후군의 돕기 방법으로 옳지 않은 것은?

① 옛날에 매우 좋아했던 일을 함으로써 위안을 받을 수 있도록 한다.

② 치매 대상자를 관찰할 수 있는 곳에서 활동하게 하고 친구가 되어 준다.

③ 최대한 고요한 것이 좋으므로 TV를 끄고 조명을 어둡게 한다.

④ 따뜻한 음료수, 등 마사지, 음악듣기 등을 통해 수면을 돕는다.

⑤ 대상자를 밖으로 데려가 산책시킨다.

79-2. 근무 중 치매 대상자가 바지를 벗으면서 성적 행동을 할 때 대처법으로 옳은 것은?

① 잘못된 행동임을 큰 소리로 훈계한다.

② 불쾌감을 표시하며, 자리를 피한다.

③ 모른 체하고 지나친다.

④ 자꾸 이러시면 좋아하는 사탕 안 준다고 단호하게 말한다.

⑤ 주변 사람들에게 도움을 청한다.

| 해설 |

79-1

③ TV를 켜놓거나 밝은 조명이 도움이 될 수 있다.

79-2

④ 치매 대상자가 성적으로 부적절한 행동을 할 때, 즉각 멈추지 않으면 치매 대상자가 좋아하는 것을 가져간다고 경고하는 것도 도움이 될 수 있다.

정답 79-1 ③ 79-2 ④

① 기본 원칙

㉠ 언어적인 의사소통

• 대상자의 신체적 상태를 파악한다.

대상자의 요구를 알기 위해서는 막연하게 "어디 불편한 곳이 있으세요?"보다는 신체 부위를 짚어가며 "여기가 아프세요?"와 같이 구체적으로 질문한다.

• 대상자를 존중하는 태도와 관심을 갖는다.

협조적으로 일을 잘 수행했을 경우는 "잘 했어요.", "맞아요." 등과 같은 격려의 말을 해준다.

• 간단한 단어 및 이해할 수 있는 표현을 사용해서 대상자가 잘 알아듣도록 한다.

– 대상자가 물건을 잃어버리거나 놓아둔 곳을 잊어버려 주변 사람들을 의심하면 요양보호사는 부정하거나 설득하려 하지 말고, "서랍 속은 찾아 보셨어요?" 하면서 함께 찾아보고 대상자가 기억력 장애로 인한 문제를 인정하고 이해할 수 있도록 돕는다.

– 한 번에 한 가지씩만 질문하되 간단명료한 단어를 사용하고, 쉬운 단어와 짧은 문장을 사용한다.

• 대상자의 속도에 맞춘다.

낮은 음조로 천천히, 차분히, 상냥하고 예의바르게 하고, 그때마다 대상자의 반응을 살핀다.

• 어린아이 대하듯 하지 말고, 대상자를 인격적으로 대한다.

– 어린아이에게 이야기하는 것처럼 말하지 않으며 반드시 존칭어를 사용한다.

– 요양보호사 자신을 밝힌 후, 치매 대상자 이름을 부르면서 대화를 시작한다.

예 좋은 아침입니다. ○○○님. 저는 요양보호사인 ○○○입니다.

• 반복적으로 설명한다.

– 의미를 충분히 설명하고, 대상자가 이해하지 못하면 반복하여 설명한다.

– '왜'라는 이유를 묻는 질문보다는 '네', '아니요'로 간단히 답할 수 있도록 질문한다.

– 대명사(그 사람, 저것, 거기)보다는 명사(의자, 손자, 욕실 등)를 이용하여 의사소통한다.

• 대상자에게는 한 번에 한 가지씩 설명한다.

"식사하신 후에 양치질하시고 외출해요."보다는 "식사하세요.", "양치하세요.", "외출해요."라고 한 번에 한 가지씩 차례로 이야기한다.

• 가까운 곳에서 얼굴을 마주보고 말한다.

치매 대상자는 시력과 청력에 장애가 있는 경우가 많으므로 가까이서(1m 이내) 말하는 것이 좋다.

• 항상 현실을 알려 준다.

일상생활을 할 때도 "아침 8시예요, 아침식사 하세요.", "밤 10시예요, 주무세요."라고 말하며 항상 현재 상황을 알려준다.

• 일상적인 어휘를 사용한다.

– 유행어나 외래어를 사용하지 말고, 일상적인 어휘를 사용한다.

– 때로는 고향사투리로 말을 걸어 보는 것도 좋은 방법이 될 수 있다.

• 과거를 회상하게 유도한다.

– 지난날을 회상하면서 자신을 되찾고 불안한 감정을 가라앉힐 수 있다.

– 즐겨 부르던 노래를 부르거나 옛일을 회상하며 대화를 이끌어 나가는 것이 인지기능 유지나 심리적 안정 면에서도 도움이 된다.

㉡ 비언어적인 의사소통

• 손짓, 발짓 또는 소리를 사용한다.

• 언어적인 표현 방법과 적절한 비언어적인 표현 방법을 같이 사용한다.

예 세수했는지를 물어볼 때, 세수하는 몸동작을 하면서 질문한다.

• 신체적인 접촉을 사용한다.

• 치매 상자의 비언어적인 표현 방법을 관찰한다.

예 얼굴 표정, 신체의 움직임, 눈빛, 손과 몸의 움직임 등

• 필요하면 글을 써서 의사소통한다.

• 언어 이외의 다른 신호를 말과 함께 사용한다.

• 대상자의 행동을 복잡하게 해석하지 않는다.

꼭 알아두기

치매 대상자에게 신체적 언어를 사용할 때 유의 사항
- 정면으로 마주보며 이야기한다.
- 눈높이를 맞추고 이야기한다.
  - 예 눈높이를 맞추기 위해 무릎을 꿇는 자세 취하기
- 치매 대상자가 위협적으로 느끼는 자세를 취하지 않는다.
  - 예 대상자보다 높은 위치에서 팔짱을 끼거나 주먹을 쥐는 자세
- 치매 대상자에게 관심을 보인다.
  - 예 미소를 짓거나 손잡기
- 치매 대상자에게 접근할 때에는 앞에서 다가간다. 뒤에서 다가가면 대상자가 놀랄 수 있다.

꼭 알아두기

치매 대상자 행동관찰의 중요성
대상자의 모든 행동에는 이유가 있으므로 대상자가 보여주는 미세한 신호들을 놓치지 않도록 한다. 이런 신호들을 발견하면 반드시 의미를 확인한다.
예 침대에 누워 있다가 자세가 바뀔 때 얼굴을 찌푸린다면, 욕창이나 근육통 때문일 수 있다.

② 치매 단계별 의사소통

㉠ 초기의 의사소통

의사소통문제	• 일관성 및 연결성이 손상되어 자주 확인하고 설명을 요구한다. • 대화의 주제가 자주 바뀐다. • 사용하는 어휘의 수가 점차적으로 줄어든다. • 물건이나 사람의 이름을 부르는 것이 어렵다. • 과거, 현재, 미래 시제를 올바르게 사용하는 것을 어려워한다.
의사소통방법	• 간단하고 직접적인 언어로 요점을 설명하고 구체적으로 표현한다. • 대상자가 집중력이 높은 시간대를 파악하여 대화한다. • 유사한 의미의 다른 언어를 이야기해 준다. • 대상자가 요청하기 전에 구체적인 방법과 정보를 제공한다. • 대상자가 응답할 시간을 충분히 준다. • 외래어나 약어로 된 단어는 사용하지 않는다. • 대화 내용을 요약정리하고, 중요한 내용은 반복한다. • 대상자가 과거의 긍정적인 기억이나 사건을 회상하도록 돕는다. • 대상자가 감정 상태를 표현할 수 있도록 돕는다. • 대상자를 돕고자 하는 마음을 표현한다.

㉡ 중기의 의사소통

의사소통문제	• 애매모호한 내용을 이야기한다. • 일관성이 없어지고, 혼동이 증가한다. • 대화의 주제가 제한된다. • 불특정 다수를 지칭하는 용어(이것, 그들, 그것)의 사용이 증가한다. • 사용하는 어휘의 수가 초기 치매 단계보다 줄어든다. • 올바른 이름을 지칭하지 못하는 '명칭 실어증'을 보인다. • 대화 중에 말이 끊기는 횟수가 증가한다. • 적절한 어구를 사용하지 못하는 경우가 늘어난다. • 부적절한 명사, 부정확한 시제를 사용하는 경우가 늘어난다.
의사소통방법	• 대상자와 눈을 마주치며 이야기를 한다. • 길고 복잡한 문장은 피하고, 대화 주제를 갑자기 바꾸지 않는다. • 대상자에게 친숙한 물건을 활용하고, 친숙한 활동을 통해 대화를 시도한다. • 의사소통의 내용을 이해하고 있다는 것을 확인시켜 준다. • 대상자가 반응할 때까지 기다려 주고 대상자가 반응하지 않으면 반복하여 질문한다. • 같은 표현을 반복하기보다 같은 의미의 다른 용어와 좀 더 단순한 표현을 사용한다. • '그' 혹은 '그 사람'과 같은 불특정 인칭대명사나 명사보다는 대상자의 이름을 사용한다. • 대상자가 자주 사용하는 단어와 문구를 활용한다. • 대상자의 방에 있는 물건마다 이름표를 붙인다. • 대상자의 행동을 개인적인 의미로 받아들이지 않는다. • 대상자의 말을 경청하고 대상자의 말을 반복해서 이야기한다. • 이용 가능한 모든 단서를 활용하며, 격려하고 칭찬한다.

ⓒ 말기의 의사소통

의사 소통 문제	• 의사소통을 유지하는 데 어려움이 있다. • 말이 없어진다(무언증). • 대화할 때 시선을 맞추는 것을 어려워한다. • 사용하는 어휘의 수가 현저하게 적다. • 올바른 이름을 사용하는 것이 더욱 어려워진다. • 자발적인 언어표현이 감소되어 말수가 줄어든다. 심하면 앵무새처럼 상대방의 말을 그대로 따라한다. • 발음이 부정확하여 치매 대상자의 말을 이해하기 어렵고, 치매 대상자는 다른 사람들이 이야기한 것을 제대로 이해하지 못한다.
의사 소통 방법	• 대상자를 마주보며 이야기한다. • 대상자의 이름을 부르면서 이야기를 시작하고 요양보호사 자신의 이름을 말한다. • 대상자가 좋아했던 음악을 함께 듣고 책을 읽는다. • 편안하고 부드러운 모습으로 이야기한다. • 낮은 톤으로 다정하고 차분하며 천천히 분명하게 말한다. • 대상자가 응답하지 않더라도 계속해서 이야기한다. • 대상자가 모든 것을 듣고 있다고 가정하고 방 안에 아무도 없는 것처럼 이야기하지 않는다. • 신체적 접촉을 적절히 활용하며, 대상자의 비언어적 메시지를 확인한다. • 대상자가 이야기하는 모든 것에 반응하고 대화가 끝난 뒤에는 항상 마무리 인사를 한다.

핵심예제

80-1. 치매 대상자와 비언어적 의사소통을 할 경우 유의할 점으로 볼 수 없는 것은?

① 휠체어에 앉은 대상자와 이야기할 때 무릎을 낮춰 눈높이를 맞춘다.
② 마주 앉은 치매 대상자를 정면으로 마주하면서 이야기한다.
③ 치매 대상자 앞에서 주먹을 세게 쥐고 흔드는 행동 등을 하지 않는다.
④ 치매 대상자의 뒤에서 걷거나 접근한다.
⑤ 치매 대상자에게 손잡기, 팔짱끼기 등 관심을 보인다.

80-2. 다음 의사소통문제가 나타나는 치매의 단계는?

> • 무언증
> • 대화 시 시선을 맞추기 어려움
> • 사용하는 어휘 수의 현저한 제한
> • 올바른 이름을 사용하는 것이 힘들어짐

① 정 상
② 경미한 인지장애
③ 초 기
④ 중 기
⑤ 말 기

80-3. 치매 대상자와 의사소통을 하는 방법으로 옳은 것은?

① 대상자 뒤에서 다가간다.
② 어린아이 대하듯이 한다.
③ 대상자보다 높은 위치에 선다.
④ 언어와 몸짓을 함께 사용한다.
⑤ 대상자와 신체적 접촉은 피한다.

|해설|

80-1
④ 치매 대상자의 뒤에 있게 되면 대상자가 놀랄 수 있기 때문에 앞에서 접근하도록 한다.

80-2
⑤ 치매의 말기에 나타나는 증상에 해당되는 내용이다.

80-3
① 뒤에서 다가가면 대상자가 놀랄 수 있으므로, 앞에서 다가간다.
② 치매 대상자를 대할 때에는 어린아이에게 이야기하는 것처럼 말하지 않으며 반드시 존칭어를 사용한다.
③ 가까운 곳에서 얼굴을 마주보고 말한다.
⑤ 신체적인 접촉을 적절히 사용한다.

정답 80-1 ④ 80-2 ⑤ 80-3 ④

① 인지자극 훈련의 개요

   ⊙ 치매의 진행을 늦추고 증상을 완화하기 위한 대표적 인 비약물요법이다.

   ⓛ 노화나 치매로 인해 손상된 기억력, 지남력, 판단력, 집중력, 억제력, 계산력, 시공간능력, 언어능력 등의 인지기능을 훈련하도록 만들어진 인지훈련 프로그램 및 도구이다.

   ⓒ 현재 보건복지부, 중앙치매센터, 국민건강보험공단 등에서 치매 인지자극 훈련 프로그램을 개발, 보급하 고 있다.

   ⓔ 두근두근 뇌운동 프로그램 : 4영역 12가지 프로그램 을 통해 기억력, 지남력, 판단력, 집중력, 억제력, 계 산력, 시공간능력, 언어능력 등의 인지기능을 훈련하 도록 구성되어 있다.

② 인지기능 수준별 인지자극 훈련

구 분	대상자와 활동 예시
인지기능에 문제가 없는 대상자	• 치매는 없으나 침상생활자 또는 혼자 움직이기 힘 든 대상자 • 일상적인 대화에 문제가 없이 인지기능이 거의 정 상이고, 인지기능 훈련에 관심을 보이며 참여할 수 있는 모든 대상자 • 활동 예시 : 뇌 건강 일기쓰기, 빈칸 채우기, 물건 값 계산하기, 특정 글자 고르기
경증 인지기능 장애 대상자	• 침상생활자 또는 혼자 움직이기 힘든 대상자로 경도 의 인지장애를 가지고 있거나, 경증 치매인 대상자 • 일상적인 대화에 문제가 없거나, 경도 인지기능 장 애가 있으나 프로그램에 집중하고 이해하는 데는 큰 지장이 없어 제시된 수준의 프로그램을 수행할 수 있는 대상자 • 활동 예시 : 여러 가지 단어 말하기, 그림과 숫자 짝지어 기억하기, 물건 보며 과거 회상하기, 똑같 이 그리기, 점선으로 옮겨 그리기, 손 모양 똑같이 만들기, 선 따라 그리기
중증 인지기능 장애 대상자	• 신체적 장애가 심해 혼자 움직이기 힘들며 인지장 애가 심하다고 평가되는 대상자 • 의사소통에 어느 정도 장애가 있거나, 프로그램을 이해하지 못하고, 주의 집중을 잘 못하는 대상자 • 활동 예시 : 흩어진 낱글자로 단어 만들기, 악기 연 주하기, 선 따라 그리고 찢기, 똑같이 그리기, 따라 그리기, 이름 맞히기, 똑같은 모양 만들기, 숫자 찾 아 체크하기, 인사말 연결하기

꼭 **알아두기**

우리나라 인지훈련 프로그램

프로그램 대상	프로그램명	개발 및 배포처
경도인지장애 초기 치매 대상자	반짝활짝 뇌운동	보건복지부, 중앙치매센터
중고도 치매 대상자	나답게 하루하루 프로그램	보건복지부, 중앙치매센터
장기요양보험 수급자 (치매특별등급 포함)	인지활동형 프로그램	국민건강보험공단
장기요양보험 수급자 및 일반 노인	두근두근 뇌운동	보건복지부, 중앙치매센터

꼭 **알아두기**

인지훈련도구

구 분	활동 내용
미술활동	따라 그리기, 색칠하기 등
회상활동	사진, 소리, 물품을 통한 회상
손 운동	손 움직임, 도구를 통한 만들기
소리인지	소리 듣고 맞히기
신체활동	맨손 체조 등
음악활동	악기 연주, 노래 부르기 등
일일점검표	날씨, 기분상태 점검, 하루 중 활동
일기장	하루 계획, 일상의 정리
인지카드	물건(그림자, 일부분 등)을 보고 이름 맞히기
인지훈련 워크북	어휘 공부, 한글 쓰기

81-1. 뇌 건강 일기, 빈 곳 채우기와 같은 인지자극 훈련이 필요한 대상자는?

① 말기까지 치매가 진행된 대상자

② 경증 치매가 있는 대상자

③ 혼자서 움직이기 힘든 장애를 가지고 있으며 경도의 인지장애를 가진 대상자

④ 의사소통에 어느 정도 장애가 있거나 프로그램을 이해하지 못하는 대상자

⑤ 인지기능이 거의 정상으로 일상적 대화에 문제가 없는 대상자

81-2. 치매 대상자가 빗소리를 들으면서 어린 시절 이야기를 할 때 향상될 수 있는 인지능력은?

① 지남력

② 지구력

③ 순발력

④ 통제력

⑤ 계산력

│해설│

81-1

인지기능은 정상이지만 신체적 질환으로 인해 인지기능이 약화되는 것을 예방하려는 대상자나 인지기능 훈련에 관심 있는 대상자를 위한 프로그램에 해당하는 인지자극 훈련이다.

81-2

① '빗소리나 개구리 울음소리' 등 청각적 자극은 집중력, 기억력을 자극할 수 있고 이 소리를 듣고 지난 일을 이야기한다면 언어능력, 지남력까지 자극한다고 할 수 있다.

정답 81-1 ⑤ 81-2 ①

핵심이론 82 임종 단계

① 임종 전 단계

　㉠ 사전연명의료의향서 작성

누 가	말기 환자 또는 19세 이상 성인 본인이 스스로 작성
무엇을	'임종 과정에 있는 환자에게 하는 심폐소생술, 혈액투석, 항암제 투여, 인공호흡기 착용 등 치료효과 없이 임종 과정의 기간만을 연장하는 의학적 시술'에 대한 의향
등 록	사전연명의료의향서 등록기관
근거법	호스피스·완화 의료 및 임종 과정에 있는 환자의 연명 의료 결정에 관한 법률(약칭 연명의료결정법)

　㉡ 말기 환자 : 적극적인 치료에도 불구하고 근원적인 회복가능성이 없고 점차 증상이 악화되어 보건복지부령으로 정하는 절차와 기준에 따라 담당의사와 해당 분야의 전문의 한 명으로부터 수개월 이내에 사망할 것으로 예상되는 진단을 받은 환자

　㉢ 연명의료

　　• 임종과정에 있는 환자에게 하는 심폐소생술, 혈액투석, 항암제 투여, 인공호흡기 착용 등 치료효과 없이 임종 과정의 기간만을 연장하는 의학적 시술을 의미한다.

　　• 사전연명의료의향서에 연명의료를 중단한다는 의향을 명시해도 통증완화를 위한 의료행위와 영양분 공급, 물 공급, 산소의 단순 공급은 보류하거나 중단할 수 없다.

　　• 연명의료 중단은 회복 불가능한 말기 환자가 무의미한 치료를 중단하고 자연적인 죽음을 받아들인다는 점에서 존엄사, 소극적 안락사와 유사하나, 안락사와는 다르다.

　　• 연명의료 중단 등에 대한 작성자의 의사는 담당의사와 해당 분야의 전문의 1인이 동일하게 작성자를 임종 과정에 있는 환자라고 판단한 경우에만 이행된다.

② 임종기 단계

　㉠ 임종 징후

　　• 임종은 사망 또는 죽음, 생명의 정지 또는 생체 기능의 영구적인 정지를 뜻한다.

　　• 대부분 누워 있게 되며 음식 및 음료섭취에 무관심해 진다.

　　• 의식이 점차 흐려지고 혼수상태에 빠진다.

　　• 맥박이 약해지고 혈압이 떨어진다.

　　• 숨을 가쁘고 깊게 몰아쉬며 가래가 끓다가 점차 숨을 깊고 천천히 쉬게 된다.

　　• 손발이 차가워지고 식은땀을 흘리며, 점차 피부색이 파랗게 변한다.

　　• 대소변을 의식하지 못하고 실금하게 되며 항문이 열린다.

　㉡ 임종 적응 단계

부 정	부정과 고립의 단계	• "아니야. 나는 믿을 수 없어." • 자신의 병과 상황에 충격적으로 반응하며 받아들이려 하지 않는다.
분 노	반항과 분노의 단계	• "나는 아니야. 왜 하필이면 나야.", "왜 지금이야." • 누구에게나 불만스러운 면을 찾고, 목소리를 높여 불평하면서 주위로부터 관심을 끌려고 한다.
타 협	타협 단계	• "그래, 내게 이런 일이 벌어졌어. 인정해. 그래도 우리 아이가 시집갈 때까지만 살게 해 주세요." • 피할 수 없는 상황에 처해 있음을 알고, 제3의 길을 선택한다. • 삶이 얼마간이라도 연장되기를 바란다.
우 울	침울한 단계	• 자신의 근심과 슬픔을 더 이상 표현하지 않고 조용히 있거나 울기도 한다. • 자기와 같이 느끼고 슬퍼하고 자기 곁에 있어 줄 사람을 필요로 한다.
수 용	체념 단계	• "나는 지쳤어." • 사실을 체념하고 받아들이며, 마지막 정리의 시간이 된다.

핵심예제

82-1. 빈칸 (A)와 (B)에 들어갈 말이 알맞게 연결된 것은?

> • (A)은/는 암, 후천성면역결핍증, 만성폐쇄성호흡기질환, 만성간경화 등으로 말기환자로 진단을 받은 환자 또는 임종과정에 있는 환자와 그 가족에게 통증과 증상의 완화 등을 포함한 신체적, 심리사회적, 영적 영역에 대한 종합적인 평가와 치료를 목적으로 하는 의료를 말한다.
> • (B)은/는 19세 이상인 사람이 자신의 연명의료중단등결정 및 호스피스에 관한 의사를 직접 문서로 작성한 것을 말한다.

① A : 호스피스 · 완화의료, B : 사전연명의료의향서

② A : 간병, B : 장기요양인정서

③ A : 응급의료, B : 표준장기요양이용계획서

④ A : 호스피스 · 완화의료, B : 장기요양인정서

⑤ A : 응급의료, B : 사전연명의료의향서

82-2. 임종 적응 단계에서 자신이 아무리 죽음을 부정하여도 피할 수 없다는 것을 깨닫고 제3의 길을 선택하게 되는 단계는?

① 부 정

② 분 노

③ 타 협

④ 우 울

⑤ 수 용

82-3. '사전연명의료의향서'를 등록한 대상자가 임종을 앞두고 있을 때 제공받을 수 있는 것은?

① 기관지확장제 투여

② 혈액 투석

③ 심폐소생술

④ 항암제 투여

⑤ 산소공급

| 해설 |

82-1
① 호스피스 · 완화의료 및 사전연명의료의향서의 정의에 해당하는 내용이다.

82-2
임종 적응 단계의 단계별 특징
- 부정 : 자신의 병이 심각함을 인지하면서도 다시 회복될 수 있을 것으로 믿고자 함
- 분노 : 자신의 감정을 반항과 분노로 나타냄
- 타협 : 자신이 아무리 죽음을 부정하여도 피할 수 없다는 것을 깨닫고 제3의 길을 선택함
- 우울 : 자신이 더 이상 회복 가능성이 없다고 생각하게 되어 침울해짐
- 수용 : 죽는다는 것을 체념하고 받아들임

82-3
통증완화를 위한 의료행위와 영양분 공급, 물 공급, 산소의 단순 공급은 보류하거나 중단할 수 없다.

정답 82-1 ① 82-2 ③ 82-3 ⑤

핵심이론 **83 임종 대상자 지원 및 가족에 대한 요양보호**

① 신체 · 정신적 변화에 대한 요양보호

변 화	증상과 돕는 방법
호흡 양상의 변화	• 호흡수와 깊이가 불규칙하고 무호흡과 깊고 빠른 호흡이 교대로 나타난다. • 숨 쉬는 것을 돕기 위해 상체와 머리를 높여 주고 대상자를 편하게 해준다. • 연하게 가습기를 켜둔다.
체온의 변화	• 점차 싸늘해지면서 피부의 색깔도 하얗게 혹은 파랗게 변하게 된다. • 담요를 덮어서 따뜻하게 해주고, 보온을 위해서 전기기구는 사용하지 않는다.
수면 양상의 변화	• 점점 잠자는 시간이 길어지며, 의사소통이 어렵고 적절하게 반응하지 못한다. • 대상자가 반응하지 못한다 하더라도 정상인에게 말하는 것과 같이 이야기한다.
정신 기능의 변화 (혼돈/불안정)	• 시간, 장소, 자기 주위에 있는 사람이 누구인가에 대해 혼돈을 일으키게 된다. • 불안정하기 때문에 같은 동작을 반복하게 되는데, 이러한 증상은 뇌에 산소공급이 부족하고, 신진대사가 변화하여 생긴다. • 요양보호사는 자신의 이름을 밝히고 부드러우면서도 분명한 어조로 말하는 것이 대상자를 편안하게 해주는 것이다. • 대상자의 이마를 가볍게 문질러 주거나 책을 읽어주고, 진정시킬 수 있는 음악을 들려주면 차분해지기도 한다.
배설 기능의 변화	• 대소변을 조절하지 못하고 실금 또는 실변하게 된다. • 청결하게 유지하기 위해 방수포를 깔고, 대상자에게는 기저귀를 채워준다.
배액 기능의 변화	• 가슴에서 돌 구르는 것 같은 가래 끓는 소리가 들린다. 수분 섭취가 적어지고 정상적인 분비물을 기침으로 내보내는 능력이 저하되어 나타나는 변화이다. • 고개를 옆으로 부드럽게 돌려주어 배액이 잘 되도록 해주고, 젖은 헝겊으로 입안을 닦아준다. 분비물 배출을 위해 옆에 가습기를 켜둔다.
소화 기능의 변화	• 음식이나 수분을 잘 섭취하지 않으려고 한다. • 억지로 먹이려고 하지 말아야 한다. • 작은 얼음 조각이나 주스 얼린 것 등을 입에 넣어 주어서 입안을 상쾌하게 해준다.
신장 기능의 변화	• 소변량이 줄어든다. • 소변배출을 목적으로 소변줄 삽입 여부를 결정해야 하며, 필요시에는 의료팀과 연계한다.

② 심리변화에 대한 요양보호

변 화	증상과 돕는 방법
불안 및 두려움	• 대상자는 통증, 자신의 몸이나 배설물로 인한 악취, 주변인에게 신체적·정신적·경제적인 부담을 주는 것에 대한 걱정으로 불안해한다. • 사랑하는 사람과 소유물 모두를 잃는 것과 죽음이라는 미지의 세계에 두려움을 느낀다. • 함께 있으면서 대상자의 곁을 떠나지 않을 것임을 이야기하고, 손을 잡아주는 등 접촉을 통해 불안과 두려움을 덜어주어 편안한 마음으로 임종을 맞도록 돕는다.
정서적 고립	• 누구나 죽는 순간까지 자신이 누군가에게 필요한 사람이길 원하고 주변인에게 짐이나 부담이 되고 싶어 하지 않으며, 정서적으로 고립되고 싶어 하지 않는다. • 항상 관심을 갖고, 대상자가 만나고 싶어 하는 사람을 만날 수 있도록 하여 정서적으로 고립되지 않도록 돕는다.
의사 결정 참여	• 임종 대상자는 자신의 존엄성을 지키면서 원하는 곳에서 생을 마감하고, 장례식, 유언 등에 대해서도 대화하고 싶어 한다. • 대상자가 의사결정에 참여하고, 타인을 도울 수 있는 기회를 갖도록 하여 대상자의 자존감을 존중해 준다.

③ 임종 시기별 요양보호

시 기	요양보호
임종이 가까운 대상자	• 대상자의 머리를 옆으로 돌려 침 등 분비물 배출을 용이하게 하여 질식을 예방한다. • 용변 후 닦아주고 기저귀를 갈아주어 편안한 가운데 죽음을 맞을 수 있게 돕는다. • 혼수상태인 경우에도 청각은 마지막까지 남아 있으므로, 평상시와 같이 보고 듣는 것이 가능하다고 생각하면서 대상자에게 요양보호를 제공한다.
임종 후	• 사후 강직이 시작되기 전에 바른 자세를 취하게 한다. • 튜브나 장치가 부착된 경우 간호사 등 의료인에게 제거해 줄 것을 의뢰한다. • 대상자를 바로 눕히고, 어깨와 머리를 올려 혈액 정체로 인한 얼굴색의 변화를 방지하고 입이 벌어지는 것을 예방한다. • 대상자의 눈을 감기고, 감기지 않을 경우 거즈를 적셔 양쪽 눈 위에 올려놓는다. • 대상자의 의치를 그대로 둘지 뺄지 가족에게 확인한다. • 엉덩이 밑에 패드를 대고, 깨끗한 시트를 어깨까지 덮는다. • 방이 깨끗하게 정리되어 있는지 확인하고 조명을 차분하게 조절한다. • 가족들이 사적으로 대상자를 만날 수 있게 시간을 준다. • 대상자의 소유물을 모아 두고 목록을 만든다.

④ 임종 대상자 가족에 대한 요양보호

  ㉠ 돕는 자로서 도움을 제공한다.

  ㉡ 가족들과 관계를 형성하면서 함께 있는다.

    • 요양보호사가 가족과 함께 있는 것만으로도 가족에게는 도움이 된다.

    • 장례식이나 장지에 가는 일에는 참석하지 않는다.

  ㉢ 안아 주거나 손을 잡는 등 적절한 신체접촉을 통하여 가족들에게 혼자가 아니라는 느낌을 준다.

    • 가족이 대상자에게 한 일에 대해 "참 잘 했네요.", "좋습니다."라고 하면서 지지한다.

    • 감정에 초점을 맞춘 경청 등은 정서적으로 큰 지지가 된다.

    • "곧 괜찮아질 거예요.", "아무 염려하지 마세요."와 같은 상투적인 말은 도움이 되지 않으므로 하지 않는다.

    • "힘드시지요?", "수고 많으셨어요."와 같이 가족을 공감하고 위로해 준다.

  ㉣ 가족이 자신의 감정을 표현할 수 있게 돕는다.

  ㉤ 가족의 태도와 행동을 판단하지 말고 중립적 자세를 유지한다.

꼭 알아두기

요양보호사가 임종 대상자를 요양보호할 때 고려할 점

• 임종이 임박한 대상자의 곁에 머무르며, 계속 함께 있을 것임을 알림으로써 편한 마음을 가지도록 돕는다.

• 고통이 없는 가운데 편안히 임종을 맞이할 수 있도록 돕는다.

• 대상자에게 관심을 가진다.

• 대상자가 만나고 싶은 사람을 만날 수 있도록 돕는다.

• 임종 대상자를 존중한다.

• 대상자가 임종하기를 원했던 장소나 희망하는 종교의식을 알아본다.

임종에 대한 가족의 일반적인 반응

- 목이 조이거나 가슴이 답답함을 느낀다.
- 속이 텅 빈 것처럼 느끼고 식욕을 잃는다.
- 때때로 죄의식을 느끼고 다른 사람에게 분노를 느낀다.
- 안절부절못하며, 일에 몰두하지 못하고 건성으로 하게 된다. 아무런 이유 없이 이곳저곳을 배회하기도 하며, 일을 시작해 놓고는 끝내지 못하거나 아예 잊어버리기도 한다.
- 사랑하는 사람이 바로 눈앞에 있는 것처럼 느낀다. 실내에서 걸어 다니는 것처럼 느끼며, 목소리가 들리고, 얼굴을 마주 대하고 있는 것처럼 느낀다. 어디엔가 있는 느낌이 든다.
- 불면증에 시달리며, 임종 대상자의 꿈을 자주 꾼다.
- 임종 대상자의 행동이나 버릇을 흉내 낸다.
- 임종 대상자의 과거 삶에 집착한다.
- 임종 대상자와의 관계에서 우연히 일어났던 일이나 좀 더 해주지 못한 일에 대해 죄책감이나 분노를 느낀다.
- 임종 대상자가 유가족을 남겨두고 떠난 것에 대해 격분한다.
- 우울한 감정에 사로잡힌다.
- 사랑하는 사람을 잃고 난 후에 느끼는 감정에 대해서 말하지 않는 것이 주변에 있는 사람들을 편안하게 하는 길이라고 생각한다.
- 임종 대상자에 관계된 일이나 죽음에 관한 경험을 자꾸 기억하고 되풀이해서 말하려 한다.
- 사소한 일에도 기분이 쉽게 변한다.
- 예상하지 못한 시기에 울음을 터뜨린다.

가족을 위한 사별 준비

사별 전	• 대상자 옆에 끝까지 함께 있는 것이 마지막까지 좋은 기억으로 간직된다. • 대상자가 혼자 있으면 불안해하기 때문에 가족이 교대로 대상자 곁에 함께한다. • 친지나 지인의 병문안을 받을 수 있고, 조용한 가운데 사랑을 표현한다(지나친 방문은 대상자의 피로감을 증가시킬 수 있다). • 집안의 행사(결혼기념일, 생일)가 있으면 간단한 이벤트를 해도 된다. • 대상자가 의사소통이 가능할 때, 영상편지나 가족사진을 촬영한다.
사별 후	• 사별 후 애도하고 슬퍼하는 과정은 정상이며 마음을 치유하는 데 필연적이고 필수적이다. • 사별 직후 슬퍼하지 않는다고 해도 사람마다 애도나 비탄의 특성이 달라서 그렇다고 이해하면 된다. • 의료진이나 가까운 가족에게 화를 내고, 신을 원망할 수도 있다. • 마음의 아픔을 아무런 판단 없이 들어줄 사람이 있다면 도움이 되므로, 친구나 가족, 상담가를 만날 수 있다. • 슬픔이 언제 끝날지, 어떻게 슬퍼할지는 사람마다 다르므로 온유하게 대해주고 스스로를 잘 돌보도록 도와주어야 한다. • 고인의 사진, 물건들은 사람에 따라 각자의 속도에 맞추어 원하는 때에 정리하거나, 간직하고 싶으면 그렇게 하는 것도 좋다. • 슬픔을 인정하기 어렵고 분노, 죄책감을 견디기 힘들다면, 정신건강의학과 의사나 상담가의 도움을 받을 수 있다.

83-1. 임종이 임박한 대상자의 신체적 변화로 옳은 것은?

① 동공이 축소된다.

② 손과 발이 뜨겁다.

③ 소변량이 증가한다.

④ 잠자는 시간이 짧아진다.

⑤ 무호흡과 깊고 빠른 호흡이 교대로 나타난다.

83-2. 임종 직후의 대상자를 돕는 방법으로 옳은 것은?

① 삽입된 튜브를 제거한다.

② 대상자의 얼굴을 시트로 덮어 준다.

③ 대상자가 있는 방의 조명을 꺼 둔다.

④ 눈이 감기지 않을 경우 그대로 둔다.

⑤ 베개를 이용하여 머리와 어깨를 받쳐 올려 준다.

|해설|

83-1

① 동공이 확대된다.

② 손, 발부터 시작해서 팔, 다리로 점차 싸늘해진다.

③ 수분 섭취가 적어지고 신장을 통해 이루어지는 수분의 순환도 감소되므로 자연히 소변량이 줄어들게 된다.

④ 잠자는 시간이 길어진다.

83-2

① 튜브나 장치가 부착된 경우 의료인에게 제거해 줄 것을 의뢰한다.

② 대상자의 시트가 얼굴을 덮지 않도록 어깨까지 덮는다.

③ 조명을 차분하게 조절한다.

④ 대상자의 눈을 감기고, 눈이 감기지 않을 경우 솜이나 거즈를 적셔 양쪽 눈 위에 올려놓는다.

정답 83-1 ⑤ 83-2 ⑤

핵심이론 84 응급처치

① 응급처치의 목적

  ㉠ 응급처치는 응급상황에서 행해지는 기도의 확보, 심장박동의 회복, 기타 생명의 위험이나 증상 악화 방지를 위해 긴급히 수행된다.

  ㉡ 목적 : 인명구조, 고통 경감, 상처나 질병의 악화 방지, 심리적 안정 도모

② 응급처치의 원칙

  ㉠ 대상자 상태를 파악하고, 119 등에 신속히 신고한다.

  ㉡ 응급처치 교육을 가장 많이 받은 사람의 지시에 따라 응급처치를 한다.

  ㉢ 긴급을 요하는 대상자 순으로 처치한다.

  ㉣ 대상자를 가급적 옮기지 말고, 옮길 때는 119 등의 안내를 받아 적절한 운반법을 따른다.

  ㉤ 요양보호사는 외용약품 또는 대상자가 평소에 사용하는 상비약품의 경우에만 줄 수 있다.

  ㉥ 전문 의료인에게 인계할 때까지 절대 응급처치를 중단해서는 안 된다.

  ㉦ 대상자에게 손상을 입힌 화학약품, 약물, 잘못 먹은 음식과 구토물도 병원으로 함께 가져간다.

  ㉧ 대상자의 증거물이나 소지품을 보존한다.

③ 상황별 응급처치

응급 상황	관찰과 돕는 방법
질 식	• 이물의 종류와 위치를 확인하고 갑작스러운 기침, 구역질, 호흡곤란, 청색증 유무를 관찰한다. • 의식이 있는 경우 : 먼저 대상자에게 스스로 기침을 하도록 한 후, 하임리히법을 시행한다. • 의식이 없는 경우 : 119에 신고하고 즉시 심폐소생술을 실시하면서 입안에 이물이 있는지 확인하고 제거한다. • 하임리히법 : 이물에 의한 기도폐쇄를 치료하기 위한 복부 밀어내기 방법 　– 가장 먼저 대상자에게 스스로 기침을 하게 한다. 　– 뒤에서 대상자의 배꼽과 명치 중간에 주먹 쥔 손의 엄지손가락이 배에 닿도록 놓는다. 　– 한쪽 손으로 주먹 쥔 손을 감싼 다음, 양손으로 복부의 윗부분 후상방으로 힘차게 밀어 올린다. 　– 한 번으로 이물질이 빠지지 않으면 반복하여 시행한다.
경 련	• 뇌세포가 비정상적으로 자극되어 나타나는 의식장애 및 신체적 증상이다. • 경련 시에는 몸이 뻣뻣해지고, 호흡곤란 및 의식변화가 있을 수 있으며, 침을 흘리거나 괄약근이 이완되어 대소변이 새어 나올 수도 있다. 발작이 없을 때의 뇌기능은 정상적이다. 　– 뇌전증 : 경련과 의식장애를 일으키는 발작 증상이 되풀이되며 나타나는 질환이다. 유전적인 경우도 있으나 외상, 뇌종양이 원인이 되어 나타나기도 한다. 　– 열사병 : 고온 다습한 곳에서 몸의 열을 발산하지 못하여 체온이 높아지고, 어지러움과 피로를 느끼다가 갑자기 의식을 잃고 쓰러진다. • 머리 아래에 부드러운 것을 대주고 위험한 물건을 치운다. 옷의 단추나 넥타이를 풀고, 편하게 호흡하게 한다. • 대상자의 얼굴을 옆으로 돌리거나 돌려 눕혀 기도를 유지한다. • 입에 손수건 등 이물질을 넣어서는 안 된다. 이물질은 혀나 입안에 상처를 내거나 호흡곤란을 일으킬 수 있기 때문이다. • 경련은 1~2분 후면 끝나므로 대상자를 꽉 붙잡거나 억지로 발작을 멈추게 하려고 하지 말고 조용히 기다리고, 대상자를 주의 깊게 관찰한다. • 경련성 질환이 없던 대상자가 경련을 일으키거나 5분 이상 발작이 지속되면, 즉시 119에 신고하고 시설장, 간호사 등에게 보고한다.
화 상	• 열(불이나 뜨거운 액체, 햇볕), 화학물질, 전기에 의해 발생하며, 피부가 손상된다. • 화상 시 1차 관찰내용 　– 기도확보 확인 : 열손상이나 흡입손상을 확인한다. 　– 기도부종으로 호흡곤란이 있는 경우에는 119 등을 통하여 병원으로 바로 이송한다. • 화상 시 2차 관찰내용 　– 의식과 반응 수준을 평가한다. 　– 신체 주요 부위 화상(얼굴, 손, 발, 관절, 생식기 등)을 확인한다. • 즉시 찬물(5~12℃)에 15분 이상 담가 화상면의 확대와 염증을 억제하고 통증을 줄여 준다. 흐르는 수돗물을 환부에 직접 대면 물의 압력으로 인해 화상 입은 피부가 손상을 입을 수 있다. • 몸에 붙어 있는 옷은 옷 위로 찬물을 부어 식히며 벗기기 힘든 의복은 잘라내고 반지, 팔찌, 귀고리와 같은 장신구는 최대한 빨리 뺀다. • 화상 부위에 간장, 기름, 된장, 핸드크림, 치약 등을 바르면 세균감염의 위험이 있고 열기를 내보내지 못하여 상처를 악화시키므로 절대 바르면 안 된다. • 감염의 위험이 있기 때문에 화상 부위를 만지거나 물집을 터뜨리면 안 된다.
골 절	• 뼈가 부러지거나 금이 간 상태이다. • 외형상 변형이 있는지, 손상 부위의 통증, 부종, 출혈이 있는지, 손상 부위를 움직일 수 있는지, 노출된 골편이 있거나 손상된 피부에서 뼈 조각이 보이는지를 잘 관찰해야 한다. • 대상자를 안정시키고 절대로 스스로 움직이게 해서는 안 된다. • 근골격을 다친 경우, 붓기 전에 장신구(반지, 팔찌 등)를 빨리 빼야 한다. • 상처 부위에 냉찜질을 하면 부풀어 오르거나 염증이 생기는 것을 줄일 수 있다. • 출혈이 있는 경우 멸균거즈를 이용하여 상처를 덮어주고, 지혈한다. 이때 튀어나온 뼈는 직접 압박하지 않는다. • 병원으로 이송하며, 필요시 손상부위에 부목을 댈 수도 있다.
출 혈	• 성인은 4.8~5.7L의 혈액이 있으며, 0.95L 이상의 출혈은 생명의 위험을 초래할 수 있다. • 대상자의 혈액에 접촉하면 혈액매개 감염성 질환 감염 위험이 있으므로 반드시 장갑을 낀다. • 출혈의 원인이나 상처의 종류에 상관없이 가장 먼저 지혈해야 한다. • 출혈 부위에 멸균거즈를 이용하여 직접 압박한다. • 멸균거즈 위에 압박붕대를 감을 때 너무 꽉 조이지 않게 하여 혈액순환이 유지되게 한다. • 출혈 부위를 압박하면서 출혈 부위를 심장보다 높게 위치하도록 한다.

약물 오남용 및 중독	• 고의나 실수로 위험한 영향을 미칠 수 있는 약이나 물질을 먹는 것이다. • 약물 부작용 증상 : 오심과 구토, 복통, 설사, 가슴 두근거림, 흉통, 호흡곤란, 혼돈 상태에 빠짐, 발작, 의식을 잃음 • 의식을 잃었을 때는 호흡과 맥박을 확인하고 구급차를 부른 후, 응급처치를 계속한다. • 대상자가 먹고 남은 물질과 용기를 들고 병원에 간다. • 구토를 했을 경우에는 토사물을 모아 두었다가 의료진이 분석할 수 있게 한다. • 의식이 없는 대상자에게는 마실 것을 주지 않는다. • 복용한 약물의 설명서에 구토를 유도하라는 지시사항이 없을 경우에는 구토시키지 않는다.

질식 시 대상자의 주요 증상
• 목을 조르는 것 같은 자세를 한다.
• 갑자기 기침을 하며, 괴로운 얼굴 표정을 한다.
• 숨을 쉴 때 목에서 이상한 소리가 들린다.
• 가슴 부위의 호흡 운동이 보이지만, 공기의 흐름이 적거나 없다.

화상의 수준

1도 화상	• 표피에만 국한된 가장 가벼운 화상이다. • 화상 부위가 빨갛게 변하며 약간 부어오르고 만지면 아프지만 물집은 생기지 않는다. • 며칠 내에 피부는 아물고 손상된 껍질은 벗겨진다.
2도 화상	• 표피가 파괴되고 표피 아래의 좀 더 민감한 진피까지 손상되었을 경우에 해당한다. • 피부는 빨개지고 맑은 액체가 들어 있는 커다란 물집이 많이 생긴다. • 대부분 14일 내에 완전히 치유된다.
3도 화상	• 가장 심각하고 피부 깊숙이 침범하는 화상이다. • 표피와 진피, 그 아래 지방층도 파괴되며 때로는 근육까지 손상된다. • 화상 부위는 감각이 없어지고 두꺼워지며 색이 바래진다. • 한번 손상된 진피는 재생되지 않기 때문에 손상된 부위의 가장자리에만 새살이 돋는다.

안전한 약 사용을 위한 3단계
① 단골 병 · 의원과 약국을 정해서 다닌다.
② 현재 복용 중인 모든 의약품에 대해 알려 준다.
③ 정해진 방법에 따라 약을 복용한다.
• 약 복용 시간은 약마다 다르므로 처방을 따른다.
• 약은 물과 함께 복용한다. 녹차, 커피 등의 카페인 음료나 우유는 약의 흡수를 방해한다. 철분제는 오렌지주스(Vit C)와 복용하면 흡수율이 증가된다.
• 약을 잘라서 복용할 때는 약사와 상의해야 한다.
• 약 복용을 잊었을 경우 생각난 즉시 복용한다. 다음 복용 시간이 더 가까울 때에는 다음 복용 시간에 복용한다. 단, 절대로 2배 용량을 복용해서는 안 된다.
• 본인이 처방받은 약만 복용해야 한다.
• 약을 보관할 때는 일반적으로 직사광선을 피하고 실온의 서늘하고 건조한 곳에 보관한다.
– 차광보관 : 갈색 봉투나 통에 보관한다.
예 니트로글리세린, 라식스
– 냉장보관 : 냉장고에서 얼지 않게 보관한다.
예 일부 항생제 시럽, 인슐린 주사 등

--- **핵심예제**

84-1. 하임리히법이 적용될 수 있는 상황으로 알맞은 것은?

① 고온으로 인한 열사병
② 뇌종양이 원인인 간질
③ 이물질로 야기된 질식
④ 위경련으로 인한 가슴통증
⑤ 뜨거운 물에 의한 화상

84-2. 대상자가 화상을 입었을 때 돕는 방법으로 옳은 것은?

① 화상 부위에 기름이나 된장을 바른다.

② 환부는 흐르는 수돗물에 씻고 화상 부위를 깨끗한 물수건으로 감싸 세균의 감염을 예방한다.

③ 벗기기 힘든 의복은 벗기지 말고 잘라내며 반지, 팔찌, 귀고리와 같은 장신구는 그대로 두어도 된다.

④ 화상 부위를 살살 만지거나 물집을 터뜨리는 것은 괜찮다.

⑤ 화상을 입은 즉시 화상 부위의 통증이 없어질 때까지 15분 이상 찬물(5~12℃)에 담가 화상면의 확대와 염증을 억제하고 통증을 줄여 준다.

| 해설 |

84-1
하임리히법은 의식이 있는 대상자가 음식물, 약 등이 목에 걸려 질식(기도폐쇄)상태에 빠졌을 때 실시하는 응급처치법이다.

84-2
① 화상 부위에 간장, 기름, 된장, 핸드크림, 치약 등을 바르면 세균감염의 위험이 있고 열기를 내보내지 못하여 상처를 악화시키므로 절대 바르면 안 된다.

② 흐르는 수돗물을 환부에 직접 대면 물의 압력으로 인해 화상 입은 피부가 손상을 입을 수 있으므로 찬물에 담그거나 화상 부위를 깨끗한 물수건으로 감싸 세균의 감염을 예방한다.

③ 벗기기 힘든 의복은 벗기지 말고 잘라내며, 반지, 팔찌, 귀고리와 같은 장신구는 최대한 빨리 뺀다. 시간이 지체될수록 부종이 심해져 빼기 힘들기 때문이다.

④ 감염의 위험이 있기 때문에 화상 부위를 만지거나 물집을 터뜨리면 안 된다.

정답 84-1 ③ 84-2 ⑤

핵심이론 **85** 심폐소생술

① 심폐소생술의 목적

　㉠ 심장마비가 발생했을 때 인공적으로 혈액을 순환시키고 호흡을 돕는 응급치료법이다.

　㉡ 뇌손상을 지연시키고 심장을 마비 상태로부터 회복하는 데 결정적인 도움을 준다.

　㉢ 심폐기능이 멈춘 후 4~6분 이상 혈액순환이 되지 않는 경우 뇌 손상이 온다.

② 심폐소생술의 단계

반응 확인	• 대상자에게 접근하기 전에 현장이 안전한지 확인한다. 위험한 환경이 아니라면 가능한 한 대상자를 이동하지 않는다. • 대상자의 양쪽 어깨를 가볍게 두드리면서 "괜찮으세요?"라고 질문하면서 반응을 확인한다. • 대상자가 반응을 하고 정상적인 호흡과 맥박이 있다면 회복자세를 취하게 하며 의료진이 도착할 때까지 호흡과 맥박을 확인한다.
도움 요청 (119 신고)	• 질문에 반응이 없고 정상적인 호흡이 없으면 즉시 도움을 요청한다. • 구조자가 한 명일 때 : 주위에 도와줄 사람이 있다면 119에 신고하고 자동심장충격기를 가져다달라고 요청한다. • 구조자가 두 명일 때 : 한 명은 즉시 심폐소생술을 시작하고 다른 한 명은 119에 신고한 후 주위에 있는 자동심장충격기를 가지고 온다. • 119에 신고할 때 : 119 신고 시 발생 장소, 대상자 수와 상태를 정확히 알려주고 응급의료상담원이 전화로 지시하는 것에 따른다.
가슴 압박	• 대상자가 반응이 없고 정상적인 호흡이 없으면 곧바로 가슴압박을 시작한다. • 대상자의 가슴 중앙 가슴뼈(흉골)의 아래쪽 절반 부위에 구조자의 한 손의 손꿈치를 놓고 그 위에 다른 한 손을 놓고 평행하게 겹친다. 손가락은 깍지를 끼거나 펼 수 있다. • 구조자의 양팔의 팔꿈치를 곧게 편 상태에서 구조자의 어깨와 대상자의 가슴이 수직이 되게 하여 구조자의 체중을 실어 압박한다. • 100~120회/분의 속도로 대상자의 가슴이 약 5cm 눌릴 수 있게 체중을 실어 '깊고', '강하게' 압박한다. 매 압박 시 압박위치가 바뀌지 않게 한다. • 매번 압박한 직후 압박된 가슴은 원래 상태로 완전히 이완되게 한다. 압박 : 이완의 시간비율이 50 : 50이 되게 한다. 단, 손바닥이 가슴에서 떨어지면 안 된다.

	• 인공호흡을 하기 위한 가슴압박 중단은 10초 이내로 제한한다. 자동심장충격기 또는 전문소생술팀이 도착하거나 대상자가 깨어날 때까지 가슴압박을 계속해야 한다.
기도 유지	• 반응이 없는 대상자는 기도 유지가 필요하다. • 구조자의 한 손을 대상자의 이마에 올려놓고 손바닥으로 대상자의 머리를 뒤로 젖힌다. • 다른 한 손으로 턱 아래 뼈 부분을 머리 쪽으로 당겨 턱을 위로 들어 준다. • 심폐소생술에 자신이 없는 일반인 구조자는 기도 유지-인공호흡을 생략하고 가슴압박만 하는 소생술을 권장한다.
인공 호흡	• 대상자의 이마를 뒤로 젖히고 턱을 들어 기도를 개방하고 이마 쪽 손의 엄지손가락과 검지로 대상자의 코를 막는다. • 구조자는 입을 크게 벌려 대상자의 입에 완전히 밀착시켜 공기가 새지 않게 하고 1초에 한 번씩, 가슴 팽창이 관찰될 정도로 숨을 두 번 크게 불어 넣는다. • 인공호흡 시 과도한 환기가 발생하지 않도록 하고, 위가 팽창하지 않도록 주의한다. • 첫 번째 인공호흡을 시도했을 때 대상자의 가슴이 상승되지 않는다면 머리 기울임-턱 들어올리기를 다시 정확하게 시행한 다음 두 번째 인공호흡을 시행한다. • 가슴압박과 인공호흡은 30 : 2 비율을 유지한다. 　- 구조자가 1인일 때 : 가슴압박 30번과 인공호흡 2번을 번갈아가면서 10초 이내로 실시한다. 　- 구조자가 2인 이상일 때 : 2분마다 또는 5주기(1주기는 30회의 가슴압박 2회의 인공호흡)의 심폐소생술 후에 가슴압박 시행자를 교대해 준다. 교대할 때도 가슴압박 중단을 최대한 짧게 한다.
회복 자세	대상자가 반응은 없으나 정상적인 호흡과 효과적인 순환을 보이면, 대상자의 몸 앞쪽으로 한쪽 팔을 바닥에 대고 다른 쪽 팔과 다리를 구부린 채로 대상자를 옆으로 돌려 눕힌다.

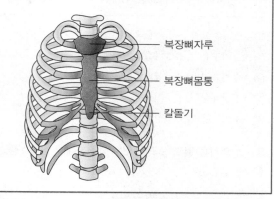

꼭 알아두기

가슴압박 시 유의사항
• 가슴을 적절히 압박하더라도 늑골 골절이 발생한다.
• 복강 내 장기의 손상을 방지하기 위해 흉골의 가장 하단에 위치한 칼돌기를 압박하지 않도록 주의한다.

복장뼈자루
복장뼈몸통
칼돌기

③ 가슴압박소생술(손으로만 하는 심폐소생술)
　㉠ 인공호흡은 하지 않고 가슴압박만을 시행하는 심폐소생술을 의미한다.
　㉡ 보건의료인이 아닌 일반인이 실시한다.
　㉢ 가슴압박만이라도 시행하는 것이 심폐소생술 대상자의 생존율을 높인다.
　㉣ 심폐소생술을 교육받지 않았거나 숙련되지 않은 일반인도 가슴압박만 시행하는 심폐소생술을 할 수 있다.

85-1. 다음은 심폐소생술의 순서이다. (A), (B)에 들어갈 말이 알맞게 나열된 것은?

> 반응확인 → 도움요청 → (A) → (B) → 인공호흡

① A : 가슴압박, B : 기도유지

② A : 기도유지, B : 가슴압박

③ A : 가슴압박, B : 상태확인

④ A : 상태확인, B : 기도유지

⑤ A : 기도유지, B : 상태확인

85-2. 의식을 잃고 쓰러져 있는 대상자에게 심폐소생술을 시행하는 방법은?

① 얼굴을 옆으로 돌려 기도를 유지한다.

② 가슴압박 → 반응확인 → 도움요청 → 기도유지 순으로 실시한다.

③ 60회/분의 속도로 가슴을 압박한다.

④ 양팔의 팔꿈치를 곧게 펴서 가슴을 압박한다.

⑤ 대상자의 가슴이 약 3cm 눌릴 수 있게 약하게 압박한다.

|해설|

85-1

심폐소생술 순서

반응확인 → 도움요청 → 가슴압박 → 기도유지 → 인공호흡

85-2

① 머리 기울임-턱 들어 올리기로 기도를 개방한다.

② 반응확인 → 도움요청 → 가슴압박 → 기도유지 순으로 실시한다.

③·⑤ 100~120회/분의 속도로 대상자의 가슴이 약 5cm 눌릴 수 있게 체중을 실어 '깊고', '강하게' 압박한다.

정답 85-1 ① 85-2 ④

핵심이론 **86** 자동심장충격기 사용

① 자동심장충격기 사용의 필요성

   ㉠ 급성 심정지의 가장 흔한 원인이 급성 심근경색 후 발생하는 심실세동이기 때문에 가슴압박과 빠른 제세동(자동심장충격)이 매우 중요하다.

   ㉡ 자동심장충격기 : 가슴에 붙이는 두 개의 패드에서 감지하는 심전도 신호를 분석하고, 제세동이 필요한 경우 전달할 에너지를 충전하여 제세동(자동심장충격)을 시행한다.

② 자동심장충격기의 사용 순서

1. 전원을 켬	• 자동심장충격기는 반응과 정상적인 호흡이 없는 심정지 대상자에게만 사용한다. • 심폐소생술 시행 중 자동심장충격기가 도착하면 지체 없이 전원을 켠다.
2. 전극 패드 부착	오른쪽 패드는 오른쪽 빗장뼈 밑에, 왼쪽 패드는 왼쪽 중간 겨드랑선에 붙인다.
3. 심장리듬 분석	• 분석 중이니 물러나라는 음성 지시가 나오면, 심폐소생술을 멈추고 대상자에게서 손을 뗀다. • 제세동이 필요하면, "제세동이 필요합니다."라는 음성 지시와 함께 자동심장충격기 스스로 에너지 충전을 시작한다. • 충전은 수 초 이상 소요되므로 가능한 한 가슴압박을 시행한다.
4. 제세동 시행	• 분석 결과 "제세동이 필요합니다."라는 안내와 함께 제세동 버튼이 깜빡인다. • 충전이 완료되어 다시 모두 물러나라는 신호가 나오면 모두 물러나게 하고, 쇼크 버튼을 누른다.
5. 가슴압박 시행	• 충격이 전달된 즉시 가슴압박을 시작한다. 30 : 2의 비율로 가슴압박과 인공호흡을 반복한다. • 자동심장충격기는 2분 간격으로 심장 리듬 분석을 자동 반복한다. • 119 구급대가 현장에 도착할 때까지 지속한다.

86-1. 자동심장충격기 사용 순서로 옳은 것은?

① 전원 켜기 → 전극 패드 부착 → 제세동 시행 → 심장리듬
　분석 → 즉시 가슴압박 시행

② 전원 켜기 → 전극 패드 부착 → 심장리듬 분석 → 제세동
　시행 → 즉시 가슴압박 시행

③ 전원 켜기 → 전극 패드 부착 → 즉시 가슴압박 시행 → 심
　장리듬 분석 → 제세동 시행

④ 전극 패드 부착 → 전원 켜기 → 즉시 가슴압박 시행 → 심
　장리듬 분석 → 제세동 시행

⑤ 전극 패드 부착 → 전원 켜기 → 심장리듬 분석 → 제세동
　시행 → 즉시 가슴압박 시행

**86-2. 대상자에게 심폐소생술을 할 때 자동심장충격기를 사용
하는 방법은?**

① 패드를 먼저 부착한 후 전원을 켠다.

② 오른쪽 패드는 왼쪽 빗장뼈 밑에, 왼쪽 패드는 오른쪽 중간
　겨드랑선에 붙인다.

③ 심장리듬 분석 중에는 인공호흡을 한다.

④ 제세동을 위한 충전 중에는 가슴압박을 시행한다.

⑤ 충격이 전달된 즉시 대상자의 반응과 호흡을 재확인한다.

|해설|

86-1
자동심장충격기 사용 순서
전원 켜기 → 전극 패드 부착 → 심장리듬 분석 → 제세동 시행
→ 즉시 가슴압박 시행

86-2
① 전원을 먼저 켠 후 패드를 부착한다.
② 오른쪽 패드는 오른쪽 빗장뼈 밑에, 왼쪽 패드는 왼쪽 중간
　겨드랑선에 붙인다.
③ 분석 중이니 물러나라는 음성 지시가 나오면, 심폐소생술을
　멈추고 대상자에게서 손을 뗀다.
⑤ 충격이 전달된 즉시 가슴압박을 시작한다.

정답 86-1 ② 86-2 ④

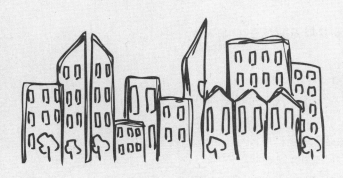

교육은 우리 자신의 무지를 점차 발견해 가는 과정이다.

— 윌 듀란트 —

PART 2

모의고사

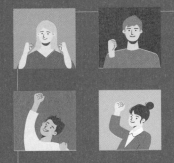

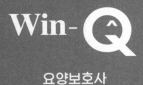

요양보호사

01 학대피해노인에 대한 일정기간 보호조치 및 심신 치유 프로그램을 제공하는 곳은?

① 노인복지회관
② 주민자치센터
③ 노인일자리지원기관
④ 학대피해노인 전용쉼터
⑤ 관할 경찰서

해설
학대피해노인 전용쉼터 사업내용
• 학대피해노인 보호와 숙식 제공 등의 쉼터 생활 지원
• 학대피해노인의 심리적 안정을 위한 전문심리상담 등 치유프로그램 제공
• 학대피해노인에게 학대로 인한 신체적, 정신적 피해 치료를 위한 기본적인 의료비 지원
• 학대 재발 방지와 원가정 회복을 위하여 노인학대행위자 등에게 전문상담서비스 제공
• 그 밖에 쉼터에 입소하거나 쉼터를 이용하는 학대피해노인을 위하여 보건복지부령으로 정하는 사항

02 요양보호사가 대상자로부터 감염될 수 있는 질환으로 옳은 것은?

① 결 핵
② 대상포진
③ 천 식
④ 골다공증
⑤ 섬 망

해설
결핵은 결핵균에 의한 공기를 통한 감염 질환으로 신체 여러 부분에 침범할 수 있으나 대부분은 폐결핵으로 발병한다. 이외에도 대상자로부터 감염될 수 있는 질환에는 독감, 노로바이러스 장염, 옴, 머릿니 등이 있다.

03 요양보호사가 대상자에게 제공하지 않는 요양보호서비스로 옳은 것은?

① 인지자극활동, 일상생활 함께하기
② 옷 갈아입기, 세면 · 구강청결, 몸단장 도움
③ 맥박 · 호흡 · 체온 · 혈압 측정, 수액 놓기
④ 외출 시 동행, 세탁
⑤ 인지행동변화 관리

해설
③ 맥박 · 호흡 · 체온 · 혈압 측정, 수액 놓기, 투약(경구약 제외), 욕창관리 등을 포함하는 의료행위는 요양보호사가 제공하는 서비스가 아니다.

04 다음 중 노인장기요양보험급여 대상자로 인정받을 수 있는 경우로 옳은 것은?

① 결핵으로 신체활동이 어려운 60세 여성
② 뇌경색으로 병원에 입원 중인 70세 남성
③ 폐암으로 시골 별장에서 요양 중인 50세 남성
④ 치매로 신체활동이 어려운 55세 여성
⑤ 기초생활수급자로 녹내장을 앓고 있는 80세 여성

해설
요양보호 서비스를 제공하는 장기요양 대상자란 65세 이상 노인 또는 노인성 질병을 가진 65세 미만인 자를 말한다. 또한, 병원 입원 중인 노인은 급여대상자에서 제외된다.

05 다음 중 시각적 성희롱으로 옳은 것은?

① 외모에 대한 성적인 비유 또는 평가
② 가슴, 허리 등 특정 신체부위를 만지는 행위
③ 입맞춤, 포옹 등의 신체접촉
④ 음란한 내용이 담긴 전화통화
⑤ 음란한 사진이나 그림을 보여주는 행위

해설
①·④ 언어적 행위, ②·③ 육체적 행위에 해당한다.

06 고혈압 약물치료 시 옳은 방법은?

① 증상이 없으면 치료하지 않아도 된다.
② 약의 용량을 증감할 때는 의사의 처방에 따른다.
③ 두통 등의 증상이 있을 때만 약을 먹는다.
④ 혈압약을 오래 먹으면 몸이 약해지므로 오래 먹지 않는다.
⑤ 혈압이 조절되면 약을 먹지 않아도 된다.

해설
① 증상이 없어도 혈압이 높으면 치료해야 한다.
③ 고혈압은 증상이 없는 경우가 대부분이기 때문에 의사의 처방이 있으면 계속 약을 먹어야 한다.
④ 약을 오래 복용하는 것이 몸에 좋지는 않지만, 고혈압의 합병증을 발생시키는 것보다는 안전하다.
⑤ 혈압이 조절되다가도 약을 안 먹으면, 약효가 떨어지자마자 혈압이 다시 올라간다.

07 노인성 질환의 특성이 아닌 것은?

① 단독으로 발생하는 경우는 드물고, 하나의 질병에 걸리면 다른 질병을 동반하기 쉽다.
② 증상이 거의 없거나 애매하여 정상적인 노화과정과 구분하기 어렵다.
③ 경과가 짧고, 재발이 거의 드물다.
④ 원인이 불명확한 만성 퇴행성 질환이 대부분이다.
⑤ 노인은 질환에 민감하기 때문에 위험 요인에 노출되었을 때 질병에 쉽게 걸리게 된다.

해설
노인성 질환은 경과가 길고, 재발이 빈번하며, 합병증이 생기기 쉽다.

08 수분 섭취를 제한해야 하는 질병으로 바르게 짝지어진 것은?

① 간경화, 신부전증
② 폐렴·기관지염, 부신기능저하증
③ 고혈압, 협심증
④ 심부전, 당뇨병
⑤ 염증성 비뇨기 질환, 간경화

해설
수분 섭취 관련 질병
• 수분 섭취를 제한해야 하는 질병 : 간경화, 심부전, 신부전증, 부신기능저하증, 심한 갑상선기능저하증
• 수분을 충분히 마셔야 하는 질병 : 염증성 비뇨기 질환, 폐렴·기관지염, 고혈압·협심증, 당뇨병

09 메라비언의 법칙에서 상대방과 의사소통에 가장 영향을 미치는 것으로 옳은 것은?

① 자세, 용모 등 외적으로 보이는 부분
② 상대방이 하는 말의 내용
③ 목소리의 톤이나 음색
④ 상대방 말의 강도, 억양, 방언
⑤ 상대방 말의 속도

해설
메라비언의 법칙
대화를 통하여 상대방과의 의사소통에 영향을 미치는 가장 중요한 것은 비언어적 요소(시각적 요소)이며, 그다음이 음성(청각적 요소), 마지막이 언어적 요소(말의 내용)이다. 비언어적 요소(표정, 용모, 복장, 자세, 동작 등)가 55%, 음성(크기, 억양, 속도 등) 38%, 언어적 요소(말의 내용, 표현력 등) 7%이다.

10 노인의 약물사용 방법에 관한 설명으로 옳은 것은?

① 증상이 좋아지면 복용하던 약을 중단한다.
② 철분제는 오렌지주스와 함께 복용한다.
③ 약을 삼키는 것이 힘들면 쪼개서 복용한다.
④ 증상이 비슷하면 다른 사람에게 처방된 약을 먹는다.
⑤ 약 복용을 잊어버리면 그다음 복용 시간에 2배로 복용하면 된다.

① 증상이 좋아졌다고 해도 복용하던 약을 중단하려면 먼저 의사와 상담해야 한다. 처방을 무시하고 임의로 조절하여 정해진 양보다 적게 복용하거나 많이 복용해서는 안 된다.
③ 삼키기 힘들다고 쪼개서 복용해서는 안 된다. 삼키기 힘든 대상자의 약이 분할, 분쇄할 수 없는 약이라면 처방을 변경해 달라고 요청해야 한다.
④ 증상이 비슷하다고 해서 다른 사람에게 처방된 약을 먹거나 자기 약을 남에게 주면 안 된다.
⑤ 약 복용 시간을 놓쳤다면 생각난 즉시 복용하고, 절대로 2배 용량을 복용해서는 안 된다.

11 요실금의 치료 및 예방 방법으로 옳은 것은?

① 식이섬유소가 풍부한 채소와 과일 섭취를 줄인다.
② 자연스럽게 치유되도록 신경쓰지 않는다.
③ 수분 섭취를 제한한다.
④ 골반근육강화 운동을 한다.
⑤ 비만과는 관련이 없다.

① 식이섬유소가 풍부한 채소와 과일 섭취로 변비를 예방한다.
② 발생 원인에 따라 약물요법이나 수술 치료를 한다.
③ 충분한 수분 섭취로 방광의 기능을 유지한다.
⑤ 비만은 복부 내 압력을 증가시켜 복압성 요실금을 유발한다.

12 다음 중 섬망의 증상으로 옳은 것은?

① 서서히 나타난다.
② 신체 생리적 변화가 적다.
③ 초기에 사람을 못 알아본다.
④ 만성질환이다.
⑤ 주의 집중력은 별로 떨어지지 않는다.

섬망의 특징
• 갑자기 나타나고 급성질환이지만 대체로 회복된다.
• 초기에는 사람을 못 알아본다.
• 신체 생리적 변화가 심하고 의식의 변화도 있다.
• 주의 집중이 매우 떨어진다.
• 수면 양상이 매우 불규칙하다.

13 사전연명의료의향서 작성법으로 옳은 것은?

① 말기 환자는 가족이 대신 작성할 수 있다.
② 사전연명의료의향서등록기관은 호스피스전문기관에서 확인할 수 있다.
③ 연명의료를 중단하는 의향을 명시해도 통증완화를 위한 의료행위는 중단할 수 없다.
④ 말기 환자가 고통으로 힘들 경우 의사 도움을 받아 죽도록 하는 안락사와 동일하다.
⑤ 한번 정해진 내용은 변경하거나 철회할 수 없다.

① 말기 환자 또는 19세 이상 성인 본인이 스스로 작성해야 한다.
② 사전연명의료의향서등록기관은 국민연명의료관리기관에 확인할 수 있다.
④ 말기 환자가 고통을 이겨낼 방법이 없을 경우에 한해 의사 도움을 받아 죽도록 하는 안락사와는 다르다.
⑤ 언제든지 내용을 변경하거나 철회할 수 있으며, 등록기관의 장은 지체 없이 사전연명의료의향서를 변경하거나 등록을 말소해야 한다.

14 임종을 앞둔 대상자에게 죽음이 임박하였음을 예측할 수 있는 상태는?

① 피부가 따뜻하고 붉다.
② 근육 긴장도가 증가한다.
③ 호흡이 규칙적이다.
④ 자는 시간이 짧아진다.
⑤ 대소변 실금이 나타난다.

① 대상자의 손, 발부터 시작해서 팔, 다리로 점차 싸늘해지면서 피부의 색깔도 하얗게 혹은 파랗게 변하게 된다.
② 대상자의 근육이 무력해진다.
③ 호흡수와 깊이가 불규칙하고 무호흡과 깊고 빠른 호흡이 교대로 나타난다.
④ 점점 잠자는 시간이 길어진다.

15 노인성 질병의 종류를 모두 고른 것으로 옳은 것은?

> 가. 혈관성 치매   나. 뇌경색증
> 다. 파킨슨병   라. 진 전
> 마. 결 핵

① 가, 나, 마   ② 가, 다, 라
③ 가, 라, 마   ④ 가, 나, 다
⑤ 가, 나, 다, 라

해설
노인성 질병의 종류
- 치매(알츠하이머병에서의 치매 및 혈관성 치매, 달리 분류된 기타 질환에서의 치매와 상세불명의 치매 포함)
- 알츠하이머병
- 지주막하출혈 및 뇌내출혈
- 기타 비외상성 두개 내 출혈
- 뇌경색증 및 출혈 또는 경색증으로 명시되지 않은 뇌졸중
- 뇌경색증을 유발하지 않은 뇌전동맥이나 대뇌동맥의 폐쇄 및 협착
- 기타 뇌혈관 질환 및 달리 분류된 질환에서의 뇌혈관 장애와 뇌혈관 질환의 후유증
- 파킨슨병, 이차성 파킨슨증, 달리 분류된 질환에서의 파킨슨증
- 기저핵의 기타 퇴행성 질환
- 중풍후유증
- 진 전

16 피부의 노화에 따른 특성으로 옳은 것은?

① 표피가 두꺼워져 탄력성이 감소하고 건조하다.
② 피하 지방이 늘고 수분이 소실되어 주름살이 생긴다.
③ 여성의 머리, 겨드랑이, 음부의 털, 얼굴의 털 등이 줄어든다.
④ 피하지방의 감소로 기온에 둔감해진다.
⑤ 피하조직의 감소로 압박에 대한 손상의 위험이 높다.

해설
① 표피가 얇아져서 탄력성이 감소하고, 쉽게 손상된다.
② 피하 지방이 줄고 수분이 소실되어 건조해지고 주름살이 생긴다.
③ 여성의 머리, 겨드랑이, 음부의 털은 줄지만 입가와 뺨 등 얼굴의 털은 증가한다.
④ 피하지방의 감소로 기온에 민감해진다.

17 노년기의 가족관계의 변화와 부양문제에 관한 해결방안으로 옳은 것은?

① 배우자와 사별하게 되는 경우 혼자된 삶에 적응하기 위해서는 노인 스스로 자아존중감 향상을 위해 노력하는 것은 물론 가족이나 자녀의 지지도 필요하다.
② 노인 스스로나 사회적으로 성적 관심과 욕구 충족을 가급적 배제하고 취미생활에 집중하는 것이 좋다.
③ 핵가족화가 진행되면서 노인 부모가 자녀와 근거리에 살면서 자녀의 보살핌을 받는 수정확대가족이 사라졌다.
④ 퇴직으로 부부가 함께 있는 시간이 많으므로 갑자기 가사일을 분담하기보다는 성역할의 차이를 인정하고 유지해간다.
⑤ 아직까지도 노인부양은 사회보다는 자식이 책임져야 한다는 인식이 지배적이다.

해설
② 결혼 생활에서 성은 자연스러운 일이고, 인간 본능의 차원이며, 노년기 부부에서도 예외가 아니다. 노인 스스로나 사회적으로 노인의 성적 관심과 욕구 충족을 금기시하는 태도를 바꾸어야 한다.
③ 핵가족화가 진행되면서 자녀가 직접 노인 부모를 봉양하는 일이 점점 사라지고 있지만 자녀가 노인 부모와 근거리에 살면서 부양하는 수정확대가족이 나타났다.
④ 퇴직으로 남편의 역할이 사회에서 가정으로 돌아옴에 따라 융통성 있게 가정일을 분담하는 것이 바람직하다.
⑤ 노부모 부양에 대한 인식 조사에서 가족이 부양해야 한다는 비중은 낮아지고 사회가 부양해야 한다는 비중이 증가한 것으로 보고되었다.

18 노인장기요양보험 급여 복지용구 중 대상자에게 알려 줄 대여품목에 해당하는 것은?

① 수동휠체어
② 이동변기
③ 성인용 보행기
④ 안전손잡이
⑤ 자세변환용구

[해설]
복지용구 급여범위 및 급여기준 등에 관한 고시에 따른 급여품목(제2조 제3항)

- 구입품목 : 이동변기, 목욕의자, 성인용 보행기, 안전손잡이, 미끄럼방지용품(미끄럼방지매트, 미끄럼방지액, 미끄럼방지양말), 간이변기(간이대변기 · 소변기), 지팡이, 욕창예방방석, 자세변환용구, 요실금팬티
- 대여품목 : 수동휠체어, 전동침대, 수동침대, 이동욕조, 목욕리프트, 배회감지기
- 구입 또는 대여품목 : 욕창예방매트리스, 경사로(실내용, 실외용)

19 노인학대 신고의무자에 해당하지 않는 사람으로 옳은 것은?

① 노인복지시설 관련 종사자
② 가족 중 할머니를 학대하는 것을 목격한 친동생
③ 119구급대의 구급대원
④ 재가장기요양기관 종사자
⑤ 건강가정지원센터 종사자

[해설]
노인학대 신고의무자
「노인복지법」 제39조의6에 따르면 의료인, 노인복지시설 관련 종사자, 장애인시설 관련자, 구급대원, 재가장기요양기관 종사자, 건강가정지원센터 종사자 등이다.

20 노인을 학대하는 유형과 예로 옳게 짝지어진 것은?

① 경제적 학대 : 의료적으로 불필요한 약물이나 주사를 강제로 복용 · 투입하게 한다.
② 정서적 학대 : 의사표현 능력이 없는 노인의 연금, 재산 등을 가로챈다.
③ 경제적 학대 : 경제적 능력이 없는 노인의 생활관련 업무(세금 및 각종 요금 납부)를 방치한다.
④ 신체적 학대 : 필요한 의료적 처치를 제공하지 않거나 거부 · 방해하거나 소홀히 한다.
⑤ 정서적 학대 : 소지품 처분을 결정할 때 노인의 의사를 반영하지 않는다.

[해설]
① 약물을 사용하여 노인의 신체를 통제하거나 저해하는 것으로 신체적 학대에 해당한다.
② 노인의 소득 및 재산, 임금을 가로채거나 임의로 사용하는 것으로 경제적 학대에 해당한다.
③ 경제적 능력이 없는 노인의 생존을 위한 경제적인 보호를 제공하지 않는 것으로 방임에 해당한다.
④ 의료 관련 욕구가 있는 노인에게 의료적 보호를 제공하지 않는 것으로 방임에 해당한다.

21 다음과 같은 증상을 보이는 질환으로 옳은 것은?

- 기침, 웃음, 재채기, 달리기, 줄넘기 등을 할 때 소변이 나옴
- 소변을 보고 싶다고 느끼자마자 바로 소변이 나옴
- 소변이 조금씩 넘쳐 계속적으로 흘러 나옴

① 방광염
② 신장염
③ 요실금
④ 전립선 비대증
⑤ 만성신부전증

[해설]
요실금

- 복압성 요실금 : 기침, 웃음, 재채기, 달리기, 줄넘기 등 복부 내 압력 증가로 인해 소변이 나오는 것
- 절박성 요실금 : 소변을 보고 싶다고 느끼자마자 바로 소변이 나오는 것
- 역류성 요실금 : 소변의 배출이 원활하지 않아 소변이 가득 찬 방광에서 소변이 조금씩 넘쳐 계속적으로 흘러나오는 것

22 만성질환자 및 면역저하자의 예방접종 종류와 주기에 대한 설명으로 옳은 것은?

① 파상풍 : 1차 기본접종 이후 5년마다 주기적으로 추가 접종

② 인플루엔자 : 매년 1회 접종

③ 대상포진 : 50~64세는 1회, 65세 이상은 2회 접종

④ 폐렴구균 : 50세 이상 2회 접종

⑤ 백일해 : 1차 기본접종 이후 10년마다 주기적으로 추가 접종

[해][설]

예방접종 종류와 주기

대상 전염병	50~64세	65세 이상
파상풍/ 디프테리아/ 백일해	1차 기본접종은 디프테리아, 파상풍, 백일해를 접종하고, 이후 10년마다 파상풍과 디프테리아를 추가 접종한다.	
인플루엔자	매년 1회	
폐렴구균	위험군에 대해 1~2회 접종	1회
대상포진	1회	1회

23 대상자의 요양보호를 위해 사용하는 억제대에 대한 설명으로 옳은 것은?

① 자세를 고정시켜 주어 근력이 강화된다.

② 인지 기능이 저하된다.

③ 관절이 연해진다.

④ 심장 기능이 강화된다.

⑤ 골다공증을 예방한다.

[해][설]

억제대의 피해

• 자세변환이 힘들어 욕창이 잘 생긴다.
• 근육을 움직이지 않아 근력이 떨어진다.
• 심장 기능이 저하된다.
• 인지 기능이 저하된다.
• 관절이 굳는다.
• 골다공증이 생기거나 악화된다.

24 변비의 원인이 아닌 것은?

① 운동하는 것을 싫어한다.

② 물을 잘 마시지 않는다.

③ 알루미늄이나 칼슘이 포함된 제산제 또는 진통소염제를 복용한다.

④ 야채나 과일을 먹는 것을 좋아하지 않는다.

⑤ 섬유질과 관련된 음식을 과잉 섭취한다.

[해][설]

변비의 원인

• 운동 부족
• 섬유질 섭취 부족
• 수분 섭취 부족
• 알루미늄이나 칼슘이 포함된 제산제 또는 진통소염제 복용

25 대상자가 화장실에 가고 싶을 때 보이는 신호가 아닌 것은?

① 바지의 뒷부분을 움켜잡고 있다.

② 눈동자에 초점이 없으며 멍하게 있다.

③ 옷을 올린다.

④ 구석진 곳을 찾는다.

⑤ 서성이면서 안절부절못한다.

[해][설]

대상자가 화장실에 가고 싶을 때 보이는 비언어적 신호

• 바지의 뒷부분을 움켜잡고 있다.
• 옷을 올린다.
• 구석진 곳을 찾는다.
• 대중 앞에서 옷을 벗으려고 한다.
• 서성이면서 안절부절못한다.

26 누워서 지내는 치매 대상자의 구강위생관리 방법으로 옳은 것은?

① 칫솔 또는 면봉으로 이와 이 사이, 잇몸을 닦아 준다.
② 의치는 하루에 1~2시간 정도 제거하여 잇몸에 무리를 주지 않는다.
③ 잇몸 마사지를 위해 부드러운 칫솔모보다 딱딱한 칫솔모를 사용한다.
④ 치약은 삼키면 좋지 않으므로 입안의 물이 흘러내리도록 해 뱉어내게 한다.
⑤ 의치는 변형이 되지 않도록 식염수에 넣어 담가 둔다.

해설
② 의치는 하루에 6~7시간 정도 제거하여 잇몸에 무리가 안 가게 한다.
③ 부드러운 칫솔을 사용하여 잇몸 출혈을 방지한다.
④ 누워서 지내는 치매 대상자의 치약은 삼켜도 상관없는 어린이용을 사용한다.
⑤ 의치는 변형이 되지 않도록 의치보관용기에 물을 넣어 담가 둔다.

27 요양보호사 직업윤리로 옳은 것은?

① 대상자의 의견보다 요양보호사의 판단으로 서비스를 제공한다.
② 직무를 수행하는 데 전문적 지식보다 경험이 더 중요하다.
③ 대상자 방문 시 대상자가 없으면, 다음 방문 일을 적어 메모를 남겨둔다.
④ 시선을 높게 하여 대상자를 내려다본다.
⑤ 부득이 한 경우 대상자와 개인적으로 별도의 서비스 계약을 할 수도 있다.

해설
① 요양보호사의 판단만으로 서비스를 제공하지 않고 반드시 대상자에게 의견을 물은 후 실행한다.
② 직무를 수행하는 데 필요한 전문적 지식과 기술을 갖춰야 한다.
④ 대상자와 자신의 시선을 맞추고 내려다보지 않는다.
⑤ 대상자와 개인적으로 별도의 서비스 계약을 하거나 타 기관에 의뢰하여서는 안 된다.

28 시설 생활노인의 권리보호를 위한 윤리강령 중 다음 문제에 해당하는 권리는?

박 씨 할머니는 시설에 들어오기 전에는 침대 생활을 하셨는데, 시설에 들어와서는 온돌 생활을 하고 계신다. 그러나 잠을 잘 주무시지 못하고, 주무시고 나면 여기저기 안 쑤시는 데가 없다고 짜증을 내신다.

① 개별화된 서비스를 제공받고 선택할 권리
② 안락하고 안전한 생활환경을 제공받을 권리
③ 사생활과 비밀 보장에 관한 권리
④ 존엄한 존재로 대우받을 권리
⑤ 차별 및 노인학대를 받지 않을 권리

해설
안락하고 안전한 생활환경을 제공받을 권리
• 저하된 신체기능을 고려한 주거환경을 제공해야 한다.
• 시설은 안전하고 깨끗하며 가정과 같은 환경을 제공해야 한다.
• 목욕, 의복 및 침구 세탁 등 위생관리를 잘 해야 한다.
• 소방기구를 정기적으로 점검한다.

29 대장암 대상자의 식이요법으로 옳은 것은?

① 지방함량이 높은 음식을 제공한다.
② 훈연된 육류제품을 제공한다.
③ 야식으로 인스턴트식품을 제공한다.
④ 고칼로리 음식을 제공한다.
⑤ 통곡물로 만든 음식을 제공한다.

해설
대장암 대상자의 식사
• 영양소가 골고루 들어있는 식품을 소량씩 규칙적으로 섭취하기
• 천천히 꼭꼭 씹어서 먹기
• 싱겁게 먹기
• 동물성 식품, 가공식품, 인스턴트식품, 훈연식품, 찬 음식, 잦은 간식, 늦은 식사 피하기
• 통곡식, 생채소, 생과일, 식물성 지방 섭취하기
• 하루에 6~8잔 생수 마수기
• 금연, 절주하기
• 소화에 도움이 되는 적당량의 운동하기

30 파킨슨질환의 치료 및 예방법으로 옳은 것은?

① 하루에 30분씩 햇볕을 쬔다.
② 근육 스트레칭과 관절운동을 한다.
③ 격렬한 운동을 30분 이상 한다.
④ 오랫동안 서 있는 연습을 한다.
⑤ 정해진 시간에 항생제를 복용한다.

해설
파킨슨질환의 치료는 약물용법을 병행하면서 관절과 근육이 경직되지 않도록 하고, 근육 스트레칭과 관절 운동을 실시한다.

31 운동능력을 저하시키는 노인의 신체적 변화는?

① 관절의 유연성 증가
② 심장근육의 수축력 증가
③ 균형 및 조정 능력 향상
④ 자극에 대한 반응성 증가
⑤ 폐조직의 탄력성 감소

해설
① 관절의 유연성 감소
② 심장근육의 수축력 감소
③ 균형 및 조정 능력 감소
④ 자극에 대한 반응성 감소

32 대상자가 설사 증세를 보일 때 처치법으로 옳지 않은 것은?

① 의사에 처방에 따라 약물을 복용한다.
② 음식물 섭취량을 줄이되 수분 섭취도 금지한다.
③ 장운동을 증가시키는 음식의 섭취를 피한다.
④ 심신을 안정시키고 몸을 따뜻하게 한다.
⑤ 지사제를 함부로 써서는 안 되며, 반드시 의사의 지시에 따라 복용한다.

해설
음식물 섭취량을 줄이되 물은 충분히 마시도록 하여 탈수를 예방한다.

33 요양보호기록의 원칙으로 옳은 것은?

① 서비스의 결과만 정확하게 기록한다.
② 기록은 주 1회 모았다가 작성한다.
③ 장황하고 우회적으로 표현한다.
④ 공식화된 용어를 사용한다.
⑤ 요양보호사의 주관 그대로 작성한다.

해설
① 서비스의 과정과 결과를 정확하게 기록한다.
② 기록은 미루지 말고, 바로 작성한다.
③ 초점이 분명하고 간단명료하게 기록한다.
⑤ 요양보호사의 주관은 피하고 사실 그대로 작성한다.

34 일반적 감염 예방과 관련하여 요양보호사가 할 일로 옳은 것은?

① 적절한 보호장구를 지급해야 한다.
② 반드시 인플루엔자 등 예방접종을 한다.
③ 정기적으로 건강검진을 받도록 한다.
④ 손을 자주 씻는 등 개인위생을 철저히 한다.
⑤ 감염 예방에 대한 직원 교육을 한다.

해설
① · ② · ③ · ⑤ 일반적 감염 예방 중 기관 차원에서 할 일이다.

35 다음과 같은 증상을 보이는 질환은?

- 말을 못하거나 남의 말을 이해하지 못하는 실어증이 발생한다.
- 팔다리, 안면하부에 갑작스러운 마비가 온다.
- 시각, 촉각, 청각 등의 장애, 남의 살 같거나 저리고 불쾌한 느낌, 얼얼한 느낌을 호소한다.

① 뇌졸중   ② 치 매
③ 파킨슨질환   ④ 우울증
⑤ 당뇨병

해설
뇌졸중은 중풍이라고도 하는데 뇌에 혈액을 공급하는 혈관이 막히거나 터져서 뇌 손상이 오고 그에 따른 운동장애, 감각장애, 언어장애(실어증), 의식장애, 반신마비, 전신마비, 반신감각장애, 언어장애, 두통 및 구토, 어지럼증, 치매, 시력장애 및 삼킴장애 등이 온다.

01 치매 대상자가 배회할 때 돕는 방법으로 옳은 것은?

① 치매 대상자가 돌아다니지 못하도록 한 곳에만 있게 한다.

② 텔레비전이나 라디오를 크게 틀어 놓는다.

③ 출입문에 벨을 달아 놓아 대상자가 출입하는 것을 관찰할 수 있도록 한다.

④ 집 안을 어둡게 해놓는다.

⑤ 배회하지 않도록 낮잠을 재운다.

[해설]
① 집 안에서 배회하는 경우 배회코스를 만들어 둔다.
②·④ 텔레비전이나 라디오를 크게 틀어 놓지 않으며, 집 안을 어둡게 하지 않는다.
⑤ 낮 시간에 단순한 일거리를 주어 에너지를 소모하게 하여 야간 배회 증상을 줄인다.

02 경관영양을 도울 때 영양액이 역류하는 경우 가장 먼저 해야 할 일로 옳은 것은?

① 영양주머니를 제거하여 씻는다.

② 담당 간호사에게 빨리 연락한다.

③ 새 것으로 교체한 후 고정한다.

④ 영양을 빠르게 주입한다.

⑤ 비위관을 반창고로 잘 고정한다.

[해설]
비위관이 새거나 영양액이 역류될 때는 간호사에게 연락해야 한다.

03 왼쪽 편마비 대상자의 식사를 돕는 방법은?

① 똑바로 누운 상태로 자세를 취하게 한 후 음식을 제공한다.

② 침대에 걸터앉아 식사할 수 있도록 도와준다.

③ 건강한 쪽을 밑으로 하여 약간 옆으로 누운 자세를 취한다.

④ 마비된 쪽을 밑으로 하여 약간 옆으로 누운 자세를 취한다.

⑤ 건강한 쪽을 베개나 쿠션으로 지지하고 안정된 자세를 취하게 한다.

[해설]
편마비 대상자는 건강한 쪽을 밑으로 하여 약간 옆으로 누운 자세를 취한다. 마비된 쪽을 베개나 쿠션으로 지지하고 안정된 자세를 취하게 한 후 음식을 제공한다.

04 휠체어 이동 시 작동법으로 옳은 것은?

① 도로 턱을 내려갈 때는 대상자가 앞을 볼 수 있게 내려간다.

② 도로 턱을 오를 때는 휠체어를 뒤쪽으로 기울이고 앞바퀴를 들어 문턱을 오른다.

③ 오르막길을 갈 때는 허리를 세워 자세를 높이고 밀고 올라간다.

④ 울퉁불퉁한 길은 휠체어 네 바퀴가 모두 지면에 닿은 상태로 이동한다.

⑤ 엘리베이터를 타고 내릴 때는 앞으로 들어가서 뒤로 밀고 나온다.

[해설]
① 도로 턱을 내려갈 때는 휠체어를 뒤로 돌려 내려간다.
③ 가급적 자세를 낮추고 다리에 힘을 주어 밀고 올라간다.
④ 휠체어 앞바퀴를 들어 올려 뒤로 젖힌 상태에서 이동한다.
⑤ 엘리베이터를 타고 내릴 때는 뒤로 들어가서 앞으로 밀고 나온다.

05 손발 청결을 돕는 방법 중 옳지 않은 것은?

① 비누를 이용해 손가락, 발가락 사이를 씻은 뒤 헹군다.

② 손톱깎이를 이용하여 손톱은 일자로, 발톱은 둥글게 자른다.

③ 씻으면서 이불이나 바닥이 물에 젖지 않도록 방수포를 깔아둔다.

④ 로션을 바르며 부드럽게 마사지를 한다.

⑤ 손톱에 이상이 있을 경우 시설장이나 간호사 등에게 보고한다.

[해설]
손톱깎이를 이용하여 손톱은 둥글게, 발톱은 일자로 자른다. 손톱이나 발톱이 살 안쪽으로 심하게 파고들었거나 발톱 주위 염증이나 감염 등 이상이 발생할 수 있는데, 이런 경우에는 시설장이나 간호사 등에게 보고한다.

06 사레 예방 방법으로 옳은 것은?

① 가능하면 앉아서 상체를 똑바로 세우고 턱을 당기는 자세로 식사를 한다.

② 의자에 앉을 수 없는 대상자는 몸의 윗부분을 낮게 해준다.

③ 음식을 삼키기 쉽게 국이나 물, 차 등으로 먼저 목을 축이고 음식을 먹게 한다.

④ 등받이 없는 의자에 등을 굽히고 앉아야 한다.

⑤ 음식을 먹으면서 대상자에게 질문을 많이 하며 대화를 유도한다.

해설
① 가능하면 앉아서 상체를 약간 앞으로 숙이고 턱을 당기는 자세로 식사한다.
② 의자에 앉을 수 없는 대상자는 몸의 윗부분을 높게 해 주고 턱을 당긴 자세를 취하게 한다.
④ 등받이 있는 의자에 등을 펴고 깊숙이 앉아야 한다.
⑤ 음식을 먹고 있는 도중에는 대상자에게 질문을 하지 않는다.

07 대상자의 회음부 청결을 돕는 방법으로 옳은 것은?

① 자세는 무릎을 펴서 다리를 벌려 눕게 한다.

② 여성의 회음부를 앞쪽에서부터 뒤쪽으로 닦아낸다.

③ 적당한 물을 음부에 끼얹고 물만 사용하고 비누는 사용하지 않는다.

④ 회음부를 닦을 때에는 목욕 수세미를 사용한다.

⑤ 회음부에 염증, 분비물 이상이 있으면 직접 처치한다.

해설
① 누워서 무릎을 세우는 자세를 취한다.
③ 따뜻한 물을 음부에 끼얹은 다음 물수건에 비눗물을 묻혀 닦는다.
④ 회음부를 닦을 때에는 전용수건이나 거즈 및 솜을 사용한다.
⑤ 회음부에 악취나, 염증, 분비물 이상이 있으면 시설장이나 간호사 등에게 보고한다.

08 협조 가능한 대상자의 침상배설을 돕는 방법으로 옳은 것은?

① 침대를 올려주어 대상자가 배에 힘을 주기 쉬운 자세를 취하도록 도와준다.

② 대상자를 돌려 옆으로 눕힌 후 한쪽에 방수포를 깐다.

③ 옆으로 돌려 눕힌 후 둔부에 변기를 대고 변기 위로 대상자를 돌려 눕힌다.

④ 회음부와 둔부를 따뜻한 수건이나 물티슈로 뒤에서 앞으로 잘 닦아 준다.

⑤ 방수포를 깔 때에는 불편한 쪽에 방수포를 반 정도 말아서 깐다.

해설
② 대상자를 바로 눕힌 상태로 무릎을 세우고 발에 힘을 주게 한 후 한 손으로 대상자의 허리를 지지하고 둔부 밑에 방수포를 깐다.
③ 대상자에게 변기를 대 줄 때에는 허리 밑에 한 손을 넣어 둔부를 들게 한 후, 다른 손으로 변기를 밀어 넣는다.
④ 회음부와 둔부를 따뜻한 수건이나 물티슈로 앞에서 잘 닦아 주고, 물기가 남아 있지 않게 마른 수건으로 닦아 준다.
⑤ 대상자가 협조할 수 없는 경우 비교적 건강한 쪽에 방수포를 반 정도 말아서 깔고 다른 쪽으로 돌려 눕힌 후 말아진 방수포를 펼쳐서 깐다.

09 당뇨 환자의 운동요법으로 옳은 것은?

① 혈압이 높은 경우 혈압을 낮추어야 하므로 바로 운동을 시작한다.

② 공복 시 운동을 할 때 저혈당에 대비하기 위해 사탕을 준비한다.

③ 식후 혈당을 내리기 위해 바로 운동을 시작하는 것이 좋다.

④ 혈당 수치에 관계없이 운동을 한다.

⑤ 매일 할 수 있는 한 길게 운동한다.

해설
① · ④ 혈압이 높은 경우에는 혈압을 조절한 후에, 혈당이 300mg/dL 이상인 경우에는 혈당을 조절한 후에 운동을 시작한다.
③ · ⑤ 식후 30분~1시간경에 혈당이 오르기 시작할 때, 하루에 최소 30분, 일주일에 5회 이상 운동한다.

10 대상자의 보행기 사용을 돕는 방법으로 옳은 것은?

① 대상자에 맞는 보행기보다 조금 큰 것으로 선택해야 한다.
② 대상자의 팔꿈치가 약 40°로 구부러지도록 대상자 둔부 높이로 조절한다.
③ 대상자 옆에 보행기를 두고, 일어서도록 돕는다.
④ 대상자의 옆쪽에 서서 대상자의 팔을 잡고 걷는다.
⑤ 바퀴를 잠그고 대상자가 일어서도록 돕는다.

① 대상자에 맞는 보행기를 선택해야 한다.
② 대상자의 팔꿈치가 약 30°로 구부러지도록 대상자 둔부 높이로 조절한다.
③ 대상자 앞에 보행기를 두고 일어서도록 돕는다.
④ 대상자의 뒤쪽에 서서 보행 벨트를 잡고 걷는다.

11 편마비 대상자를 침대에서 일으켜 세울 경우 앞에서 보조하는 순서로 옳은 것은?

> 가. 무릎으로 대상자의 마비된 쪽 무릎 안쪽에 대고 지지하여 준다.
> 나. 대상자가 침대에 걸터앉아 발을 무릎보다 살짝 안쪽으로 옮기게 한다.
> 다. 대상자가 선 자세에서 균형을 잡을 수 있을 때까지 잡아준다.
> 라. 대상의 상체를 앞으로 숙이며 천천히 일으켜 세운다.

① 가 → 나 → 다 → 라   ② 나 → 다 → 가 → 라
③ 나 → 가 → 라 → 다   ④ 다 → 나 → 가 → 라
⑤ 라 → 다 → 나 → 가

앞에서 보조하는 경우
• 대상자는 침대에 가볍게 걸터앉아 발을 무릎보다 살짝 안쪽으로 옮기게 한다.
• 요양보호사의 무릎으로 대상자의 마비된 쪽 무릎 앞쪽에 대고 지지해 준다.
• 양손은 허리를 잡고 대상자의 상체를 앞으로 숙이며 천천히 일으켜 세운다.
• 대상자가 완전히 서면 요양보호사는 앞쪽으로 넘어지지 않고 균형을 잡을 수 있을 때까지 잡아준다.

12 의치 관리 방법으로 옳은 것은?

① 칫솔에 의치세정제를 묻혀 뜨거운 물로 의치를 닦는다.
② 흐르는 미온수에 의치를 헹군다.
③ 뜨거운 물에 삶거나 표백제에 담가 소독한다.
④ 뜨거운 물에 담가 소독한 후 용기에 보관한다.
⑤ 의치를 세척할 때는 반드시 의치세정제로만 하여야 한다.

① 칫솔이나 의치용 솔에 의치세정제를 묻혀 미온수로 의치를 닦는다.
③ 변형이 될 수 있기 때문에 의치는 뜨거운 물에 삶거나 표백제에 담그면 안 된다.
④ 의치를 빼 둘 때에는 찬물이 담긴 용기에 보관해야 의치의 변형을 막을 수 있다.
⑤ 의치를 세척할 때는 의치세정제를 사용하고, 주방세제를 대신 사용할 수 있다.

13 요양보호 대상자를 대면하는 방법으로 옳은 것은?

① 대상자를 걷게 하면 넘어질 위험이 있으므로 무조건 휠체어로 이동시킨다.
② 대상자가 자는 동안 기저귀가 젖었는지 확인해 본다.
③ 기저귀 안으로 손을 넣을 때는 기저귀 발진 등의 문제가 있는지 잘 살펴본다.
④ 대상자와 멀리 서서 위에서 내려다보며, 옆에서 짧게 힐끗 본다.
⑤ 대상자를 만질 때는 손가락만으로 잡는다.

① 무엇이든 강제로 하지 않는다.
② 수면은 기억능력을 유지하는 데 중요한 요소이므로 치매 대상자가 수면을 하는 동안 방해하면 안 된다.
④ 상대방과 가까운 거리의 정면에서 같은 눈높이로 한참 동안 바라보고 힐끗 보지 않는다.
⑤ 대상자를 만질 때는 상냥하게 웃으며, 천천히, 쓰다듬듯이, 감싸듯하여 대상자의 피부와 넓은 면적이 닿게 만져야 한다.

14 안연고 투여 방법으로 옳은 것은?

① 아랫눈꺼풀을 잡아당겨 아래 결막낭 위에 튜브를 놓고 안쪽에서 바깥쪽으로 넣는다.

② 안연고 투여 후에 대상자에게 눈을 감고 안구를 움직이지 말라고 당부한다.

③ 안연고를 투여할 때는 처음 나오는 것을 바로 사용한다.

④ 아랫눈꺼풀을 잡아당겨 아래 결막낭 위에 튜브를 놓고 안연고를 0.5cm 정도 짜 넣는다.

⑤ 눈꺼풀 밖으로 나온 연고는 흡수되도록 그대로 놔둔다.

해설
② 안연고 투여 후에 대상자에게 눈을 감고 안구를 움직이게 한다.
③ 안연고를 사용할 때는 처음 나오는 것은 외부 공기에 오염되었을 수 있기 때문에 거즈로 닦아 버려야 한다.
④ 아랫눈꺼풀(하안검)을 잡아당겨 아래 결막낭 위에 튜브를 놓고 안쪽에서 바깥쪽으로 안연고를 2cm 정도 짜 넣는다.
⑤ 눈꺼풀 밖으로 나온 연고는 멸균 생리식염수에 적신 멸균 솜으로 닦아 낸다.

15 대상자의 약물 복용을 돕는 방법으로 옳은 것은?

① 색이 변한 물약은 흔들어서 복용하게 한다.

② 손으로 만지고 남은 알약은 약병에 다시 넣는다.

③ 물약은 라벨이 없는 쪽을 잡고 용액을 따른다.

④ 물을 충분히 제공하여 약을 잘 삼키게 한다.

⑤ 캡슐약은 벗겨서 가루만 숟가락에 놓고 물로 녹여서 투약한다.

해설
① 색이 변하거나 혼탁한 물약은 버린다.
② 손으로 만진 알약은 약병에 다시 넣지 않는다.
③ 라벨이 젖지 않도록 용액병의 라벨이 붙은 쪽을 잡고, 라벨의 반대쪽 방향으로 용액을 따른다.
⑤ 가루약은 숟가락을 사용하여 약간의 물에 녹인 후 투약한다.

16 대상자의 머리 손질 방법으로 옳은 것은?

① 두피관리를 위하여 대상자의 의견을 묻지 않고 머리를 짧게 한다.

② 베개 위에 방수포를 깔고 몸을 똑바로 하여 감긴다.

③ 목욕담요를 덮고 이불을 턱밑까지 위로 올린다.

④ 침대에서 머리를 감길 때는 답답하지 않게 눈을 가리지 않는다.

⑤ 머리카락이 엉켰을 경우에는 물을 적신 후에 손질한다.

해설
① 마비 등으로 누워있는 시간이 많은 대상자의 경우 머리가 짧아야 손질하기 쉽고 두피관리에 좋으나, 대상자의 기호와 의견을 물은 후에 머리를 손질한다.
② 침대에서 머리를 감길 때는 베개를 치우고 침대모서리에 머리가 오도록 몸을 비스듬히 한다.
③ 목욕담요를 덮고, 이불은 허리까지 접어 내린다.
④ 침대에서 머리를 감길 때는 솜으로 귀를 막고, 눈에 수건을 올려놓는다.

17 발의 혈액 순환을 촉진하는 방법으로 옳은 것은?

① 따뜻한 물에 10~15분간 담가 준다.

② 산성 비누로 거품을 내어 씻긴다.

③ 낮시간 동안 자외선에 노출시킨다.

④ 보습제를 충분히 발라 준다.

⑤ 수건을 식초물에 적셔 감싸 준다.

해설
① 따뜻한 물을 대야에 담은 후 손과 발을 10~15분간 담가 온기를 느끼게 한다. 혈액순환을 촉진하고, 이물질을 쉽게 제거할 수 있다.

18 왼쪽 편마비 대상자일 경우 단추가 없는 옷을 입힐 때의 순서로 옳은 것은?

① 오른쪽 팔 → 왼쪽 팔 → 머리
② 왼쪽 팔 → 머리 → 오른쪽 팔
③ 머리 → 왼쪽 팔 → 오른쪽 팔
④ 왼쪽팔 → 오른쪽 팔 → 머리
⑤ 오른쪽 팔 → 머리 → 왼쪽 팔

해설
편마비 장애가 있는 대상자는 옷 입을 때 불편한 쪽부터 입히고, 벗을 때에는 건강한 쪽부터 벗긴다.

19 대상자가 화장실 가는 것을 거부하며 기저귀 사용을 고집할 때 돕는 방법으로 가장 바람직한 것은?

① 마음이 상하지 않게 신속하게 기저귀를 갈아 준다.
② 기저귀를 사용하면 뇌졸중 위험이 커진다고 알려 준다.
③ 기저귀를 쓰게 되면 기저귀에 의존하게 되므로 부득이한 경우에만 사용해야 한다고 알려준다.
④ 대상자의 요구 사항을 들어 주지 않는다.
⑤ 강제로라도 변기에 앉히는 연습을 시킨다.

해설
기저귀를 쓰게 되면 대상자가 기저귀에 의존하게 되어 스스로 배변하던 습관을 잃어버릴 수 있으므로 부득이한 경우에 사용해야 한다는 것을 알려준다.

20 골절 응급처치 방법으로 옳은 것은?

① 골절 정도를 알기 위해 스스로 움직여 보라고 한다.
② 열이 날 수 있으므로 대상자의 옷을 벗긴다.
③ 상처 부위에 온찜질을 하면 부풀어 오르거나 염증이 생기는 것을 줄일 수 있다.
④ 상처 부위를 지혈하고 튀어나온 뼈는 압박붕대로 싸맨다.
⑤ 개방된 상처가 있거나 출혈이 있는 경우 멸균거즈를 이용하여 상처를 덮어준다.

해설
① 대상자를 안정시키고 절대로 스스로 움직이게 해서는 안 된다.
② 담요 등을 덮어 주어 대상자를 따뜻하게 한다.
③ 상처 부위에 냉찜질을 하면 부풀어 오르거나 염증이 생기는 것을 줄일 수 있다.
④ 상처 부위를 지혈하고 튀어나온 뼈는 직접 압박하지 않는다.

21 대상자가 손을 베어 출혈이 있을 때 대처방법은?

① 지혈제를 뿌린다.
② 비눗물로 씻긴다.
③ 손을 마사지한다.
④ 대야에 물을 받아 손을 담근다.
⑤ 장갑을 착용하고 거즈로 압박한다.

해설
출혈은 혈액이 몸 밖으로 빠져나오는 현상으로 안전하게 지혈하는 것이 중요하다. 대상자의 혈액과 접촉하면 혈액매개 감염성질환에 감염될 위험이 있으므로 반드시 장갑을 낀 후에 접촉하고, 어쩔 수 없이 맨손을 사용했다면 비누와 물로 깨끗이 씻는다. 출혈 부위에 멸균거즈를 이용하여 직접 압박하면서 출혈 부위를 심장보다 높게 위치하도록 한다.

22 유치도뇨관을 삽입하고 있는 대상자를 돕는 방법으로 옳은 것은?

① 가급적 수분 섭취를 제한한다.
② 소변주머니를 비우고 배출구는 열어 놓는다.
③ 소변주머니는 방광의 위치보다 높게 든다.
④ 냄새가 나므로 삽입, 방광 세척 등은 수시로 한다.
⑤ 소변색이 탁해진 경우 간호사에게 보고한다.

해설
① 금기 사항이 없는 한 수분 섭취를 권장한다.
② 소변주머니를 비운 후 배출구를 잠그고 알코올로 소독한다.
③ 소변주머니는 반드시 아랫배보다 밑으로 가도록 들어야 한다.
④ 요양보호사는 유치도뇨관의 교환 또는 삽입, 방광 세척 등은 절대로 하지 말아야 한다.

23 치매 대상자와 대화 시 고려해야 할 사항은?

① 의사전달을 할 수 없으므로 요양보호사의 마음이 치매 대상자에게 전달될 수 없다.
② 의사전달이 불가능하게 된 경우에는 요양보호사가 원하는 것을 중심으로 의사소통을 한다.
③ 치매 대상자의 인지능력 수준이나 욕구와 상관없이 의사소통 내용이나 방법은 동일해야 한다.
④ 의사소통을 시도하고 효과가 없으면 대화를 시도하지 않는다.
⑤ 동일한 대상자라 해도 기분이나 상황에 따라 전에 효과적이었던 방법이 통하지 않을 수 있다.

해설
① 의사전달을 할 수 없게 되어도 감정기능은 유지되기 때문에 요양보호사의 마음이 치매 대상자에게 전달될 수 있다.
② 의사전달이 불가능하게 된 경우에는 치매 대상자에게 어려운 대화를 이해시키려 하기보다는 대상자가 원하는 것을 중심으로 의사소통을 하도록 노력한다.
③ 치매 대상자별로 인지능력 수준이나 욕구가 다르므로 의사소통 내용이나 방법도 달라야 한다.
④ 의사소통을 시도하고 효과가 없으면 중단했다가 나중에 다른 방법으로 시도한다.

24 대상자가 칫솔질을 할 때 요양보호사가 유의해야 할 내용으로 옳은 것은?

① 치약이 솔 사이에 끼어 들어가지 않게 조심한다.
② 청량감이 느껴져야 하므로 치약의 양은 많게 한다.
③ 혀를 닦는 것은 구역질을 일으키므로 닦지 않는다.
④ 칫솔을 옆으로 문지르지 말고 치아에서 잇몸 쪽으로 부드럽게 한다.
⑤ 가능한 한 대상자 스스로 구강관리를 하게 하여 독립성을 증진시킨다.

해설
① 치약이 칫솔모 사이에 끼어 들어가도록 눌러 짠다.
② 치약의 양이 너무 많으면 치약으로 인한 청량감 때문에 치아가 잘 닦였다고 착각한다.
③ 치아뿐만 아니라 혀까지 깨끗하게 닦아주어야 한다.
④ 칫솔을 옆으로 강하게 문지르면 잇몸이 닳게 되므로 잇몸에서 치아 쪽으로 부드럽게 닦는다.

25 치매 대상자의 일상생활을 돕는 방법으로 옳은 것은?

① 위험한 행동을 할 경우 따끔하게 야단을 쳐 못하게 한다.
② 치매 대상자가 습관적으로 해오던 일이더라도 적극적으로 도와준다.
③ 대상자의 생활환경을 조금씩 바꾸어 준다.
④ 규칙적인 생활은 대상자의 혼란을 가중시킨다.
⑤ 대상자의 상태가 점차적으로 변해가는 것을 이해하고 수용한다.

해설
① 치매 대상자를 야단치거나 무시하지 않아야 하며, 위험한 물건은 없앤다.
② 습관적으로 해오던 일들은 할 수 있으므로 할 수 있는 일은 스스로 하도록 하여 남아 있는 기능을 유지할 수 있도록 한다.
③ 대상자의 생활 자체를 소중히 여기고 환경을 바꾸지 않아야 한다.
④ 규칙적인 생활은 대상자의 혼란을 줄여주고 정신적 안정에 도움을 준다.

26 치매환자의 부적절한 성적 행동에 대한 대처방안으로 옳지 않은 것은?

① 의복으로 인한 불편감이나 대소변을 보고 싶은 욕구가 있는지 확인하고 도와준다.
② 옷을 벗거나 성기를 노출한 경우, 당황하지 말고 옷을 입혀준다.
③ 치매 대상자가 성적으로 관심을 보이면, 방문객이나 주변인들에게 알려 도움을 청한다.
④ 치매 대상자의 노출증을 감소시키기 위해 벌과 보상을 적절히 사용한다.
⑤ 심한 경우 시설장이나 간호사 등에게 알리고 상의한다.

해설
치매 대상자가 성적으로 관심을 보이면 공공장소에 가는 것을 삼가고 방문객을 제한하여 사고를 예방한다.

27 대상자의 기저귀 사용을 돕는 방법에 대한 설명으로 옳은 것은?

① 대상자가 몇 번 실금을 하면 바로 기저귀를 사용하도록 한다.

② 허리를 들 수 없거나 협조가 불가능한 대상자일 경우 대상자의 무릎을 세우고 똑바로 누운 상태에서 기저귀를 교환한다.

③ 기저귀를 쓰게 되면 대상자가 기저귀에 의존하게 되어 스스로 배설하던 습관이 사라지지만 치매 증상 및 와상 상태에 도움이 될 수 있다.

④ 기저귀를 갈아줄 때에는 손 소독제로 손을 깨끗이 한 후 일회용 장갑을 착용한다.

⑤ 대상자가 의식이 있는 경우 수치심을 느낄 수 있으므로 마음이 상하거나 부끄럽지 않도록 조용하고 편안한 분위기에서 천천히 기저귀를 교환한다.

해설
① 기저귀를 사용하게 되면 대상자가 기저귀에 의존하게 되므로 부득이한 경우가 아니라면 몇 번 실금을 했다고 해서 기저귀를 바로 사용하지는 않는다.

② 대상자가 허리를 들 수 없거나 협조가 불가능한 경우에는 대상자를 옆으로 돌려 눕혀 기저귀를 교환한다.

③ 기저귀를 쓰게 되면 대상자가 기저귀에 의존하게 되어 스스로 배설하던 습관이 사라지고 치매 증상 및 와상 상태가 더욱 심해질 수 있다.

⑤ 대상자가 의식이 있는 경우 수치심을 느낄 수 있으므로 불쾌한 표정을 짓지 않고, 마음이 상하거나 부끄럽지 않도록 신속하게 기저귀를 교환한다.

28 치매환자의 배설을 돕는 방법으로 옳은 것은?

① 낮에는 가능하면 기저귀를 사용한다.

② 실금한 경우 가능한 한 빨리 더러워진 옷을 갈아입힌다.

③ 바퀴가 달린 변기를 사용한다.

④ 벨트나 단추가 달린 바지를 입힌다.

⑤ 식사 전, 외출 전에 화장실을 강제로라도 가게 한다.

해설
① 기저귀는 대상자에게 수치감을 유발하고 실금 사실을 알리려는 일을 안 하게 할 수 있으므로 가능하면 착용시키지 않는다.

③ 야간에 화장실 이용이 위험할 때는 쿠션이 있고 시트나 등받이가 있는 이동변기를 사용하게 하며, 바퀴가 달린 변기는 위험하므로 사용하지 않는다.

④ 화장실에서 옷을 쉽게 벗을 수 있도록 벨트나 단추 대신 조이지 않는 고무줄 바지를 입게 한다.

⑤ 적절한 시기(식사 전, 외출 전)에 화장실 이용을 유도하되 강요하지는 않는다. 치매 대상자를 잘 관찰하면 화장실에 가고 싶을 때 하는 행동이나 표정을 알 수 있다.

29 대상자에게 옴이 발생한 경우 돕는 방법으로 옳은 것은?

① 대상자와 접촉한 후 증상이 있는 사람만 치료한다.

② 병원에 가지 않고 몸을 깨끗이 씻으면 치료된다.

③ 감염력은 약하므로 알레르기 약을 바르도록 권유한다.

④ 침구류와 내의는 뜨거운 물로 삶고 건조한다.

⑤ 세탁이 어려운 것은 1일간 햇볕에 말리도록 한다.

해설
① 대상자와 접촉한 사람은 증상 유무와 관계없이 함께 동시에 치료한다.

②·③ 감염력이 매우 강하여 잘 옮으므로 심한 경우 병원에서 처방받은 약제를 골고루 발라야 한다.

⑤ 세탁이 어려운 것은 3일간 햇볕을 쬐도록 널어야 한다.

30 대상자가 추워서 화장실에 가기 싫어하는 경우 대처
방법으로 옳은 것은?

① 통증, 발진, 욕창, 관절 상태 등을 관찰한다.
② 상황에 따라 기저귀보다는 편안한 환경을 조성한
뒤 이동변기를 이용하도록 돕는다.
③ 배변 활동이 원활하도록 복부를 배꼽 주위에서 시
계방향으로 원을 그리듯이 마사지한다.
④ 요양보호사의 요양서비스 업무 범위에 대해 설명하
여 이해를 돕는다.
⑤ 욕창 발생의 위험에 대해 설명한다.

해설
① 기저귀 교환이나 용변 후 처리를 거부할 경우 대처 방법이다.
③ 변비인 대상자가 관장을 해달라고 할 경우 대처 방법이다.
④ 가족들을 위한 음식을 만들어 달라는 등의 요구를 할 경우 대처
방법이다.
⑤ 욕창예방 매트리스를 사용하고 있다며, 체위변경을 하지 않으
려고 할 경우 대처 방법이다.

31 침상에서 배설을 돕는 방법으로 옳은 것은?

① 대상자를 확인하고 절차를 설명한 뒤 옆에 서서 지
켜본다.
② 변기는 차갑게 해서 침대 옆이나 의자 위에 놓는다.
③ 텔레비전이나 음악을 끄고 조용한 상태에서 용변을
보게 한다.
④ 침대를 올려주어 대상자가 배에 힘을 주기 쉬운 자
세를 취하게 한다.
⑤ 변기 위로 대상자를 돌려 눕혀 반듯한 자세에서 항
문이 변기 끝부분에 오게 한다.

해설
① 대상자를 확인하고 절차를 설명한 뒤 커튼이나 스크린으로 가
린다.
② 차가운 변기가 피부에 바로 닿을 경우 대상자가 놀랄 수 있으며
피부와 근육이 수축하여 변의가 감소될 수 있다.
③ 배설 시 소리가 나는 것에 부담을 느끼지 않도록 변기 밑에 화
장지를 깔고 텔레비전을 켜거나 음악을 틀어 놓아 심리적으로
안정된 상태에서 용변을 보게 한다.
⑤ 변기 위로 대상자를 돌려 눕혀 반듯한 자세에서 항문이 변기 중
앙에 오게 한다.

32 변비인 대상자가 관장을 해달라고 할 때 대처방안으로
옳지 않은 것은?

① 평상시 식습관과 배변 양상을 확인하고 서비스 계
획에 반영한다.
② 관장은 요양보호사의 업무가 아님을 설명하고 의료
진과 상의한다.
③ 몸 한쪽에 베개나 방석을 대는 등의 방식으로 체위
를 자주 바꿔준다.
④ 시간을 잘 계산하여 여유 있게 화장실에 앉아서 배
변하게 한다.
⑤ 복부를 배꼽 주위에서 시계방향으로 원을 그리듯이
마사지한다.

해설
③ 한쪽으로만 누워 있어야 하는 대상자가 기저귀를 차고 있지만
오줌이 샐 때의 대처방법이다.

33 대상자가 식사 중에 화상을 입었을 때 응급처치방법으
로 옳은 것은?

① 15분 이상 찬물에 담가 통증을 줄여 준다.
② 몸에 붙은 옷은 최대한 빨리 벗긴다.
③ 화상 부위에 민간요법을 이용하여 빠르게 처치한다.
④ 화상 부위의 물집을 가급적 터뜨린다.
⑤ 화상 부위를 흐르는 수돗물에 빨리 댄다.

해설
② 몸에 붙은 옷은 찬물을 부어 식히며 벗기기 힘든 의복은 잘라
낸다.
③ 간장, 기름, 된장을 바르는 등의 민간요법은 세균감염의 위험이
있으므로 절대 바르면 안 된다.
④ 화상 부위의 물집을 터뜨리면 감염될 수 있으므로 터뜨리면 안
된다.
⑤ 흐르는 수돗물을 환부에 대면 물의 압력 때문에 화상 부위가 손
상을 입을 수 있으므로 찬물에 담근다.

34 대상자를 대하는 원칙으로 옳은 것은?

① 쳐다보기만 하면 적대적으로 느낄 수 있으므로 눈을 맞추고 나서 2초 이내에 인사하거나 말을 건넨다.

② 대상자와 멀리 서거나 위에서 내려다보며, 정면이 아닌 옆에서 짧게 힐끗 본다.

③ 치매이거나 의식이 온전치 않은 대상자에게는 말을 걸어도 반응이 없기 때문에 아무 말 없이 필요한 요양보호 행위만 하도록 한다.

④ 대상자가 벽 쪽으로 돌아누워 시선을 피하면 무리하게 눈을 맞추도록 애쓰지 않는다.

⑤ 대상자에게 가까이 갈 때나 서비스를 제공할 때 놀랄 수 있으므로 가급적 눈은 피한다.

해설
② 상대방과 가까운 거리의 정면에서 같은 눈높이로 한참 동안 바라보고, 힐끗 보지 않는다.
③ 아무 말도 안 하는 대상자에게도 말을 건다. 대답은 하지 못해도 어쩌면 알아듣고 있을 수 있다.
④ 대상자가 벽 쪽으로 돌아누워 시선을 피하면 침대와 벽 사이에 틈을 만들어서라도 눈을 맞추며 "제 눈을 봐주세요."라고 요청한다.
⑤ 대상자에게 가까이 갈 때나 서비스를 제공할 때에는 눈을 맞추며 보아야 한다.

35 당뇨병 환자의 식사관리 방법으로 옳은 것은?

① 저혈당을 막기 위해 탄수화물의 섭취를 늘린다.

② 단순당질 섭취를 피하고, 복합당질의 식품을 선택한다.

③ 지방 섭취를 늘려 고칼로리 식단을 구성한다.

④ 혈당지수가 낮은 식품은 많은 양을 섭취하게 한다.

⑤ 술은 먹고 싶을 때 취하지 않는 선에서 먹게 한다.

해설
당뇨병 대상자의 식사관리
• 과식하지 않는다.
• 단순당질 섭취를 피하고, 복합당질의 식품을 선택한다.
• 지방 섭취를 줄인다.
• 비타민과 무기질을 충분히 섭취한다.
• 술을 제한한다.
• 일정한 시간에 규칙적으로 식사한다.

36 대상자의 피부가 빨갛게 변하며 약간 부어오르고 만지면 아프지만 물집은 생기지 않는 상태일 때의 치료 방법으로 옳은 것은?

① 화상 부위의 통증이 없어질 때까지 15분 이상 찬물(5~12℃)에 담근다.

② 선풍기 바람으로 말려준다.

③ 화상 부위에 간장, 기름, 된장, 핸드크림, 치약 등을 발라준다.

④ 상처 부위에 뜨거운 물주머니를 대준다.

⑤ 흐르는 수돗물을 환부에 직접 대서 열을 식혀준다.

해설
1도 화상의 경우에는 화상을 입은 즉시 화상 부위의 통증이 없어질 때까지 15분 이상 찬물(5~12℃)에 담가 통증을 억제한다. 흐르는 수돗물을 환부에 직접 대면 물의 압력으로 인해 화상 입은 피부가 손상될 수 있다.

37 대상자의 목욕을 돕는 방법으로 옳은 것은?

① 목욕 중에는 놀랄 수 있으므로 따뜻한 물을 뿌리지 않는다.

② 식사 직전·직후에 목욕을 시켜 식욕을 돋운다.

③ 목욕은 기분과 피로도에 상관없이 꼭 정해진 시간에 시킨다.

④ 수치심을 느끼지 않기 위해 욕실 문을 꼭 잠근다.

⑤ 목욕 중에는 대상자의 상태를 자주 확인하며 20~30분 이내로 목욕을 끝낸다.

해설
① 체온이 떨어지지 않도록 목욕 중에는 자주 따뜻한 물을 뿌려준다.
② 식사 직전·직후에는 목욕을 피한다.
③ 대상자의 기분에 따라 목욕을 거부할 때도 있으므로 강제로 목욕을 시키지 말고 부드러운 말로 유도한다.
④ 만일의 사태에 대비하여 욕실 문은 잠그지 않도록 한다.

38 사지마비 대상자가 일어나 앉는 것을 돕는 방법으로 옳은 것은?

① 대상자의 마비된 양손은 허벅지 위에 올려놓는다.
② 두 다리를 편 상태에서 다소 무리하더라도 똑바로 앉힌다.
③ 대상자의 양쪽 무릎을 굽혀주거나 편안하게 놓아둔다.
④ 한쪽 팔로 대상자의 목 밑을 받쳐 준 후 손바닥으로 반대쪽 어깨 밑을 받쳐준다.
⑤ 대상자가 적당하게 일어났을 때 무릎이 자연스럽게 굽혀질 수 있도록 해준다.

해설
① 대상자의 마비된 양손은 가슴 위에 놓는다.
② 두 다리를 편 상태에서 무리하게 똑바로 앉히려고 하면 넙다리뼈가 골절될 수 있다.
③ · ⑤ 하반신마비 대상자의 경우에 해당한다.

39 대상자를 휠체어로 옮기는 방법으로 옳지 않은 것은?

① 대상자의 건강한 쪽을 침대난간에 붙인 다음 반드시 잠금장치를 잠근다.
② 대상자의 양발로 휠체어 앞쪽 바닥을 지지하게 한다.
③ 대상자를 이동하면서 바지를 잡고 움직인다.
④ 요양보호사의 무릎으로 대상자의 마비 측 무릎을 지지하여 준다.
⑤ 대상자를 휠체어에 앉히기 위해 옮길 때 "일어섭니다."의 말을 한다.

해설
대상자를 이동하면서 바지를 잡고 움직이면 하의가 엉덩이에 끼어서 불편을 호소할 수 있으므로 반드시 살펴야 한다.

40 대상자의 세수를 돕는 방법으로 옳은 것은?

① 눈은 부드러운 수건으로 바깥쪽에서 안쪽으로 닦는다.
② 귀지는 의료기관에 가서 제거하는 것이 안전하다.
③ 눈곱이 끼어 있을 때에는 눈곱이 있는 쪽 눈부터 먼저 닦는다.
④ 피부유연제는 부작용이 있을 수 있으므로 사용하지 않는다.
⑤ 대상자에게 거울을 보여주지 않는다.

해설
① 부드럽고 깨끗한 수건을 따뜻한 물에 적셔 눈의 안쪽에서 바깥쪽으로 닦는다.
③ 눈곱이 끼었다면 눈곱이 없는 쪽 눈부터 먼저 닦는다.
④ 마른 수건을 이용해 얼굴에 남아있는 물기를 제거하고 피부유연제(로션이나 오일)를 바른다.
⑤ 대상자가 원하면 거울을 볼 수 있게 돕고, 면봉으로 귀 입구의 귀지를 닦아낸다.

41 대상자의 목욕을 돕는 방법으로 옳은 것은?

① 욕조 안에 미끄럼방지 매트를 깔아 미끄러지지 않도록 한다.
② 대상자를 목욕의자에 앉히고 물로 몸통, 다리, 팔 순서로 헹군다.
③ 편마비 대상자의 마비된 쪽 다리, 건강한 쪽 다리 순으로 옮겨 놓게 한다.
④ 욕조에 있는 시간은 30분 정도로 한다.
⑤ 욕조에 몸을 담근 상태에서 머리를 감긴다.

해설
② 대상자를 목욕의자에 앉히고 발끝에 물을 묻혀 미리 온도를 느껴보게 한 후 물로 다리, 팔, 몸통의 순서로 헹구고 회음부를 닦아낸다.
③ 대상자의 마비된 쪽 겨드랑이를 잡고 건강한 쪽 다리, 마비된 쪽 다리 순으로 옮겨 놓게 한다.
④ 욕조에 있는 시간은 5분 정도로 한다.
⑤ 욕조에서 나오게 하여 목욕의자에 앉히고 머리를 감긴다.

42 대상자에게 심폐소생술을 할 때 자동심장충격기를 사용하는 방법은?

① 패드를 붙인 후 전원을 켠다.
② 왼쪽 빗장뼈 위와 오른쪽 중간 겨드랑선에 패드를 붙인다.
③ 심장리듬 분석 중에는 심폐소생술을 한다.
④ 제세동을 위한 충전 중에는 가슴압박을 시행한다.
⑤ 충격이 전달된 즉시 인공호흡을 시작한다.

해설
① 전원을 먼저 켠 후 패드를 붙인다.
② 오른쪽 패드는 오른쪽 빗장뼈 밑에, 왼쪽 패드는 왼쪽 중간 겨드랑선에 붙인다.
③ 분석 중이니 물러나라는 음성 지시가 나오면, 심폐소생술을 멈추고 대상자에게서 손을 뗀다.
⑤ 충격이 전달된 즉시 가슴압박을 시작한다. 30 : 2의 비율로 가슴압박과 인공호흡을 반복한다.

43 의식을 잃고 쓰려져 있는 대상자에게 시행하는 심폐소생술의 단계는?

① 반응확인 → 가슴압박 → 인공호흡 → 도움요청 → 기도유지
② 반응확인 → 기도유지 → 인공호흡 → 도움요청 → 가슴압박
③ 반응확인 → 도움요청 → 가슴압박 → 기도유지 → 인공호흡
④ 반응확인 → 가슴압박 → 기도유지 → 도움요청 → 인공호흡
⑤ 반응확인 → 도움요청 → 인공호흡 → 가슴압박 → 기도유지

해설
심폐소생술의 단계
반응확인 → 도움요청 → 가슴압박 → 기도유지 → 인공호흡

44 의복과 옷감에 생긴 얼룩을 제거하는 방법으로 옳지 않은 것은?

① 커피 : 탄산수에 10분 정도 담가둔 후 세탁한다.
② 땀 : 땀이 묻은 부위를 두 장의 수건 사이에 끼우고 두드려 땀이 수건으로 옮겨 가게 한 다음 세제로 세탁한다.
③ 튀김기름 : 얼룩이 묻은 부위에 주방용 세제를 몇 방울 떨어뜨리고 비벼서 제거한다.
④ 파운데이션 : 얼룩이 번지지 않기 위해 비눗물로 씻는다.
⑤ 혈액이나 체액 : 찬물로 닦고 더운물로 헹군다.

해설
파운데이션 얼룩은 알코올이 함유된 화장수 또는 스킨을 화장솜에 적셔 얼룩을 톡톡 두드려 준다. 이때 비눗물로 씻으면 얼룩이 번져서 깨끗하게 지워지지 않기 때문에 반드시 알코올이 함유된 화장수로 지운다.

45 대상자와 바람직한 비언어적 의사소통기법으로 옳은 것은?

① 고개를 많이 끄덕이는 행위
② 대상자로부터 비껴 앉는 자세
③ 손가락으로 지적하는 행위
④ 대상자보다 낮은 눈높이
⑤ 다양하며 생기 있고 적절한 표정

해설
바람직한 비언어적 의사소통기법

얼굴표정	따뜻하게 배려하는 표정, 다양하고 생기 있는 표정, 자연스러운 입모양, 적절하게 짓는 미소
자 세	팔과 손을 자연스럽게 놓고 상황에 따라 적절한 자세, 대상자를 향해 약간 기울이며 관심을 보이는 편안한 자세
눈 맞춤	대상자와 같은 눈높이와 적절한 시선의 움직임
어 조	온화한 목소리와 분명한 발음, 적절한 말속도

1교시 필기

01 노년기를 건강하게 보내는 방법으로 옳은 것은?

① 야외활동을 제한한다.

② 가공식품 위주로 식사한다.

③ 만성질환의 유무를 정기적으로 확인한다.

④ 기억력 유지를 위해 단조로운 생활을 한다.

⑤ 매일 2시간 이상 고강도 근력 운동을 한다

해설

① 폭염 시에는 야외활동을 자제하지만, 평소에는 야외활동을 충분히 한다.

② 가공식품은 가능한 한 제외한다.

④ 지속적으로 뇌에 자극을 주어 기억력을 유지할 수 있게 단조로운 생활은 피한다.

⑤ 일주일에 최소 2회, 20분 이상 근력 운동을 한다.

02 노년기의 신체적 특성으로 옳지 않은 것은?

① 세포가 노화한다.

② 면역능력이 저하된다.

③ 잔존능력이 높아진다.

④ 회복능력이 떨어진다.

⑤ 노화가 비가역적으로 진행된다.

해설

나이가 들면 신체 조직의 잔존능력이 저하되고, 적응력이 떨어져 일상생활에서 어려운 상황이 발생할 수 있다. 생체의 능력은 항상 최고한도까지 쓰이는 것은 아니며 일부가 쓰이는데, 일상에 필요한 능력수준과 최대능력의 차이가 잔존능력이며 긴급 시 혹은 운동 중에 나타난다.

03 요양보호사가 실직했을 때 생활에 필요한 급여를 제공하는 사회보험은?

① 산업재해보상보험

② 국민건강보험

③ 국민연금보험

④ 고용보험

⑤ 노인장기요양보험

해설

고용보험

실업의 예방, 고용의 촉진 및 근로자의 직업능력의 개발과 향상을 꾀하고 국가의 직업지도와 직업소개 기능을 강화하며, 근로자가 실업한 경우에 생활에 필요한 급여를 하여 근로자의 생활 안정과 구직활동을 촉진한다.

04 다음에서 설명하는 노인복지 원칙은?

> • 노인의 잠재력을 계발할 수 있는 기회가 있어야 한다.
> • 사회의 교육적, 문화적, 정신적 자원과 여가서비스를 이용할 수 있어야 한다.

① 독립의 원칙

② 평등의 원칙

③ 보호의 원칙

④ 존엄의 원칙

⑤ 자아실현의 원칙

해설

국제연합이 1991년 유엔총회에서 채택한 '노인을 위한 UN 원칙' 5가지 중 자아실현의 원칙에 해당한다.

05 다음의 노인장기요양보험제도에 대한 설명으로 옳지 않은 것은?

① 노인장기요양보험제도는 2008년 7월부터 시행되었다.

② 노인장기요양보험의 보험자는 국민건강보험공단이다.

③ 노인장기요양보험의 가입자는 국내에 거주하는 국민이다.

④ 등급판정위원회의 판정은 신청서를 제출한 날로부터 30일 이내에 완료한다.

⑤ 요양병원 간병비는 수급자가 노인전문병원이나 요양병원에 입원했을 때 지급되는 현금 급여이다.

해설
노인장기요양보험의 가입자는 국내에 거주하는 국민, 국내에 체류하는 재외국민 또는 외국인으로서 대통령령으로 정하는 사람이다.

06 등급판정위원회의 심의 결과 노인장기요양보험 급여 대상자는?

① 백내장 수술을 한 65세 남자

② 폐렴약을 복용 중인 50세 여자

③ 결핵으로 병원에 입원 중인 60세 남자

④ 혈관성치매로 일상생활이 어려운 50세 여자

⑤ 발목이 골절되어 치료를 받고 있는 60세 남자

해설
노인장기요양보험급여 대상자는 '65세 이상인 자' 또는 '65세 미만이지만 노인성 질병을 가진 자'로 거동이 불편하거나 치매 등으로 인지가 저하되어 6개월 이상의 기간 동안 혼자서 일상생활을 수행하기 어려운 사람이다.

07 매슬로(Maslow A. H.)의 5단계 욕구단계 이론에서 대상자를 가장 먼저 도와야 하는 욕구단계는?

① 생리적 욕구   ② 안전의 욕구

③ 사랑과 소속의 욕구   ④ 존경의 욕구

⑤ 자아실현의 욕구

해설
매슬로는 인간의 욕구를 5단계로 분류하였다. 생리적 욕구는 음식, 물, 안전, 사랑과 같이 생존과 건강에 필수적이며, 하위 단계 욕구가 어느 정도 충족되었을 때 비로소 다음 단계의 욕구를 위해 행동한다고 보았다.

매슬로의 욕구 단계

5단계 자아실현의 욕구	가장 상위의 욕구, 자기완성, 삶의 보람, 자기만족 등을 느끼는 단계
4단계 존경의 욕구	타인에게 지위, 명예 등을 인정받고 존중받고 싶어 하는 단계
3단계 사랑과 소속의 욕구	가족이나 친구 모임 등 어떤 단체에 소속되어 사랑받고 싶어 하는 단계
2단계 안전의 욕구	신체나 정신이 고통이나 위험으로부터 안전하기를 추구하는 단계
1단계 생리적 욕구	배고픔, 목마름, 배설, 수면, 성 등과 같은 생리적 욕구를 해결하는 단계

08 요양보호사의 윤리적 태도로 옳은 것은?

① 대상자의 의견보다 요양보호사의 판단이 중요하다.

② 대상자에게 친근함의 표시로 반말을 사용할 수 있다.

③ 대상자에게 신체 접촉 등은 가급적 하지 않는다.

④ 방문 일을 변경할 경우 반드시 연락하여 양해를 구한다.

⑤ 전문가의 진단이 필요한 경우 요양보호사가 조언을 한다.

해설
① 요양보호사의 판단만으로 서비스를 제공하면 안 되며 반드시 대상자에게 의견을 묻고 실행해야 한다.

② 대상자에게 유아어, 반말, 명령 등의 말을 하지 않아야 한다.

③ 신체 접촉 등은 너무 과장되지 않고 상황에 맞게 한다.

⑤ 전문가의 진단이 필요한 사항은 요양보호사가 섣불리 판단하고 조언하지 않아야 한다.

09 요양보호서비스 제공 원칙에 관한 설명으로 옳은 것은?

① 대상자가 변비가 있는 경우 관장을 실시한다.
② 대상자를 비롯한 직계가족에게 서비스를 제공한다.
③ 서비스를 제공하기 전에 대상자의 특성을 확인한다.
④ 대상자의 상태가 변화하면 서비스를 임의로 조정한다.
⑤ 치매 등으로 인지능력이 없는 대상자에게 서비스 동의서를 받는다.

해설
① 흡인, 비위관 삽입, 관장, 도뇨, 욕창 관리, 투약(경구약 및 외용약 제외) 등을 포함하는 모든 의료 행위를 하지 않는다.
② 요양보호사의 모든 서비스는 대상자에게만 제공한다.
④ 대상자의 상태변화 등으로 계획된 서비스 외에 서비스를 추가·변경하거나 의료적 진단 등이 필요하다고 판단되는 경우 시설장 또는 관리책임자에게 신속하게 보고한다.
⑤ 서비스를 제공하기 전에 대상자에게 충분히 설명한 후, 대상자가 동의하면 서비스를 제공한다. 다만, 대상자가 치매 등으로 인지능력이 없는 경우에는 보호자에게 동의를 구한다.

11 임종 대상자가 시간과 장소를 혼동하고 주위 사람을 알아보지 못할 때 돕는 방법은?

① 큰 소리로 질문한다.
② 대상자를 의식하지 않고 가족과 말한다.
③ 팔을 붙잡아 흔들어 깨운다.
④ 움직이지 못하게 몸을 억제한다.
⑤ 서비스를 제공하기 전에 요양보호사임을 밝힌다.

해설
⑤ 임종대상자가 시간, 장소, 사람에 대해 혼돈하는 이유는 신진대사의 변화가 있기 때문이며, 대상자에게 말하기 전에 내가 누구냐고 묻기보다는 내가 누구라고 밝혀 주는 것이 좋다.

10 요양보호사가 수행할 주요한 역할이 아닌 것은?

① 숙련된 수발자
② 감시자
③ 정보 전달자
④ 말벗과 상담자
⑤ 동기 유발자

해설
요양보호사는 대상자의 감시자가 아니라 관찰자 역할을 해야 한다. 이 밖에 옹호자 역할도 해야 한다.

12 대상자의 행위 중 시각적 성희롱에 해당하는 것은?

① 음란한 농담하기
② 뒤에서 껴안기
③ 음란한 내용의 편지 보내기
④ 성적 사실관계를 묻기
⑤ 옆에 앉으며 엉덩이 만지기

해설
①·④ 언어적 성희롱, ②·⑤ 육체적 성희롱에 해당한다.
시각적 성희롱
• 음란한 사진, 그림, 낙서, 음란출판물 등을 게시하거나 보여주는 행위
• 직접 또는 팩스나 컴퓨터 등을 통해 음란한 편지, 사진, 그림을 보내는 행위
• 성과 관련된 자신의 특정 신체부위를 고의적으로 노출하거나 만짐

13 다음 사례에서 나타난 시설생활 노인이 보장받아야 할 권리는?

> 박 씨 할아버지는 옆 병실의 김 씨 할머니와 좋은 말 벗으로 지내고 있는데 시설에서 다 늙은 사람들이 무슨 여자 친구, 남자 친구냐고 쑥덕거리는 바람에 김 씨 할머니를 자주 만나기가 부담스러워졌다.

① 신체구속을 받지 않을 권리
② 질 높은 서비스를 받을 권리
③ 정치, 문화, 종교적 신념의 자유에 대한 권리
④ 자신의 재산과 소유물을 스스로 관리할 권리
⑤ 이성교제, 성생활, 기호품 사용에 관한 자기 결정의 권리

해설
노인의 이성교제를 금기시하거나 흥밋거리로 다루지 않아야 하며, 타인의 불편을 초래하지 않는 범위에서 존중되어야 한다.

14 「노인복지법」 제39조의6에 따른 학대피해노인 신고 의무자가 아닌 자는?

① 의료인
② 노인복지시설 관련 종사자
③ 119 구급대원
④ 장애인시설 관련자
⑤ 경찰관

해설
「노인복지법」 제39조의6에 따르면 학대피해노인 신고 의무자는 의료인, 노인복지시설 관련 종사자, 장애인시설 관련자, 119 구급대원, 재가장기요양기관 종사자, 건강가정지원센터 종사자 등이다.

15 수근관증후군을 의심할 수 있는 증상은?

① 주먹을 쥐면 팔과 어깨가 저리다.
② 팔을 돌리면 어깨 통증이 있다.
③ 팔을 들고 내릴 때 팔꿈치에 통증이 있다.
④ 팔을 펴고 손목을 손등 쪽으로 젖힐 때 팔꿈치 안쪽이 저리다.
⑤ 손목을 구부려 양쪽 손등을 맞대고 밀 때 손바닥과 손가락이 저리다.

해설
수근관증후군
• 정의 : 손목관절이 좁아지거나 내부 압력이 증가하여 신경이 자극되는 경우 손목에 통증이 나타나는 증상이다.
• 자가진단법 : 손, 손목 부위의 근골격계질환은 양측의 손등을 맞대고 미는 동작을 유지한 채 최소한 1분 정도 손목을 구부릴 때 손바닥과 손가락의 저린 증상이 심해지는지로 확인한다. 이 동작으로 1분 정도 있을 때 손저림이 심해지면 수근관증후군이다.

16 다음 사례에서 요양보호사의 대처방법으로 옳은 것은?

> 요양보호서비스 중 대상자의 몸에 덴 자국과 할퀸 상처가 있고, 대상자가 아들의 눈치를 보며 외출도 마음대로 하지 못한다.

① 노인보호전문기관이나 경찰서에 신고한다.
② 남의 집 일이니 모른 척한다.
③ 동료 요양보호사와 상의한다.
④ 그 아들과 얘기를 나눈다.
⑤ 다른 가족에게 알린다.

해설
요양보호사는 학대받는 노인을 보면 노인보호전문기관이나 경찰서에 신고해야 한다. 신고하지 않으면 500만 원 이하의 과태료가 부과된다.

17 요양보호사의 업무가 옳게 짝지어진 것은?

① 신체활동지원서비스 : 물리치료, 외출 시 동행
② 일상생활지원서비스 : 세면도움, 목욕 도움
③ 개인활동지원서비스 : 머리 감기기, 옷 갈아입히기
④ 정서지원서비스 : 말벗, 격려, 위로, 생활상담
⑤ 시설환경관리서비스 : 이동도움, 화장실 이용 돕기

해설
① 신체활동지원서비스 : 세면도움, 구강관리, 머리 감기기, 몸단장, 옷 갈아입히기, 목욕도움, 식사도움, 체위 변경, 이동도움, 신체기능의 유지증진, 화장실 이용 돕기
② 일상생활지원서비스 : 취사, 청소 및 주변정돈, 세탁
③ 개인활동지원서비스 : 외출 시 동행, 일상 업무 대행
⑤ 시설환경관리서비스 : 침구 교환 및 정리, 환경관리, 물품관리, 세탁물관리

18 요양보호사의 직업윤리에 대한 설명으로 옳은 것은?

① 요양보호사는 대상자 가족의 자기결정을 최대한 존중한다.
② 요양보호사는 성별, 정신적 장애 등급에 따라 차등 서비스를 지원한다.
③ 요양보호사는 업무상 알게 된 대상자의 개인정보를 복지사가 요구할 경우 공개한다.
④ 요양보호사는 대상자로부터 서비스에 대한 물질적 보상을 받지 않는다.
⑤ 요양보호사는 대상자와 수직적 관계임을 인식해야 한다.

해설
① 요양보호사는 인도주의 정신 및 봉사 정신을 바탕으로 대상자의 인권을 옹호하고 대상자의 자기결정을 최대한 존중한다.
② 요양보호사는 인종, 연령, 성별, 성격, 종교, 경제적 지위, 정치적 신념, 신체 · 정신적 장애, 기타 개인적 선호 등을 이유로 대상자를 차별 대우하지 않는다.
③ 요양보호사는 대상자의 사생활을 존중하고 업무상 알게 된 개인정보를 비밀로 유지한다.
⑤ 요양보호사는 일방적으로 도움을 제공하는 수직적인 관계가 아닌 함께하는 상호 대등한 관계임을 인식해야 한다.

19 법적인 소송에 휘말리지 않기 위해 요양보호사가 준수해야 할 내용으로 옳지 않은 것은?

① 요양보호서비스 제공 시 시설장의 원칙에 따른다.
② 제공된 요양보호서비스 내용을 정확히 기록한다.
③ 제공해야 할 서비스 내용 및 방법이 확실하지 않을 때는 도움을 청한다.
④ 대상자의 상태 변화를 세심하게 관찰하며 이를 정확히 기록한다.
⑤ 누군가에 의해 대상자가 학대를 받는다고 의심되는 경우에는 보고하거나 신고한다.

해설
① 요양보호서비스 제공 시 정해진 원칙과 절차에 따른다.

20 시설생활 노인의 권리보호 중 다음 사례에서 정 씨 할머니가 보장받아야 할 권리로 옳은 것은?

> 정 씨 할머니는 동의도 없이 요양보호사가 시설로 견학 온 사람들을 데리고 들어와 구경하고 사진을 찍는 상황을 보면서 무척 화를 내셨다.

① 존엄한 존재로 대우받을 권리
② 사생활과 비밀 보장에 관한 권리
③ 안락하고 안전한 생활환경을 제공받을 권리
④ 개별화된 서비스를 제공받고 선택할 권리
⑤ 차별 및 노인학대를 받지 않을 권리

해설
사생활과 비밀 보장에 관한 권리
• 개인정보를 수집하고 활용하기 전에 그 목적을 충분히 설명하고 동의를 구하며, 사전 동의 없이 그 정보를 공개해서는 안 된다.
• 입소상담 및 직무수행과정에서 얻은 정보에 관한 비밀을 당사자의 허락 없이 타인에게 노출해서는 안 된다.

21 요양보호서비스 유형별 대처방안 중 옳지 않은 것은?

① 세면 자체를 거부할 때는 거부감 없는 다른 방법을 강구한다.

② 식사를 거부할 때에는 환경에 변화를 주는 등 다양한 방법을 강구한다.

③ 기저귀 교환을 거부할 때는 통증, 발진, 관절 상태 등을 관찰한다.

④ 변비인 대상자가 관장을 해달라고 할 때 조심스럽게 관장을 실시한다.

⑤ 누운 상태로 식사를 하려고 할 때는 질식 등의 문제가 일어날 수 있음을 설명한다.

해설
관장은 요양보호사의 업무가 아님을 대상자에게 설명하고 의료행위에 해당되므로 의료진과 상의한다.

22 노인학대행위자에 대한 상담 및 교육과 학대받은 노인의 발견 · 상담 · 보호를 담당하는 기관은?

① 학대피해노인전용쉼터

② 재가노인복지시설

③ 노인보호전문기관

④ 주민자치센터

⑤ 노인일자리지원기관

해설
중앙과 지방에 노인보호전문기관을 설치 · 운영하여 노인학대행위자에 대한 상담 및 교육, 학대받은 노인의 발견 · 상담 · 보호, 노인학대 예방 및 방지를 위한 홍보를 담당한다.

23 요양보호사가 대상자로부터 감염될 수 있는 질환이 아닌 것은?

① 결 핵　　　　　② 노로바이러스 장염

③ 옴　　　　　　④ 독 감

⑤ 대상포진

해설
요양보호사는 감염성 질환을 앓고 있는 대상자와 직접 접촉하거나 감염력이 있는 물질에 접촉할 가능성이 많기 때문에 다양한 직업성 감염 질환에 걸리기 쉽다. 그 예로는 결핵, 노로바이러스 장염, 옴, 독감(인플루엔자), 머릿니로 인한 가려움 등이 있다.

24 노인성 질환의 특성에 대한 설명으로 옳은 것은?

① 단독으로 발생하는 경우가 많다.

② 증상이 뚜렷하여 정상적인 노화과정과 구분하기 쉽다.

③ 경과가 짧고, 재발이 드물며, 합병증이 잘 생기지 않는다.

④ 신장기능이 저하되어 수분과 전해질의 균형이 깨지기 쉽다.

⑤ 젊은 사람보다 약물에 덜 민감하게 반응한다.

해설
① 노인성 질환은 단독으로 발생하는 경우는 드물고, 하나의 질병에 걸리면 다른 질병을 동반하기 쉽다.

② 노인성 질환은 증상이 거의 없거나 애매하여 정상적인 노화과정과 구분하기 어렵다.

③ 노인성 질환은 경과가 길고, 재발이 빈번하며, 합병증이 생기기 쉽다.

⑤ 노인은 젊은 사람보다 약물에 민감하게 반응하기 때문에 약물을 사용할 때 더욱 신중해야 한다.

25 뇌졸중의 전구증상이 아닌 것은?

① 한쪽 팔다리가 마비되거나 감각이 이상하다.

② 말할 때 발음이 분명하지 않거나 말을 잘 못한다.

③ 주위가 뱅뱅 도는 것처럼 어지럽다.

④ 갑자기 벼락 치듯 심한 두통이 온다.

⑤ 무표정하고 몸통이 앞으로 굽혀진다.

해설
⑤ 파킨슨질환의 주요 증상이다.

뇌졸중의 전구증상

• 한쪽 팔다리가 마비되거나 감각이 이상하다.

• 말할 때 발음이 분명하지 않거나 말을 잘 못한다.

• 주위가 뱅뱅 도는 것처럼 어지럽다.

• 갑자기 벼락 치듯 심한 두통이 온다.

• 일어서거나 걸으려 하면 자꾸 한쪽으로 넘어진다.

• 갑자기 눈이 안보이거나 둘로 보인다.

• 의식장애로 깨워도 깨어나지 못한다.

26 우울증 발생 가능성이 높은 대상자의 상황은?

① 가족과 함께 거주한다.
② 낮에 햇빛을 쐬며 운동을 한다.
③ 최근 갑상샘기능저하증을 진단받았다.
④ 경로당 프로그램에 적극적으로 참여한다.
⑤ 식욕과 체중이 변화 없이 유지되고 있다.

해설
우울증 관련 요인
• 치 매
• 유전적 요인
• 뇌의 신경전달물질의 변화
• 질병, 수술 등의 신체적 원인
• 발견되지 않은 뇌경색 혹은 뇌혈관질환
• 노화에 따른 스트레스에 대한 저항력 감소
• 갑상샘, 부신피질, 뇌하수체 등에서 분비되는 호르몬의 변화
• 주변 사람의 죽음, 퇴직, 경제력 상실 등 사회경제적 변화

27 다음 증상으로 알 수 있는 질환은?

> • 소변을 보고 나서도 시원하지 않다.
> • 소변이 마려울 때 참기 힘들다.
> • 소변줄기가 가늘어지고 힘을 주어야 나온다.

① 전립선 비대증
② 복압성 요실금
③ 절박성 요실금
④ 방광염
⑤ 만성신부전증

해설
전립선 비대증의 증상
• 비대된 전립선이 요도를 눌러 요도가 좁아짐으로써 소변줄기가
  가늘어진다.
• 소변을 보고도 시원하지 않은 잔뇨감이 있다.
• 소변을 눌 때 힘을 주어야 소변이 나온다.
• 소변이 자주 마렵고, 소변을 참기 힘들다.

28 대상자가 혼수상태일 경우 마지막까지 남아 있는 감각은?

① 미 각
② 촉 각
③ 후 각
④ 청 각
⑤ 시 각

해설
대상자가 혼수상태일 경우 청각은 마지막까지 남아 있으므로 평상
시와 같다고 생각하면서 요양보호를 제공하여야 한다.

29 대상자를 만질 때 옳은 방법은?

① 대상자의 피부와 좁은 면적이 닿게 만져야 한다.
② 붙잡고 천천히 위에서부터 받쳐 힘을 주어 만진다.
③ 손바닥 전체가 아니라 손끝을 이용해 접촉한다.
④ 인지 자극을 위해서는 손·얼굴을 만지는 것이 효
  과적이다.
⑤ 대상자가 놀랄 수 있으므로 손가락으로 잡는다.

해설
① 대상자의 피부를 넓게 잡으면 대상자의 피부에 가해지는 압력
  이 낮아져서 좋다.
② 붙잡지 않고 천천히 밑에서부터 받쳐 살짝 힘을 주는 것이 좋다.
③ 손끝이 아니라 손바닥 전체를 이용해 접촉한다.
⑤ 손가락으로 잡으면 힘이 많이 들어가 억압하는 느낌이 있어 좋
  지 않다.

30 골절 예방 안전수칙으로 옳지 않은 것은?

① 눈이 오는 날에는 두꺼운 옷을 입고 나간다.
② 주머니에 손을 넣고 걷지 않는다.
③ 움직임이 둔한 옷은 피한다.
④ 평소에 근력강화운동을 한다.
⑤ 가볍고 따뜻한 옷을 입는다.

해설
눈이나 비가 오는 날에는 가급적 외출을 삼가고 부득이 나가게 될
경우에는 두꺼운 옷은 움직임이 둔해지므로 피하고 가볍고 따뜻한
옷을 입는다.

31 편마비 대상자의 식사를 돕는 방법으로 옳은 것은?

① 식사 전에 밖에 나가는 것은 삼가야 한다.
② 가능하면 앉아서 상체와 턱을 든 자세로 식사를 하게 한다.
③ 대상자가 사레가 들려 식사하기 어려울 경우 식사를 중단한다.
④ 음식을 먹고 있는 도중에 질문도 하며 편하게 먹게 한다.
⑤ 음식 소화를 위해 물이나 국은 음식을 먹은 후에 준다.

해설
① 식사 전에 몸을 움직이고 맑은 공기를 마시게 하여 식욕을 돋게 한다.
② 가능하면 앉아서 상체를 약간 앞으로 숙이고 턱을 당기는 자세로 식사를 하게 한다.
④ 음식을 먹고 있는 도중에는 대상자에게 질문을 하지 않는다.
⑤ 음식을 삼키기 쉽게 국이나 물, 차 등으로 먼저 목을 축이고 음식을 먹게 한다.

32 노인 학대 유형 중 정서적 학대에 해당하는 것은?

① 제한된 공간에 강제로 가두거나, 거주지 출입을 통제한다.
② 거취 결정에서 노인을 배제한다.
③ 일상생활에서 돈을 마음대로 사용하지 못하게 한다.
④ 스스로 식사하기 힘든 노인을 방치한다.
⑤ 연락을 두절하거나 왕래를 하지 않는다.

해설
① 신체적 학대
③ 경제적 학대
④ 방임
⑤ 유기

33 요양보호 업무보고의 기본 원칙은?

① 내용이 중복되지 않도록 간결하게 보고한다.
② 요양보호사가 느낀 점을 요약하여 전달한다.
③ 추가 서비스를 제공한 경우 보고를 생략한다.
④ 1주일 단위로 핵심 내용을 보고한다.
⑤ 응급상황 시 사고의 원인을 분석한 후 보고한다.

해설
② 보고 시 "생각이 들었다", "느꼈다" 등으로 표현하면 보고받는 사람이 잘못 판단할 수 있기 때문에 이러한 표현은 피한다.
③ 계획된 서비스 외에 추가적인 서비스가 필요하거나 서비스를 변경할 때는 관리책임자에게 보고한다.
④ 요양보호사는 정기보고(일일보고, 주간보고, 월간보고) 및 수시보고를 해야 한다.
⑤ 상황이 급한 경우에는 반드시 구두보고를 먼저 한 후 서면보고를 한다.

34 메라비언의 법칙을 기준으로 상대방과의 의사소통에 영향을 미치는 요소 중 가장 중요한 것부터 순서대로 나열된 것은?

① 몸짓과 표정 → 목소리 → 말의 내용
② 말의 내용 → 목소리 → 몸짓과 표정
③ 목소리 → 몸짓과 표정 → 말의 내용
④ 목소리 → 말의 내용 → 몸짓과 표정
⑤ 말의 내용 → 몸짓과 표정 → 목소리

해설
메라비언의 법칙은 심리학자인 앨버트 메라비언(Albert Mehrabian)이 발표한 이론으로 상대방에 대한 인상이나 호감을 결정하는 데 있어서 몸짓과 표정(보디랭귀지), 목소리, 말의 내용 순으로 작용한다는 법칙이다.

35 요양보호 기록의 종류 중 요양보호사가 기록할 수 있는 것은?

① 상태기록지
② 사례회의록
③ 상담일지
④ 방문일지
⑤ 간호일지

해설
요양보호 기록
• 요양보호사 기록 : 장기요양급여 제공 기록지, 상태기록지, 사고보고서, 인수인계서
• 타 전문직 기록 : 상담일지, 욕구사정, 급여제공계획서, 장기요양급여 제공기록지, 상태기록지, 사고보고서, 방문일지, 사례회의록, 인수인계서, 간호일지

2교시 실기

01 왼쪽 편마비 대상자가 수액을 맞고 있을 때 단추 있는 옷을 입힐 경우의 방법으로 옳은 것은?

① 왼쪽 팔을 먼저 끼운다.
② 소매부분을 접을 때 대상자를 왼쪽으로 돌아눕게 한다.
③ 수액을 왼쪽 소매의 안에서 밖으로 빼서 건다.
④ 오른쪽 팔을 먼저 끼운다.
⑤ 마지막으로 왼쪽 팔을 끼우고 단추를 잠근다.

해설
①·④ 맨 처음 마비된 쪽(왼쪽)의 팔을 낀다.
② 대상자를 건강한 쪽(오른쪽)으로 돌아눕게 하고 등 뒤쪽에 펼쳐져 있는 상의의 소매 부분을 계단식으로 접어놓는다.
③ 바로 누운 자세에서 수액을 먼저 건강한 쪽(오른쪽) 소매 안에서 밖으로 빼서 건다.
⑤ 마지막으로 건강한 쪽(오른쪽) 팔을 끼우고 단추를 잠근다.

---

02 침대에 누워있는 대상자를 이동시킨 후 다음과 같은 증상이 나타날 때 대처방법은?

> 대상자의 얼굴이 창백해지고, 어지러움과 구토, 식은땀 등의 증상이 나타났다.

① 원래 자세로 다시 눕히고 시설장에게 보고한다.
② 옷을 벗긴 후 찬물에 수건을 적셔서 닦아준다.
③ 이불로 대상자를 덮어주고 수건을 이마에 올려준다.
④ 대상자를 옆으로 눕힌 후 등을 마사지해준다.
⑤ 대상자의 손과 발을 주무르며 말을 건넨다.

해설
대상자의 침대 이동 후 안면 창백, 어지러움, 오심, 구토, 식은땀 등의 증상이 나타나면 원래 자세로 눕히고 시설장이나 간호사 등에게 보고한다.

---

03 대상자의 의치를 세척할 때 의치세정제가 없을 경우 대신 사용할 수 있는 것은?

① 물
② 알코올
③ 주방세제
④ 과산화수소수
⑤ 물티슈

해설
의치를 세척할 때에는 의치세정제를 사용하지만, 의치세정제가 없을 경우에는 주방세제를 대신 사용할 수 있다.

---

04 둔부의 압력을 피하거나 관장할 때 자세로 옳은 것은?

① 측 위   ② 반좌위
③ 복 위   ④ 앙와위
⑤ 반측위

해설
옆으로 누운 자세(측위)는 둔부의 압력을 피하거나 관장할 때 취하는 자세이다. 대상자의 엉덩관절과 무릎관절은 굽힘 자세가 되어야 하고, 머리 아래 및 위에 있는 다리 밑에 베개를 받쳐 준다. 그리고 대상자의 가슴 앞에 베개를 놓아 위에 있는 팔이 지지되게 한다.

05 요양보호사가 왼쪽 편마비 대상자를 옆으로 눕힐 때 옳은 방법은?

① 요양보호사가 돌려 눕히려고 하는 반대쪽에 선다.
② 돌려 눕히려고 하는 반대쪽으로 머리를 돌린다.
③ 반대쪽 어깨와 엉덩이에 손을 대고, 옆으로 돌려 눕힌다.
④ 엉덩이를 움직여 앞으로 이동시키고, 어깨를 움직여 편안하게 한다.
⑤ 필요하다면 베개를 다리와 필요 부위에 받쳐준다.

해설
① 요양보호사가 돌려 눕히려고 하는 쪽에 선다.
② 돌려 눕히려고 하는 쪽으로 머리를 돌린다.
④ 엉덩이를 움직여 뒤로 이동시키고, 어깨를 움직여 편안하게 한다.
⑤ 필요하다면 베개를 등과 필요 부위에 받쳐준다.

06 왼쪽 편마비 대상자가 지팡이를 이용하여 보행하려 할 때 돕는 방법으로 옳은 것은?

① 옆에서 보조할 때에는 지팡이를 쥔 옆쪽에 위치한다.
② 뒤에서 보조할 때에는 옆쪽에서 양손을 대상자의 허리 부위를 지지한다.
③ 계단을 오를 때에는 지팡이 → 왼쪽 다리 → 오른쪽 다리 순으로 이동한다.
④ 계단을 내려갈 때에는 지팡이 → 왼쪽 다리 → 오른쪽 다리 순으로 이동한다.
⑤ 평지를 다닐 때에는 지팡이 → 오른쪽 다리 → 왼쪽 다리 순으로 이동한다.

해설
④ · ⑤ 평지를 이동하거나 계단을 내려갈 때에는 지팡이 → 마비된 다리 → 건강한 다리 순으로 이동한다.
① 옆에서 보조할 때에는 지팡이를 쥐지 않은 옆쪽에 위치하여 겨드랑이에 손을 넣어 보조한다.
② 뒤에서 보조할 때에는 대상자의 뒤쪽에 위치하여 한 손은 대상자의 허리 부위를, 다른 한 손은 대상자의 어깨부위를 지지하며 호흡을 맞춰 보행한다.
③ 계단을 오를 때에는 지팡이 → 건강한 다리 → 마비된 다리 순으로 이동한다.

07 대상자가 휠체어로 오르막길을 갈 때 돕는 방법으로 옳은 것은?

① 가급적 자세를 낮추고 다리에 힘을 주어 밀고 올라간다.
② 휠체어를 뒤로 돌려 올라간다.
③ 휠체어를 뒤쪽으로 기울이고 앞바퀴를 들어서 올라간다.
④ 휠체어 앞바퀴를 들어 올려 들어 젖힌 상태에서 올라간다.
⑤ 요양보호사는 반드시 고개를 뒤로 돌려서 가고자 하는 방향을 살펴야 한다.

해설
오르막길을 갈 때에는 가급적 자세를 낮추고 다리에 힘을 주어 밀고 올라간다. 경사도가 크거나 대상자가 과체중일 경우에는 지그재그로 밀고 올라갈 수 있다.

08 왼쪽 편마비 대상자를 침대에서 휠체어로 옮길 때 돕는 방법으로 옳은 것은?

① 대상자의 오른쪽을 침대난간에 붙인 다음 잠금장치를 잠근다.
② 발 받침대는 다리가 걸리지 않도록 숙여 놓는다.
③ 요양보호사의 무릎으로 대상자의 오른쪽 무릎을 지지하여 준다.
④ 휠체어가 고정되었다 하더라도 대상자에게 잡게 해서는 안 된다.
⑤ 대상자의 앞에서 겨드랑이 밑으로 손을 넣어 의자 깊숙이 앉힌다.

해설
② 발 받침대는 다리가 걸리지 않도록 젖혀 놓는다.
③ 요양보호사의 무릎으로 대상자의 마비 측(왼쪽) 무릎을 지지하여 준다.
④ 대상자가 건강한 쪽 손으로 고정된 휠체어 팔걸이를 잡게 한다.
⑤ 대상자의 뒤에서 겨드랑이 밑으로 요양보호사의 손을 넣어 의자 깊숙이 앉힌다.

09 거동이 불편한 대상자의 보행을 돕는 방법으로 옳은 것은?

① 대상자의 불편한 쪽의 몸을 받쳐 지지하며 걷는다.
② 손잡이를 잡고 두 손으로 약 5분간 서 있을 수 있게 연습시킨다.
③ 서 있는 동작이 불가능하더라도 천천히 체중을 이동시킨다.
④ 보행 벨트는 대상자의 가슴에 맞춰 벨트를 묶는다.
⑤ 대상자의 앞쪽에서 보행 벨트를 잡고 걸어야 한다.

해설
① 요양보호사는 대상자가 자세와 균형을 유지하도록 불편한 쪽을 지지해준다.
② 손잡이 등을 한 손으로 잡고 약 3분간 서 있을 수 있도록 연습시킨다.
③ 서있는 동작이 가능하면 전후좌우로 천천히 체중을 이동하거나 가볍게 제자리걸음을 시킨다.
④ 보행 벨트는 대상자의 벨트를 차는 허리 부분에 맞춰 벨트를 묶는다.
⑤ 대상자의 불편한 쪽 뒤에 서서 보행 벨트 손잡이를 잡고 걸어야 한다.

10 기저귀를 사용하는 대상자를 돕는 방법으로 옳은 것은?

① 시간을 정해 놓고 기저귀를 갈아준다.
② 피부에 상처가 생겨 통증을 호소하는지를 살핀다.
③ 분비물이 샐 수 있으므로 단단하게 조여 준다.
④ 몇 번 실금을 했을 때 기저귀를 바로 사용한다.
⑤ 기저귀를 사용했더라도 허리를 들어 올릴 수 있다면 이동변기를 이용한다.

해설
①·② 기저귀를 사용하면 욕창이 생길 수 있으므로 배뇨·배변시간에 맞추어 자주 살펴봐야 하며, 피부의 상처와 통증도 신경써야 한다.
③ 기저귀를 단단하게 조여 주면 대상자의 피부에 손상이 갈 수 있고 불편을 호소할 수 있다.
④ 대상자가 몇 번 실금을 했다고 해서 기저귀를 바로 사용하는 것은 좋지 않다. 대상자가 기저귀에 의존하게 되어 스스로의 배변습관을 잊게 된다.
⑤ 허리를 들어 올릴 수 있다면 간이변기 사용을 시도하고, 대상자가 약간의 도움으로 이동할 수 있다면 이동변기를 이용한다.

11 다음 사례에 대한 대처방안으로 옳은 것은?

> 대상자가 추워서 화장실에 가기 싫다면서 기저귀를 채워 달라고 한다.

① 춥더라도 설득하여 화장실에 간다.
② 이동변기를 사용하도록 돕는다.
③ 기저귀를 사용하게 한다.
④ 잠을 자도록 유도한다.
⑤ 물이나 음료를 덜 마시게 한다.

해설
추울 때 대상자가 화장실을 가지 않고 기저귀를 채워달라고 할 경우 화장실 가는 동선과 화장실 내부를 춥지 않게 하여 데리고 가는 방법이 있고, 편안한 환경을 조성한 뒤 이동변기를 사용하도록 돕는 방법이 있다.

12 대상자가 협조할 수 있는 경우 침상 배설을 돕는 방법으로 옳은 것은?

① 침대를 올려 대상자가 배에 힘을 주기 쉬운 자세를 취하게 한다.
② 대상자를 옆으로 돌려 눕게 한다.
③ 둔부에 변기를 대고 변기 위로 대상자를 눕힌다.
④ 허리 밑에 양 손을 넣어 대상자가 둔부를 들게 한다.
⑤ 의복에 묻는 것을 방지하기 위해 옷을 벗긴다.

해설
대상자가 협조할 수 있는 경우, 요양보호사는 대상자의 허리 밑에 한 손을 넣어 둔부를 들게 하고, 다른 손은 변기를 항문 중앙에 오게 한다. 그리고 대상자가 힘을 주기 위해 침대를 올려주는 것이 좋다.

13 대상자에게 안약을 넣어줄 때 올바른 방법은?

① 멸균솜으로 눈 바깥에서 안쪽으로 닦아준다.
② 대상자에게 오른쪽으로 보게 한다.
③ 장갑은 투박하여 눈을 찌를 수 있으므로 끼지 않는다.
④ 각막을 보호하기 위해 결막에 점안한다.
⑤ 외측으로 3cm 높이에서 안약용액을 투여한다.

해설
① 멸균솜으로 눈 안쪽에서 바깥쪽으로 닦아준다.
② 대상자에게 천장을 보게 한다.
③ 깨끗한 장갑을 착용한다.
⑤ 중앙이나 외측으로 1∼2cm 높이에서 안약용액을 투여한다.

14 대상자의 주사주입을 돕는 방법으로 옳은 것은?

① 수액 병은 항상 대상자의 심장보다 낮게 한다.
② 이상 증상이 있는 경우 수액 병을 뺀다.
③ 바늘을 제거 후 살짝 비비면서 누른다.
④ 의복을 갈아입을 경우 수액 병을 뺀 후에 다시 끼운다.
⑤ 정맥주입 속도가 일정하게 유지되는지 수시로 확인한다.

해설
① 수액 병은 항상 대상자의 심장보다 높게 해야 한다.
② 이상 증상이 있는 경우 시설장이나 관리책임자에게 보고해야 한다.
③ 간호사가 바늘을 제거하면 1∼2분 정도 알코올 솜으로 살짝 누르되 절대로 비비면 안 된다.
④ 의복을 갈아입을 경우 수액 병이 당겨지거나 빠지지 않게 조심한다.

15 대상자의 머리를 감길 때 옳은 방법은?

① 양쪽 귀를 귀막이 솜으로 막는다.
② 두피를 손톱으로 마사지한 후 헹군다.
③ 소량의 샴푸로 감기고, 린스는 쓰지 않는다.
④ 빗질은 반드시 모발에서 두피쪽으로 한다.
⑤ 헤어드라이어의 사용은 위험하므로 마른 수건을 사용하여 말린다.

해설
② 두피를 손톱으로 마사지하면 손상이 있을 수 있으므로 손가락 끝으로 마사지하고 헹군다.
③ 머리 엉킴 방지를 위해 린스를 사용한다.
④ 머리 빗질은 두피에서 모발쪽으로 한다.
⑤ 마른 수건 사용 후 헤어드라이어로 말린다.

16 대상자의 손발을 청결하게 하는 방법으로 옳은 것은?

① 건조하여 각질이 생기기 쉬우므로 오일이나 로션을 발라준다.
② 손톱은 일자로, 발톱은 둥글게 자른다.
③ 발가락 사이를 씻어 헹군 뒤 알코올로 닦아준다.
④ 발톱이 살 안쪽을 심하게 파고들 때는 빨리 발톱을 살짝 잘라준다.
⑤ 손과 발을 미지근한 물에 5분간 담갔다가 손발톱을 잘라준다.

해설
② 손톱은 둥글게 자르고 발톱은 일자로 잘라야 한다.
③ 비누를 이용해 손가락, 발가락 사이를 씻은 뒤 물로 헹군다.
④ 발톱이 살 안쪽으로 심하게 파고들 때는 시설장이나 간호사에게 보고한다.
⑤ 손과 발을 따뜻한 물에 10∼15분간 담가 혈액순환을 좋게 하고, 이물질도 제거한다.

17 대상자의 치아를 관리하는 방법으로 옳은 것은?

① 치약의 양은 많은 것이 청량감이 있어 좋다.
② 칫솔질은 식사 후에만 하도록 한다.
③ 혈액응고장애가 있는 대상자는 치실을 사용하지 않는다.
④ 윗니, 아랫니, 혀, 입천장, 잇몸 등의 순서로 닦는다.
⑤ 치약을 묻힌 칫솔을 치아에 대고 옆으로 닦는다.

해설
① 치약의 양이 너무 많으면 입안에 거품이 차서 칫솔질이 어렵다.
② 칫솔질은 잠들기 전과 매끼 식사 후 30분 이내에 3분간 하도록 한다.
④ 윗니와 윗잇몸을 닦고 아래쪽 잇몸과 아랫니, 입천장, 혀, 볼 안쪽을 닦아낸다.
⑤ 치약을 묻힌 칫솔을 45° 각도로 치아에 대고 잇몸에서 치아 쪽으로 3분간 세심하게 닦는다.

18 대상자의 배설물을 처리할 때 일반적인 원칙으로 옳은 것은?

① 배설물을 치울 때 표정을 찡그린다.
② 배설할 때의 모습을 가려 주어 프라이버시를 배려한다.
③ 대상자가 변의를 느낄 때는 요양보호사가 모든 부분을 완벽하게 도와준다.
④ 배설물을 치울 때 냄새가 심할 수 있으니 한 손으로 코를 막는다.
⑤ 항문은 뒤에서 앞으로 닦아야 요로계의 감염을 예방한다.

해설
① · ④ 배설물을 치울 때 표정을 찡그리거나 불쾌한 표시를 내지 말고 대상자가 편안하게 배설을 할 수 있도록 배려한다.
③ 대상자가 변의를 느낄 때 요양보호사는 도움이 필요한 부분만을 도와준다.
⑤ 항문은 앞에서 뒤로 닦아야 요로계의 감염을 막을 수 있다.

19 다음의 사례에서 대상자의 지남력 증진을 위한 요양보호사의 응대로 적합한 것은?

> 지남력장애가 있는 대상자가 눈 내리는 창가를 보며 "도토리를 주우러 가야하는데…"라고 말하고 있다.

① 도토리묵 드시고 싶으세요?
② 밖에 나가고 싶으세요?
③ 요즘 누가 도토리를 주워요.
④ 우리 나중에 함께 주우러 가요.
⑤ 지금은 겨울이에요.

해설
지남력장애 대상자는 시간, 장소, 환경 등에 대한 정확한 파악을 하지 못하는 것이 특징이므로, 대상자의 이름과 존칭은 물론 시간, 장소, 사람, 날짜, 달력, 시계 등을 정확하고 일관성 있게 인식시켜 주어야 한다.

20 요양보호사와 대상자 간 말벗하는 방법으로 옳은 것은?

① 대상자의 삶을 옳고 그름으로 판단하며 다양성을 수용한다.
② 대상자와 과도한 의존관계를 형성하여 친밀감을 다진다.
③ 대상자의 기분이나 감정에 주의를 기울이고 공감한다.
④ 대상자에게 친밀감 표시로 아이처럼 대하는 것이 좋다.
⑤ 대상자가 똑같은 말을 반복할 때에는 단호하게 반복된 말을 중지시킨다.

해설
① 대상자의 삶을 옳고 그름으로 판단하지 않는다.
② 대상자와 과도한 의존관계를 형성하지 않는다.
④ 대상자를 아이처럼 대하거나 친밀감의 표시로 반말을 해서는 안 된다.
⑤ 대상자가 똑같은 말을 반복할 때에는 그대로 이해하고 존중한다.

21 대상자가 다음과 같은 반응을 보일 때 요양보호사의 공감적 반응으로 옳은 것은?

> "나는 여기저기 안 아픈 곳이 없어. 너무 아파 견딜 수도 없고 갈수록 더 아픈 것 같아."

① 건강하게 사시고 싶은데 아프시니까 많이 힘드시죠?
② 연세가 있으신데 이만큼 아파서 그래도 다행이에요.
③ 아프면 병원 가서 검사해야 해요. 병원 가실래요?
④ 그동안 잘 참으셨네요? 가족들에게 알려서 병원에 가도록 해요.
⑤ 아프시면 스스로 잘 챙기셨어야 했는데, 참 안타깝네요.

해설
공감은 상대방이 하는 말을 상대방의 관점에서 이해하고 감정을 함께 느껴서 자신이 느낀 마음을 전달하는 것이다.

22 대상자를 침대에서 침대로 옮길 경우 대처방법으로 옳은 것은?

① 특수한 장비는 대상자가 두려워하므로 사용하지 않는다.

② 대상자가 움직일 수 있는 능력이 있더라도 고려하지 않는다.

③ 양쪽 침대 높이를 같게 맞추되 미끄러짐이 없는 시트를 이용한다.

④ 대상자의 두 다리를 벌리고 무릎을 세운 후 두 팔은 가슴에 모아 준다.

⑤ 대상자를 옮길 때 어느 정도까지 도움이 필요한지를 파악한다.

해설
① 옮길 때 손상을 방지할 수 있는 특수 장비를 사용하는 것도 좋다.
② 대상자의 움직일 수 있는 능력과 협조 의지, 이해력 등을 고려한다.
③ 양쪽 침대 높이를 같게 맞추고 미끄러짐이 좋은 자세변환용 시트를 사용한다.
④ 대상자의 두 다리를 모으고 무릎을 세운다.

23 치매 대상자와의 대화 방법으로 옳지 않은 것은?

① 대상자의 요구를 알기 위해서 신체 부위를 짚어가며 '여기가 아프세요?'와 같이 구체적으로 질문하여야 한다.

② 대상자가 물건을 잃어버리거나 놓아둔 곳을 잊어버려 주변 사람들을 의심하면 '서랍 속은 찾아보셨어요?' 하면서 함께 찾아보고 대상자가 기억력 장애로 인한 문제를 인정하고 이해할 수 있도록 돕는다.

③ 목소리는 낮은 음조로 천천히, 차분히, 상냥하고 예의바르게 하며, 그때마다 대상자의 반응을 살핀다.

④ 치매 대상자에게 접근할 때는 주의를 끌기 위하여 이름을 부르고 자신이 누구인지 밝힌다.

⑤ 비언어적인 표현 방법은 피하고 언어적인 표현 방법만 쓴다.

해설
귀가 잘 안 들리는 대상자에게는 손짓, 발짓으로 표현하고, 눈이 잘 안 보이는 대상자에게는 말과 함께 소리로 표현해 주는 등 비언어적 표현 방법을 같이 사용한다.

24 대상자가 식사 도중 사레걸리지 않도록 예방하는 방법으로 옳은 것은?

① 상체를 약간 뒤로 들고 턱을 뒤로 젖혀서 식사하도록 한다.

② 의자에 앉을 수 없는 경우 몸의 윗부분을 낮게 해준다.

③ 물을 먼저 섭취하면 소화에 방해될 수 있으므로 가급적 주지 않는다.

④ 대상자에게 편안함을 주기 위해 식사 도중에도 질문을 한다.

⑤ 신맛이 강한 음식은 사레가 들릴 수 있으므로 주의한다.

해설
① 상체를 약간 앞으로 숙이고 턱을 당기는 자세로 식사하도록 한다.
② 의자에 앉을 수 없는 대상자는 몸의 윗부분을 높게 해 주고 턱을 당기게 한다.
③ 음식을 삼키기 쉽게 물을 먼저 마심으로써 목을 축이고 음식을 먹게 한다.
④ 음식을 먹고 있는 도중에는 대상자에게 질문을 하지 않는다.

25 대상자가 안전하고 정확하게 약을 사용하도록 돕는 방법은?

① 정확한 용량, 정확한 시간에 투약되도록 돕는다.

② 대상자가 알약을 삼키지 못할 경우 쪼개서 투약하도록 한다.

③ 약을 잘못 복용했을 경우 빨리 토하게 한다.

④ 금식인 경우 매일 투약하는 약도 먹지 않아야 한다.

⑤ 약이 전부 잘 투약되었는지 반드시 약 봉투를 확인한다.

해설
② 약의 종류에 따라 가루약과 알약으로 투약해야 하는 경우가 다르므로 약국에서 가져온 상태로 투약하도록 돕는다.
③ 약을 잘못 복용했을 경우 시설장이나 관리책임자에게 보고한다.
④ 금식인 경우에도 혈압약 등 매일 투약해야 하는 약은 반드시 투약한다.
⑤ 대상자의 입을 벌리게 하거나 질문을 하여 전부 투약되었는지 확인한다.

26 식사 제공 시 연하곤란 대상자에게 주의 깊게 관찰해야 하는 증상은?

① 두드러기
② 부 종
③ 청색증
④ 소양증
⑤ 탈 수

해설
연하곤란은 음식을 씹고 삼키는 것이 어려운 것으로, 음식물에 의한 기도폐쇄가 발생하여 청색증과 같은 심각한 위해가 초래하지 않도록 주의 깊게 관찰해야 한다.

27 치매 대상자의 일상생활을 지원하는 방법으로 옳은 것은?

① 요양보호사의 일정에 맞춰 생활하도록 돕는다.
② 대상자에게서 사라지는 기능에 집중하여 재활한다.
③ 대상자의 상태가 점차 변해가는 것을 알고 수용한다.
④ 치매로 인해 모든 것을 할 수 없음을 반드시 안내한다.
⑤ 대상자의 기분을 좋게 하기 위해 환경을 적절히 바꾼다.

해설
① 대상자의 일정에 맞게 규칙적으로 생활하도록 돕는다.
② 대상자에게 남아있는 기능을 최대한 살리도록 한다.
④ 치매가 있다고 모든 것을 못하는 것은 아니라고 안내한다.
⑤ 대상자의 생활 자체를 소중히 여기고 환경을 바꾸지 않는다.

28 치매 대상자가 짐 싸는 것을 반복할 때 적절한 대처법은?

① 잠을 재운다.
② 간호사에게 알린다.
③ 지칠 때까지 그냥 둔다.
④ 조용히 화장실로 안내한다.
⑤ 콩 고르기나 빨래개기 등의 일을 준다.

해설
치매 대상자가 같은 방법으로 질문이나 반복 행동을 할 때에는 관심을 다른 곳으로 돌린다. 예를 들어 관심을 바꿀 수 있도록 소음 내기, 좋아하는 음식 주기, 좋아하는 노래 함께 부르기, 단순하게 할 수 있는 일거리(콩 고르기, 나물 다듬기, 수건개기 등) 등을 하게 한다.

29 냄새가 심한 대상자의 세탁물을 헹굴 때 옳은 것은?

① 붕산수에 담갔다가 헹구지 않고 탈수한다.
② 세탁물 중 혈액은 찬물에 씻는다.
③ 삶아야 하므로 뚜껑을 열고 삶는다.
④ 냄새 나는 세탁물은 한꺼번에 세탁한다.
⑤ 물로만 헹궈야 냄새가 더 심해지지 않는다.

해설
냄새가 심한 세탁물은 헹군 다음 붕산수에 담가두었다가 헹구지 않고 탈수하여 말리면 냄새가 제거된다.

30 남성 대상자의 면도를 돕는 방법으로 옳은 것은?

① 전기면도기는 가급적 쓰지 않는다.
② 면도 전 찬 물수건을 덮어 청량감을 유지한다.
③ 피부가 주름져 있으면 위 방향으로 당겨 면도한다.
④ 턱에서 귀밑으로, 코밑에서 입 주위로 진행한다.
⑤ 면도날은 피부와 45° 각도를 유지한다.

해설
① 전기면도기를 사용하는 것이 안전하다.
② 면도 전 따뜻한 물수건을 덮어 건조함을 보완한다.
③ 피부가 주름져 있을 때에는 아래 방향으로 부드럽게 잡아 당겨 면도한다.
④ 귀밑에서 턱으로, 코밑에서 입 주위 순서로 면도한다.

31 대상자가 대화를 거부할 때 요양보호사의 나-전달법으로 옳은 것은?

① "불만이 있으면 말씀을 해 보세요."
② "하는 일이 마음에 들지 않으세요?"
③ "말씀을 안 하시면 간식도 못 드려요."
④ "말씀을 안 하시니 제가 힘드네요."
⑤ "말씀을 안 하시는 이유가 뭔가요?"

해설
나-전달법(I-Message 전달법)의 내용
• 내 생각이나 감정을 전달할 때 나를 주어로 한다.
• 상대방의 행동과 상황을 비난하지 말고 그대로 말한다.
• 상대방의 행동이 내게 미치는 영향을 구체적으로 말한다.
• 상황에 대해 내가 느끼는 것을 솔직하게 말한다.
• 원하는 것을 명확하게 말한다.
• 전달할 말을 전달한 후 상대방의 말을 잘 듣는다.

32 해질녘에 흥분을 하는 석양증후군 대상자의 대처법으로 옳은 것은?

① 조용히 혼자 있는 시간을 갖게 해준다.
② 조명을 어둡게 해 준다.
③ 따뜻한 음료를 제공하여 잠드는 데 도움을 준다.
④ 소음을 차단하기 위해 텔레비전을 끈다.
⑤ 긴 상담과 조언을 통해 이성을 찾을 수 있게 도와준다.

해설
석양증후군 대상자 돕는 방법
• 석양 무렵에는 충분한 시간을 가지고 대상자와 함께 있어 준다.
• 대상자를 밖으로 데려가 산책을 한다.
• 따뜻한 음료수를 마시게 하거나 등 마사지, 음악듣기로 숙면을 취할 수 있도록 돕는다.
• 텔레비전을 켜 놓거나 조명을 밝게 해준다.

33 망상이 있는 치매 대상자를 대할 때의 대처방법으로 옳은 것은?

① 치매 대상자가 물건을 두는 장소를 잘 파악해 놓는다.
② 잃어버린 물건에 대한 의심을 부정하고 잘 설득한다.
③ 치매 대상자 앞에서 다른 사람과 조용히 귓속말로 대화한다.
④ 망상이 심한 치매 대상자에게는 무관심으로 대응한다.
⑤ 물건을 지킨다고 방 안에 있기를 고집하면 강압적으로라도 밖으로 나오게 한다.

해설
② 잃어버린 물건에 대해 의심을 부정하거나 설득하지 말고 함께 찾아보는 노력을 한다.
③ 다른 사람들에게 치매 대상자가 잃어버렸다고 의심하는 물건에 대한 이야기는 하지 않고, 특히 조롱하는 말투나 귓속말을 하지 않도록 주의한다.
④ 망상이 심한 경우 시설장이나 간호사에게 알린다.
⑤ 치매 대상자가 물건을 지킨다고 방 안에 있기만을 고집할 때, 위험하지 않다면 허용한다.

34 자세변환용 쿠션을 선택할 때 고려사항은?

① 커버는 분리되지 않아야 한다.
② 지퍼는 사용하기 쉽게 밖으로 나와 있어야 한다.
③ 변색되지 않는 것이어야 한다.
④ 내부 충전재는 커버 밖으로 나와 있어야 한다.
⑤ 미끄러운 소재로 선택한다.

해설
자세변환용 쿠션
• 커버를 분리해서 소독 및 세척할 수 있어야 한다.
• 쿠션에 부착된 지퍼는 대상자의 신체와 접촉되지 않도록 감춰져 있어야 한다.
• 변색되지 않는 것이어야 한다.
• 내부 충전재가 커버 밖으로 나오지 않아야 하며, 너무 딱딱하지 않아야 한다.
• 너무 미끄럽지 않아야 한다.

35 대상자의 배설 상태를 관찰할 경우 배설 중 관찰해야 하는 내용으로 옳은 것은?

① 하복부 팽만
② 배변 어려움
③ 혼탁 여부
④ 잔변감
⑤ 잔뇨감

해설
배설 중 관찰할 내용으로는 통증, 불편함, 불안정도, 배변 어려움, 배뇨 어려움 등이 있다.

36 침상에 누워있는 오른쪽 편마비 대상자의 식사를 돕는 방법으로 옳은 것은?

① 숟가락 끝을 왼쪽 입술에 대고 음식물을 넣어준다.
② 누워있는 상태로 고개를 오른쪽으로 돌린 후 음식물을 넣어준다.
③ 숟가락 손잡이를 턱 쪽으로 약간 내려 음식을 먹인다.
④ 대상자가 사레들릴 수 있으므로 쿠션을 왼쪽허리에 댄다.
⑤ 왼쪽 뺨 부위에 음식물찌꺼기가 남아 있는지 확인한다.

해설
① 편마비 대상자는 건강한 쪽에서 음식물을 넣어준다.
② 누워있는 상태라도 삼키고 소화하기 쉽도록 가능한 한 상체를 세우도록 하여 한다.
③ 숟가락 손잡이를 머리 쪽으로 약간 올려 음식을 먹인다.
④ 편마비 대상자는 음식을 삼키기 어려워 사레들릴 수 있으므로 식사 전에 입안을 물로 헹군다.
⑤ 오른쪽 뺨 부위에 음식물찌꺼기가 남기 쉬우므로 식후 구강 관리를 한다.

37 경관영양을 도울 때 대상자를 오른쪽으로 눕히는 이유는?

① 위의 모양이 오른쪽으로 기울어져 있기 때문
② 기도로의 역류가능성이 줄어들기 때문
③ 영양액 주입 속도가 조절되기 때문
④ 오른쪽이 더 편안한 자세이기 때문
⑤ 비위관이 잘 빠지거나 새지 않기 때문

해설
대상자를 오른쪽으로 눕히는 이유는 위의 모양이 왼쪽으로 기울어져 있어 오른쪽으로 누우면 기도로의 역류가능성이 줄어들고, 중력에 의해 영양액이 잘 흘러 내려가기 때문이다.

38 사레가 잘 걸리는 대상자의 가루약 복용 시 옳은 대처법은?

① 숟가락을 사용하여 약간의 물에 녹인 후 투약한다.
② 가루를 2~3번 나누어 복용하게 한 후 물을 먹인다.
③ 가루를 손이 닿지 않도록 뚜껑에 옮긴 후 복용하게 한다.
④ 쏟을 염려가 있기 때문에 봉지째 입에 털어 넣고 물을 먹인다.
⑤ 계량컵을 이용하여 처방된 양만큼 따른 후 대상자에게 투약한다.

해설
가루약은 숟가락을 사용하여 약간의 물에 녹인 후 투약하거나, 바늘이 없는 주사기에 녹인 가루약을 흡인한 후 입안에 조금씩 넣어준다.

39 자동심장충격기 사용 순서로 옳은 것은?

① 패드를 붙임 → 전원을 켬 → 심장 리듬 분석 → 제세동 시행
② 패드를 붙임 → 전원을 켬 → 제세동 시행 → 심장 리듬 분석
③ 전원을 켬 → 패드를 붙임 → 심장 리듬 분석 → 제세동 시행
④ 전원을 켬 → 패드를 붙임 → 제세동 시행 → 심장 리듬 분석
⑤ 심장 리듬 분석 → 패드를 붙임 → 전원을 켬 → 제세동 시행

해설
자동심장충격기의 사용법
자동심장충격기의 사용법은 단순하고 쉽다. 제조사마다 모양, 버튼의 위치, 적용 순서가 약간씩 차이가 있을 수 있으나, 대부분 자동심장충격기는 '일반적 4단계'에 따라 사용할 수 있다.
자동심장충격기의 일반적 4단계
1. 전원을 켠다.
2. 패드를 붙인다.
3. 심장 리듬을 분석한다.
4. 모두 물러나고 제세동을 시행한다.

40 시각장애 대상자와 이야기할 때 옳은 방법은?

① 사물의 위치를 정확히 시계반대방향으로 설명한다.
② 말을 건네기 전에 신체 접촉을 먼저 한다.
③ 여기, 이쪽 등 지시대명사를 사용한다.
④ 이미지를 전달하기 어려운 사물은 청각으로 이해시킨다.
⑤ 보행 시 반 보 앞으로 나와 대상자의 팔을 끄는 듯한 자세가 좋다.

해설
① 사물의 위치를 정확히 시계방향으로 설명한다.
② 신체 접촉을 하기 전에 먼저 말을 건네 알게 한다.
③ 여기, 이쪽 등 지시대명사를 사용하지 않는다.
④ 이미지를 전달하기 어려운 사물은 촉각으로 이해시킨다.

41 임종을 앞둔 대상자를 돕는 방법으로 옳은 것은?

① 대상자가 만나고 싶은 사람을 만날 수 있도록 돕는다.
② 대상자에게 곧 회복할 수 있다고 격려하고 지지한다.
③ 대상자가 부담스러워하므로 관심을 갖지 않도록 한다.
④ 요양보호사가 원하는 장소나 희망하는 종교의식을 알아본다.
⑤ 대상자가 장례식, 유언 등에 대해 대화하고자 할 때 외면한다.

해설
요양보호사의 임종 대상자 돕는 방법
• 대상자 곁에 머무르며, 계속 함께 있음을 알리고 편안한 마음을 갖도록 돕는다.
• 고통이 없고 편안하게 임종할 수 있도록 돕는다.
• 대상자에게 관심을 갖고 임종 대상자를 존중한다.
• 대상자가 만나고 싶은 사람을 만날 수 있도록 돕는다.
• 대상자가 임종하기를 원했던 장소나 희망하는 종교의식을 알아본다.

42 대상자가 아들과 며느리에 대한 험담을 할 때 요양보호사의 대처방법으로 옳은 것은?

① 대상자 이야기를 듣고 옳고 그름을 판단해 준다.
② 대상자 가족에게 이야기하여 대책을 강구한다.
③ 대상자의 이야기를 들어주되 가족관계에 깊이 관여하지 않는다.
④ 관리책임자에게 알리고 대책을 강구한다.
⑤ 불만이 무엇인지 명확하게 듣고 아들과 며느리에게 알려준다.

해설
대상자가 아들과 며느리에 대한 험담을 할 때 요양보호사는 대상자의 이야기를 들어주되 옳고 그름에 대한 판단을 하지 않고 가족관계에도 깊이 관여하지 않는다.

43 식사 도중 대상자가 목을 움켜잡고 괴로운 표정을 지을 때 응급처치 방법은?

① 천천히 심호흡하게 한다.
② 5cm 깊이로 가슴을 압박한다.
③ 손가락을 입에 넣어 음식물을 꺼낸다.
④ 대상자를 뒤에서 안아 상복부를 후상방으로 힘차게 밀어 올린다.
⑤ 대상자의 얼굴을 옆으로 돌려 눕혀 기도를 유지한다.

해설
질식 시 의식이 있는 경우
• 가장 먼저 대상자에게 스스로 기침을 하게 한다.
• 뒤에서 대상자의 배꼽과 명치 중간에 주먹 쥔 손의 엄지손가락이 배에 닿도록 놓는다.
• 다른 한쪽 손으로 주먹 쥔 손을 감싼 다음, 양손으로 복부의 윗부분 후상방으로 힘차게 밀어 올린다.
• 한 번으로 이물질이 빠지지 않으면 반복하여 시행한다.

44 다음 상황에서 요양보호사의 공감 방법으로 옳은 것은?

> 대상자가 열이 나는데도 마트에 가서 손자 생일선물을 사겠다고 고집을 부리고 있다.

① "열이 나서 마트에 갈 수 없어요."
② "손자 생일선물은 다음에 사도록 하세요."
③ "열이 날 때 외출하는 것은 위험해요."
④ "열이 있으니 제가 대신 다녀오는 건 어떨까요?"
⑤ "열이 있으니 가족에게 연락을 해볼까요?"

해설
대상자가 무리한 요구를 하더라도 바로 거절하지 말고, 열이 있음을 전달하여 관심을 표현한 후 대신 마트에 다녀오겠다고 함으로써 대상자의 뜻을 존중하고 신뢰감을 준다.

45 대상자의 의치 사용을 돕는 방법 중 옳은 것은?

① 의치를 끼우기 전 대상자의 구강 점막에 상처나 염증이 있는지 확인한다.
② 알코올에 담가 두면 의치의 변형을 막을 수 있다.
③ 의치를 끼운 후 입술이 건조하면 설탕물을 자주 발라준다.
④ 의치 세척 시에는 그릇에 미온수를 담아 두 번 이상 헹군다.
⑤ 의치 삽입 후에 구강세정제로 입을 헹군다.

해설
② 물이나 의치세정제에 담아 보관해야 의치의 변형을 막는다.
③ 입술이 트는 것을 방지하기 위해서 입술보호제를 발라준다.
④ 의치는 흐르는 미온수에 헹군다.
⑤ 의치 삽입 전에 구강세정제로 입을 헹군다.

제3회 요양보호사 모의고사

1교시 **필기**

01 노인의 심리적 특성으로 옳은 것은?

① 외향성이 증가한다.

② 나이가 들수록 조심성이 감소한다.

③ 매사 변화를 싫어하며, 도전적인 일을 꺼리는 경향을 보인다.

④ 사회적, 심리적, 정서적으로 다른 사람으로부터 독립하려 한다.

⑤ 오랫동안 자신이 사용해 오던 친근한 사물에 대해 애착이 떨어진다.

해설
① 노년기에 접어들면서 내면으로 향하기 때문에 내향성이 나타난다.
② 결단이나 행동이 느려지고 매사에 신중해지며 조심성이 증가한다.
④ 신체적, 경제적, 정신적으로 의존성이 증가한다.
⑤ 안도감, 정서적 안정감, 자기정체감 유지를 위해 친근한 사물에 대한 애착이 강하다.

02 장기요양 비용 청구 및 재원 조달에 관한 설명으로 옳은 것은?

① 국가는 보험료 예상 수입액의 15%를 부담한다.

② 국민건강보험공단은 급여비용을 지방자치단체에 지급한다.

③ 장기요양보험료와 건강보험료는 각각 독립회계로 관리한다.

④ 의료급여수급권자의 급여비용은 장기요양기관이 전액 부담한다.

⑤ 장기요양기관은 수급자에게 재가급여를 제공한 경우 보건복지부에 급여비용을 청구한다.

해설
① 국가는 보험료 예상 수입액의 20%를 국고에서 부담한다.
② 공단은 장기요양기관으로부터 재가급여비용 또는 시설급여비용을 청구받은 경우, 이를 심사하여 장기요양에 사용된 공단부담금을 당월 장기요양기관에 지급한다.
④ 국가와 지방자치단체는 의료급여수급권자의 장기요양급여비용, 의사소견서 발급비용, 방문간호지시서 발급비용 중 공단이 부담하여야 할 비용 및 관리운영비의 전액을 부담한다.
⑤ 장기요양기관은 수급자에게 재가급여 또는 시설급여를 제공한 경우, 공단에 장기요양급여비용을 청구한다.

03 노인장기요양보험 본인부담금에 대하여 옳은 것은?

① 급여 대상자가 재가급여를 이용하면 20%를 본인이 부담한다.

② 본인의 어려운 가정 사정을 얘기하면 본인부담금이 없다.

③ 급여 대상자가 시설급여를 이용하면 20%를 본인이 부담한다.

④ 국민기초생활수급권자라도 본인부담금을 부담하여야 한다.

⑤ 저소득층은 법정 본인부담금의 최대 20%를 경감하여 준다.

해설
① 급여 대상자가 시설급여를 이용하면 20%, 재가급여를 이용하면 15%를 본인이 부담한다.
② 대상자로부터 본인부담금 면제를 강요받는 것은 불법행위에 해당한다.
④ 국민기초생활수급권자는 본인부담금이 없다.
⑤ 저소득층, 의료급여수급권자 등은 법정 본인부담금의 40~60%를 경감하여 준다.

04 장기요양 서비스를 받고자 할 때 기관에 제출해야 할 서류는?

① 장기요양인정서
② 장기요양인정조사표
③ 의료보험증
④ 등급판정서
⑤ 표준장기요양이용계약서

[해설]
국민건강보험공단은 등급판정을 받은 대상자에게 장기요양인정서를 발급한다. 장기요양인정서에는 대상자의 기본인적사항과 장기요양등급, 유효기간, 이용할 수 있는 급여의 종류와 내용, 대상자가 장기요양서비스를 제공받을 때 필요한 안내 사항 등이 포함되어 있다. 장기요양서비스를 받으려면 대상자와 그 가족이 기관에 제출해야 한다.

05 노인장기요양보험급여 대상자가 될 수 없는 경우는?

① 결핵으로 신체 활동이 어려운 70세 남성
② 당뇨합병증으로 거동이 불편한 70세 여성
③ 혈관성 치매로 신체 활동이 어려운 50세 여성
④ 결핵으로 신체 활동이 어려운 60세 남성
⑤ 뇌경색증으로 신체 활동이 어려운 55세 남성

[해설]
노인장기요양보험급여 대상자는 '65세 이상인 자' 또는 '65세 미만이지만 노인성 질병을 가진 자'로 거동이 불편하거나 치매 등으로 인지가 저하되어 6개월 이상의 기간 동안 혼자서 일상생활을 수행하기 어려운 사람이다.

06 요양보호사 업무 내용 중 개인활동지원 서비스에 해당하는 것은?

① 머리 감기기
② 진료를 위한 보건소 동행
③ 구강관리
④ 식사 돕기
⑤ 체위 변경

[해설]
① · ③ · ④ · ⑤ 신체활동지원 서비스에 해당한다.

07 요양보호사 직업윤리로 옳은 것은?

① 요양보호사의 판단만으로 서비스를 제공한다.
② 직무를 수행하는 데 경험을 우선시한다.
③ 방문 시 대상자가 없을 경우 방에 들어가지 말고, 다음 방문일을 적어 놓는다.
④ 대상자보다 높은 시선에서 아래로 내려다본다.
⑤ 대상자와 개인적으로 별도의 서비스 계약을 하여도 무방하다.

[해설]
① 요양보호사의 판단만으로 서비스를 제공하지 말고 반드시 대상자에게 의견을 물은 후 실행한다.
② 직무를 수행하는 데 필요한 전문적 지식과 기술을 갖춰야 한다.
④ 대상자와 자신의 시선을 맞추고 내려다보지 않는다.
⑤ 대상자와 개인적으로 별도의 서비스 계약을 하거나 타 기관에 의뢰하여서는 안 된다.

08 시설 생활노인의 권리보호를 위한 윤리강령 중 보기에 해당하는 것은?

> 정 씨 할아버지는 시설에서 최 씨 할아버지에게 발로 차이기도 하고, 주먹으로 얻어맞는 등 괴롭힘을 당하고 있다. 그래도 정 씨 할아버지는 다른 해코지를 당할까 봐 아무런 말을 하지 못하고 그냥 참고 있다. 요양보호사와 시설 관계자들도 최 씨 할아버지가 정 씨 할아버지를 괴롭히는 것을 알면서도 여러 가지 이유로 최 씨 할아버지의 폭력을 모른 체하고 있다.

① 개별화된 서비스를 제공받고 선택할 권리
② 안락하고 안전한 생활환경을 제공받을 권리
③ 사생활과 비밀 보장에 관한 권리
④ 존엄한 존재로 대우받을 권리
⑤ 차별 및 노인학대를 받지 않을 권리

[해설]
존엄한 존재로 대우받을 권리
· 노인은 치매 등의 사유로 인한 인간으로서의 권리와 가치가 손상되지 않도록 하여야 한다.
· 시설장과 종사자는 노인의 인권을 존중할 의무를 지닌다.
· 가족은 면회나 전화 등을 통하여 노인과 관계를 지속적으로 유지한다.
· 생활노인, 가족, 시설장, 종사자는 상호 존엄성을 인정하고 존경과 예의로 대한다.

09 노인 학대의 유형 중 유기에 해당하는 것은?

① 쳐다보지 않고 무시한다.

② 인지기능을 상실한 노인(치매, 약물중독, 알코올중독, 정신질환 등)을 고의적으로 가출 또는 배회하게 한다.

③ '시설로 보낸다' 또는 '집에서 나가라' 등의 위협·협박을 한다.

④ 비방이나 유언비어로 노인의 경제활동을 저해한다.

⑤ 소지품 처분을 결정할 때 노인의 의사를 반영하지 않는다.

해설
①·③·④·⑤ 정서적 학대에 해당한다.

10 요양보호사가 요양보호서비스를 위해 방문한 날 타박상과 갑작스러운 감기증세로 몸져누워 방치되고 있는 할머니를 목격하였을 때의 대처방안 중 옳은 것은?

① 이웃에게 알린다.

② 남의 집 일이니 모른 척한다.

③ 동료 요양보호사와 상의한다.

④ 직접 병원에 데려간다.

⑤ 노인보호전문기관이나 경찰서에 신고한다.

해설
요양보호사는 학대받는 노인을 보면 노인보호전문기관이나 경찰서에 신고해야 한다. 신고하지 않으면 500만 원 이하의 과태료를 물게 된다.

11 요양보호사의 근골격계 질환을 예방하기 위해 실시하는 전신 스트레칭에 관한 설명으로 옳은 것은?

① 빠르고 신속하게 한다.

② 하나의 자세를 4~5분간 유지한다.

③ 통증이 느껴질 때까지 스트레칭한다.

④ 호흡을 최대한 길게 참으며 동작을 한다.

⑤ 유연성을 증진하여 관절의 가동 범위를 넓힌다.

해설
① 천천히 안정되게 한다.
② 스트레칭된 자세로 10~15초 정도 유지한다.
③ 통증을 느끼지 않고 시원하다고 느낄 때까지 계속한다.
④ 호흡은 편안하고 자연스럽게 한다.

12 대상자가 설사 증세를 보일 때 처치방법으로 옳지 않은 것은?

① 의사에 처방에 따라 약물을 복용한다.

② 음식물 섭취량을 줄이되 수분 섭취도 금지한다.

③ 장운동을 증가시키는 음식의 섭취를 피한다.

④ 심신을 안정시키고 몸을 따뜻하게 한다.

⑤ 지사제를 함부로 써서는 안 되며, 반드시 의사의 지시에 따라 복용한다.

해설
음식물 섭취량을 줄이되 물은 충분히 마셔 탈수를 예방한다.

13 노인 탈수의 원인으로 옳은 것은?

① 만성질환으로 인한 치료 식이로 식욕이 떨어져서

② 미각과 후각이 크게 저하되어 음식을 짜게 만들기 때문에

③ 수분량이 감소하고 갈증에 대한 반응이 저하되어서

④ 치아가 없거나 의치가 맞지 않아 음식 섭취에 어려움이 생겨서

⑤ 심리적인 이유로 식욕이 줄어들어서

해설
노인 탈수는 수분량이 감소하고 갈증에 대한 반응이 저하되어 발생한다. 따라서 수분을 충분히 마시도록 하여 탈수를 방지해야 한다.

14 다음 일반적 감염 예방 중 요양보호사가 할 일은?

① 적절한 보호장구를 지급해야 한다.
② 반드시 인플루엔자 등 예방접종을 한다.
③ 정기적으로 건강검진을 받도록 한다.
④ 감염성 질환을 가진 대상자와 접촉하지 않는다.
⑤ 감염 예방에 대한 직원 교육을 한다.

해설
①·②·③·⑤ 일반적 감염 예방 중 기관 차원에서 할 일이다.

15 다음과 같은 증상을 보이는 질환은?

> • 말을 못하거나 남의 말을 이해하지 못하는 실어증
>   이 발생한다.
> • 팔다리, 안면하부에 갑작스러운 마비가 오거나 전신
>   마비와 함께 의식이 저하된다.
> • 남의 살 같거나 저리고 불쾌한 느낌, 얼얼한 느낌을
>   호소한다.

① 뇌졸중   ② 치 매
③ 파킨슨질환   ④ 우울증
⑤ 당뇨병

해설
뇌졸중은 뇌에 혈액을 공급하는 혈관이 막히거나 터지는 뇌 손상으로 인한 신체장애를 말한다. 증상으로는 운동장애, 감각장애, 언어장애, 의식장애 등 매우 다양하다.

16 수정체가 혼탁해져서 빛이 들어가지 못하여 앞이 뿌옇게 보이는 질환은?

① 녹내장   ② 백내장
③ 황반변성   ④ 사 시
⑤ 망막혈관염

해설
백내장이란 우리 눈 속의 투명한 수정체에 혼탁이 온 것을 의미하며, 안개가 낀 것처럼 흐릿하게 보이는 상태를 말한다.

17 노인의 피부가 건조하지 않도록 하기 위한 방법은?

① 뜨거운 물을 사용한다.
② 자주 목욕한다.
③ 세정제와 알코올로 닦는다.
④ 목욕 후 물기는 두드려 말린다.
⑤ 바디 샴푸를 사용한다.

해설
피부가 건조하면 가렵기 때문에 수분을 충분히 섭취하고 목욕 후 물기를 문지르지 말고 두드려 말림으로써 건조함을 줄여준다.

18 임종 대상자의 가족을 돕는 방법은?

① 장례식에 참석한다.
② 가족을 이해하는 마음으로 함께 있는다.
③ 가족이 눈물을 흘릴 때 못 본척한다.
④ 가족의 태도와 행동을 판단하여 돕는다.
⑤ 아무 염려하지 말라며 위로한다.

해설
① 장례식이나 장지에 가는 일에는 참석하지 않는다.
③ 가족이 눈물을 흘리거나 힘들어할 때 외면하지 않고 휴지를 주는 등 슬픔을 충분히 표현하도록 지지한다.
④ 가족의 태도와 행동을 판단하지 말고 중립적 자세를 유지한다.
⑤ 격려하되 "아무 염려하지 마세요", "곧 괜찮아질 거예요"와 같은 상투적인 말은 도움이 되지 않으므로 하지 않는다.

19 골다공증의 요인으로 옳은 것은?

① 폐경으로 여성 호르몬 부족
② 하지 기능 부전
③ 골반 근육 조절 능력 약화
④ 관절 조직의 퇴화
⑤ 연골의 탄력성 저하

해설
골다공증의 관련 요인으로는 폐경으로 인한 여성 호르몬 부족, 저체중과 운동 부족, 갑상선 관련 질환, 칼슘 부족 및 영양 흡수장애, 흡연이나 음주 및 카페인 등이 있다.

20 치매 대상자의 안전과 사고를 예방하기 위한 방법으로 옳은 것은?

① 안전성을 고려하여 2층이 좋다.

② 잘 관찰될 수 있는 위치의 방을 사용하도록 한다.

③ 어두워지자마자 밝은 불을 켜둔다.

④ 적당한 자극을 위해 환경을 복잡화한다.

⑤ 넘어질 수 있으므로 양탄자를 깔아둔다.

[해설]
① 안전성을 고려하여 2층보다는 1층이 좋다.
③ 어두워지자마자 희미한 불을 켜둔다.
④ 갑작스러운 자극은 좋지 않으므로 환경을 단순화한다.
⑤ 넘어질 수 있기 때문에 치매 대상자가 다니는 곳에 양탄자나 깔개를 두지 않는다.

21 기본 체위 및 이에 대한 설명이 바르게 연결된 것은?

① 앙와위 : 바로 누운 자세

② 반좌위 : 반 누운 자세

③ 복위 : 옆으로 누운 자세

④ 측위 : 엎드린 자세

⑤ 반측위 : 반쯤 기댄 자세

[해설]
기본 체위의 형태
• 앙와위 : 바로 누운 자세
• 반좌위 : 반 앉은 자세
• 복위 : 엎드린 자세
• 측위 : 옆으로 누운 자세

22 호흡기계 감염의 증상으로 옳은 것은?

① 빈 뇨

② 배뇨통

③ 객 담

④ 소양감

⑤ 잔뇨감

[해설]
① · ② · ④ · ⑤ 요로 감염 증상이다.
호흡기계 감염 증상
인후통, 기침, 객담, 호흡 곤란 등

23 이송 돕기의 기본원칙으로 옳은 것은?

① 빠른 응급처치와 2차 손상을 방지하기 위해 업고 뛴다.

② 대상자에게 설명하면 놀랄 수 있기 때문에 조용히 이송한다.

③ 대상자가 많이 움직이도록 독려하면서 이송한다.

④ 밀고 당길 수 없는 대상자는 업고 올린다.

⑤ 필요시 주변 사람에게 요청하여 도움을 받는다.

[해설]
① 들것이나 기타 응급장비를 사용하는 것이 원칙이다.
② 대상자에게 설명하여, 이송 시에 대상자가 협조하게 한다.
③ 대상자의 움직임을 최소로 하여 이송한다.
④ 밀고 당길 수 없는 대상자는 들어 올려서 이송한다.

24 낙상 유발 위험 요인으로 옳은 것은?

① 고혈압이 있는 경우

② 저작능력에 문제가 있는 경우

③ 청력이 떨어진 경우

④ 4가지 이상의 약물을 복용하는 경우

⑤ 유전적 요인이 있는 경우

[해설]
낙상 유발 위험요인
• 보행 장애가 있는 경우
• 기립성 저혈압이 있는 경우
• 4가지 이상의 약물을 복용하는 경우
• 발에 이상이 있는 경우
• 발에 맞지 않는 신발을 착용한 경우
• 시력이 떨어져 있는 경우
• 집안에 낙상 요인이 있는 경우

25 거동이 불편한 대상자의 자세와 위치를 변환하기 위한 용구는?

① 자세변환 용구
② 성인용 보행기
③ 지팡이
④ 욕창예방 방석
⑤ 휠체어

해설
자세변환 용구
거동이 불편한 대상자의 자세와 위치를 바꾸기 위한 용구로 시트, 쿠션 등이 있다.

26 요양보호사가 제공하는 일상생활 지원으로 옳은 것은?

① 식사재료 구입
② 머리 감기기
③ 배설 도움
④ 세면 도움
⑤ 몸단장

해설
일상생활 지원
신체활동을 지원하는 데 필요한 조건이나 수단을 마련하기 위한 간접적인 활동으로 식사재료 구입 및 조리 · 세탁이나 청소 등의 활동을 말한다.

27 소화된 음식물의 수분을 흡수하는 소화기계 장기로 옳은 것은?

① 위
② 소 장
③ 대 장
④ 췌 장
⑤ 담 낭

해설
대장은 소장에서 흘러 들어온 소화된 음식물의 수분을 흡수하여 항문까지 이동시키는 역할을 하며, 정상적으로 존재하는 대장 내 세균들이 음식물을 분해한다.

28 치아가 없는 대상자의 입안을 닦아줄 때 혀 안쪽까지 깊숙이 닦지 않는 이유로 옳은 것은?

① 질 식
② 사 레
③ 출 혈
④ 입 냄새
⑤ 건 조

해설
대상자의 입안을 닦아줄 때 구토나 질식의 위험이 있기 때문에 혀 안쪽이나 목젖까지 깊숙이 닦지 않는다.

29 거동이 불편한 대상자의 여가활동 중 자기계발 활동으로 옳은 것은?

① 시낭송
② 영 화
③ 산 책
④ 퍼즐놀이
⑤ 종이접기

해설
① 자기계발 활동으로는 책읽기, 독서교실, 그림그리기, 서예교실, 시낭송, 악기연주, 백일장, 민요교실, 창작활동 등이 있다.
② 사교오락 활동, ③ 운동 활동, ④ · ⑤ 소일 활동에 해당한다.

30 복지 용구 중 안전한 침대 사용법으로 옳은 것은?

① 대상자가 원하는 대로 침대난간을 내리거나 올린다.
② 대상자가 침대난간에 적당히 기대게 한다.
③ 침대와 침대난간을 고정하는 볼트는 월 1회 확인한다.
④ 침대바퀴는 자유롭게 움직이도록 하기 위해 풀어 놓는다.
⑤ 부착된 식탁을 쓰지 않을 경우에는 안전하게 접어 놓는다.

해설
① 대상자가 침대 위에 있을 경우 항상 침대난간을 올려놓는다.
② 대상자가 침대난간에 기대지 않게 한다.
③ 침대와 침대난간을 고정하는 볼트는 항상 확인한다.
④ 침대바퀴는 항상 고정되어 있어야 낙상사고를 예방할 수 있다.

31 요양보호 기록의 목적으로 옳은 것은?

① 대상자의 건강 상태 확인
② 비용에 관한 구체적 확인
③ 대상자 가족에 대한 배려
④ 요양보호서비스의 연속성 유지
⑤ 기록하는 방법에 대한 향상

해설
요양보호 기록의 목적
• 질 높은 서비스 제공에 기여
• 요양보호사의 활동 입증
• 요양보호서비스의 연속성 유지
• 시설장 및 관련 전문가에게 중요한 정보 제공
• 요양보호서비스의 지도 및 관리에 도움
• 가족과 정보공유를 통해 의사소통을 원활하게 유지
• 요양보호서비스의 표준화와 요양보호사의 책임성 증가

32 노인학대 유형 중 방임으로 옳은 것은?

① 노인의 종교 활동을 방해한다.
② 노인에게 성적 수치심을 주는 행동을 한다.
③ 노인의 소득을 임의로 사용한다.
④ 노인의 자존심을 상하게 하는 말을 한다.
⑤ 거동이 불편한 노인의 간병을 소홀히 한다.

해설
⑤ 방임은 부양의무자로서의 책임이나 의무를 거부하거나 불이행하여 노인에게 의식주와 의료를 제공하지 않는 것을 말한다.
①·④ 정서적 학대
② 성적 학대
③ 경제적 학대

33 물건을 양손으로 들어 올릴 때 요통을 예방하는 방법으로 옳은 것은?

① 허리와 무릎을 굽혀 몸의 무게 중심을 낮춘다.
② 무릎을 굽혀 들어 올린다.
③ 방향을 바꿀 때 허리를 돌려 조절한다.
④ 물체는 최대한 몸 가까이 위치하도록 한다.
⑤ 허리와 다리를 펴서 들어 올린다.

해설
① 허리를 펴고 무릎을 굽혀 몸의 무게 중심을 낮춘다.
② 무릎을 펴서 들어 올린다.
③ 방향을 바꿀 때 허리를 돌리지 않고 발을 움직인다.
⑤ 허리가 아닌 다리를 펴서 들어 올린다.

34 치매 대상자의 안전을 위한 기본 원칙 중 옳은 것은?

① 감각 및 기능적인 손상을 고려하여 환경을 바꾸지 않는다.
② 시계, 달력, 신문 등의 단순한 단서를 이용한 안내는 증세 완화에 도움이 되지 않으므로 사용하지 않는다.
③ 언어에 대한 이해가 떨어지더라도 그림보다 글을 계속 사용해야 한다.
④ 어두워지기 전에 혹은 어두워지자마자 희미한 불만 켜는 것은 다칠 수 있으므로 불을 밝게 켜둔다.
⑤ 복잡한 환경보다 단순환 환경이 좋다.

해설
① 감각 및 기능적인 손상을 고려하여 치매 대상자의 환경을 바꾼다.
② 안내를 위해서 시계, 달력, 신문 등과 같은 단순한 단서를 이용한다.
③ 치매 대상자가 언어에 대한 이해가 떨어진다면, 글보다는 그림을 사용한다.
④ 어두워지기 전에 혹은 어두워지자마자 희미한 불을 켜둔다.

35 약물 복용과 관련된 노인의 특성으로 옳은 것은?

① 약물의 효과가 즉시 나타난다.

② 위산 분비가 증가하여 약물 흡수가 빠르다.

③ 약물이 순환 혈류 내에 남지 않고 빠르게 배출된다.

④ 여러 만성질환으로 많은 약물을 사용한다.

⑤ 약물을 복용하지 않고 증상을 견디려는 성향이 강하다.

해설

①·② 위산 분비가 감소하여 약물 흡수가 줄어들며, 약물이 흡수되는 부위에 이르기까지 시간이 길어져 약물의 효과가 늦게 나타난다.

③ 신장으로 가는 혈류량 감소로 순환 혈류 내에 약물이 축적되어 약물중독 위험이 증가한다.

⑤ 건강상태가 나쁘다고 생각하고, 불편한 증상에 대한 인내심이 부족해져 약물에 의존해 질병을 치유하려는 성향이 강하다.

2교시 실기

01 의식이 없는 대상자의 구강 관리법으로 옳은 것은?

① 요양보호사가 칫솔질을 해준다.

② 의식이 없으므로 구강청정제는 사용하면 안 된다.

③ 1회용 스펀지 브러시를 물에 적시지 않고 입안을 닦는다.

④ 대상자의 구강상태 여부와 관계없이 입안을 닦아준다.

⑤ 1회용 스펀지 브러시를 물에 적셔서 입안을 닦는다.

해설

치아가 없거나 연하장애가 있는 대상자, 의식이 없는 대상자, 사레들리기 쉬운 대상자의 구강 청결을 돕는 방법은 일회용 스펀지 브러시를 물에 적셔 대상자의 입안을 닦아주는 것이다.

---

02 화상 시 응급처치로 옳은 것은?

① 흐르는 수돗물을 환부에 직접 대고 화상 부위의 온도를 낮춘다.

② 화상 부위를 깨끗한 물수건으로 감싼다.

③ 화상 부위에 간장, 기름, 된장, 핸드크림, 치약 등을 바른다.

④ 통증이 없어질 때까지 15분 이상 찬물(0~5℃)에 담근다.

⑤ 물집이 생긴 경우 살살 만져서 물집을 터뜨려야 한다.

해설

② 화상 부위를 찬물에 담그거나 깨끗한 물수건으로 감싸 세균의 감염을 예방한다.

① 흐르는 수돗물을 환부에 직접 대면 물의 압력으로 인해 피부가 손상을 입을 수 있다.

③ 화상 부위에 간장, 기름, 된장, 핸드크림, 치약 등을 바르면 세균 감염의 위험이 있고 열기를 내보내지 못하여 상처를 악화시킨다.

④ 화상 부위의 통증이 없어질 때까지 15분 이상 찬물(5~12℃)에 담가 염증을 억제한다.

⑤ 감염의 위험이 있기 때문에 화상 부위를 만지거나 물집을 터뜨리면 안 된다.

---

03 다음 중 투약을 돕는 방법으로 옳은 것은?

① 대상자가 약을 삼키지 못할 경우 요양보호사가 약을 갈거나 쪼개서 준다.

② 변색한 물약은 흔들어 섞는다.

③ 안연고는 하부 결막낭 위에 놓고 안쪽에서 바깥쪽으로 짜 넣는다.

④ 금식인 경우에는 혈압약도 투약하지 않는다.

⑤ 알약은 약병에서 약 뚜껑으로 옮긴 후에 손으로 옮기고, 손 위의 남는 약은 약병에 다시 넣는다.

해설

① 약을 삼키지 못할 경우 요양보호사가 임의로 약을 갈거나 쪼개지 말고 약사나 의사에게 문의하여 지시에 따른다.

② 변색한 물약은 흔들어 섞지 말고 버린다.

④ 금식인 경우에도 혈압약 등 매일 투약해야 하는 약물은 반드시 투약해야 한다.

⑤ 알약은 약병에서 약 뚜껑으로 옮긴 후에 손으로 옮긴다. 손으로 만진 약은 약병에 다시 넣지 않는다.

04 주사주입 대상자의 관리 방법으로 옳은 것은?

① 정맥주입 속도가 일정하게 유지되고 있는지 의료인이 확인하도록 한다.
② 간호사가 바늘을 제거한 후에는 1~2분간 알코올 솜으로 지그시 누르고 살살 비벼준다.
③ 수액 병은 항상 대상자의 심장보다 높게 유지한다.
④ 의복을 갈아입거나 대상자가 이동할 때에는 수액세트가 당겨지므로 잠시 주사바늘을 제거하도록 한다.
⑤ 주사 부위가 붉게 되거나, 붓거나, 통증이 있는 경우에는 즉시 시설장이나 관리책임자에게 보고하고 처분을 기다린다.

해설
① 주사주입 대상자를 관리하는 요양보호사는 정맥주입 속도가 일정하게 유지되는지 수시로 확인해야 한다.
② 간호사가 바늘을 제거한 후에는 1~2분 정도 알코올 솜으로 지그시 누르고 있어야 하며, 절대 비비지 않도록 한다.
④ 의복을 갈아입거나 대상자가 이동할 때에는 수액세트가 당겨지거나 주사바늘이 빠지지 않도록 주의해야 한다.
⑤ 주사 부위가 붉게 되거나 붓는 경우 또는 통증이 있는 경우에는 먼저 조절기를 잠근 후, 즉시 시설장이나 관리책임자에게 보고하도록 한다.

05 침상 목욕을 돕는 방법으로 옳은 것은?

① 팔 쪽에서 손목 쪽으로 닦는다.
② 이마, 귀, 목, 눈, 코, 뺨, 입 주위의 순서로 닦는다.
③ 유방은 아래에서 위로 닦는다.
④ 복부는 배꼽을 중심으로 시계방향으로 닦는다.
⑤ 허벅지에서 발끝 쪽으로 닦는다.

해설
④ 복부는 배꼽을 중심으로 시계방향으로 닦는다. 이는 장운동을 활발하게 하여 배변에 도움이 된다.
① 손목 쪽에서 팔 쪽으로 닦는다.
② 눈, 코, 뺨, 입 주위, 이마, 귀, 목의 순서로 닦는다.
③ 유방은 원을 그리듯이 닦는다.
⑤ 발끝에서 허벅지 쪽으로 닦는다.

06 경관영양 시 비위관 사용을 돕는 방법으로 옳은 것은?

① 비위관이 새거나 영양액이 역류되면 요양보호사가 직접 처리한다.
② 대상자가 무의식적으로 비위관을 빼면 요양보호사가 다시 밀어 넣는다.
③ 비위관 사용 시 콧속에 분비물이 축적되기 쉬우므로 비위관 주변을 청결히 하고 윤활제를 바른다.
④ 대상자가 토하거나 청색증이 나타나면 비위관을 잠그기 전 바로 관리책임자에게 알린다.
⑤ 영양주머니는 하루에 한 번 깨끗이 씻어서 말린 후 사용한다.

해설
① 비위관이 새거나 영양액이 역류되면 간호사에게 연락해야 한다.
② 대상자가 무의식적으로 비위관을 빼려고 할 때 빠지지 않도록 반창고 등으로 잘 고정한다.
④ 대상자가 토하거나 청색증이 나타나면 비위관을 잠근 후 바로 관리책임자에게 알린다.
⑤ 영양주머니는 매번 깨끗이 씻어서 말린 후 사용한다.

07 아래 대상자의 대화에 대한 요양보호사의 공감적 반응의 사례로 알맞은 것은?

> "지난번 요양보호사가 훨씬 나았어!"

① "그렇게 그 요양보호사가 잘했으면 그 분 모셔다 드릴까요?"
② "제가 지금 일을 잘 못한다는 말씀이신가요? 어떻게 고쳐드릴까요?"
③ "그렇게 말씀하시니 기분이 안 좋네요. 그런 말씀은 되도록 하지 않으셨으면 좋겠어요."
④ "죄송하지만 전 그 요양보호사와는 달라요."
⑤ "지난번 요양보호사님이 일을 참 잘하셨나 봐요. 마음에 안 드시는 부분은 말씀해 주세요."

해설
공감적 반응은 상대방이 하는 말을 상대방의 관점에서 이해하고 상대방의 감정을 함께 느끼며 자신이 느낀 바를 상대방에게 전달하는 것을 의미한다.

08 요양보호사가 다치지 않게 대상자를 보조하는 방법은?

① 안정성과 균형을 위하여 양발이 평행이 되도록 위치하고 보조한다.
② 요양보호사의 발을 넓게 벌리고 대상자를 보조한다.
③ 대상자의 몸 가까이에서 보조한다.
④ 대상자와 거리를 두고 멀리에서 보조한다.
⑤ 요양보호사의 허리 아래에서 보조한다.

해설
③ · ⑤ 요양보호사의 허리와 가슴 사이의 높이로 몸 가까이에서 잡고 보조해야 한다.
① 안정성과 균형을 위하여 한 발은 다른 발보다 약간 앞에 놓아 지지면을 넓힌다.
② 요양보호사의 발을 적당히 벌리고 서서 대상자를 보조한다.
④ 대상자와 멀어질수록 요양보호사 신체 손상 위험이 증가한다.

09 임종이 임박한 대상자의 신체적 · 정신적 변화에 대한 요양보호 방법으로 옳은 것은?

① 추락의 위험이 있으므로 움직이지 못하게 억제하도록 한다.
② 대상자와 침상을 청결하게 유지하며, 침상에는 홑이불 밑에 방수포를 깔아주고 대상자에게 기저귀는 채워주지 않는다.
③ 대상자의 고개를 옆으로 돌려주어 배액이 잘 되도록 해주고, 마른 헝겊으로 입안을 닦아 준다.
④ 대상자에게 담요를 덮어서 따뜻하게 해주는 것은 좋으나, 보온을 위해서 전기기구는 사용하지 않는다.
⑤ 숨쉬는 것을 돕기 위해 머리 부분만 높여 주고 대상자의 손을 잡아주며, 부드럽게 이야기하여 대상자가 편하게 해준다.

해설
① 움직이지 못하게 억제하는 것은 좋지 않다.
② 대상자와 침상을 청결하게 유지하며, 침상에는 홑이불 밑에 방수포를 깔아준 후 대상자에게 기저귀를 채워준다.
③ 대상자의 고개를 옆으로 돌려주어 배액이 잘 되도록 하고, 젖은 헝겊으로 입안을 닦아주도록 한다.
⑤ 숨쉬는 것을 돕기 위해 상체와 머리를 높여 주고 대상자의 손을 잡아주며, 부드럽게 이야기하면서 대상자가 편한 상태가 되도록 도와준다.

10 왼쪽 편마비 대상자가 지팡이를 이용하여 계단을 내려올 때의 이동순서로 옳은 것은?

① 지팡이 - 오른쪽 - 왼쪽
② 지팡이 - 왼쪽 - 오른쪽
③ 오른쪽 - 지팡이 - 왼쪽
④ 왼쪽 - 지팡이 - 오른쪽
⑤ 오른쪽 - 왼쪽 - 지팡이

해설
지팡이를 이용하여 계단을 내려갈 때는 '지팡이 → 마비된 다리 → 건강한 다리' 순서로 이동한다.

11 대상자에게 욕창이 발생하는 것을 막기 위한 방법은?

① 시트에 주름이 있으면 욕창이 더 잘 생기므로 주름을 편다.
② 피부를 촉촉하고 청결하게 유지하도록 한다.
③ 천골부위 욕창 예방을 위해 도넛 모양의 베개를 사용하면 혈액 순환에 도움이 된다.
④ 뼈 주위를 보호하고 목과 어깨 사이에는 베개를 끼워 마찰을 방지한다.
⑤ 특정 부위에 압력이 집중되지 않도록 침대에서는 적어도 세 시간마다 자세를 바꾸어준다.

해설
② 피부는 건조하고 청결하게 유지하는 것이 좋다.
③ 천골부위 욕창 예방을 위해 도넛 모양의 베개를 사용하면 오히려 압박을 받는 부위의 순환을 저해할 수 있으므로 삼간다.
④ 뼈 주위를 보호하고 무릎 사이에는 베개를 끼워 마찰을 방지한다.
⑤ 특정 부위에 압력이 집중되지 않도록 침대에서는 적어도 두 시간마다 자세를 바꾸어준다.

12 자동심장충격기 사용 시 가슴압박을 반드시 중단해야 하는 경우는?

① 자동심장충격기의 전원을 켤 때
② 자동심장충격기의 패드를 부착할 때
③ 자동심장충격기가 에너지를 충전할 때
④ 자동심장충격기에서 심장리듬을 분석할 때
⑤ 자동심장충격기의 쇼크 버튼을 누른 후 2분간

해설
④ 심장리듬 분석 중 물러나라는 음성 지시가 나오면, 심폐소생술을 멈추고 대상자에게서 손을 뗀다.

13 노인성 난청 대상자와 이야기하는 방법으로 옳은 것은?

① 몸짓, 얼굴 표정 등으로 의미 전달을 돕는다.
② 대상자의 눈을 맞추며 정면보다 측면에서 이야기한다.
③ 보청기를 착용할 때는 입력은 낮게, 출력은 크게 조절한다.
④ 대상자의 기분이 상하지 않도록 되풀이하여 말하지 않는다.
⑤ 조명이 적당히 어두운 방에서 시선을 맞추며 말한다.

해설
② 대상자의 눈을 보며 정면에서 이야기한다.
③ 대상자가 보청기를 착용할 때에 입력은 크게, 출력은 낮게 조절하도록 한다.
④ 대상자가 말의 의미를 이해할 수 있을 때까지 되풀이하면서 이해했는지 여부를 확인한다.
⑤ 조명이 밝은 방에서 입 모양을 볼 수 있도록 시선을 맞추며 말하는 것이 좋다.

14 왼쪽 편마비 대상자의 식사 자세로 옳은 것은?

① 왼쪽(마비) 밑으로 약간 옆으로 누운 자세
② 똑바로 누운 자세
③ 똑바로 반쯤 앉은 자세
④ 오른쪽(건강) 밑으로 약간 옆으로 누운 자세
⑤ 오른쪽(건강) 밑으로 완전히 옆으로 누운 자세

해설
편마비 대상자는 건강한 쪽을 밑으로 하여 약간 옆으로 누운 자세를 취한다. 마비된 쪽을 베개나 쿠션으로 지지하고 안정된 자세를 취하게 한 후 음식을 제공한다.

15 체위변경을 통해 얻을 수 있는 이점에 해당하지 않는 것은?

① 원활한 호흡 기능   ② 매끄러운 피부
③ 부종과 혈전 예방   ④ 욕창 예방
⑤ 관절의 변형 방지

해설
체위변경의 목적
• 호흡기능이 원활해지고 폐확장을 촉진한다.
• 관절의 움직임을 돕고 변형을 방지한다.
• 부종과 혈전을 예방한다.
• 혈액순환을 도와 욕창을 예방하고 피부괴사를 방지한다.
• 고정된 자세로 인한 불편감을 감소시킨다.

16 대상자의 의치 사용을 돕는 방법으로 옳은 것은?

① 의치는 소독을 위해 표백제나 뜨거운 물을 사용하여 닦는다.
② 의치는 깨끗하고 물기가 없는 통에 넣어 보관한다.
③ 의치 삽입 후에 구강세정제로 입을 헹군다.
④ 세척 시에는 흐르는 미온수에 의치를 헹군다.
⑤ 의치는 하루에 1~2시간 정도는 빼 두도록 한다.

해설
① 표백제나 뜨거운 물을 사용하여 닦으면 금이 가고 플라스틱 부분의 모양이 변형되어 의치를 못 쓰게 되므로 반드시 미온수로 닦아야 한다.
② 보관 시 의치를 물에 담가 두면 의치의 변형을 막을 수 있다.
③ 의치 삽입 전에 구강세정제로 입을 헹군다.
⑤ 의치는 하루에 6~7시간 정도는 빼 두도록 한다.

17 대상자와 대면하여 말하는 방법으로 옳지 않은 것은?

① 대상자와 멀리 서거나, 대상자를 위에서 내려다보지 않는다.

② 대상자가 돌아누워 시선을 피하면 눈을 맞추며 "제 눈을 봐주세요."라고 요청한다.

③ 눈을 맞추고 나서 2초 이내에 인사하거나 말을 건넨다.

④ 정면에서 같은 눈높이로 최소 1초 이상 눈을 맞추며 상대를 본다.

⑤ 대상자가 졸고 있거나 아직 잠에서 덜 깨었을 때는 깨우지 않는다.

해설
⑤ 대상자가 졸고 있거나 아직 잠에서 덜 깨었을 때는 침대판을 두드리고, 대답이 없으면 약 3초간 잠시 기다렸다가 다시 한 번 두드려 대상자를 깨운 뒤 말을 시작한다.

18 대상자가 옴에 걸렸을 때의 관리 방법으로 옳은 것은?

① 옴은 애완동물로부터 사람에게 감염되지는 않는다.

② 옴벌레들이 가장 활동적인 낮에 바르고 바른 약은 저녁에 씻어낸다.

③ 얼굴 마비로 수축되거나 굴곡진 부위에는 비교적 옴이 감염되지 않는다.

④ 머릿속에는 옴벌레가 옮지 않으므로 다른 부위를 집중적으로 관찰한다.

⑤ 대상자는 물론 같이 사는 가족까지 증상 유무와 상관없이 동시에 함께 치료한다.

해설
⑤ 옴은 옴 진드기로 인해 유발되는 피부 질환이다. 가려움증이 있고, 가려워서 긁을 때 진드기와 알이 손톱에 묻어 다른 사람에게도 감염된다. 따라서 옴은 대상자는 물론 동거 가족이나 요양보호사 등 대상자와 접촉한 사람은 증상 유무와 상관없이 동시에 치료받아야 한다.
① 옴은 애완동물로부터 사람에게 감염될 수도 있다.
② 옴벌레들이 가장 활동적인 밤에 바르고 바른 약은 다음 날 아침에 씻어낸다.
③·④ 머릿속과 얼굴 마비로 수축되거나 굴곡진 부위도 빠트리지 말고 옴벌레 자국이 있는지 관찰해야 한다.

19 침상 배변 시 돕는 방법으로 옳은 것은?

① 침상머리를 올리고 아랫배에 힘이 들어갈 수 있도록 한다.

② 여성 대상자는 회음부 뒷부분에 화장지를 대어주면 소변이 튀지 않고, 소리가 작게 난다.

③ 변기는 흐르는 찬 물로 깨끗하게 씻어서 소독한 후 침대 옆이나 의자 위에 놓는다.

④ 대상자가 원하는 경우 밖에서 조용히 기다린다.

⑤ 회음부와 둔부를 따뜻한 수건이나 물티슈로 뒤에서 앞으로 잘 닦아 준다.

해설
② 여성 대상자는 회음부 앞부분에 화장지를 대어주면 소변이 튀지 않고, 소리가 작게 난다.
③ 변기는 따뜻한 물로 데워서 침대 옆이나 의자 위에 놓는다. 차가운 변기가 피부에 바로 닿을 경우 대상자가 놀랄 수 있으며 피부와 근육이 수축하여 변의가 감소될 수 있다.
④ 대상자가 원하는 경우 밖에서 기다리면서 중간중간 대상자에게 말을 걸어 상태를 살핀다.
⑤ 회음부와 둔부를 따뜻한 수건이나 물티슈로 앞에서 뒤로 잘 닦아 준다.

20 심폐소생술을 할 때 자동심장충격기를 사용하는 방법은?

① '패드부착 → 전원켜기 → 심장리듬 분석 → 제세동 시행'의 순으로 진행한다.

② 심장리듬 분석 중에는 심폐소생술을 멈추고 대상자에게서 손을 뗀다.

③ 패드는 4개를 부착한다.

④ 충전 중에는 대상자에게서 손을 뗀다.

⑤ 충격이 전달되면 30초간 기다렸다가 가슴압박을 한다.

해설
① '전원켜기 → 패드부착 → 심장리듬 분석 → 제세동 시행'의 순으로 진행한다.
③ 2개의 패드를 부착하는데 오른쪽 패드는 오른쪽 빗장뼈 밑에, 왼쪽 패드는 왼쪽 중간 겨드랑선에 붙인다.
④ 충전은 수 초 이상 소요되므로 가능한 한 가슴압박을 시행한다.
⑤ 충격이 전달된 즉시 가슴압박을 시작한다. 30 : 2의 비율로 가슴압박과 인공호흡을 반복한다.

21 치매 대상자가 식사를 하지 않으려고 할 때 확인할 사항이 아닌 것은?

① 입안의 상처가 있는가?
② 틀니가 잘 맞지 않는가?
③ 좋아하는 음식이 아닌가?
④ 대상자가 수저의 사용법을 잊었는가?
⑤ 시력에 문제가 있어 음식에 혼란을 느끼는가?

해설
치매 대상자가 식사를 하지 않으려고 할 때의 확인사항
• 입안의 상처가 있는가?
• 틀니가 잘 맞지 않는가?
• 복용하는 약의 부작용으로 식욕이 떨어진 것인가?
• 대상자가 수저의 사용법을 잊었는가?
• 시력에 문제가 있어 음식에 혼란을 느끼는가?
• 음식에 대한 인식이 불가능한 상태인가?

22 치매 대상자의 배변을 돕는 방법으로 옳은 것은?

① 배뇨곤란이 있는 경우 야간에 수분섭취를 제한한다.
② 방광을 확실히 비우게 하기 위해 배뇨 후 몸을 뒤로 젖히게 하거나 치골상부를 눌러준다.
③ 상하의가 붙어있는 옷을 입힌다.
④ 식사 전, 외출 전에 화장실에 가도록 강요한다.
⑤ 실금한 경우에는 낮에도 기저귀를 채운다.

해설
② 배뇨 후 몸을 앞으로 구부리도록 도와주거나 치골상부를 눌러준다.
③ 화장실에서 옷을 쉽게 벗을 수 있도록 상하의가 떨어진 편한 옷을 입도록 한다.
④ 식사 전, 외출 전에 화장실 이용을 유도하며 강요하지 않는다.
⑤ 낮에는 가능하면 기저귀를 사용하지 않는 것이 좋다.

23 다음과 같은 경우 올바른 대처방법은?

> 치매에 걸린 강 씨 할머니는 매일 서랍 안의 물건을 꺼내어 헝클어 놓거나 휴지를 주머니에 모은다.

① 지저분하다고 하면서 행동을 억지로 고치려 한다.
② 계속 이러면 좋아하는 음식을 주지 않겠다고 말한다.
③ 그러지 말라고 윽박지른다.
④ 콩 고르기, 나물 다듬기, 빨래개기 등 단순하게 할 수 있는 일거리를 제공한다.
⑤ 그냥 내버려 둔다.

해설
④ 단순한 일거리를 제공해서 반복 질문이나 반복 행동에 대한 관심을 다른 곳으로 돌린다.
① 반복되는 행동을 억지로 고치려고 하지 않는다.
② 치매 대상자가 좋아하는 음식을 주어 관심을 다른 곳으로 돌린다.
③ 강압적으로 윽박지르면 불안해한다.
⑤ 환경이 지저분해지고 위생상 좋지 않으므로, 대상자의 관심을 다른 곳으로 돌리도록 한다.

24 욕창예방 매트리스를 사용하는 대상자를 돕는 방법은?

① 찜질기와 함께 사용한다.
② 엉덩이 밑에 손을 넣어 매트리스 공기압을 확인한다.
③ 대상자 외에 1인 이상이 동시에 사용한다.
④ 끓는 물에 매트를 세탁하여 사용한다.
⑤ 한 달에 한 번 작동 여부를 확인한 후 사용한다.

해설
욕창예방 매트리스
• 열을 발산하는 제품(찜질기 등)과 함께 사용하지 않는다.
• 요양보호사가 대상자를 움직이기 위하여 욕창예방 매트리스 위에 올라갈 때, 낙상할 수가 있으므로 주의한다.
• 날카로운 물건이나 열에 닿으면, 매트리스가 터져서 공기압이 새어 나오므로 조심해야 한다.
• 24시간 사용하는 기구로 사용 중에는 대상자 이외의 다른 사람이 매트리스에 올라가지 않는다.
• 하루에 한 번은 기구의 정상 동작을 확인한다.

25 인슐린을 맞는 당뇨 환자가 땀을 흘리거나 시야가 몽롱할 경우의 대처법으로 옳은 것은?

① 시원한 그늘에 눕힌다.
② 차가운 물을 마시게 한다.
③ 계속 말을 걸어 의식을 잃지 않게 한다.
④ 즉시 과일, 주스, 우유 1컵 또는 설탕이나 꿀 1~2수저를 섭취하게 한다.
⑤ 고개를 옆으로 해서 눕힌 다음 물에 젖은 수건을 입술에 댄다.

해설
저혈당 대처방법
• 저혈당은 당뇨병 치료 중 제 시간에 식사를 못하거나 당질이 부족하면 나타날 수 있다.
• 혈당이 급격히 낮아져 힘이 빠지고, 어지럽고, 식은땀이 나며, 심장박동이 빨라진다.
• 증세가 나타나면 즉시 과일, 주스, 우유 1컵 또는 설탕이나 꿀 1~2수저를 섭취하게 한다.

27 경관영양을 돕는 방법으로 옳은 것은?

① 대상자가 의식이 없을 경우에는 식사 시작과 끝을 알리지 않아도 된다.
② 영양주머니는 하루에 한번 깨끗이 씻어서 말린 후 사용한다.
③ 비위관이 역류하기 전에 빠르게 주입한다.
④ 영양을 위해 진한 농도의 영양을 주입한다.
⑤ 콧속의 비위관 주변을 청결히 하고 윤활제를 바른다.

해설
① 대상자가 의식이 없어도 청각기능이 남아 있기 때문에 식사 시작과 끝을 알려야 한다.
② 영양주머니는 매번 깨끗이 씻어서 말린 후 사용한다.
③ 비위관이 역류되면 간호사에게 연락해야 하며, 영양을 빠르게 주입하면 설사나 탈수를 유발할 수 있다.
④ 너무 진한 농도의 영양을 주입하면 설사나 탈수를 유발할 수 있다.

26 다음 중 요양보호사가 대상자의 일상생활을 지원하는 것으로 옳은 것은?

① 대상자 밭에 가서 일을 도왔다.
② 대상자 가족을 병원에 데리고 갔다.
③ 대상자의 더러워진 옷을 세탁하였다.
④ 대상자 아내의 옷을 사러 갔다.
⑤ 대상자 손자를 목욕시켜 주었다.

해설
요양보호사의 일상생활 지원은 대상자의 신체활동 지원 시 수행해야 하는 일들이다. 일상생활 지원이 적절하게 이루어져야만 신체활동 지원이 안정적으로 유지될 수 있다.

28 와상상태인 대상자의 세수를 돕는 방법으로 옳은 것은?

① 눈곱이 있는 눈부터 먼저 닦는다.
② 밖으로 나온 코털은 의료기관에서 제거한다.
③ 면봉은 위험하므로 사용하지 않는다.
④ 눈 밑에서 코, 뺨 쪽으로 닦는다.
⑤ 귓바퀴, 귀의 뒷면, 목의 순서로 닦는다.

해설
① 눈곱이 없는 눈부터 먼저 닦고, 눈은 안에서 밖으로 닦는다.
② 밖으로 나온 코털은 깎아 주고, 귀 안의 귀지는 의료기관에 가서 제거한다.
③ 면봉으로 귀 입구의 귀지를 닦아낸다.
⑤ 귀의 뒷면, 귓바퀴, 목의 순서로 닦는다.

29 왼쪽 편마비 대상자의 통 목욕을 돕는 방법으로 옳은 것은?

① 대상자의 가슴에 물을 묻혀 미리 온도를 느끼게 한다.
② 욕조에 들어가기 전에 욕조 턱 높이와 욕조 의자 높이를 맞춘다.
③ 대상자의 오른쪽 겨드랑이를 잡고 왼쪽 다리, 오른쪽 다리 순으로 옮겨 놓게 한다.
④ 욕조에 있는 시간은 약 15분 정도로 한다.
⑤ 욕조에 들어가기 전에 머리를 감긴다.

해설
① 대상자의 발끝에 물을 묻혀 미리 온도를 느껴보게 한다.
③ 대상자의 마비된 쪽(왼쪽) 겨드랑이를 잡고 건강한 쪽(오른쪽), 마비된 쪽(왼쪽) 다리 순으로 옮겨 놓게 한다.
④ 대상자가 욕조에 있는 시간은 5분 정도로 한다.
⑤ 머리는 욕조에서 나온 후 목욕의자에 앉혀서 감긴다.

30 내리막길을 갈 때 휠체어 작동방법으로 옳지 않은 것은?

① 요양보호사는 지지면을 유지하면서 휠체어를 뒤로 돌려 뒷걸음으로 내려간다.
② 요양보호사는 반드시 고개를 뒤로 돌려서 가고자 하는 방향을 살펴야 한다.
③ 휠체어 네 바퀴가 모두 지면에 닿은 상태로 경사진 곳을 앞으로 내려간다.
④ 대상자의 체중이 많이 나갈 경우 지그재그 뒷걸음으로 내려간다.
⑤ 경사도가 큰 경우 지그재그 뒷걸음으로 내려간다.

해설
③ 내리막길을 갈 때 휠체어 네 바퀴가 모두 지면에 닿은 상태로 경사진 곳을 앞으로 내려갈 경우 대상자가 앞으로 굴러 떨어질 수 있으므로 반드시 뒷걸음으로 내려가야 한다.

31 오랜 시간 누워있는 대상자가 왼쪽으로 쏠려 있을 때 침대 중앙으로 옮기는 순서로 옳은 것은?

> 가. 대상자의 두 팔을 가슴 위에 포갠다.
> 나. 한 손은 목에서 겨드랑이를 향해, 다른 한 손은 허리 아래에 넣어 상반신을 이동시킨다.
> 다. 대상자의 머리에 베개를 받쳐 안락한 자세를 취하게 한다.
> 라. 하반신은 허리와 엉덩이 아래에 손을 깊숙이 넣고 이동시킨다.
> 마. 대상자를 이동시키고자 하는 쪽에 선다.

① 가 → 나 → 다 → 라 → 마
② 가 → 마 → 다 → 라 → 나
③ 다 → 나 → 마 → 라 → 가
④ 마 → 가 → 나 → 라 → 다
⑤ 마 → 나 → 가 → 라 → 다

해설
침대 오른쪽 또는 왼쪽으로 이동하기
1. 대상자를 이동시키고자 하는 쪽에 선다.
2. 대상자의 두 팔을 가슴 위에 포갠다.
3. 상반신을 이동시킨다.
4. 하반신을 이동시킨다.
5. 대상자의 머리에 베개를 받쳐 안락한 자세를 취하게 한다.

32 치매 대상자가 변을 만지는 이유로 옳은 것은?

① 변을 가지고 놀고 싶어서
② 옷을 벗고 싶지 않기 때문에
③ 적절한 처리 방법을 모르기 때문에
④ 화장실을 모르기 때문에
⑤ 배변 후 휴지를 사용할 줄 몰라서

해설
치매 대상자는 배설물을 어떻게 처리해야 하는지 몰라서 변을 만지게 된다.

33 이동변기를 사용할 때 돕는 방법으로 옳은 것은?

① 대상자의 다리를 내려 두 발이 바닥에 닿게 한다.
② 변기 아래가 젖을 수 있으므로 매트를 깔지 않는다.
③ 변기가 따뜻하면 배설이 어려우므로 차갑게 한다.
④ 침대 높이보다 이동변기의 높이를 낮게 한다.
⑤ 집중이 필요하므로 소리를 내거나 음악을 틀지 않는다.

해설
② 안전을 위해 변기 밑에 미끄럼방지 매트를 깔아준다.
③ 변기가 차가우면 놀라게 되므로 따뜻하게 데워 둔다.
④ 침대 높이와 이동변기의 높이가 같게 한다.
⑤ 배설 시 소리가 들리지 않도록 음악을 틀어준다.

34 왼쪽 편마비 대상자의 화장실 이용을 돕는 방법으로 옳은 것은?

① 침상 가까이 놓되 몸의 왼쪽에 휠체어를 둔다.
② 휠체어를 침대 난간에 90° 비스듬히 붙인다.
③ 대상자를 침대 가장자리에 걸터앉힌다.
④ 옮기는 동안 잠금장치를 걸어 휠체어를 고정한다.
⑤ 옮기는 동안 발 받침대는 내려 둔다.

해설
① 편마비 대상자의 경우, 건강한 쪽(오른쪽)에 휠체어를 둔다.
② 침대 난간에 빈틈없이 붙이거나, 30~50° 비스듬히 붙인다.
③ 마비가 없는 대상자는 침대 가장자리에 걸터앉히고 마비가 있는 대상자는 대상자의 두 팔이 안전하도록 모아 준다.
⑤ 옮기는 동안 발 받침대는 올려 둔다.

35 보기의 다림질 표시기호에 대한 설명으로 옳은 것은?

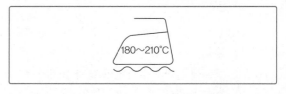

① 원단 아래에 천을 깔고 180~210℃로 다림질
② 원단 위에 천을 덮고 180~210℃로 다림질
③ 180~210℃를 피해서 다림질
④ 180~210℃로 다림질
⑤ 다림질 할 수 없음

해설
해당 기호는 원단 위에 천을 덮고 180~210℃로 다림질을 하라는 의미이다.

36 대상자가 갑자기 경련을 일으켰을 때 돕는 방법으로 옳은 것은?

① 구토할 경우 대상자의 얼굴을 바르게 놓고 기도를 유지한다.
② 입안에 손수건이나 거즈를 넣어 닦아낸다.
③ 경련이 지속되는 동안 대상자를 꽉 붙잡아 준다.
④ 몸에 꽉 끼는 옷은 풀고 편하게 호흡하도록 한다.
⑤ 5분 이상 발작이 지속되면 찬 수건으로 몸을 닦아 준다.

해설
① 구토할 경우 대상자의 얼굴을 옆으로 돌리거나 돌려 눕혀 기도를 유지한다.
② 입에 손수건 등 이물질을 넣어서는 안 된다.
③ 경련이 지속될 때 대상자를 꽉 붙잡거나 억지로 발작을 멈추게 하려고 하지 않고 조용히 기다린다.
⑤ 5분 이상 발작이 지속되면 즉시 119에 신고하거나 시설장이나 간호사에게 연락한다.

37 대상자가 침대에서 떨어져서 골절되었을 때 돕는 방법으로 옳은 것은?

① 상처 부위에 온찜질을 하여 염증이 생기는 것을 줄인다.

② 손상 부위가 붓기 전에 장신구를 빨리 빼야 한다.

③ 상처 부위를 지혈하면서 튀어나온 뼈도 함께 압박해야 한다.

④ 대상자를 시원하게 해야 하므로 담요 등을 덮어주지 않아야 한다.

⑤ 손상 부위의 상태를 알아야 하므로 대상자에게 조금씩 움직여보도록 한다.

해설
① 상처 부위에 냉찜질을 해야 붓거나 염증이 생기는 것을 줄일 수 있다.

③ 상처 부위를 지혈하되 튀어나온 뼈는 직접 압박하지 않아야 한다.

④ 대상자가 따뜻해야 하므로 담요 등을 덮어주어야 한다.

⑤ 대상자가 손상 부위를 절대로 움직이지 못하도록 한다.

38 유치도뇨관의 소변주머니 위치에 대한 설명으로 옳은 것은?

① 방광 위치보다 낮게 두지 않는다.

② 방광 위치보다 높게 두지 않는다.

③ 허리 아래로 내려가지 않도록 한다.

④ 허리 근처에 고정하도록 한다.

⑤ 허리와 방광 사이에 대상자가 원하는 위치에 고정한다.

해설
소변주머니를 방광 위치보다 높게 두지 않는다. 소변주머니가 높게 위치하면 소변이 역류하여 감염이 발생할 수 있기 때문이다.

39 요양보호사가 응급상황인 상태에 놓인 대상자를 돕는 방법으로 옳지 않은 것은?

① 대상자에게 처치를 하고자 시간을 소비해서는 안 된다.

② 본인과 주위 사람의 안전에 주의를 기울인다.

③ 긴급을 요하는 대상자 순으로 처치한다.

④ 대상자를 옮길 때는 119의 안내를 받는다.

⑤ 의약품 사용이 불가하기 때문에 외용이나 상비약도 처치해서는 안 된다.

해설
요양보호사는 의약품을 사용할 수 없으나 외용약품 또는 대상자가 평소에 사용하는 상비약품은 사용이 가능하므로 전문의료인에게 인계할 때까지 절대 응급처치를 중단해서는 안 된다.

40 대상자에게 다음과 같은 증상이 나타날 때 돕는 방법으로 옳은 것은?

- 경련을 일으키고 의식장애를 일으키는 발작증상이 반복적으로 나타난다.
- 유전, 외상(外傷), 뇌종양 등이 원인이 되어 나타나기도 한다.

① 대상자의 머리 아래에 부드러운 것을 대준다.

② 큰 기침을 하여서 이물질을 뱉어내게 한다.

③ 손가락을 넣어 구토를 유발한다.

④ 본인과 주위 사람의 안전에 주의를 기울인다.

⑤ 배꼽과 명치 중간을 주먹으로 밀어 올린다.

해설
보기의 대상자는 뇌전증 증상을 보인다. 뇌전증이 나타나는 대상자는 대상자의 머리 아래에 부드러운 것을 대주고 위험한 물건을 치워 머리를 보호한다. 또, 몸에 꽉 끼는 옷을 풀고 편하게 호흡하도록 한다.

41 대상자가 떡을 먹고 호흡곤란이 왔을 때 돕는 방법으로 옳은 것은?

① 손가락을 입에 넣어 떡이 있는지 확인한다.
② 바닥에 엎드리게 하여 등을 세게 내리 친다.
③ 의식이 있는 경우 하임리히법을 시행한다.
④ 손가락을 입에 깊숙이 넣어 토하게 한다.
⑤ 의식이 있는 경우 심폐소생술을 실시한다.

해설
의식이 있는 경우 대상자의 뒤에 서서 대상자의 배꼽과 명치 중간에 주먹 쥔 손의 엄지손가락이 배에 닿도록 놓고, 다른 한쪽 손으로는 주먹 쥔 손을 감싼 후 양손으로 복부 윗부분 뒤쪽으로 힘차게 밀어 올리는 하임리히법을 쓴다. 의식이 없는 경우에는 119에 신고하고 즉시 심폐소생술을 실시한다.

43 치매 대상자가 부엌에서 안전할 수 있도록 돕는 방법으로 옳은 것은?

① 깨지기 쉽거나 위험한 물건은 모두 버린다.
② 음식물 쓰레기는 부엌 한켠에 둘 곳을 정해서 모아둔다.
③ 가스선은 가급적 안에서 잠그게 한다.
④ 냉장고에 부착하는 자석은 되도록 큰 것을 사용한다.
⑤ 부엌에는 비치는 물건이나 거울을 되도록 없앤다.

해설
① 깨지기 쉽거나 위험한 물건은 보관장에 넣고 자물쇠로 채워둔다.
② 음식물 쓰레기는 치매 대상자가 꺼내 먹을 수 있기 때문에 부엌 안에 두지 않는다.
③ 가스선은 밖에서 잠가두는 것으로 한다.
④ 냉장고에 부착하는 자석은 치매 대상자가 먹을 수 있으므로 사용하지 않는 것이 좋다.

42 치매 대상자에게 수면장애가 있을 경우 돕는 방법으로 옳은 것은?

① 밤낮이 바뀌어 낮에 꾸벅꾸벅 조는 경우 말을 건넨다.
② 좋아하는 노래를 함께 부른다.
③ 콩 고르기, 빨래개기 등 단순한 일을 하게 한다.
④ 과거의 경험 또는 고향과 관련된 이야기를 나눈다.
⑤ 크게 손뼉을 치는 등 관심을 바꾸는 소음을 낸다.

해설
② 치매 대상자가 의심, 망각, 환각 증상을 보일 때, 혹은 반복적인 질문이나 행동을 할 때 돕는 방법이다.
③·④·⑤ 치매 대상자가 반복적 질문이나 행동을 할 때 돕는 방법이다.
수면장애 시 돕는 방법
• 산책과 같은 야외활동을 하도록 돕는다.
• 밤낮이 바뀌어서 낮에 졸 경우 말을 걸어 자극을 준다.
• 밤에 숙면할 수 있는 환경을 만들어준다.
• 오후에는 커피, 술 등을 주지 않는다.

44 흡인 물품을 관리하는 방법으로 옳은 것은?

① 한 번 사용한 카테터는 분비물이 빠질 수 있게 햇볕에 말린다.
② 고무 제품은 5분 이내로 끓인 후 햇볕에 말린다.
③ 사용한 컵은 깨끗이 씻어 그늘에 말린다.
④ 가래가 담긴 흡인병은 분비물을 버리고 주 3회 깨끗이 닦는다.
⑤ 흐르는 물에 카테터를 비벼 씻고, 소독할 컵은 깨끗하게 씻는다.

해설
① 한 번 사용한 카테터는 분비물이 빠질 수 있게 물에 담가 놓는다.
② 고무 제품은 15분 이상 끓인 후 쟁반에 넣어서 그늘에서 말린다.
③ 사용한 컵은 잠길 정도의 물을 붓고 15분 이상 끓여서 소독한다.
④ 가래가 담긴 흡인병은 분비물을 버리고 1일 1회 이상 깨끗이 닦는다.

45 치매 대상자가 식사를 할 때 돕는 방법으로 옳은 것은?

① 그릇은 사발보다 접시를 사용하여 덜 흘리게 한다.

② 색이 있는 플라스틱 제품보다 투명한 유리제품을
사용하는 것이 좋다.

③ 소금이나 간장은 대상자가 자유롭게 먹을 수 있도
록 식탁에 둔다.

④ 졸려하거나 불편해 보이는 경우에는 식사를 제공하
지 않는다.

⑤ 자주 사레가 걸릴 경우 걸쭉한 음식보다 물과 같은
묽은 음식을 제공한다.

해설

① 그릇은 덜 흘리게 하기 위해 접시보다는 사발을 사용한다.

② 색깔이 있는 플라스틱 제품이 투명한 유리제품보다 더 좋다.

③ 소금이나 간장은 많은 양을 먹을 수 있으므로 식탁 위에 놓지
않는다.

⑤ 물과 같은 묽은 음식은 사레가 자주 걸릴 수 있으므로 좀 더 걸
쭉한 액체 음식을 제공한다.

1교시 필기

01 '노인의 날'을 지정하여 해마다 기념하는 노인에 대한 보상 유형은?

① 지적 보상
② 정치적 보상
③ 경제적 보상
④ 제도적 보상
⑤ 문화유산의 전수

해설
노인에 대한 보상
• 경제적 보상 : 노인이 이용하는 교통시설, 공원, 박물관 등 각종 공공시설의 이용요금을 감면한다.
• 제도적 보상 : 국민연금, 국민건강보험 등을 통해 노후소득 보전, 질병 치료 및 예방 등을 할 수 있도록 제도화한다. 또한, 노인복지관이나 경로당을 통해 여가활동이나 노인 공경, 노인복지 서비스 전달에 노력한다.
• 정치적 보상 : 노인의 날, 어버이날 등을 지정하여 매년 기념하면서 젊은 세대의 귀감이 될 모범 어르신을 선정하여 포상한다.
• 지적, 정신적 문화유산의 전수 : 노인의 경험과 지혜를 전수받기 위해 정책자문, 기록물 등록, 노인이 보유한 유형·무형의 문화재를 보전하고, 전수받을 수 있도록 지원한다.

02 노년기 가족관계의 변화와 관련하여 배우자가 사별한 이후 적응 단계 중 1단계에 대한 설명으로 옳은 것은?

① 사회적 역할을 상실하면서 심리적으로 위축된다.
② 혼자된 사람으로서의 정체감을 지닌다.
③ 배우자 없는 생활을 받아들인다.
④ 혼자 사는 삶을 적극적으로 개척한다.
⑤ 죽음이 현실화되면서 상실감, 절망감을 느낀다.

해설
배우자 사별에 대한 적응 단계
• 1단계 : 상실감의 시기로 우울감과 비탄 등을 느낀다.
• 2단계 : 배우자 없는 생활을 받아들이고, 혼자된 사람으로서의 정체감을 지니게 된다.
• 3단계 : 혼자 사는 삶을 적극적으로 개척해 나간다.

03 요양보호사가 대상자로부터 성희롱을 당했을 때 장기요양기관장의 대처방안은?

① 대상자를 다른 요양기관에 의뢰한다.
② 기관장의 판단하에 요양보호사를 행정업무에 배치시킨다.
③ 대상자에게 성희롱 예방교육을 1년에 1번 이상 제공한다.
④ 대상자에게 서비스 중단 조치를 취한다.
⑤ 요양보호사에게 심리적 치유상담이 필요하다고 판단될 경우 기관장이 직접 실시한다.

해설
장기요양기관장의 성희롱 대처방안
• 대상자에게 재발 방지 약속이나 서비스 중단 등의 적절한 조치를 취해야 한다.
• 성희롱으로 인한 피해가 있을 때 그 피해자에게 원하지 않는 업무배치 등의 불이익한 조치를 해서는 안 된다.
• 요양보호사들에게 성희롱 예방교육을 1년에 1번 이상 해야 한다.
• 성희롱 처리지침을 문서화하여 기관 내에 둔다.
• 성희롱 시 가해자가 받을 수 있는 불이익과 향후 대처 계획을 명확히 설명한다.
• 대상자 가족에게 사정을 말하고 시정해 줄 것을 요구한다.
• 시정 요구에도 상습적으로 계속할 경우 녹취하거나 일지를 작성해 둔다.

04 다음에서 공통적으로 설명하는 증후군으로 옳은 것은?

> • 자녀가 독립하여 집을 떠난 뒤에 부모가 경험하게 되는 슬픔, 외로움과 상실감을 의미한다.
> • 부모는 자녀를 양육하면서 많이 희생하고 투자하지만, 자녀의 결혼으로 부부만 남게 되면서 이러한 증상을 겪게 된다.

① 빈둥지증후군　　② 피터팬증후군
③ 석양증후군　　　④ 무드셀라증후군
⑤ 코타르증후군

해설
② 피터팬증후군은 성년이 되어도 어른들의 사회에 적응할 수 없는 '어른아이' 같은 성인에게 나타나는 심리적인 증후군을 말한다.
③ 석양증후군이란 치매 대상자가 낮에는 유순하다가 해가 질 무렵이 되면 더욱 혼란해지고 불안정해져 의심 및 우울 증상을 보이는 것을 말한다.
④ 무드셀라증후군이란 추억은 항상 아름답다고 하며 좋은 기억만 남겨두려고 하는 증후군으로 60대 이상 노년층에게 잘 생긴다.
⑤ 코타르증후군은 자신의 신체 일부가 사라졌거나 자신이 죽었다고 믿는 망상의 한 종류로 65세 이상 노년층에서 우울증과 연관되어 나타나는 경우가 많다.

06 다음 밑줄 친 초고령 사회의 기준으로 옳은 것은?

> 우리나라의 노인 인구가 꾸준히 증가하면서 2000년에는 고령화 사회로 진입하였고, 2018년에는 고령 사회가 되었으며, 2026년에는 <u>초고령 사회</u>로 진입하게 될 것으로 예상된다.

① 전체인구 대비 65세 이상 노인인구가 7% 이상 14% 미만인 국가
② 전체인구 대비 65세 이상 노인인구가 14% 이상 20% 미만인 국가
③ 전체인구 대비 65세 이상 노인인구가 20% 이상인 국가
④ 전체인구 대비 60세 이상 노인인구가 7% 이상 14% 미만인 국가
⑤ 전체인구 대비 60세 이상 노인인구가 14% 이상 20% 미만인 국가

해설
• 고령화 사회 : 전체인구 대비 65세 이상 노인인구가 7% 이상 14% 미만인 국가
• 고령 사회 : 전체인구 대비 65세 이상 노인인구가 14% 이상 20% 미만인 국가
• 초고령 사회 : 전체인구 대비 65세 이상 노인인구가 20% 이상인 국가

05 노인 부양 문제의 개선 방안으로 옳은 것은?

① 사회보험은 축소하고 개인보험은 확충한다.
② 노인 재교육 프로그램 예산을 축소한다.
③ 장기적인 돌봄은 가족이 전담하도록 한다.
④ 획일적인 노인복지서비스를 제공한다.
⑤ 세대 간의 갈등을 조절한다.

해설
① 사회보험과 개인보험을 병행 이용한다.
② 노인 재교육 프로그램을 통해 삶의 변화에 대비하여야 한다.
③ 사회와 가족의 협력해야 한다.
④ 다양한 노인복지서비스 프로그램을 제공하여 적극적이고 활기찬 여가, 노후생활을 지원해야 한다.

07 재가대상자의 일상생활에 필요한 복지용구를 제공하는 급여는?

① 주 · 야간보호급여
② 단기보호급여
③ 기타재가급여
④ 방문간호급여
⑤ 방문목욕급여

해설
기타재가급여
수급자의 일상생활 · 신체활동 지원 및 인지기능의 유지 · 향상에 필요한 용구를 제공하거나 가정을 방문하여 재활에 관한 지원 등을 제공하는 장기요양급여이다.

08 다음 중 노인돌봄종합서비스의 사업 내용으로 옳지 않은 것은?

① 방문서비스
② 주간보호서비스
③ 치매가족지원서비스
④ 단기가사서비스
⑤ 노인자살 예방 교육

해설
노인돌봄종합서비스는 혼자 힘으로 일상생활을 영위하기 어려운 노인에게 가사·활동지원 또는 주간보호 서비스를 제공하고 노인들의 신체 기능과 인지 기능이 약화되는 것을 방지하여 안정된 노후생활을 보장하고 가족의 사회·경제적 활동기반을 조성하기 위한 사업이다. 그 사업 내용으로는 방문서비스, 주간보호서비스, 치매가족지원서비스, 단기가사서비스 등이 있다.

09 노인 건강진단 사업에 대한 설명으로 옳은 것은?

① 사업 주체는 노인의료나눔재단이다.
② 질병의 조기 발견 및 치료로 건강의 유지 및 증진을 위한 사업이다.
③ 만 60세 이상 노인 중 선정기준에 해당하는 자를 대상으로 한다.
④ 국민건강보험공단에서 지정한 의료기관에서 검진을 진행한다.
⑤ 검진 후 유질환자의 경우 법정본인부담금의 최대 120만 원 한도에서 의료비를 지원한다.

해설
① 사업 주체는 시·군·구 보건소이다.
③ 만 65세 이상 의료급여 수급권자 중 노인건강진단 희망자와 보건소장이 필요하다고 인정한 자를 대상으로 한다.
④ 시·군·구가 지정한 의료기관에서 국민건강보험의 일반 건강검진, 국가암조기검진을 진행한다.
⑤ 검진 후 유질환자의 경우 보건소의 등록관리 및 공공의료기관과의 연계를 통해 방문건강관리 또는 의료서비스를 체계적으로 제공한다.

10 다음 중 편의점에서 구입 가능한 비상약이 아닌 것은?

① 해열제
② 감기약
③ 소화제
④ 안 약
⑤ 파 스

해설
편의점에서 구입 가능한 비상약
해열진통제, 감기약, 소화제, 파스 등

11 다음에서 공통적으로 설명하는 학대의 종류에 해당하는 것은?

> • 노인과의 접촉을 기피한다.
> • 노인의 사회관계 유지를 방해한다.

① 정서적 학대
② 신체적 학대
③ 경제적 학대
④ 자기방임
⑤ 유 기

해설
노인학대의 유형 중에서 정서적 학대는 비난, 모욕, 위협, 협박 등의 언어 및 비언어적 행위를 통하여 노인에게 정서적으로 고통을 주는 것이다. 노인과의 접촉을 기피하거나 노인의 사회관계 유지를 방해하는 경우, 노인을 위협·협박하는 언어적 표현이나 감정을 상하게 하는 행동 등이 정서적 학대에 해당한다.

12 요양보호사가 준수해야 할 직업윤리 원칙은?

① 보호자의 개인정보를 동료 요양보호사와 공유한다.
② 의사소통을 거부하고 협조를 안 하는 대상자와는 거리를 둔다.
③ 사이가 친밀한 대상자의 본인부담금을 할인해 준다.
④ 대상자가 지속적으로 방임된 사실을 알게 되면 신고한다.
⑤ 성별에 따라 대상자를 선택한다.

해설
① 요양보호사는 대상자의 사생활을 존중하고 업무상 알게 된 개인정보를 비밀로 유지한다.
② 대상자가 의사소통이 어렵고 협조를 안 한다는 등의 이유로 신체적, 언어적, 정서적 학대를 해서는 안 된다.
③ 장기요양서비스 제공에 따른 본인부담금을 할인하거나 추가로 부담하게 해서는 안 된다.
⑤ 인종, 연령, 성별, 성격, 종교, 경제적 지위, 정치적 신념, 신체·정신적 장애, 기타 개인적 선호 등을 이유로 대상자를 차별 대우하지 않는다.

13 노인장기요양보험제도의 가입자와 노인장기요양보험 급여의 대상자에 대한 설명으로 옳지 않은 것은?

① 병원에 입원 중인 노인은 급여 대상자에서 제외된다.
② 결핵으로 신체 활동이 어려운 70세 남자는 장기요양급여 대상이다.
③ 결핵으로 신체 활동이 어려운 60세 남자는 장기요양급여 대상이 아니다.
④ 혈관성치매로 신체 활동이 어려운 40세 남자는 장기요양급여 대상이 아니다.
⑤ 노인장기요양보험의 가입자는 국내에 거주하는 국민, 국내에 체류하는 재외국민 또는 외국인으로서 대통령령으로 정하는 사람이다.

해설
노인장기요양보험급여 대상자는 '65세 이상인 자' 또는 '65세 미만이지만 노인성 질병을 가진 자'로 거동이 불편하거나 치매 등으로 인지가 저하되어 6개월 이상의 기간 동안 혼자서 일상생활을 수행하기 어려운 사람이다. 따라서 혈관성치매로 신체 활동이 어려운 40세 남자는 장기요양급여 대상이 된다.

14 섬망의 특징으로 옳은 것은?

① 서서히 나타난다.
② 대부분 만성으로 진행된다.
③ 주의 집중은 떨어지지 않는다.
④ 나중에 사람을 못 알아본다.
⑤ 갑자기 나타나고, 증상 기복이 심하다.

해설
섬망과 치매의 비교

섬망	• 갑자기 나타남 • 급성질환 • 대체로 회복됨 • 초기에 사람을 못 알아봄 • 신체 생리적 변화가 심함 • 의식의 변화가 있음 • 주의 집중이 매우 떨어짐 • 수면 양상이 매우 불규칙함
치매	• 서서히 나타남 • 만성질환 • 대부분 만성으로 진행됨 • 나중에 사람을 못 알아봄 • 신체 생리적 변화는 적음 • 말기까지 의식의 변화는 적음 • 주의 집중은 별로 떨어지지 않음 • 수면 양상은 개인별로 차이가 있음

15 다음 중 장기요양 3등급에 해당하는 상태로 옳은 것은?

① 심신의 기능 상태 장애로 일상생활에서 전적으로 다른 사람의 도움이 필요한 자
② 심신의 기능 상태 장애로 일상생활에서 부분적으로 다른 사람의 도움이 필요한 자
③ 심신의 기능 상태 장애로 일상생활에서 상당 부분 다른 사람의 도움이 필요한 자
④ 심신의 기능 상태 장애로 일상생활에서 일정 부분 다른 사람의 도움이 필요한 자
⑤ 치매 대상자(노인장기요양보험법 시행령 제2조에 따른 노인성 질병으로 한정함)

해설
① 장기요양 1등급, ③ 장기요양 2등급, ④ 장기요양 4등급, ⑤ 장기요양 5등급에 해당한다.

16 대상자에게 제공할 수 있는 일상생활지원서비스에 해당하는 것은?

① 병원 동행
② 목욕 도움
③ 구강 관리
④ 말벗 · 격려 · 위로
⑤ 청소 및 주변정돈

해설
① 개인활동지원서비스, ② · ③ 신체활동지원서비스, ④ 정서지원 서비스에 해당한다.

노인장기요양보험 표준서비스 분류
• 신체활동지원서비스 : 세면도움, 구강관리, 머리 감기기, 몸단장, 옷 갈아입히기, 목욕도움, 식사 도움, 체위 변경, 이동 도움, 신체 기능의 유지 증진, 화장실 이용 돕기
• 일상생활지원서비스 : 취사, 청소 및 주변정돈, 세탁
• 개인활동지원서비스 : 외출 시 동행, 일상 업무 대행
• 정서지원서비스 : 말벗 · 격려 · 위로, 생활상담, 의사소통 도움
• 방문목욕서비스 : 방문목욕
• 기능회복훈련서비스 : 신체 · 인지향상프로그램, 기본동작 훈련, 일상생활동작훈련, 물리치료, 언어치료, 작업치료, 인지 및 정신 기능 훈련, 기타 재활치료
• 치매관리지원서비스 : 행동변화 대처
• 응급서비스 : 응급상황 대처
• 시설환경관리서비스 : 침구 · 리넨 교환 및 정리, 환경관리, 물품 관리, 세탁물 관리
• 간호처치서비스 : 관찰 및 측정, 투약 및 주사, 호흡기간호, 피부 간호, 영양간호, 통증간호, 배설간호, 그 밖의 처치, 의사진료 보조

17 다음 증상 중 그 원인이 나머지와 다른 것은?

① 경험한 사건 전체나 중요한 일을 잊는다.
② 힌트를 주거나 시간이 지나 곰곰이 생각하면 기억이 난다.
③ 공간개념이 떨어져 자주 다니던 곳에서도 길을 잃고 헤매게 된다.
④ 공휴일, 납기일 등 연, 월, 일을 잊어버린다.
⑤ 자기 물건을 잃어버리고는 남이 훔쳐 갔다고 의심한다.

해설
② 건망증 증상, ① · ③ · ④ · ⑤ 치매로 인한 증상에 해당한다.
건망증과 치매의 차이

건망증	• 생리적인 뇌의 현상이다. • 경험의 일부 중 사소하고 덜 중요한 일을 잊는다. • 힌트를 주거나 시간이 지나 곰곰이 생각하면 기억이 난다. • 일상생활에 지장이 없다.
치 매	• 뇌의 질환이다. • 경험한 사건 전체나 중요한 일을 잊는다. • 힌트를 주거나 나중에 생각해도 거의 기억하지 못한다. • 일상생활에 지장이 있고 수발이 필요하다.

18 다음 중 요양보호사의 업무에서 제외되는 것은?

① 외출 시 동행
② 목욕 도움
③ 기능회복훈련서비스
④ 일상 업무 대행
⑤ 신체기능의 유지 · 증진

해설
노인장기요양보험 표준서비스 분류 중에서 기능회복훈련서비스, 간호처치서비스 등은 전문적인 교육과 훈련을 받고 자격을 갖춘 자가 제공해야 하는 서비스에 해당하므로 요양보호사의 업무에서 제외되는 제한된 업무이다.

19 요양보호서비스의 대상자가 입맛이 없다고 식사를 하지 않는 경우 대처방안으로 적절하지 않은 것은?

① 평상시 식사습관을 알 수 있는 관찰일지를 참고한다.
② 대상자가 평소에 잘 먹는 음식이 무엇인지 알아보고 제공한다.
③ 음식물을 제대로 삼킨 것을 확인한 후 다시 음식물을 제공하는 방법으로 돕는다.
④ 대상자와 함께 식사를 하거나 즐거운 분위기에서 기분 좋게 식사할 수 있도록 한다.
⑤ 운동 부족, 변비, 구강 질환 등 신체적인 이유를 원인으로 식욕 저하가 올 수 있으므로 이에 대해 파악하고 필요한 경우에는 보고한다.

해설
③ 기도가 막힐 위험성이 있을 정도로 음식을 급하게 먹는 대상자에 대한 대처방안에 해당한다.
①·②·④·⑤ 요양보호사의 신체활동지원서비스 중 대상자가 입맛이 없다고 식사를 하지 않을 경우의 문제 상황에 대한 여러 가지 대처방안들이다.

20 우리나라 노인학대 현황에 대한 설명으로 옳지 않은 것은?

① 학대 피해는 남성 노인보다 여성 노인이 더 많다.
② 연령대별로는 80대 노인학대가 가장 많다.
③ 정서적 학대와 신체적 학대가 가장 많았다.
④ 최근 배우자의 학대가 증가하고 있다.
⑤ 노인학대 발생장소는 가정이 가장 많다.

해설
노인학대 피해와 관련하여 우리나라의 현황을 살펴보면, 남성 노인보다 여성 노인에 대한 학대 피해가 더 많고, 그중에서도 정서적 학대가 가장 높게 나타났으며, 연령대별로는 70대가 가장 많고 그 다음으로는 80대인 것으로 나타났다. 최근에는 배우자의 학대가 증가하고 있으며, 노인학대 발생장소는 가정이 가장 많고, 생활 및 이용시설에서 일어나는 학대는 비교적 적은 것으로 나타났다.

21 다음 시설들이 공통적으로 포함된 노인복지시설의 종류로 옳은 것은?

> 노인복지관, 경로당, 노인교실

① 노인여가복지시설
② 노인의료복지시설
③ 재가노인복지시설
④ 노인보호전문기관
⑤ 노인주거복지시설

해설
② 노인의료복지시설 : 노인요양시설, 노인요양공동생활가정 등
③ 재가노인복지시설 : 방문요양, 방문목욕, 주야간 보호, 단기보호 등
④ 노인보호전문기관 : 중앙노인보호전문기관, 지역노인보호전문기관 등
⑤ 노인주거복지시설 : 양로시설, 노인공동생활가정, 노인복지주택 등

22 여성 노인의 노화에 따른 생식기계 변화에 대한 설명으로 옳은 것은?

① 질의 수축 및 분비물 저하로 인해 질염이 발생할 가능성이 크다.
② 성교 시 통증이 커지므로 성적 욕구가 감소된다.
③ 여성 호르몬 감소로 난소가 작아지지만 기능은 유지된다.
④ 질 벽이 두꺼워지면서 탄력성이 적어지고 윤활작용이 감소된다.
⑤ 방광기능의 과잉으로 인해 빈뇨증, 요실금, 야뇨증이 생긴다.

해설
② 성교 시 통증이 있으나 성적 욕구가 감소되는 것은 아니다.
③ 여성 호르몬 감소로 난소가 작아지고 기능도 점차 감퇴된다.
④ 질 벽이 얇아지고 탄력성이 적어지며 윤활작용이 감소된다.
⑤ 방광기능과 대뇌기능의 저하 등으로 빈뇨증, 요실금, 야뇨증이 생긴다.

23 다음에서 설명하는 요양보호사의 역할로 옳은 것은?

> 신체활동지원서비스나 일상생활지원서비스 등을 제공하는 것에 그치지 않고 대상자가 능력을 최대한 발휘할 수 있도록 지지하고 격려한다.

① 숙련된 수발자　　② 정보 전달자
③ 관찰자　　　　　④ 옹호자
⑤ 동기 유발자

[해설]
① 숙련된 요양보호서비스에 대한 지식과 기술을 토대로 대상자의 불편함을 줄여주기 위해서 필요한 서비스를 지원하면서 대상자를 도와준다.
② 대상자의 신체와 심리에 관한 정보를 가족, 시설장 또는 관리책임자, 간호사, 의료기관의 의료진에게 전달하며 필요한 경우에는 이들의 지시사항을 대상자와 그의 가족에게 전달하는 역할을 하기도 한다.
③ 맥박, 호흡, 체온, 혈압 등의 신체적 변화 및 투약 여부, 질병의 변화에 대한 증상뿐만 아니라 심리적인 변화까지 관찰한다.
④ 가정이나 시설, 지역사회에서 학대를 당하거나 소외되고 차별받는 대상자의 경우에는 대상자의 입장에서 편들어 주고 지켜주기 위해 노력한다.

24 다음 증상을 나타내는 장애는?

> • 시간개념이 떨어져 날짜, 요일, 시간을 자주 착각하여 실수한다.
> • 심하면 낮과 밤을 구분하는 것도 어려워한다.
> • 오랫동안 지내던 집도 자신의 집이 아니라고 부인하고, 가족의 얼굴을 보고 알아보지 못하기도 한다.

① 청각 장애　　　② 인지 장애
③ 지남력 장애　　④ 섬 망
⑤ 석양 증후군

[해설]
③ 지남력 장애의 증상이다.
지남력 유지 돕기
• 낮에는 창문이나 커튼을 열어 시간을 알게 한다.
• 개인 사물, 사랑하는 사람의 사진, 달력, 시계 등을 가까이에 둔다.
• 일상생활의 절차와 규칙, 도움을 요청할 사람 및 방법 등을 반복적으로 알려준다.

25 장기요양인정 신청 및 판정 절차에 대한 설명으로 옳은 것은?

① 65세 이상 노인 또는 60세 미만 노인성 질환 대상자가 공단에 의사가 발급하는 소견서를 첨부하여 장기요양인정 신청서를 제출한다.
② 본인, 가족이나 친족 또는 이해관계인, 사회복지전담공무원(반드시 본인의 동의 필요), 시장 · 군수 · 구청장이 지정하는 자가 신청할 수 있다.
③ 소정의 교육을 이수한 공단 직원(사회복지사, 간호사 등)이 신청인의 거주지를 방문하여 심신 상태를 나타내는 장기요양인정조사 항목에 대하여 조사한다.
④ 등급판정위원회는 행정안전부령이 정하는 등급판정기준에 따라 1차 판정 결과를 심의하여 장기요양인정 여부 및 장기요양등급을 최종 판정한다.
⑤ 판정은 신청서를 제출한 날로부터 20일 이내에 완료한다.

[해설]
① 65세 이상 노인 또는 65세 미만 노인성 질환 대상자가 공단에 의사 또는 한의사가 발급하는 소견서를 첨부하여 장기요양인정 신청서를 제출한다.
② 본인, 가족이나 친족 또는 이해관계인, 사회복지전담공무원(본인이나 가족 등의 동의 필요), 시장 · 군수 · 구청장이 지정하는 자가 신청할 수 있다.
④ 등급판정위원회는 대통령령이 정하는 등급판정기준에 따라 1차 판정결과를 심의하여 장기요양인정 여부 및 장기요양등급을 최종 판정한다.
⑤ 판정은 신청서를 제출한 날로부터 30일 이내에 완료한다.

26 심장의 수축력이 저하되어 신체조직에 필요한 만큼의 충분한 혈액을 내보내지 못하는 상태가 되는 심혈관계 질환으로 옳은 것은?

① 동맥경화증

② 심부전

③ 빈 혈

④ 천 식

⑤ 속발성 고혈압

해설

① 동맥경화증은 동맥 혈관의 안쪽 벽에 지방이 축적되면서 혈관 내부가 좁아지거나 막혀 혈액의 흐름에 장애가 생기고 혈관 벽이 굳어지면서 발생하는 질환이다.

③ 빈혈은 적혈구나 헤모글로빈이 부족하여 혈액이 몸에서 필요한 만큼의 산소를 공급하지 못하는 상태가 되는 것을 말한다.

④ 천식은 기도의 만성 염증성 질환으로 기관지 벽의 부종과 기도 협착, 여러 가지 자극에 대해 기도가 과민반응을 보이는 상태가 되는 것을 말한다.

⑤ 속발성 고혈압은 다른 질병의 합병증으로 발생하는 고혈압으로 심장병, 신장질환, 내분비 질환의 일부, 임신중독증과 같은 질병이 원인이 된 고혈압을 의미한다.

27 노인의 사회활동 및 여가활동 지원 사업 중에서 사업 주체가 중앙정부 및 지방자치단체인 것은?

① 노인일자리 및 사회활동

② 노인복지관

③ 경로당

④ 노인자원봉사

⑤ 치매안심센터

해설

노인자원봉사는 노인의 경륜을 사회에 재투자할 수 있도록 노인자원봉사를 활성화하여 노인의 적극적 사회참여 및 노인의 인적자원 활용을 극대화하기 위한 사업으로, 사업 주체가 중앙정부 및 지방자치단체이다.

28 치매 대상자의 수면장애의 예로 옳은 것은?

① 2~3일간 잠을 자지 않고, 2~3일 뒤에 계속 잠을 잔다.

② 계속 같은 종류의 음식만 먹는다.

③ 휴지를 찾아다니며 주머니에 모은다.

④ 짐을 싸다가 다시 풀어 놓기를 반복한다.

⑤ 아무런 계획도 목적지도 없이 돌아다닌다.

해설

② 음식섭취 관련 문제행동

③ · ④ 반복적 행동

⑤ 배 회

29 노인들이 폭염에 외출하는 경우 지켜야 할 안전수칙으로 옳지 않은 것은?

① 가급적 야외 활동이나 야외 작업을 자제하는 것이 좋다.

② 부득이하게 외출해야 할 때에는 딱 맞는 옷에 챙이 좁은 모자와 물을 휴대한다.

③ 식사는 가볍게 하고 물은 평소보다 자주 마시도록 한다.

④ 만성질환을 가진 경우 무더위로 건강문제가 더 악화될 수 있으므로 조심한다.

⑤ 한낮에는 외출이나 논밭일, 비닐하우스 작업 등의 일을 삼간다.

해설

폭염인 경우에 노인들은 가급적 야외 활동이나 야외 작업을 자제한다. 특히 한낮에는 외출이나 논밭일 등을 삼가고 부득이 외출해야 할 때에는 헐렁한 옷차림에 챙이 넓은 모자와 물을 휴대한다.

30 사전연명의료의향서의 효력이 발생하는 경우는?

① 18세 청소년이 자발적 의사로 직접 작성한 경우
② 20세 폐암 환자의 부탁으로 가족이 작성한 경우
③ 40세 뇌졸중 환자의 요양보호사가 대리로 작성한 경우
④ 70세 노인이 담당 의사에게 의뢰하여 의사가 작성한 경우
⑤ 75세 간암 환자가 자발적 의사로 직접 작성한 경우

해설
사전연명의료의향서 작성
• 누가 : 말기환자 또는 19세 이상 성인 본인이 스스로
• 무엇을 : '임종과정에 있는 환자에게 하는 심폐소생술, 혈액 투석, 항암제 투여, 인공호흡기 착용 등 치료효과 없이 임종과정의 기간만을 연장하는 의학적 시술'에 대한 의향
• 작성 후 등록 : 사전연명의료 의향서 등록기관

31 대상자가 65세 이상의 노인인 경우, 인플루엔자의 예방접종 주기로 옳은 것은?

① 2년에 1회
② 매년 1회
③ 매년 2회
④ 매년 3회
⑤ 5년 마다

해설
만성질환자 및 면역저하자는 감염병에 걸리면 합병증 발생 위험이 높아지면서 병원 입원 및 사망의 주요 원인이 될 수 있으므로 개인의 건강뿐만 아니라 지역사회 내 질병 부담을 감소시키기 위해 예방접종이 꼭 필요하다. 65세 이상 노인은 반드시 인플루엔자, 폐렴구균, 대상포진, 파상풍, 디프테리아 예방접종을 하도록 권장하고 있으며, 그중 인플루엔자는 매년 1회 접종하도록 하고 있다.

32 노인들에게 가정과 같은 주거요건과 급식, 그 밖에 일상생활에 필요한 편의를 제공하는 시설로 옳은 것은?

① 양로시설
② 노인요양시설
③ 노인복지주택
④ 노인공동생활가정
⑤ 노인복지관

해설
노인주거복지시설에는 양로시설, 노인공동생활가정, 노인복지주택이 포함되는데 그중 노인공동생활가정에 대한 설명이다.

33 요양보호 기록 원칙에 대한 설명으로 옳은 것은?

① 공식화된 용어를 사용한다.
② 요양보호사의 생각이나 의견 및 느낌 등의 주관적인 내용 위주로 기록한다.
③ 기록은 정확하게 해야 하므로 충분한 시간을 두고 꼼꼼하게 작성한다.
④ 장황하고 우회적으로 보이더라도 충분한 표현을 통해 실감나게 작성하는 것이 좋다.
⑤ 기록을 정정해야 할 때에는 지우거나 덧칠을 하여 정정한다.

해설
② 객관적인 사실을 기록해야 하며, 요양보호사의 생각이나 의견 등의 주관적인 내용은 피한다.
③ 기록은 가능한 한 빠른 시간 내에 작성해야 한다. 시간이 경과되면 기억이 희미해져 사실이 왜곡될 가능성이 있기 때문에 기억이 확실할 때 작성하는 것이 좋다.
④ 장황하고 우회적으로 표현하지 말고, 초점이 분명하고 간결하며 알기 쉽게 작성하여야 한다.
⑤ 기록을 정정할 때에는 지우거나 덧칠을 하지 말고 밑줄을 긋고 빨간 펜으로 정정한 후 서명을 한다.

34 대상자의 외출동행 방법에 대한 설명으로 옳은 것은?

① 병원진료 시 대상자의 신분증 등을 준비하며, 항상 다니는 병원과 대상자의 건강상태, 복약상태를 대상자에게 확인한다.

② 도보 시 보폭을 크게 하고, 계단을 오를 때는 몇 걸음에 한 번씩 혹은 걸음마다 두 다리를 한 곳에 모아 쉬면서 천천히 이동한다.

③ 외출에 필요한 준비물과 개인소지품을 확인한다.

④ 차량을 이용할 때는 대상자가 요양보호사에게 의지하지 않고 스스로 승하차하도록 한다.

⑤ 외출에서 돌아오면 우선 충분히 휴식을 취한 후에 얼굴과 손발을 씻게 하며, 평상복으로 갈아입도록 한 후 환기를 한다.

[해설]
① 병원진료를 하러 갈 때에는 대상자의 신분증 등을 준비하며, 항상 다니는 병원과 대상자의 건강상태, 복약상태 등을 보호자에게 확인하도록 한다.
② 대상자와 함께 도보 시 보폭을 작게 하고, 계단을 오를 때는 몇 걸음에 한 번씩 혹은 걸음마다 두 다리를 한 곳에 모아 쉬면서 천천히 이동한다.
④ 차량을 이용할 때에는 대상자의 몸을 요양보호사와 밀착시켜 안전하게 오르내릴 수 있도록 하면서 승차하는 것을 도와주어야 하며, 무릎과 허리에 부담이 가지 않게 한다.
⑤ 외출에서 돌아오면 환기를 하고 얼굴과 손발을 씻도록 하며, 평상복으로 갈아입도록 한 후 쉬게 한다.

35 대상자에 대한 신체활동지원 시 문제 사례에 따른 대처방안으로 옳지 않은 것은?

① 머리 감기를 거부하는 경우에는 먼저 평소 습관을 파악하고, 머리 감기의 필요성을 설명한 후에 머리 감기를 시도한다.

② 면도를 하지 않는 경우에는 요양보호사가 면도하는 시범을 보이면서 대상자가 참여할 수 있도록 유도한다.

③ 속옷을 갈아입으려고 하지 않는 경우에는 대상자가 좋아하는 속옷의 색깔이나 모양 등을 알아보고 언제, 어떠한 상황에서 갈아입도록 할 것인지를 결정하여 시도한다.

④ 배변감이 있어도 화장실에 가려 하지 않는 경우에는 배변 활동이 원활하도록 복부를 배꼽 주위에서 시계방향으로 원을 그리듯이 마사지한다.

⑤ 대상자가 서비스 시간 이외에 자주 전화하여 이런 저런 푸념을 하는 경우에는 우선 어떤 상황인지 파악한 후에 특별한 문제가 없다면 서비스 시간 외에는 다른 업무로 통화가 어렵다는 것을 대상자에게 이해시킨다.

[해설]
④ 배변 활동이 원활하도록 복부를 배꼽 주위에서 시계방향으로 원을 그리듯이 마사지하는 것은 변비인 대상자가 관장을 해달라고 하는 경우의 대처방안에 해당한다. 따라서 배변감이 있어도 화장실에 가려 하지 않는 경우에는 타인의 보살핌을 받고 싶지 않거나, 속옷이 더러워진 것을 보이고 싶지 않거나, 혹은 수치심이나 부끄러움을 느껴 자존심 상한 적이 있거나, 요양보호사와 케어서비스에 대한 신뢰관계가 형성되어 있지 않은 등의 이유가 있을 수 있으므로 그 원인을 파악한다. 그리고 대상자의 자존심을 고려하여 산책하는 길에 화장실에 들르는 등 다른 방식을 취한다.

01 대상자에 대한 신체활동지원 중 대상자를 대하는 원칙으로 옳은 것은?

① 움직이지 않고 침상에 가만히 누워있어야 돌보기 편하므로 억제대를 한다.

② 거동이 불편한 경우 겨드랑이를 잡아 올려 이동시킨다.

③ 대상자의 건강 향상을 위해서는 강제로라도 움직이게 한다.

④ 질병보다 사람을 중심으로 돌봐야 한다는 원칙하에 대상자의 존엄성을 지켜주도록 노력한다.

⑤ 수면은 기억능력을 유지하는 데 중요한 요소이지만 요양보호를 위해서 정해진 시간에 일어나도록 한다.

해설
① 억제대 사용이 신체적으로 대상자에게 악영향을 끼치므로 하지 않도록 한다.
② 노인은 어깨 주변 근육과 인대가 약해서 겨드랑이를 잡아 올리면 어깨 관절이 탈구될 위험이 있으므로 겨드랑이를 잡아 올리지 않는다.
③ 대상자의 건강을 위해서든 요양보호사의 편의를 위해서든 대상자가 강제로 움직이도록 하는 것은 바람직하지 않다.
⑤ 수면은 기억능력을 유지하는 데 중요한 요소이므로 요양보호를 위해서라도 치매 대상자가 수면을 하는 동안 방해하지 않는다.

02 앉을 수 있는 편마비 대상자에게 단추 있는 옷을 입히는 방법을 순서대로 바르게 나열한 것은?

가. 대상자는 침대나 의자를 건강한 쪽 팔로 짚고 앉는다.
나. 마비된 쪽의 손을 잡고 한쪽 소매를 어깨 위까지 올린다.
다. 요양보호사는 대상자의 마비된 쪽 손을 감싸듯 모아서 잡는다.
라. 요양보호사는 상의의 한쪽 소매 끝에서 어깨, 목선까지 모아 쥔다.
마. 요양보호사는 대상자의 등 뒤로 상의를 돌려 건강한 쪽 어깨에 펼쳐 잡아준다.

① 가 - 나 - 다 - 라 - 마
② 가 - 라 - 다 - 나 - 마
③ 나 - 가 - 다 - 라 - 마
④ 나 - 다 - 가 - 마 - 라
⑤ 다 - 나 - 가 - 라 - 마

해설
앉을 수 있는 대상자(편마비) - 단추 있는 옷 입히는 방법
• 대상자가 침대나 의자를 건강한 쪽 팔로 짚고 앉도록 한다.
• 요양보호사는 상의의 한쪽 소매 끝에서 어깨, 목선까지 모아 쥔다.
• 요양보호사는 대상자의 마비된 쪽 손을 감싸듯이 모아서 잡는다.
• 대상자의 마비된 쪽의 손을 잡고 한쪽 소매를 어깨 위까지 올린다.
• 요양보호사는 대상자의 등 뒤로 상의를 돌려 건강한 쪽 어깨에 펼쳐 잡아준다.

03 대상자의 경관영양을 돕는 방법으로 옳은 것은?

① 영양액은 차지 않고 뜨거울 정도로 따뜻하게 준비한다.

② 대상자에게 식사시간임을 알리고 침상머리를 올리지 않은 상태에서 돕는다.

③ 대상자가 일어나지 못하면 왼쪽으로 눕힌다.

④ 경관영양 주입 후 대상자가 상체를 높이고 10분 정도 앉아 있도록 돕는다.

⑤ 영양액이 중력에 의해 흘러 내려와 위장 속으로 들어가도록 위장보다 높은 위치에 건다.

해설
① 처방에 따라 영양액을 너무 차갑거나 뜨겁지 않게 체온 정도로 조절하여 따뜻하게 준비한다. 차가운 영양액이 주입되면 통증이 유발될 수 있으므로 주의한다.
② 대상자에게 식사시간임을 알린 후에 앉게 하거나 침상머리를 올리도록 한다.
③ 대상자가 일어나지 못하는 경우에는 오른쪽으로 눕히도록 한다. 위의 모양이 왼쪽으로 기울어져 있어 오른쪽으로 누우면 기도로 역류할 가능성이 줄어들고, 중력에 의해 영양액이 잘 흘러 내려가기 때문이다.
④ 경관영양 주입 후 대상자가 상체를 높이고 30분 정도 앉아 있도록 돕는다.

04 요양보호사가 대상자를 만질 때 조심하거나 주의해야 할 사항으로 옳은 것은?

① 억압하는 느낌을 준다.

② 손바닥이 아니라 손끝을 이용해 접촉한다.

③ 인지를 자극하기 위해서 손이나 얼굴을 만지는 것이 효과적이다.

④ 대상자의 피부와 넓은 면적이 닿지 않도록 만져야 한다.

⑤ 천천히 밑에서부터 받쳐서 힘을 주어 잡는다.

해설
대상자를 만질 때는 상냥하게 웃으면서 천천히, 쓰다듬듯이 대상자의 피부와 넓은 면적이 닿도록 만져야 한다. 닿는 면적을 넓게 하여 잡으면 대상자의 피부에 가해지는 압력이 낮아져서 좋고 존중하고 도와주는 느낌을 줄 수 있기 때문이다. 그러나 인지 자극을 위해 대상자의 손이나 얼굴, 입술 등을 갑자기 만지게 되면 팔이나 등을 만질 때보다 놀랄 수 있으므로 세심한 주의가 요구된다.

05 다음 대상자의 말에 대한 공감적 반응으로 옳은 것은?

> "세월이 어떻게 가는지 모르겠어... 삶의 의미도 모르겠고..."

① "그런 식으로 말하지 마세요."

② "요즘 많이 힘들고 외로우신가 봐요."

③ "할 일이 없으셔서 그래요."

④ "바쁘고 힘든 것보다 낫지, 뭘 그래요."

⑤ "인생이 다 그런 거죠."

해설
공감이란 상대방이 하는 말을 상대방의 관점에서 이해하도록 노력하면서 감정을 함께 느끼며 자신이 느낀 바를 전달하는 것을 의미하고, 공감적 반응은 그러한 공감능력을 발휘하여 대상자에게 반응하는 것을 말한다. 여기서 공감능력이란 '나는 당신의 상황을 알고, 당신의 기분을 이해한다.'와 같이 다른 사람의 상황이나 기분을 같이 느낄 수 있는 능력을 말한다.

06 치매 대상자가 누워만 있으려고 할 때 대처방법은?

① 대상자가 원하는 대로 누워 있게 한다.

② 게으른 습관은 건강을 해친다고 설명한다.

③ 누워만 있으려고 하는 이유를 물어만 본다.

④ 환경을 바꾸어 주기적으로 기분을 전환시켜준다.

⑤ 대상자가 좋아하는 정원에 물을 주게 한다.

해설
대상자가 집에만 있는 것보다는 밖으로 나가서 햇볕을 쬐며 가볍게 산책하면 기분도 전환되고 숙면에도 도움이 되는 등 신체적·정신적 측면에서 좋은 점이 많으므로 적절한 대처방안을 이용하여 대상자가 마음을 바꾸도록 유도하는 것이 좋다.

07 휠체어 이동 시 울퉁불퉁한 길에서의 작동방법으로 옳은 것은?

① 휠체어 앞바퀴를 들어 올려 뒤로 젖힌 상태에서 이동한다.
② 휠체어를 밀고 뒤로 들어가서 앞으로 밀고 나온다.
③ 대상자의 체중이 많이 나가는 경우 지그재그로 간다.
④ 가급적 자세를 낮추고 다리에 힘을 주고 간다.
⑤ 요양보호사가 뒤에 서서 뒷바퀴를 내려놓고, 앞바퀴를 들어 올린 상태로 뒷바퀴를 천천히 뒤로 빼면서 앞바퀴를 조심히 내려놓는다.

해설
① 울퉁불퉁한 길에서 휠체어를 이동하는 경우에는 휠체어 앞바퀴를 들어 올려 뒤로 젖힌 상태에서 이동한다. 크기가 작은 앞바퀴가 지면에 닿게 되면 휠체어를 앞으로 밀기가 힘들고, 대상자가 진동을 많이 느낄 수 있기 때문이다.
② 엘리베이터 타고 내리기
③ · ④ 오르막길을 갈 때
⑤ 문턱 · 도로턱을 내려갈 때

08 대상자가 지팡이를 이용하여 보행하는 경우, 계단을 오를 때의 이동 순서로 옳은 것은?

① 지팡이 → 마비된 다리 → 건강한 다리
② 지팡이 → 건강한 다리 → 마비된 다리
③ 마비된 다리 → 지팡이 → 건강한 다리
④ 건강한 다리 → 지팡이 → 마비된 다리
⑤ 지팡이 → 건강한 다리 → 지팡이 → 마비된 다리

해설
지팡이를 이용하여 보행하는 방법
• 계단을 오를 때 : 지팡이 → 건강한 다리 → 마비된 다리
• 평지를 이동하거나 계단을 내려갈 때 : 지팡이 → 마비된 다리 → 건강한 다리

09 대상자가 낙상 발생 후 일어날 수 있는 경우, 일어나기를 시도할 수 있도록 돕는 방법 중 1단계에 해당하는 것은?

① 천천히 일으킨다.
② 조심스럽게 돌려서 앉힌다.
③ 의자나 다른 튼튼한 가구에 양손을 올려놓고 몸을 당겨 무릎을 꿇게 한다.
④ 물체를 잡은 상태에서 힘이 있는 쪽 다리를 앞으로 놓게 한다.
⑤ 옆쪽으로 눕고 위쪽에 있는 다리를 구부린 후, 양 팔꿈치나 양손으로 몸을 일으킨다.

해설
낙상 후 일어날 수 있는 경우, 일어나기를 시도할 수 있도록 돕는 방법
• 1단계 : 옆쪽으로 눕고 위쪽에 있는 다리를 구부린 후, 양 팔꿈치나 양손으로 몸을 일으킨다.
• 2단계 : 의자나 다른 튼튼한 가구에 양손을 올려놓고 몸을 당겨 무릎을 꿇게 한다.
• 3단계 : 물체를 잡은 상태에서 힘이 있는 쪽 다리를 앞으로 놓게 한다.
• 4단계 : 천천히 일으킨다.
• 5단계 : 조심스럽게 돌려서 앉힌다.

10 태풍 예보를 듣고 대비하는 방법으로 옳은 것은?

① 욕실 등에 물을 받아둔다.
② 전기차단기를 내린다.
③ 출입문과 창문을 열어 둔다.
④ 배수구에 쌓인 쓰레기를 치운다.
⑤ 주유되어 있는 자동차의 연료를 비운다.

해설

태풍 오기 전 대비 방법
- 폭우 시 대피할 장소를 미리 알아두고, 가족들이 각각 이동할 수 있으므로 다시 만날 장소를 사전에 정해둔다.
- 응급약, 손전등, 식수, 비상식량, 라디오, 휴대전화 충전기, 휴대용 버너, 담요 등의 비상용품을 챙겨 나갈 수 있도록 유효기간 내의 물품으로 교체해 둔다.
- 미리 자동차 연료를 채워두고, 상수도 공급 중단 사태가 발생할 수도 있으므로 이에 대비하여 욕실 등에 물을 받아둔다.
- 도시의 경우 침수가 시작되면 배수구가 막힐 수도 있으므로, 비가 많이 오기 전에 미리 빗물받이와 배수구에 쌓인 쓰레기 등을 청소해 두도록 한다.
- 농촌이나 산간 지역의 경우 논둑과 물꼬를 미리 조정한 후 보수해 두고, 해안가의 경우에는 미리 선박을 결박해 둔다.

태풍 발생 중 대처 방법
- 침수 우려 시 지하에서 나온다.
- 차량 이동 중이라면 속도를 줄인다.
- 실내 출입문과 창문을 모두 닫고 잠근다. 창문을 모두 닫은 후에는 창문에서 최대한 떨어진 곳에 있는다.
- 가스 누출 2차 피해가 생길 수 있으므로 가스는 잠가두고, 폭우가 심할 경우 감전 위험이 있으므로 전기제품도 가급적 쓰지 않는다.
- 가로등, 신호등, 전신주 근처, 산길, 공사장, 하천변, 방파제 옆으로 이동하지 않는다.

11 재가대상자의 식사를 준비하는 방법으로 옳은 것은?

① 생선은 오래 굽는다.
② 음식이 뜨거울 때 간을 맞춘다.
③ 멸치와 표고버섯으로 국물을 만든다.
④ 설탕, 물엿으로 음식을 조리한다.
⑤ 음식은 한꺼번에 만들어 두고 조금씩 제공한다.

해설

③ 멸치와 표고버섯으로 국물을 만들면 맛이 좋아져 된장, 고추장, 간장, 소금의 양을 줄일 수 있다.
① 생선을 오래 구우면 수분이 소실되어 질겨지므로 오래 굽지 않는다.
② 음식이 뜨거우면 짠맛을 제대로 느낄 수 없기 때문에 음식이 뜨거울 때 간을 맞추지 않는다.
④ 당뇨병 발생이 우려되므로 첨가당(설탕, 물엿 등)은 되도록 적게 사용한다.
⑤ 음식은 먹을 만큼만 준비한다.

12 대상자가 물약을 복용하는 경우 약의 용량이 적을 때의 투약 방법으로 가장 알맞은 것은?

① 병뚜껑 안쪽이 위로 향하도록 놓고, 병 안쪽에 손이 닿지 않도록 해야 한다.
② 바늘을 제거한 주사기(무침 주사기)를 이용하여 정확한 양을 복용하도록 한다.
③ 라벨이 젖지 않도록 하기 위해 용액병의 라벨이 붙은 쪽을 잡고, 라벨의 반대쪽 방향으로 용액을 따른다.
④ 물을 충분히 제공하여 약을 잘 삼키고 위장관에서 잘 흡수되도록 한다.
⑤ 색이 변하거나 혼탁한 약물은 흔들어 섞는다.

해설

대상자가 복용하는 물약의 용량이 적을 때에는 바늘을 제거한 주사기(무침 주사기)를 이용하여 정확한 양을 복용하게 한다.

13 대상자를 위한 침구 중 이불의 선택 및 정리 방법으로 옳은 것은?

① 단단하고, 탄력성과 지지력이 뛰어나며 습기를 배출할 수 있는 것이 적합하다.
② 따뜻하고, 가볍고, 부드러우며 보습성이 있는 것보다는 두껍고 무거운 것을 선택한다.
③ 담요나 이불 등은 적어도 두 달에 한 번씩은 세탁·교체한다.
④ 양모, 오리털 등의 이불은 그늘에서 말린다.
⑤ 이불을 걸을 때는 두드리지 말고 밀어서 솜을 펴준다.

해설
이불의 선택 및 정리
• 침구가 두껍고 무거운 것은 피하도록 하며, 따뜻하면서 가볍고 부드러우며 보습성도 갖춘 것으로 선택한다.
• 이불커버는 감촉이 부드럽고 좋은 면제품으로 선택한다.
• 침구를 햇볕에 말리면 자외선에 의한 살균 효과가 있다. 이불을 걸을 때는 가볍게 두드려 솜을 펴주도록 한다.
• 이불을 건조시키게 되면 면이 팽창하면서 보온성이 증가한다.
• 이불을 건조시키는 시간은 오전 10시~오후 2시가 좋고, 양모, 오리털 등의 이불은 그늘에서 말린다.
• 담요나 이불 등은 적어도 한 달에 한 번씩은 세탁하거나 교체하도록 한다.

14 다음 중 대상자의 침상 배설을 도울 때 가장 먼저 해야 하는 것은?

① 변기는 따뜻한 물로 데워서 침대 옆이나 의자 위에 놓는다.
② 손 소독제로 손을 깨끗이 한 후 일회용 장갑을 착용한다.
③ 방수포를 깐다.
④ 허리 아래 부분을 무릎덮개로 늘어뜨려 덮은 후 바지를 내린다.
⑤ 침대를 올려주어 대상자가 배에 힘을 주기 쉬운 자세를 취하게 한다.

해설
침상 배설을 도울 때 요양보호사는 우선 물과 비누로 손을 씻은 후 대상자를 확인하고 절차를 설명한 뒤 커튼이나 스크린으로 가린다. 그리고 손 소독제로 손을 깨끗이 하고 일회용 장갑을 착용한 이후에 대상자의 침상 배설을 돕는다.

15 판단력, 이해력장애 대상자와 이야기하는 방법으로 옳은 것은?

① 실물, 그림판, 문자판 등을 이용하여 이해를 돕는다.
② 대상자를 만나면 신체 접촉을 하기 전에 먼저 말을 건네어 알게 한다.
③ 대상자를 중심으로 오른쪽, 왼쪽을 설명하여 원칙을 정하여 두는 것이 좋다.
④ 대상자가 읽고 싶어 하는 것을 읽어주고 고유명사 등은 자세히 설명한다.
⑤ 대상자와 보행할 때에는 요양보호사가 반 보 앞으로 나와 대상자의 팔을 끄는 듯한 자세가 좋다.

해설
② · ③ · ④ · ⑤ 시각장애 대상자와 이야기하는 방법에 해당한다.
판단력, 이해력장애 대상자와 이야기하는 방법
• 어려운 표현을 사용하지 않고 짧은 문장으로 천천히 이야기한다.
• 몸짓, 손짓을 이용해 상대의 말하는 속도에 맞추어 천천히 이야기한다.
• 실물, 그림판, 문자판 등을 이용하여 이해를 돕는다.
• 불쾌감을 주는 언어를 쓰거나 아이처럼 취급하여 반말을 하지 않는다.

16 가정에서 대상자의 낙상을 예방하기 위한 주의사항으로 옳은 것은?

① 변기 옆과 욕조 벽에 손잡이를 설치한다.
② 발에 넉넉하며 낮고 좁은 굽과 고무바닥으로 된 신발을 신게 한다.
③ 계단 주위에는 물체나 장해물이 없도록 깨끗이 치우고 LED등은 너무 밝으므로 전구로 교체한다.
④ 부엌싱크대나 가스레인지 근처의 바닥에는 가능하면 고무매트를 깔아 놓지 않는다.
⑤ 가능하면 모든 방과 현관에 문턱을 설치한다.

해설
② 발에 맞는 낮고 넓은 굽과 고무바닥으로 되어 있으며 바닥에 미끄럼방지 처리가 된 신발을 선택한다.
③ 계단 주위에는 물체나 장해물이 없도록 깨끗이 치우고 조명을 밝게 한다. 조명이 어둡거나 전구가 나가면 바로 교체하도록 하고 LED등과 같이 밝은 조명으로 교체하는 것이 좋다.
④ 부엌싱크대나 가스레인지 근처의 바닥에는 고무매트를 깔아 미끄러지지 않도록 한다.
⑤ 가능하면 모든 방과 현관의 문턱을 제거하는 것이 좋다.

17 반응이 없는 대상자를 발견한 요양보호사가 가슴압박 소생술을 시행하는 방법으로 옳은 것은?

① 대상자가 반응이 없으면서 정상적인 호흡이 없는 시간이 3분을 초과하면 가슴압박을 시작한다.

② 90~100회/분의 속도로 대상자의 가슴이 약 3cm 눌릴 수 있도록 체중을 실어 '깊고', '강하게' 압박한다.

③ 압박 : 이완의 시간비율이 60 : 40이 되게 한다. 단, 손바닥이 가슴에서 떨어지면 안 된다.

④ 매번 압박한 직후 압박된 가슴은 원래 상태로 완전히 이완되게 한다.

⑤ 구조자의 체중을 이용하여 압박하기 위해 양팔의 팔꿈치를 구부린 후 구조자의 어깨와 대상자의 가슴이 수직이 되도록 한다.

해설
① 대상자가 반응이 없으면서 정상적인 호흡이 없으면 곧바로 가슴압박을 시작한다.
② 100~120회/분의 속도로 대상자의 가슴이 약 5cm 눌릴 수 있게 체중을 실어 '깊고', '강하게' 압박한다.
③ 압박 : 이완의 시간비율이 50 : 50이 되게 한다. 단, 손바닥이 가슴에서 떨어지면 안 된다.
⑤ 구조자의 체중을 이용하여 압박하기 위해 양팔의 팔꿈치를 곧게 펴서 어깨와 일직선을 이루게 하고 구조자의 어깨와 대상자의 가슴이 수직이 되게 한다.

18 안약 및 귀약 투여 방법으로 옳은 것은?

① 대상자에게 안약을 넣을 때에는 멸균수나 생리식염수에 적신 멸균솜으로 눈 바깥쪽에서 안쪽으로 닦아 주도록 한다.

② 대상자가 치료할 귀를 위쪽으로 하여 귀약 투여에 편안한 자세를 취하도록 도와준다.

③ 귀약은 가능하면 시원하게 보관하여 투여한다.

④ 귀약을 넣고 작은 솜을 5~10분 동안 귀에 느슨하게 끼워 놓았다 제거한다.

⑤ 안약 투여 시 대상자에게 천장을 보게 하고 대상자의 아랫눈꺼풀을 아래로 부드럽게 당겨서 결막낭을 노출하여 아랫눈꺼풀의 중앙이나 외측으로 4cm 높이에서 안약용액을 투여한다.

해설
① 대상자에게 안약을 넣을 때 멸균수나 생리식염수에 적신 멸균솜으로 눈 안쪽에서 바깥쪽으로 닦아 주도록 한다.
③ 귀약이 너무 차거나 뜨거우면 내이를 자극하여 오심, 구토, 어지러움 등을 유발할 수 있으므로 손으로 약병을 따뜻하게 하거나 잠깐 약병을 온수에 담가 둔다.
④ 귀약을 넣은 후에는 작은 솜을 15~20분 동안 귀에 느슨하게 끼워 놓았다 제거한다.
⑤ 안약 투여 시 대상자에게 천장을 보게 하고 대상자의 아랫눈꺼풀(하안검)을 아래로 부드럽게 당겨서 결막낭을 노출하여 아랫눈꺼풀(하안검)의 중앙이나 외측으로 1~2cm 높이에서 안약용액을 투여한다.

19 심폐소생술을 할 때 자동심장충격기를 사용하는 방법은?

① 심폐소생술 중 자동심장충격기가 도착하면 지체 없이 전원을 켠다.

② 패드는 대상자의 오른쪽 중간 겨드랑선과 왼쪽 빗장뼈 밑에 붙인다.

③ 심장리듬 분석 중에는 대상자의 팔다리를 주무른다.

④ 충격이 전달되고 1분 후에 다시 가슴압박을 시작한다.

⑤ 5분 간격으로 심장리듬 분석을 자동 반복한다.

해설
② 오른쪽 패드는 오른쪽 빗장뼈 밑에, 왼쪽 패드는 왼쪽 중간 겨드랑선에 붙인다.
③ 심장리듬 분석 중에는 심폐소생술을 멈추고 대상자에게서 손을 뗀다.
④ 충격이 전달된 즉시 가슴압박을 시작한다. 30 : 2의 비율로 가슴압박과 인공호흡을 반복한다.
⑤ 자동심장충격기는 2분 간격으로 심장리듬 분석을 자동 반복한다.

20 대상자의 면도를 돕는 방법에 대한 설명으로 옳은 것은?

① 시원한 수건을 이용해 얼굴에 남아 있는 거품을 제거하고 피부유연제(로션이나 크림)를 바른다.

② 전기면도기를 사용하지 않는다.

③ 피부가 주름져 있다면 아래 방향으로 부드럽게 잡아 당겨 면도하고 턱에서 귀밑 쪽으로, 입 주위에서 코밑 순서로 진행한다.

④ 면도날은 얼굴 피부와 35° 정도의 각도를 유지하며, 짧게 나누어 일정한 속도로 면도한다.

⑤ 면도 전 따뜻한 물수건으로 덮어 건조함을 완화하고 폼클렌징으로 거품을 내 면도한다.

해설
① 따뜻한 수건을 이용해 얼굴에 남아 있는 거품을 제거하고 피부유연제(로션이나 크림)를 바른다.
② 전기면도기를 사용하는 것이 안전하지만 감전 위험성 여부를 살펴본 후에 사용한다.
③ 피부가 주름져 있다면 아래 방향으로 부드럽게 잡아 당겨 면도하고 귀밑에서 턱 쪽으로 면도를 하고, 코밑에서 입 주위 순서로 면도를 진행한다.
④ 면도날은 얼굴 피부와 45° 정도의 각도를 유지하도록 하며, 짧게 나누어 일정한 속도로 면도한다.

21 치매 대상자가 금방 식사를 하고 난 후에도 배고픔을 호소하는 경우의 대처방안으로 옳은 것은?

① 좋아하는 노래를 함께 부른다.

② 반복적인 행동이 해가 되지 않으면 무리하게 중단시키지 말고 그냥 놔두어도 된다.

③ 콩 고르기, 나물 다듬기, 빨래개기 등 단순하게 할 수 있는 일거리를 제공한다.

④ 금방 식사했다는 것을 알 수 있도록 먹고 난 식기를 그대로 두거나 매 식사 후에는 달력에 표시하도록 한다.

⑤ 질문에 답을 해주는 것보다 치매 대상자를 다독거리며 안심시켜 주는 것이 중요하다.

해설
①·②·③·⑤ 치매 대상자가 반복적인 질문이나 행동을 하는 경우에 요양보호사가 도움을 줄 수 있는 방법이다.

22 유치도뇨관 삽입 대상자의 소변주머니 관리 방법에 대한 설명으로 옳은 것은?

① 소변주머니를 방광 위치보다 높게 둔다.

② 가능하면 수분 섭취를 제한한다.

③ 소변주머니를 비울 때는 밑에 있는 배출구를 열어 소변기에 소변을 받은 후 배출구를 열어놓은 상태에서 제자리에 꽂아 둔다.

④ 유치도뇨관 삽입 대상자의 이동 시 소변주머니는 반드시 아랫배보다 밑으로 가도록 들어야 한다.

⑤ 요양보호사는 유치도뇨관의 교환 또는 삽입, 방광 세척 등을 꾸준히 해주어야 한다.

해설
① 소변주머니가 방광 위치보다 높이 있으면 소변이 역류하여 감염의 원인이 된다.
② 별도의 금기 사항이 없는 한 수분 섭취를 권장한다.
③ 소변주머니를 비울 때에는 밑에 있는 배출구를 열어 소변기에 소변을 받은 후 배출구를 잠그고 알코올 솜으로 배출구를 소독한 후에 제자리에 꽂아 둔다.
⑤ 요양보호사는 유치도뇨관의 교환 또는 삽입, 방광 세척 등은 절대로 하지 않으며 방문 간호사가 하거나 의료기관을 이용하도록 연계한다.

23 방바닥에 누워 있는 대상자를 휠체어로 옮기는 순서는?

> 가. 무릎을 세워 힘을 주고 일어나 휠체어에 앉게 한다.
> 나. 대상자 가까이에 휠체어를 놓고 잠금장치를 잠근다.
> 다. 대상자가 바닥에 무릎을 꿇은 상태에서 휠체어를 잡게 한다.
> 라. 엉덩이를 들어 허리를 펴게 한다.

① 가 → 나 → 라 → 다
② 가 → 라 → 나 → 다
③ 나 → 가 → 다 → 라
④ 나 → 다 → 라 → 가
⑤ 라 → 나 → 가 → 다

해설
바닥에서 휠체어로 옮기기
- 대상자에게 바닥에서 휠체어로 옮겨 앉는 방법에 대해 설명한다.
- 대상자 가까이에 휠체어를 가져와 잠금장치를 잠근다. 대상자에게 바닥에 무릎을 대고 앉아서 한 손으로 준비한 휠체어를 잡게 한다.
- 대상자 양쪽 무릎을 바닥에 지지한 상태로 무릎을 꿇고 엉덩이를 들어 허리를 편다.
- 요양보호사는 대상자 뒤에서 한 손으로 허리를 잡아주고 다른 한 손은 어깨를 지지하여 준다.
- 대상자 건강한 쪽 무릎을 세워 천천히 일어나도록 도와주어 휠체어에 앉힌다.

24 대상자가 다음과 같은 상태인 경우의 증상으로 옳은 것은?

> - 심한 갈증
> - 소변 횟수 감소
> - 피곤함과 무기력함
> - 마른 피부와 혀
> - 정신의 혼동

① 탈수증상
② 하부복통
③ 급박뇨
④ 안면홍조
⑤ 빈 맥

해설
탈수증상
혀가 건조해지며 권태감, 졸림, 메스꺼움, 맥박 수 증가, 소변 색이 진해지는 소변 농축 등이 나타나다가 전해질의 불균형에 이르면 근육운동 부조화가 나타난다. 증상이 심해지면 급성신부전, 심부전 등이 생기며 혼수상태에 이를 수도 있다.

25 오른쪽 편마비 대상자의 식사를 돕는 방법으로 옳은 것은?

① 왼쪽이나 오른쪽 또는 앞뒤에 쿠션을 대준다.
② 왼쪽을 밑으로 하여 약간 옆으로 누운 자세를 취한다.
③ 의자에 깊숙이 앉고 식탁에 팔꿈치를 올릴 수 있도록 한다.
④ 침대는 환자가 편안함을 느낄 수 있도록 수평 상태를 유지한다.
⑤ 머리를 앞으로 약간 숙이고 턱을 약간 들면 음식을 삼키기가 쉬워진다.

해설
편마비 대상자가 식사할 때에는 건강한 쪽을 밑으로 하여 약간 옆으로 누운 자세를 취하도록 하고, 마비된 쪽을 베개나 쿠션으로 지지하고 안정된 자세를 취하게 한 후 음식을 제공한다. 식사 시 편마비 대상자의 건강한 쪽이 밑으로 가야 안정감이 있고 지지가 되기 때문에 오른쪽 편마비 대상자의 경우에는 왼쪽을 밑으로 하여 옆으로 누운 자세를 취하게 한다.

26 대상자가 이동변기를 사용하는 것을 돕는 방법으로 옳은 것은?

① 이동변기로 이동할 때 침대 높이보다 이동변기의 높이가 낮도록 맞춘다.

② 요양보호사가 밖에서 기다려주기를 원하더라도 위험할 수 있으므로 곁을 지킨다.

③ 변기가 너무 따뜻하지 않고 시원한 상태가 되도록 시원한 수건으로 닦아 준다.

④ 이동변기에 앉힐 때 대상자의 다리를 내려 두 발이 바닥에 닿게 한다.

⑤ 편마비의 경우 이동변기는 건강한 쪽으로 침대 난간에 빈틈없이 붙이거나, 10~20° 비스듬히 붙인다.

해설
① 침대 높이와 이동변기의 높이가 같아지도록 맞추고, 침대에서 이동변기로 이동할 때 넘어지거나 바닥으로 떨어지지 않게 주의한다.

② 요양보호사가 밖에서 기다려주기를 원하는 대상자의 경우 호출벨을 손 가까이 두어 배설이 끝나면 즉시 알리도록 한다.

③ 변기가 너무 차가우면 대상자의 피부에 닿았을 때 놀랄 수 있으므로 미리 따뜻한 물(또는 따뜻한 수건)로 데워 둔다.

⑤ 편마비 대상자의 경우 이동변기는 건강한 쪽으로 침대 난간에 빈틈없이 붙이거나, 30~45° 비스듬히 붙인다.

27 대상자의 손발 청결을 돕는 방법으로 옳은 것은?

① 손톱깎이를 이용하여 손톱은 둥글게, 발톱은 일자로 자른다.

② 따뜻한 물을 대야에 담은 후 손과 발을 30분 이상 담가 온기를 느끼게 한다.

③ 오일이나 로션 등의 사용은 자제한다.

④ 손톱에 염증이나 감염 등이 있는 경우에는 바로 치료하면 되지만, 발톱에 염증이나 감염 등이 있으면 위험할 수 있으므로 시설장이나 간호사 등에게 보고한다.

⑤ 손가락, 발가락 사이까지 씻는 것은 대상자가 싫어할 수 있으니 주의한다.

해설
② 따뜻한 물을 대야에 담은 후 손과 발을 10~15분간 담가 온기를 느끼게 한다.

③ 노인의 피부는 건조하여 각질이 생기기 쉬우므로 오일이나 로션 등을 발라주어야 한다.

④ 손톱이나 발톱이 살 안쪽으로 심하게 파고들거나 발톱 주위 염증 또는 감염 등 이상이 있을 경우에는 시설장이나 간호사 등에게 보고한다.

⑤ 비누를 이용해 손가락과 발가락 사이를 씻은 뒤에 헹군다.

28 대상자의 통 목욕을 돕는 방법에 대한 설명으로 옳은 것은?

① 요양보호사는 대상자의 마비된 쪽 겨드랑이를 잡고 건강한 쪽 다리, 마비된 쪽 다리 순으로 옮겨 놓도록 하며 욕조에 있는 시간은 10분 정도로 한다.

② 식사 직전에 목욕을 하는 것이 좋다.

③ 편마비 대상자가 욕조에 들어가기 전에 욕조 턱 높이보다 욕조 의자 높이를 낮게 맞추어 앉게 하고 건강한 쪽으로 손잡이나 보조도구를 잡게 한다.

④ 샤워를 하는 경우 샤워기를 틀어주고 대상자가 샤워기 밑에 서면 물의 온도를 맞춘다.

⑤ 목욕 전에 대상자의 몸 상태(표정, 얼굴색, 열, 혈압 상승 여부, 맥박, 체온, 피부, 설사, 콧물, 재채기, 기침)를 확인한다.

해설
① 요양보호사는 대상자의 마비된 쪽 겨드랑이를 잡고 건강한 쪽 다리, 마비된 쪽 다리 순으로 옮겨 놓도록 하며 욕조에 있는 시간은 5분 정도로 한다.

② 식사 직전이나 직후에는 목욕하는 것을 피한다.

③ 편마비 대상자가 욕조에 들어가기 전에 욕조 턱 높이와 욕조 의자 높이를 맞추어 앉게 하고 건강한 쪽으로 손잡이나 보조도구를 잡게 한다.

④ 샤워를 하는 경우 샤워기를 틀어주고 대상자가 샤워기 밑에 서기 전에 물의 온도를 맞춰 주도록 한다.

29 대상자에게 욕창 증상이 발생한 경우 초기 대처법으로 옳지 않은 것은?

① 약간 미지근한 물수건으로 찜질하고 마른 수건으로 물기를 닦아낸다.

② 주위를 나선형을 그리듯 마사지하고 가볍게 두드려 혈액순환을 촉진한다.

③ 차갑고 시원한 바람으로 건조시킨다.

④ 춥지 않을 때에는 30분 정도 햇볕을 쪼인다.

⑤ 욕창이 생기면 체위를 더 자주 바꿔준다.

해설
욕창이 발생한 경우에는 피부를 건조하고 청결하게 유지해주는 것이 중요하므로 미지근한 물과 물수건으로 닦아내고 미지근한 바람으로 건조시켜야 한다.

30 대상자의 구강 청결을 돕는 방법에 대한 설명으로 옳은 것은?

① 앉은 자세를 할 수 없는 경우에는 건강한 쪽이 아래로 향하고 옆으로 누운 자세로 칫솔질한다.

② 치약을 묻힌 칫솔을 25° 각도로 치아에 대고 잇몸에서 치아 쪽으로 5분간 세심하게 닦는다.

③ 혈액응고장애가 있는 대상자는 출혈 가능성이 있으므로 반드시 치실로 관리한다.

④ 칫솔질은 잠자기 전과 매 식사 후 10분 이내에 5분간 하도록 습관화한다.

⑤ 입안에 물을 머금기 힘들어 할 경우에는 입을 완전히 벌리게 하고 입안에 물을 부으면서 헹구고, 곡반의 오목한 면이 대상자의 입술 밑에 가게 한 후 흘러내리는 물을 받아낸다.

해설
② 치약을 묻힌 칫솔을 45° 각도로 치아에 대고 잇몸에서 치아 쪽으로 3분간 세심하게 닦는다.

③ 혈액응고장애가 있는 대상자는 출혈 가능성이 있으므로 치실은 사용하지 않는다.

④ 칫솔질은 잠자기 전과 매 식사 후 30분 이내에 3분간 하도록 습관화한다.

⑤ 입안에 물을 머금기 힘들어 할 경우에는 입을 반쯤 벌리게 하고 입안에 물을 부으면서 헹구고, 곡반의 오목한 면이 대상자의 턱 밑에 가게 한 후 흘러내리는 물을 받아낸다.

31 침대에서 대상자의 머리를 감기는 방법으로 옳은 것은?

① 침대에서 머리를 감길 때는 방수포를 머리 위까지 깔아 시트가 젖지 않게 한다.

② 솜으로 귀를 막고, 눈에 수건을 올려놓는다.

③ 머리를 감기고 패드를 제거한 후 수건으로 머리의 물기를 닦는다.

④ 머리를 감기기 전에 베개를 치우고 침대 중간에 머리가 오도록 몸을 바르게 한다.

⑤ 공복, 식후에 감기는 것이 좋으며 추울 때에는 비교적 덜 추운 낮 시간대에 감긴다.

해설
① 침대에서 머리를 감길 때는 방수포를 어깨 밑까지 깔아 시트가 젖지 않게 한다.

③ 머리를 감기고 수건으로 머리의 물기를 닦고 패드를 제거한다.

④ 머리를 감기기 전에 베개를 치우고 침대 모서리에 머리가 오도록 몸을 비스듬히 한다.

⑤ 공복, 식후는 피하고 추울 때에는 비교적 덜 추운 낮 시간대에 머리를 감기도록 한다.

32 대상자가 스스로 세수를 할 수 없는 경우 돕는 방법으로 옳지 않은 것은?

① 눈곱이 없는 쪽을 먼저 닦고 눈은 밖에서 안으로 닦는다.

② 귀지는 의료기관에서 제거하는 것이 안전하다.

③ 노인은 이물질로 코가 잘 막히고 비염 등이 발생하기 쉬우므로 세안 시 코 안을 깨끗이 닦는다.

④ 수건에 비누를 묻혀 입술과 주변을 깨끗이 닦은 후, 이마와 볼, 목의 앞, 뒤를 세심하게 닦는다.

⑤ 대상자가 안경을 사용하는 경우에는 하루에 한 번 이상 안경 닦는 천으로 안경을 잘 닦거나 물로 씻어 깨끗하게 한다.

해설
노인의 눈은 눈물과 눈곱으로 염증이 잘 생긴다. 따라서 만약 눈곱이 끼었다면 눈곱이 없는 쪽 눈부터 먼저 닦은 후에 눈은 안에서 밖으로 닦으며, 한 번 사용한 수건의 면은 사용하지 않는다.

33 치매 대상자가 "딸이 내 통장을 가져갔어."라며 반복적으로 화를 낼 때 대처방법은?

① 딸에게 연락하여 확인한다.
② 통장을 가져가는 것을 보았는지 물어본다.
③ 이야기를 들어 주며 속상하겠다고 다독인다.
④ 통장을 직접 찾아서 건네준다.
⑤ 딸은 그럴 사람이 아니라고 말한다.

해설
③ 치매 대상자에게 다른 사람이 자신의 물건을 훔쳐 갔다는 도둑 망상이 흔히 발생한다. 치매 대상자는 자신의 물건을 누가 훔쳐 갔다고 의심하여 화를 내게 되는데, 이때 치매 대상자의 감정을 이해하고 수용하도록 한다.

34 시설 치매 대상자가 공용공간에서 자위행위를 할 때 대처방법은?

① 자위행위가 끝날 때까지 기다린다.
② 수치심을 주어 행동을 멈추게 한다.
③ 멈추지 않으면 좋아하는 물건을 가져간다고 경고한다.
④ 상의와 하의가 붙은 옷으로 갈아입힌다.
⑤ 공용공간에 있는 대상자들을 다른 곳으로 이동시킨다.

해설
③ 치매 대상자가 성적으로 부적절한 행동을 할 때, 즉각 멈추지 않으면 치매 대상자가 좋아하는 것을 가져간다고 경고하는 것도 도움이 될 수 있다.

35 휠체어를 접는 방법을 순서대로 바르게 나열한 것은?

> 가. 팔걸이를 접는다.
> 나. 잠금장치를 잠근다.
> 다. 시트를 들어 올린다.
> 라. 발 받침대를 올린다.

① 가 – 나 – 다 – 라
② 가 – 라 – 다 – 나
③ 나 – 가 – 다 – 라
④ 나 – 라 – 다 – 가
⑤ 다 – 나 – 가 – 라

해설
휠체어 다루는 법
• 휠체어를 접는 방법 : 잠금장치를 잠근다. → 발 받침대를 올린다. → 시트를 들어 올린다. → 팔걸이를 접는다.
• 휠체어를 펴는 방법 : 잠금장치를 잠근다. → 팔걸이를 펼친다. → 시트를 눌러 편다.

36 대상자의 휠체어 이동 시 내리막길을 갈 때 주의해야 하는 사항으로 옳지 않은 것은?

① 요양보호사는 지지면을 유지하면서 휠체어를 뒤로 돌려 뒷걸음으로 내려간다.
② 대상자의 체중이 많이 나가거나 경사도가 큰 경우 지그재그로 내려간다.
③ 요양보호사는 반드시 고개를 뒤로 돌려 가고자 하는 방향을 살펴야 한다.
④ 요양보호사가 뒤에 서서 뒷바퀴를 내려놓고, 앞바퀴를 들어 올린 상태로 뒷바퀴를 천천히 뒤로 빼면서 앞바퀴를 조심히 내려놓는다.
⑤ 휠체어 네 바퀴가 모두 지면에 닿은 상태로 경사길을 앞으로 내려갈 경우 대상자가 앞으로 굴러 떨어질 수 있음을 인지한다.

해설
④ 휠체어 이동 시 문턱이나 도로 턱을 내려가는 방법에 대한 설명이다.
대상자의 휠체어 이동 시 내리막길을 갈 때에는 네 바퀴가 모두 지면에 닿은 상태로 경사길을 앞으로 내려갈 경우 대상자가 앞으로 굴러 떨어질 위험이 있으므로 반드시 뒷걸음으로 내려가도록 한다.

37 대상자가 보행기를 사용하는 경우 돕는 방법에 대한 설명으로 옳은 것은?

① 보행기는 대상자의 팔꿈치가 약 50°로 구부러지도록 대상자의 둔부 높이로 조절한다.

② 요양보호사는 항상 대상자의 기능이 불안정한 쪽에 서서 돕는다.

③ 요양보호사는 대상자의 앞쪽에 서서 보행 벨트를 잡고 걷는다.

④ 한쪽 다리만 약한 대상자는 보행기를 먼저 앞으로 내딛고 약한 다리는 나중에 앞으로 한 걸음 정도 옮긴다.

⑤ 요양보호사는 보행기 점검 시 대상자 옆에 보행기를 두고, 바퀴를 잠그고 대상자가 일어서도록 돕는다.

해설
① 보행기는 대상자의 팔꿈치가 약 30°로 구부러지도록 대상자의 둔부 높이로 조절한다.
③ 요양보호사는 대상자의 뒤쪽에 서서 보행 벨트를 잡고 걷는다.
④ 한쪽 다리만 약한 대상자는 약한 다리와 보행기를 함께 앞으로 한 걸음 정도 옮긴다.
⑤ 요양보호사는 보행기 점검 시 대상자 앞에 보행기를 두고, 바퀴를 잠그고 대상자가 일어서도록 돕는다.

38 치매 대상자가 밤에 일어나서 돌아다니다가 낮에 잠을 자는 경우 도와주는 방법으로 옳은 것은?

① 낙상 방지를 위해 안전한 주변 환경을 조성한다.

② 집 안에서 배회하는 경우 배회코스를 만들어 둔다.

③ 치매 대상자가 물건을 두는 장소를 파악해 놓는다.

④ 이상행동 반응을 보이면 질문하거나 일을 시키는 등의 자극을 주지 말고 조용한 장소에서 쉬게 한다.

⑤ 낮에 졸게 되면 밤에 수면장애가 심해지므로, 산책과 같은 야외활동을 통해 신선한 공기를 접하며 운동하도록 돕는다.

해설
① · ② 배회하는 치매 대상자를 돕는 방법
③ 의심이 많은 치매 대상자를 돕는 방법
④ 파괴적 행동을 하는 치매 대상자를 돕는 방법

39 다음과 같은 치매 대상자를 돕는 방법으로 옳지 않은 것은?

> 낮에는 유순하다가도 저녁 8~9시만 되면 갑자기 침대 밖으로 뛰쳐나오거나 옷을 벗고, 방을 서성이다 문을 덜거덕거리거나, 바닥을 뒹굴고 침대 위로 뛰어 오르는 등의 행동을 한다.

① 텔레비전을 켜놓거나 조명을 밝게 하는 것이 도움이 된다.

② 의복으로 인한 불편감이나 대소변을 보고 싶은 욕구가 있는지 확인하고 도와준다.

③ 치매 대상자가 인형이나 애완동물 또는 익숙한 소리를 듣거나 좋아하는 일을 하는 것 등을 통해 위안을 받을 수 있으므로 이러한 방법을 통해 돕는다.

④ 따뜻한 음료수를 마시게 하거나 등 마사지를 해주는 것도 좋고 음악을 듣도록 하여 잠을 잘 수 있도록 도와준다.

⑤ 요양보호사는 치매 대상자를 관찰할 수 있는 곳에서 활동하게 하면서 친구가 되어주도록 한다.

해설
② 부적절한 성적 행동을 하는 치매 대상자를 돕는 방법에 해당한다.

석양증후군
석양증후군에 걸린 치매 대상자는 해질녘이 되면 더욱 혼란해지고 불안정하여 의심 및 우울 증상을 보이는 것이 특징이다. 석양증후군은 대상자의 생활에 변화가 생긴 후 더 자주 발생할 수 있고 주의집중 기간이 더욱 짧아지며, 현실이 자신을 고통 속에 처하게 만든다고 생각하여 더욱 충동적으로 행동하기도 한다.

40 노인장기요양보험 급여 복지 용구 중에서 보건복지부 고시에 따라 구입 또는 대여가 모두 가능한 품목에 해당하는 것은?

① 수동휠체어
② 이동욕조
③ 성인용 보행기
④ 욕창예방매트리스
⑤ 욕창예방방석

해설

수급자는 구입품목에 대해서는 본인부담금을 부담하고 구입해야 하며, 대여방식의 경우에는 대여품목을 일정기간 대여하고 당해 제품의 대여가격에서 본인부담금을 부담해야 한다. 구입 또는 대여가 모두 가능한 품목은 욕창예방매트리스와 경사로(실내용, 실외용)이다(복지용구 급여범위 및 급여기준 등에 관한 고시 제2조).

42 당뇨병 대상자의 식사관리 시 혈당지수(GI 지수)를 고려하여 식품을 선택해야 한다. 다음 중 혈당지수가 낮은 식품에 해당하는 것은?

① 떡
② 수박
③ 쌀밥
④ 찐감자
⑤ 보리밥

해설

요양보호사가 당뇨병 대상자의 식사관리를 하는 경우 당질의 총량을 조절하면서 혈당지수가 낮은 식품을 선택하고 혈당지수가 높은 식품은 되도록 피하도록 해야 한다. 혈당지수가 높은 식품(70 이상)에는 쌀밥, 떡, 찐감자, 흰식빵, 수박 등이 있으며, 혈당지수가 낮은 식품(55 이하)에는 보리밥, 우유, 사과, 당면 등이 있다.

41 치매 대상자가 목욕을 거부하고 있는 상황이다. 다음 중 요양보호사가 '나-전달법'으로 반응한 것은 무엇인가?

① "하기 싫으면 하지 마세요."
② "목욕을 하지 않으면 가려울까 봐 걱정돼요."
③ "그럼 언제 하려고요?"
④ "목욕을 하면 개운할 거예요."
⑤ "안 씻어서 냄새나면 가족들이 여기 안 올지도 몰라요."

해설

나-전달법(I-Message 전달법)
• 나의 생각이나 감정을 전달할 때는 나를 주어로 말한다.
• 상대방의 행동과 상황을 그대로 비난 없이 그대로 말한다.
• 상대방의행동이 나에게 미치는 영향을 구체적으로 말한다.
• 그 상황에 대해 내가 느끼는 바를 솔직하게 말한다.
• 원하는 바를 명확하게 말한다.
• 전달할 말을 건넨 후 상대방의 말을 잘 듣는다.

43 고혈압 대상자의 식사관리 방법으로 옳지 않은 것은?

① 조리 시 눈에 보이는 지방(소기름, 돼지기름, 닭 껍질 등)을 제거한다.
② 채소 조리 시 무침 겉절이보다 생으로 먹는 것이 좋고, 식초, 레몬즙, 오렌지즙 등 신맛 소스를 이용한다.
③ 과일류는 부드러운 과육을 잘게 잘라 먹거나 숟가락으로 긁어 먹는다.
④ 피토케미컬이 함유된 채소와 과일 섭취를 증가시킨다.
⑤ 생선 조리 시 소금을 뿌리지 않고 센 불에서 팬을 달군 후 굽고, 소금 대신 카레가루, 나트륨을 줄인 양념, 향미채소를 첨가하여 굽는다.

해설

③ 씹기장애와 삼킴장애 대상자의 식사관리 방법에 해당한다.

44 대상자의 안전한 주거환경 조성을 위한 방법으로 옳은 것은?

① 높이가 높은 욕조가 사용하기 편하며, 욕조 바닥에 미끄럼방지매트를 깔면 낙상을 예방할 수 있다.

② 화장실이나 욕실의 출입문은 문턱을 없애고 넘어질 경우 등 비상시에 대비하여 문은 잘 깨지는 재질로 한다.

③ 바람직한 식탁의 높이는 식사하기 편하도록 다리 간격이 좁은 것을 선택하고 높이는 앉아서 다리를 충분히 움직일 수 있는 공간이 확보될 수 있을 정도가 좋다.

④ 현관의 조명은 현관 밖과 발밑을 비출 수 있게 설치한다.

⑤ 현관에서 안전하게 신발을 신고 벗을 수 있도록 의자는 치워 둔다.

해설

① 높이가 낮은 욕조가 사용하기 편하며, 욕조 바닥에 미끄럼방지매트를 깔면 낙상을 예방할 수 있다.

② 화장실이나 욕실의 출입문은 문턱을 없애고 넘어질 경우에 대비하여 문은 깨지지 않는 재질로 한다.

③ 바람직한 식탁의 높이는 식사하기 편하도록 다리 간격이 넓은 것을 선택하고 높이는 앉아서 다리를 충분히 움직일 수 있는 공간이 확보될 수 있을 정도가 좋다.

⑤ 현관에서 안전하게 신발을 신고 벗을 수 있도록 의자를 놓아 둔다.

45 지남력장애 대상자와 이야기하는 방법으로 옳은 것은?

① 대상자의 이름과 존칭을 함께 사용한다.

② 주의력에 영향을 주는 환경적 자극을 최대한 줄인다.

③ 여기, 이쪽 등의 지시대명사를 사용하지 않고 사물의 위치를 정확히 시계 방향으로 설명한다.

④ 밝은 방에서 입 모양을 볼 수 있도록 시선을 맞추며 말한다.

⑤ 이미지를 전달하기 어려운 형태나 사물 등은 촉각으로 이해시킨다.

해설

② 주의력결핍장애 대상자

③ · ⑤ 시각장애 대상자

④ 노인성 난청 대상자

지남력장애 대상자와 이야기하는 방법

• 대상자의 이름과 존칭을 함께 사용한다.

• 대상자를 일관성 있게 대하도록 노력한다.

• 시간, 장소, 사람, 날짜, 달력, 시계 등을 자주 인식시킨다.

• 모든 물품에 이름표를 붙이고 주의사항을 그림이나 문자로 적어서 제시한다.

1교시 필기

01 노인을 위한 유엔의 5가지 원칙 중에서 다음과 관계 깊은 것은?

> 가능한 한 오랫동안 가정에서 살 수 있어야 한다.

① 독립의 원칙
② 참여의 원칙
③ 보호의 원칙
④ 존엄의 원칙
⑤ 자아실현의 원칙

해설
국제연합이 1991년 유엔총회에서 채택한 노인을 위한 유엔의 5가지 원칙 중 독립의 원칙의 내용은 다음과 같다.

• 노인 본인의 소득은 물론, 가족과 지역사회의 지원을 통하여 식량, 물, 주택, 의복, 건강서비스를 이용할 수 있어야 한다.
• 일할 수 있는 기회나 다른 소득을 얻을 수 있어야 한다.
• 언제, 어떻게 직장을 그만둘 것인지를 결정하는 때 참여할 수 있어야 한다.
• 적절한 교육과 훈련 프로그램에 참여할 수 있어야 한다.
• 개인이 선호하는 것과 변화하는 능력에 따라 안전하게 적응할 수 있는 환경에서 살 수 있어야 한다.
• 가능한 한 오랫동안 가정에서 살 수 있어야 한다.

02 천식 대상자가 기관지확장제(흡인기)를 사용할 때 순서는?

> 가. 흡인기의 뚜껑을 열고 흔든다.
> 나. 3~5초간 천천히 깊게 숨을 들이쉰다.
> 다. 10초간 숨을 참은 다음 천천히 내쉰다.
> 라. 입을 열고 마개를 입으로 문다.
> 마. 입으로 심호흡을 하면서 1회 용량이 흡입되도록 흡인기를 누른다.

① 가 → 나 → 다 → 라 → 마
② 가 → 다 → 마 → 나 → 라
③ 가 → 마 → 다 → 라 → 나
④ 가 → 마 → 라 → 나 → 다
⑤ 가 → 라 → 마 → 나 → 다

해설
기관지확장제(흡인기) 사용 순서
사용 전에 뚜껑을 열고 흔들기 → 머리를 약간 뒤로 젖히고 충분히 숨을 내쉬기 → 입을 열고 마개를 입으로 물기 → 입으로 심호흡을 하면서 1회 용량이 흡입되도록 흡인기 누르기 → 3~5초간 천천히 깊게 숨을 들이쉬기 → 약이 폐에 깊숙이 도달할 수 있도록 적어도 10초간 숨을 참은 다음 천천히 내쉬기 → 다음 투약까지 적어도 1분간 기다리기 → 흡인기 뚜껑 덮기 → 하루에 한 번 이상 뚜껑을 열고 흡인기의 플라스틱 통과 뚜껑을 흐르는 물에 씻기

03 임종 대상자의 신체적·정신적 변화에 대한 설명으로 옳은 것은?

① 호흡수와 깊이가 불규칙해지고 무호흡과 얕고 느린 호흡이 교대로 나타난다.

② 피부의 색깔이 하얗게 변하기도 하고 파랗게 변하기도 한다.

③ 대상자의 손, 발부터 시작해서 팔, 다리로 점차 뜨거워진다.

④ 수분 섭취가 많아지고 신장을 통해 이루어지는 수분의 순환도 감소되면서 자연히 소변량이 많아진다.

⑤ 뇌에 산소가 과잉으로 공급되고 신진대사가 변화하면서 대상자가 불안정함을 느낀다.

해설
① 호흡할 때 호흡수와 깊이가 불규칙해지고 무호흡과 깊고 빠른 호흡이 교대로 나타난다.

③ 임종 대상자는 체온의 변화가 일어나는데 대상자의 손, 발을 시작으로 팔, 다리의 순서로 점차 싸늘해진다.

④ 수분 섭취하는 양이 적어지고 신장을 통해 이루어지는 수분의 순환도 감소되면서 자연스럽게 소변량도 줄어든다.

⑤ 뇌에 산소 공급이 부족해지면서 신진대사가 변화하게 되고 그에 따라 임종 대상자가 불안정함을 느낄 수 있다.

04 다음 예방접종 중에서 10년마다 추가 접종해야 하는 것은?

① 백일해
② 대상포진
③ 파상풍
④ 폐렴구균
⑤ 결 핵

해설
65세 이상 노인은 반드시 인플루엔자, 폐렴구균, 대상포진, 파상풍, 디프테리아 예방접종을 하도록 권장하고 있다. 그중 파상풍에 대한 백신접종 경험이 없는 모든 노인에게 3회의 기본접종이 권장되는데 이외의 경우에는 매 10년마다 파상풍백신 추가접종이 권장된다.

05 노인장기요양보험제도에 대한 설명으로 옳은 것은?

① 제도의 목적은 대상자 가족의 일상생활을 지원하는 것이다.

② 방문조사자가 장기요양인정 여부 및 등급을 판정한다.

③ 시설급여를 이용하면 급여비용의 15%를 본인이 부담한다.

④ 고용노동부장관이 관장한다.

⑤ 보험자는 국민건강보험공단이다.

해설
① 고령이나 노인성 질병 등의 사유로 일상생활을 혼자서 수행하기 어려운 노인 등에게 제공하는 신체활동 또는 가사활동 지원 등의 장기요양급여에 관한 사항을 규정하여 노후의 건강증진 및 생활안정을 도모하고 그 가족의 부담을 덜어줌으로써 국민의 삶의 질을 향상하도록 함을 목적으로 한다.

② 등급판정위원회는 대통령령이 정하는 등급판정기준에 따라 1차 판정 결과를 심의하여 장기요양인정 여부 및 장기요양등급을 최종 판정한다.

③ 급여 대상자가 시설급여를 이용하면 20%, 재가급여를 이용하면 15%를 본인이 부담한다.

④ 보건복지부장관이 관장한다.

06 부득이한 사유로 가족의 보호를 받을 수 없어 일시적으로 보호가 필요한 심신이 허약한 노인과 장애노인을 보호시설에 단기간 입소시켜 보호함으로써 노인 및 노인가정의 복지를 증진하는 서비스는 무엇인가?

① 방문요양
② 노인교실
③ 노인복지관
④ 단기보호서비스
⑤ 경로당

해설
재가노인복지시설은 방문요양서비스, 방문목욕서비스, 주야간보호서비스, 단기보호서비스 등으로 구분된다. 그중 단기보호는 부득이한 사유로 가족의 보호를 받을 수 없어 일시적으로 보호가 필요한 심신이 허약한 노인과 장애노인을 보호시설에 단기간 입소시켜 보호함으로써 노인 및 노인가정의 복지를 증진하기 위한 서비스이다.

07 다음 사례에서 요양보호사의 역할에 해당하는 것은?

> 대상자가 배우자의 죽음으로 우울증 증상을 보이므로 가족, 시설장 또는 관리책임자, 간호사, 의료기관의 의료진에게 이러한 상황을 알리고 이후 이들의 지시 사항을 대상자와 그의 가족에게 전달하였다.

① 옹호자
② 정보 전달자
③ 숙련된 수발자
④ 동기 유발자
⑤ 말벗과 상담자

해설
요양보호사는 대상자의 신체와 심리에 관한 정보를 가족과 시설장 또는 관리책임자, 간호사, 의료기관의 의료진에게 전달하여야 하며 필요한 경우에는 이들의 지시 사항을 대상자와 가족들에게 전달하는 역할을 하여야 한다. 또한 요양보호사는 노인장기요양보험 급여서비스 제공계획서의 내용을 숙지하면서, 서비스 내용의 변경이 필요한 경우에는 기관에 보고하는 역할도 수행하여야 한다.

08 다음은 임종의 적응 단계 중 무엇에 해당하는가?

> "그래, 내게 이런 일이 벌어졌구나. 그래도 우리 아이가 시집갈 때까지만 살았으면 좋겠는데……. 제발 그렇게 해 주세요."

① 우 울
② 타 협
③ 수 용
④ 분 노
⑤ 부 정

해설
임종은 사망 또는 죽음, 생명의 정지 또는 생체 기능의 영구적인 정지를 뜻하는 것으로 이에 적응하는 단계는 보통 부정, 분노, 타협, 우울, 수용의 다섯 단계로 구성된다. 그중 타협은 자신이 아무리 죽음을 부정하고 부인해도 피할 수 없는 상황에 처해 있음을 알고 받아들이면서 주변을 돌아보고 비이성적인 요구가 줄어드는 단계이다.

09 다음 사례와 관계 깊은 노인복지시설 생활노인의 권리로 옳은 것은?

> 김 씨 할머니는 외부 사람들이 시설 방문을 왔다면서 자기들 마음대로 사진을 찍거나 갑자기 방에 불쑥 들어와서 구경하고 나가는 경우가 있어서 매우 불쾌하다고 하셨다.

① 부당한 신체구속을 받지 않을 권리
② 사생활과 비밀을 보장받을 권리
③ 건강한 생활을 위한 서비스를 제공받을 권리
④ 개인 소유의 재산과 소유물을 스스로 관리할 권리
⑤ 시설 내·외부 활동 및 사회적(종교, 정치 등) 활동에 참여할 권리

해설
시설 생활노인의 사생활과 비밀 보장에 관한 권리
• 개인정보를 수집하고 활용하는 경우에는 미리 그 목적을 충분히 설명한 후에 동의를 구하며, 사전 동의 없이 해당 정보를 공개해서는 안 된다.
• 입소상담 및 직무수행과정에서 얻은 정보에 관한 비밀을 당사자의 동의나 허락 없이 타인에게 노출해서는 안 된다.
• 노인이나 가족이 요구하는 경우에는 건강상태와 치료·돌봄, 제반서비스에 관한 정보와 기록에 대해 접근하는 것을 허용하며, 타인에게는 해당 정보를 제공해서는 안 된다. 다만, 인지능력이 제한된 노인은 가족 등 관계자의 동의를 받은 경우 노인의 서비스 증진을 위한 전문적 목적에 한하여 정보를 제공할 수 있다.
• 입소 노인의 개인적 사생활이 농담이나 흥밋거리가 되어서는 안 된다.
• 입소 노인이 원하는 경우에는 정보통신기기(유무선 전화기 등) 사용, 우편물 수발신에 있어서 제한이 있어서는 안 된다.

10 시각의 노화에 따른 특성으로 옳은 것은?

① 공막에 흰색점이 생긴다.

② 결막이 두꺼워지고 누렇게 변하며 눈 자극감, 불편, 각막궤양이 생긴다.

③ 눈물의 양이 증가하면서 불편감도 증가한다.

④ 각막반사가 저하되어 손상이나 감염에 민감해진다.

⑤ 안질환의 원인이 되는 눈부심의 증가, 시력 저하, 빛 순응의 어려움 등이 나타난다.

해설
① 공막에 갈색점이 생긴다.

② 결막이 얇아지고 누렇게 변하며 눈 자극감, 불편, 각막궤양이 생긴다.

③ 눈물 양이 감소하면서 건조해지므로 눈이 뻑뻑해지고 불편감도 생긴다.

④ 각막반사가 저하되면서 손상이나 감염에도 둔감해진다.

11 폐결핵에 관한 설명으로 옳은 것은?

① 바이러스성 감염 질환이다.

② 치료 기간 중 증상이 사라지면 항결핵제 복용을 중단한다.

③ 오전에 고열이 나고 오후에 열이 내리는 증상이 반복된다.

④ 스테로이드 약물 복용으로 예방할 수 있다.

⑤ 약물 복용 중 주기적인 간기능 검사를 받는다.

해설
① 결핵균이 폐에 들어가 염증을 일으키는 호흡기 감염 질환이다.

② 항결핵제를 불규칙적으로 복용하거나 임의로 중단하면 약제 효과가 미치지 않은 균들이 살아남아 체내에서 활발하게 증식하게 되어 결핵이 더욱 악화된다.

③ 오후에 고열이 있다가 늦은 밤에 식은땀과 함께 열이 내리는 증상이 반복된다.

④ 스테로이드와 같은 면역 억제제 사용이 폐결핵의 원인이 된다.

12 세계보건기구(WHO)에서 순수 알코올 섭취량으로 환산하였을 때 남자와 여자의 저위험 음주량으로 제시한 것을 차례대로 바르게 나열한 것은?

① 20g 미만, 20g 미만

② 30g 미만, 20g 미만

③ 40g 미만, 20g 미만

④ 50g 미만, 30g 미만

⑤ 60g 미만, 30g 미만

해설
세계보건기구(WHO)에서는 순수 알코올 섭취량으로 환산하였을 때 남자는 하루 40g(약 소주 3잔) 미만, 여자는 하루 20g(약 소주 2잔) 미만으로 섭취하는 것을 저위험 음주라고 제시하였다.

13 당뇨병 치료 중인 대상자가 어지럽고 식은땀이 나며 심장박동이 빨라지는 증상을 보일 경우 대처방안으로 알맞은 것은?

① 칼륨을 충분히 섭취하도록 한다.

② 기름이 많은 음식을 먹는다.

③ 피토케미컬이 함유된 채소, 과일 섭취를 증가시킨다.

④ 증세가 나타나면 즉시 과일, 주스, 우유 1컵 또는 설탕이나 꿀 1~2수저를 섭취하도록 한다.

⑤ 카페인 함유 음료, 알코올 섭취를 제한한다.

해설
저혈당은 당뇨병 치료 중 제시간에 식사를 못하거나 당질이 부족하면 나타날 수 있는 증상이다. 즉, 혈당이 급격히 낮아지면서 힘이 빠지고, 어지럽고, 식은땀이 나며, 심장박동이 빨라지는 증세가 나타나는 경우가 있는데, 이런 경우에는 즉시 과일, 주스, 우유 1컵 또는 설탕이나 꿀 1~2수저를 섭취하도록 해야 한다.

14 노인학대 유형 중 다음과 관계 깊은 것은?

> • 친구나 친지들과 만나거나 연락하는 것을 방해하거나 친구나 친지 등이 방문하는 것을 싫어하고 이성교제를 방해한다.
> • 비방이나 모욕, 위협, 협박 등으로 타인이 노인과 관계를 유지하는 것을 싫어하게 만들거나 비방이나 유언비어로 노인의 경제활동까지 저해한다.
> • 일상적인 사회활동이나 종교 활동을 대놓고 방해한다.

① 정서적 학대
② 신체적 학대
③ 성적 학대
④ 경제적 학대
⑤ 자기방임

해설
정서적 학대는 비난, 모욕, 위협, 협박 등의 언어 및 비언어적 행위를 통하여 노인에게 정서적으로 고통을 주는 것으로 제시된 내용은 노인의 사회관계 유지를 방해하는 학대행위에 해당한다.

15 대상자가 골다공증일 경우 치료 및 예방 방법에 대한 설명으로 가장 적절한 것은?

① 온 · 냉요법, 마사지, 물리치료를 한다.
② 음식으로 비타민 D를 섭취한다.
③ 피부가 건조해지지 않게 한다.
④ 구이나 찌는 조리법을 이용한 음식을 주로 섭취한다.
⑤ 식이섬유소가 풍부한 채소와 과일 섭취로 변비를 예방한다.

해설
대상자가 골다공증일 경우에는 칼슘을 충분히 섭취한다. 칼슘은 우유로 보충하고, 칼슘의 흡수를 돕기 위해서 비타민 D를 섭취해야 한다. 햇볕을 쬐면 비타민 D가 생성되기도 하지만 약물로 복용하기도 한다.

16 변비 대상자의 식사관리로 옳은 것은?

① 도정과정을 적게 거친 통곡류 및 감자류, 생채소의 섭취를 줄인다.
② 가급적 운동량을 줄인다.
③ 과일 통조림이나 주스 대신 생과일의 섭취를 권장한다.
④ 되도록 해조류, 견과류를 먹지 않는다.
⑤ 우유나 요구르트 같은 유제품의 섭취는 피한다.

해설
식이섬유를 충분히 섭취하고 규칙적인 식사와 배변습관을 갖도록 하며 매일 적절한 운동을 한다.

17 노화에 따른 호흡기계의 특성으로 옳은 것은?

① 기관지 내 분비물이 감소하여 호흡기계 감염이 쉽게 발생하지 않는다.
② 섬모운동이 활발해지면서 미세물질들을 쉽게 걸러낸다.
③ 신체조직 내 수분 함유량의 증가로 콧속의 분비물량이 증가한다.
④ 폐활량이 늘어나면서 숨쉬기가 쉬워진다.
⑤ 호흡근육의 위축과 근력의 약화로 인해 호흡증가 시 피로해지기 쉽다.

해설
① 기관지 내 분비물이 증가하면서 호흡기계 감염이 발생하기 쉽다.
② 기침반사와 섬모운동 저하로 인하여 미세물질들을 제대로 걸러내지 못한다.
③ 신체조직 내 수분 함유량의 감소로 콧속의 점막이 건조하게 되어 공기를 효과적으로 흡입하지 못한다.
④ 폐포의 탄력성이 저하되고 폐 순환량이 감소되면서 폐활량이 줄어들기 때문에 쉽게 숨이 찬다.

18 퇴행성 관절염에 관한 설명으로 옳은 것은?

① 관련 요인으로는 운동 부족, 골격 약화, 저체중을 들 수 있다.
② 관절에 부담이 되지 않는 운동(예 수영, 평평한 흙길 걷기, 체조 등)을 규칙적으로 한다.
③ 계단 오르내리기, 장거리 걷기, 등산 등의 활동으로 관절을 많이 사용해야 한다.
④ 증상으로는 서혜부와 대퇴부의 통증이 있다.
⑤ 치료를 위해서 음식으로 비타민 D를 섭취한다.

해설
①·⑤ 골다공증에 관한 설명이다.
③ 계단 오르내리기, 장거리 걷기, 등산 등의 활동을 하게 되면 관절을 많이 사용하게 되므로 통증이 심해질 수 있다.
④ 고관절 골절에 관한 설명이다.

19 만성기관지염 대상자를 돕는 방법으로 옳은 것은?

① 심호흡을 제한한다.
② 음식을 차갑게 하여 제공한다.
③ 창문을 열어 찬 공기로 환기한다.
④ 처방받은 기관지확장제를 사용하게 한다.
⑤ 호흡곤란 시 앙와위 자세를 취하게 한다.

해설
만성기관지염 대상자를 돕는 방법
• 심호흡과 기침을 하여 기관지 내 가래를 배출한다.
• 처방받은 거담제와 기관지확장제를 사용하여 가래를 묽게 하고 좁아진 기도를 넓혀 준다.
• 자극적인 음식, 지나치게 뜨겁거나 차가운 음식은 기관지 경련을 일으킬 수 있으므로 피한다.
• 소화가 잘 되는 음식으로 여러 번으로 나누어 식사한다.
• 금연한다.
• 가능한 한 오염된 공기에 노출되지 않게 한다.
• 공기청정기를 설치하거나, 갑작스러운 온도 변화, 차가운 기후, 습기가 많은 기후에 노출되지 않게 함으로써 기관지 자극을 감소시킨다.

20 섬망과 치매의 특징에 대한 비교로 옳은 것은?

① 섬망은 신체 생리적 변화가 심하지만 치매는 신체 생리적 변화가 적다.
② 섬망은 서서히 나타나지만 치매는 갑자기 나타난다.
③ 섬망은 대부분 만성으로 진행되지만 치매는 대체로 회복된다.
④ 섬망은 개인별로 수면 양상의 차이가 있지만 치매는 수면 양상이 매우 불규칙하다.
⑤ 섬망은 만성질환이지만 치매는 급성질환에 해당한다.

해설
② 섬망은 갑자기 나타나지만 치매는 서서히 나타난다.
③ 섬망은 대체로 회복되지만 치매는 대부분 만성으로 진행된다.
④ 섬망은 수면 양상이 매우 불규칙하지만 치매는 개인별로 수면 양상의 차이가 있다.
⑤ 섬망은 급성질환이지만 치매는 만성질환에 해당한다.

21 복압성 요실금 대상자를 돕는 방법으로 옳은 것은?

① 기침을 하게 한다.
② 수분을 제한한다.
③ 매일 줄넘기를 하게 한다.
④ 카페인이 풍부한 음료를 마시게 한다.
⑤ 식이섬유소 섭취로 변비를 예방하게 한다.

해설
복압성 요실금 대상자를 돕는 방법
• 발생 원인에 따라 약물요법이나 수술 치료를 한다.
• 골반근육강화 운동을 한다.
• 수분을 충분히 섭취하여 방광의 기능을 유지한다.
• 식이섬유소가 풍부한 채소·과일 섭취로 변비를 예방한다.
• 비만은 복부 내 압력을 증가시켜 복압성 요실금을 유발하기 때문에 체중을 조절한다.

22 다음 중 욕창의 관련 요인으로 옳은 것은?

① 요실금 및 변실금 등 습기로 인한 피부 손상, 미생
　물 번식

② 백혈병, 골수나 기타 장기 이식

③ 자가 면역질환 및 면역억제제 복용

④ 과로와 스트레스

⑤ 목욕 중 비누와 세정제, 알코올 등의 사용

해설
②·③·④ 대상포진 요인
⑤ 피부 건조증 요인

23 대상포진의 증상에 대한 설명으로 옳은 것은?

① 피부가 분홍색이나 푸른색을 띠고 누르면 색깔이
　일시적으로 없어져 하얗게 보이고 열감이 있다.

② 피부가 벗겨지고 물집이 생기며 조직이 상한다.

③ 피부와 점막에 있는 감각신경말단 부위의 수포, 통
　증, 작열감이 있다.

④ 부종이 생기고 통증이 있다.

⑤ 가려움증이 있고 수면장애를 유발할 수 있으며 피
　부상처가 있다.

해설
①·② 욕창의 1·2단계 증상에 대한 설명으로 3단계로 넘어가면
깊은 욕창이 생기고 괴사조직이 발행한다.
④ 피부 건조증은 피부 발적, 부종 또는 통증, 손과 하지의 가려움
증 등의 증상을 유발한다.
⑤ 머릿니는 해당 증상 외에도 심하게 물린 자리는 피부가 변색되
고 딱딱하게 되며 두피염이 있다.

24 요양보호서비스의 제공 원칙으로 옳은 것은?

① 대상자의 성향보다 시설의 규칙을 우선시한다.

② 대상자와 의견이 충돌하면 보호자가 해결하도록
　한다.

③ 서비스를 제공할 때 대상자의 잔존능력을 고려한다.

④ 필요시 요양보호사의 판단하에 서비스를 변경한다.

⑤ 치매 대상자의 돌발 상황은 동료 요양보호사와 의
　논하여 처리한다.

해설
① 대상자 개인의 삶을 존중하며 대상자의 성격, 습관, 선호하는
서비스 등을 반드시 확인하여 특별히 싫어하는 행동은 하지 않
는다.
② 대상자나 대상자의 가족과 의견 충돌 시 불필요한 마찰을 피하
고, 시설장 또는 관리책임자에게 보고한다.
④ 대상자의 상태변화 등으로 계획된 서비스 외에 서비스를 추가,
변경하거나 의료적 진단 등이 필요하다고 판단되는 경우 시설
장 또는 관리책임자에게 신속하게 보고한다.
⑤ 치매 대상자의 돌발 상황은 시설장 또는 관리책임자와 의논하
여 처리한다.

25 난청 대상자와의 의사소통으로 옳지 않은 것은?

① 얼굴 표정이나 몸짓 등을 이용하여 의미 전달을 돕
　는다.

② 보청기를 착용할 때는 입력은 작게, 출력은 높게 조
　절한다.

③ 입 모양을 통해 이야기를 알 수 있도록 입을 크게
　벌리면서 정확하게 말한다.

④ 말의 의미를 이해할 때까지 되풀이하고 이해했는지
　여부를 확인한다.

⑤ 입 모양을 볼 수 있도록 밝은 방에서 시선을 맞추며
　말한다.

해설
보청기를 착용할 때는 입력은 크게, 출력은 낮게 조절한다.

26 보기에서 설명하는 요양보호 대상자는?

> 이해하기 쉬운 언어를 사용하며, 대상자를 중심으로 오른쪽·왼쪽을 설명하여 원칙을 정해두고 이야기하는 것이 좋다.

① 노인성 난청 대상자
② 시각장애 대상자
③ 언어장애 대상자
④ 판단력, 이해력장애 대상자
⑤ 주의력결핍장애 대상자

해설

시각장애 대상자와 이야기하는 방법

• 대상자의 정면에서 이야기하는 것이 좋고 여기, 이쪽 등 지시대명사를 사용하지 않고 사물의 위치를 정확히 시계방향으로 설명한다.
• 대상자를 중심으로 오른쪽·왼쪽을 설명하여 원칙을 정하도록 하는 것이 좋다.
• 대상자를 만나면 신체 접촉을 하기 전에 먼저 말을 건네어 상대방이 알도록 하여야 하며, 대상자가 이해하기 쉬운 언어를 사용하고, 천천히 정확하게 말한다.
• 이미지를 전달하기 어려운 형태나 사물 등은 촉각을 통해 이해시킨다.
• 대상자와 함께 보행할 때에는 요양보호사가 반 보 앞으로 나와 대상자의 팔을 끄는 듯한 자세를 유지하면서 가는 것이 좋다.
• 대필하게 되는 경우에는 정확하게 받아쓰고 내용을 다시 확인한다.
• 대상자가 읽고 싶어 하는 것을 읽어주고 고유명사 등은 자세히 설명한다.

27 주의력결핍장애 대상자와 효과적으로 의사소통하는 방법은?

① 다양한 환경적 자극을 준다.
② 메시지를 빠르고, 크게 반복한다.
③ 한 번에 많은 내용을 명확하게 말한다.
④ 목표에 맞는 복합적인 활동을 제시한다.
⑤ 익숙한 사물에 대한 내용으로 대화한다.

해설

주의력결핍장애 대상자와의 의사소통법

• 대상자와 눈을 맞춘다.
• 명확하고 간단하게 단계적으로 제시한다.
• 구체적이고 익숙한 사물에 대하여 대화한다.
• 목표를 인식하고 단순한 활동을 먼저 제시한다.
• 주의력에 영향을 주는 환경적 자극을 최대한 줄인다.
• 주변사람들에게 주의력결핍장애에 대한 이해를 구한다.
• 메시지를 천천히, 조용히 반복한다.

28 이야기할 때 시간, 장소, 사람, 날짜, 달력, 시계 등을 자주 인식시켜야 하는 대상자는?

① 시각장애
② 노인성 난청
③ 지남력장애
④ 주의력결핍장애
⑤ 판단력, 이해력장애

해설

지남력장애 대상자와 이야기하는 경우에는 대상자의 이름과 존칭을 함께 사용하고 대상자를 일관성 있게 대하도록 노력해야 한다. 또한 시간, 장소, 사람, 날짜, 달력, 시계 등을 자주 인식할 수 있도록 하며, 모든 물품에 이름표를 붙이고 주의사항은 그림이나 문자로 적어서 제시하도록 한다.

29 보기에서 설명하는 요양보호사의 역할은 무엇인가?

> 효율적인 의사소통기법의 활용으로 대상자와 관계를
> 형성하고 필요한 서비스를 제공하여 대상자의 신체
> 적, 정신적, 심리적 안위를 도모한다.

① 숙련된 수발자
② 정보 전달자
③ 관찰자
④ 말벗과 상담자
⑤ 동기 유발자

해설
요양보호사의 역할

숙련된 수발자	숙련된 요양보호서비스에 대한 지식과 기술로 대상자의 불편함을 경감하기 위해 필요한 서비스를 지원하여 대상자를 도와준다.
정보 전달자	대상자의 신체와 심리에 관한 정보를 가족, 시설장 또는 관리책임자, 간호사, 의료기관의 의료진에게 전달하며 필요시 이들의 지시 사항을 대상자와 그의 가족에게 전달한다.
관찰자	맥박, 호흡, 체온, 혈압 등의 변화와 투약 여부, 질병의 변화에 대한 증상뿐만 아니라 심리적인 변화까지 관찰한다.
말벗과 상담자	효율적인 의사소통기법의 활용으로 대상자와 관계를 형성하고 필요한 서비스를 제공하여 대상자의 신체적, 정신적, 심리적 안위를 도모한다.
동기 유발자	신체활동 및 일상생활지원 서비스 제공뿐 아니라 대상자가 능력을 최대한 발휘하도록 동기를 유발하며 지지한다.
옹호자	가정이나 시설, 지역사회에서 학대를 당하거나 소외되고 차별받는 대상자를 위해 대상자의 입장에서 편들어 주고 지켜준다.

30 장기요양 대상자의 여가활동 유형 중 자기계발 활동에 속하는 것은?

① 복지관에서 그림 그리기
② 주말마다 성당 가기
③ 가족과 음악회 가기
④ 아침마다 가벼운 산책하기
⑤ 집안에서 식물 가꾸기

해설
② 종교참여 활동
③ 사교오락 활동
④ 운동 활동
⑤ 소일 활동

31 다음 중 녹내장의 증상으로 옳은 것은?

① 색 구별 능력 저하
② 동공의 백색 혼탁
③ 불빛 주위에 무지개가 보임
④ 밤에 밝은 불빛에서의 눈부심
⑤ 안구 통증

해설
⑤ 녹내장의 증상에는 좁은 시야와 눈 이물감 및 어두움 적응 장애 등이 있다. 또한 색깔 변화를 인식하는 것이 어렵고 뿌옇게 각막이 혼탁하며 안구에 통증을 느낄 수도 있다. 더불어 두통과 구역질 등이 유발될 수 있으며 증상이 심한 경우에는 실명에 이를 수도 있다.
①·②·③·④ 백내장 증상에 대한 설명이다.

32 노인학대 예방을 위한 유관기관 중에서 다음과 같은 도움을 받을 수 있는 곳은?

> • 노인학대 신고사례에 대한 현장조사
> • 응급조치를 요하는 노인 학대 사례를 일시보호시설 또는 의료기관에 의뢰

① 의료기관 ② 보건복지부
③ 사법경찰 ④ 노인복지시설
⑤ 노인보호전문기관

해설
① 다분야의 보건의료전문가로 구성된 학대노인 보호팀을 구성하여 운영하며, 의뢰받은 피학대노인에게 종합적인 의료서비스를 제공한다. 또한 노인학대 판정을 위한 의학적 진단 및 소견을 제시하거나 증언을 진술하는 등의 역할도 한다.
② 노인보호업무와 관련한 법·제도적 정책을 수립하는 것은 물론, 노인복지시설에 대한 행정적 또는 재정적 지원 등을 한다.
④ 시설 내 노인학대 의심사례 및 학대사례가 발견되는 경우 노인보호전문기관 또는 수사기관에 신고하고 학대피해노인 및 학대행위자에 대한 상담을 진행하며 보호가 필요한 학대피해노인에 대한 입소 의뢰 시 신속한 보호가 가능하도록 한다. 더불어 노인학대 예방교육도 실시한다.
⑤ 노인학대 사례의 신고접수 및 신고된 시설학대 사례를 확인하여 개입하고, 시설의 학대사례 판정에 대한 자문을 진행한다. 또한 학대사례에 대한 사례관리 및 절차 지원 등의 역할을 담당한다.

33 다음 중 요양보호 기록과 관련하여 장기요양급여 제공 기록지의 주요기록으로 가장 적절한 것은?

① 상담내용 및 결과
② 서비스의 목표, 내용, 횟수 등
③ 섭취, 배설, 목욕 등 상태
④ 서비스 제공 내용 및 시간
⑤ 사고 내용과 대응 결과

해설
① 상담일지의 주요기록 사항에 해당한다.
② 급여제공계획서의 주요기록 사항에 해당한다.
③ 상태기록지의 주요기록 사항에 해당한다.
⑤ 사고보고서의 주요기록 사항에 해당한다.

34 요양보호사 실습자의 실습일지 작성 요령으로 옳지 않은 것은?

① 매일 작성하여 제출실습기관의 방침에 따라 제출한다.
② 대상자에 대한 모든 정보를 아주 세세히 기록한다.
③ 실습 내용은 알기 쉽고 충실하게 작성한다.
④ 정자체로 깨끗하게 작성하도록 한다.
⑤ 실습 자가평가에는 실습을 통해 잘한 점, 미흡한 점, 느낀 점, 건의사항 등을 기입한다.

해설
요양보호사 실습자는 실습일지 작성 시 대상자의 프라이버시 보호를 위해 불필요한 정보까지 기입하지 않도록 한다.

35 요양보호 대상자의 계절별 생활안전 수칙에 대한 설명으로 옳은 것은?

① 겨울철에는 뇌졸중 예방을 위해 새벽보다는 낮 시간에 운동한다.
② 겨울철에는 운동 시 준비운동과 마무리운동을 평소보다 적게 한다.
③ 겨울철에는 손 시림 방지를 위해 손을 주머니에 꼭 넣고 걷는다.
④ 여름철에는 식사를 포만감 있게 하고 물은 적게 마시도록 한다.
⑤ 여름에는 야외 활동이나 야외 작업을 더 활발히 하여 되도록 자주 움직이도록 한다.

해설
② 겨울철에 운동을 하는 경우 뇌졸중을 예방하기 위해서는 준비운동과 마무리운동을 충분히 하도록 한다.
③ 겨울철에 골절을 예방하기 위해서 주머니에 손을 넣고 걷지 않도록 한다.
④ 폭염에는 식사는 가볍게 하는 것이 좋고 물은 평소보다 자주 마시도록 한다.
⑤ 폭염에는 가급적이면 야외 활동이나 야외 작업은 자제하도록 해야 한다.

01 요양보호사가 대상자의 하의를 벗길 때 대처방법으로 옳은 것은?

① 대상자의 두 다리를 벌려 무릎을 세운다.
② 한손으로 대상자의 허리 한쪽 부분을 쥔다.
③ 엉덩이를 바닥에 붙이게 하고 다리를 살짝 들게 한다.
④ 허리에서 엉덩이, 허벅지 순으로 바지를 내린다.
⑤ 마비된 쪽을 먼저 벗기고 건강한 쪽을 벗긴다.

해설
① 대상자의 두 다리를 모아 무릎을 세운다.
② 요양보호사는 양손으로 대상자의 허리 부분 양옆을 모아 쥔다.
③ 대상자의 두 팔과 두 발을 바닥에 지지하도록 한 후 엉덩이를 들어 올리게 한다.
⑤ 바지를 두 발목까지 내려놓고 건강한 쪽을 먼저 벗기고 마비된 쪽을 나중에 벗긴다.

02 오랜 시간 누워있는 대상자가 침대 한쪽으로 쏠려 있는 경우, 체위를 안락하게 유지하기 위해 침대 중앙으로 이동시키는 방법으로 옳은 것은?

① 대상자의 두 팔을 양 옆으로 바짝 붙인다.
② 상반신과 하반신을 함께 이동시킨다.
③ 대상자를 이동하고자 하는 반대쪽에 선다.
④ 허리와 엉덩이 아래에 손을 깊숙이 넣고 이동시킨다.
⑤ 대상자의 머리에 베개는 잠시 빼 머리를 바닥에 붙인다.

해설
① 대상자의 두 팔을 가슴 위에 포갠다.
② 상반신과 하반신을 나누어 이동시킨다.
③ 대상자를 이동하고자 하는 쪽에 선다.
⑤ 대상자의 머리에 베개를 받쳐 안락한 자세를 취하게 한다.

03 다음 중 요양보호사가 대상자의 의치를 보관할 경우에 대한 내용으로 옳은 것은?

① 의치를 뜨거운 물에 삶아서 세척하여 보관한다.
② 따뜻한 물이 담긴 용기에 보관한다.
③ 찬물이 담긴 용기에 보관한다.
④ 의치를 표백제에 담근 후 보관한다.
⑤ 자기 전 세척한 후 다시 끼운다.

해설
의치는 뜨거운 물에 삶거나 표백제에 담그면 변형이 될 수 있다. 따라서 의치를 빼 두어야 하는 경우에는 찬물이 담긴 용기에 보관하도록 한다.

04 대상자의 옷을 갈아입히는 방법에 대한 설명으로 옳은 것은?

① 실내온도는 보통 26℃ 정도가 좋으나 좀 더 따뜻해도 좋다.
② 편마비나 장애가 있는 대상자의 옷을 벗길 때는 불편한 쪽부터 벗고 옷을 입힐 때는 건강한 쪽부터 입힌다.
③ 대상자의 옷을 빨리 입혀야 하기 때문에 목욕수건 등은 몸에 걸치지 않게 한다.
④ 기분상태, 안색, 통증, 어지러움, 열이 있는지 확인한다.
⑤ 옷의 색상을 고려하되, 편리를 위하여 상·하의가 붙은 것을 선택한다.

해설
① 실내온도는 20~23℃ 정도가 적합하며 26℃ 이상의 경우에는 더운 열기로 인하여 대상자의 신체상태가 저하되고 땀을 흘리면서 감기에 걸릴 수 있으므로 피한다.
② 편마비나 장애가 있는 대상자의 옷을 벗길 때에는 건강한 쪽부터 먼저 벗기도록 하고, 옷을 입힐 때는 불편한 쪽부터 먼저 입히도록 한다.
③ 목욕수건 등을 몸에 걸치도록 하여 최대한 노출되는 부분이 적게 함으로써 대상자가 수치심을 느끼지 않도록 배려해 주어야 한다.
⑤ 옷의 색상, 개인의 생활 리듬을 고려하여 대상자의 옷을 갈아입혀야 하며 상의와 하의가 분리되어 입고 벗기 편리한 것을 선택한다.

05 심정지 대상자에게 자동심장충격기를 시행하는 순서는?

① 전극패드 부착 → 전원켜기 → 심장리듬 분석 → 제 세동 시행

② 전극패드 부착 → 전원켜기 → 제세동 시행 → 심장 리듬 분석

③ 전원켜기 → 전극패드 부착 → 제세동 시행 → 심장 리듬 분석

④ 전원켜기 → 전극패드 부착 → 심장리듬 분석 → 제 세동 시행

⑤ 제세동 시행 → 전원켜기 → 전극패드 부착 → 심장 리듬 분석

해설
자동심장충격기 시행 순서
전원켜기 → 전극패드 부착 → 심장리듬 분석 → 제세동 시행

06 휠체어로 울퉁불퉁한 길을 가는 경우, 대상자가 진동을 덜 느끼게 하는 방법으로 옳은 것은?

① 휠체어를 뒤로 돌려 뒷걸음으로 간다.
② 휠체어 앞바퀴를 들어 올려 뒤로 젖혀서 간다.
③ 가급적 자세를 낮추고 다리에 힘을 주면서 간다.
④ 양팔에 힘을 주고 휠체어 뒤를 발로 누른 상태로 간다.
⑤ 휠체어를 지그재그로 밀면서 간다.

해설
울퉁불퉁한 길에서는 크기가 작은 앞바퀴가 지면에 닿으면 대상자 가 진동을 많이 느낄 수 있으므로 휠체어 앞바퀴를 들어 올려 뒤로 젖힌 상태에서 이동한다.

07 왼쪽 편마비 대상자를 휠체어에서 이동변기로 옮길 때 휠체어의 위치로 옳은 것은?

① 이동변기를 대상자의 왼쪽에 오도록 하고, 휠체어 와 약 20~30°로 비스듬히 놓는다.

② 이동변기를 대상자의 오른쪽에 오도록 하고, 휠체 어와 약 20~30°로 비스듬히 놓는다.

③ 이동변기를 대상자의 왼쪽에 오도록 하고, 휠체어 와 정면으로 놓는다.

④ 이동변기를 대상자의 왼쪽에 오도록 하고, 휠체어 와 약 30~45°로 비스듬히 놓는다.

⑤ 이동변기를 대상자의 오른쪽에 오도록 하고, 휠체 어와 약 30~45°로 비스듬히 놓는다.

해설
왼쪽 편마비 대상자를 휠체어에서 이동변기로 옮길 때에는 이동변 기를 대상자의 건강한 쪽인 오른쪽에 오도록 조정한 후 휠체어와 약 30~45°로 비스듬히 놓는다.

08 대상자가 집 안 대청소(정원 잡초 뽑기, 거실 대형 유리 닦기 등)를 요구할 경우 대처방안으로 옳은 것은?

① 급여를 올려 달라고 한다.
② 청소와 관련된 규정을 설명하고 규정 이외의 업무 는 하지 않는다고 설명한다.
③ 그냥 요구를 다 들어준다.
④ 가족에게 알리고 도움을 부탁한다.
⑤ 대상자에게 도와드릴 테니 같이 하자고 한다.

해설
• 대처 1 : 청소와 관련된 규정을 설명하고 규정 이외의 업무는 하 지 않는다고 설명한다.
• 대처 2 : 급여범위 이외의 서비스를 계속 요구하면 시설장에게 보고한다.

09 기저귀를 사용하는 대상자를 돕는 방법으로 옳은 것은?

① 기저귀를 처리한 후 물티슈로 닦아내고 남은 물기
는 젖은 수건으로 닦는다.
② 면 덮개를 이불 위에 덮고 이불은 다리 아래로 접어
내린다.
③ 마음이 상하거나 부끄럽지 않도록 여유로운 자세로
기저귀를 교환한다.
④ 기저귀의 안쪽 면이 보이도록 말아 넣는다.
⑤ 회음부를 닦아낼 때에는 뒤에서 앞으로 닦는다.

해설
① 물티슈로 닦아내고 남은 물기는 마른 수건으로 닦아서 말리도
록 한다.
③ 대상자가 의식이 있는 경우 수치심을 느끼기 쉬우므로 조심하
고, 마음이 상하거나 부끄럽지 않도록 신속하게 기저귀를 교환
한다.
④ 기저귀의 바깥 면(깨끗한 면)이 보이도록 말아 넣는다.
⑤ 더러워진 기저귀를 빼고 회음부를 닦아줄 때에는 따뜻한 물티
슈로 앞에서 뒤로 닦는다.

11 침상에서 대상자의 머리를 감기는 방법은?

① 린스를 한 후 따뜻한 물로 헹군다.
② 손톱으로 두피를 마사지한다.
③ 창문을 열어 실내를 시원하게 한다.
④ 침대 모서리에 어깨가 오도록 한다.
⑤ 머리를 감긴 후 남은 물기는 자연 건조되게 한다.

해설
② 손톱이 아닌 손가락 끝으로 두피를 마사지한다.
③ 문과 창문을 닫고 실내온도를 따뜻하게 한다.
④ 침대 모서리에 머리가 오도록 몸을 비스듬히 한다.
⑤ 남은 물기는 마른 수건으로 제거한 후 헤어드라이어로 머리를
말린다.

10 대상자와 외출 시 요양보호사의 차량을 이용하려 할
때의 대처 방법으로 옳은 것은?

① 시설장에게 알리고 차량을 이용하도록 돕는다.
② 가족에게 알리고 차량을 이용하도록 돕는다.
③ 사고가 날 수 있음을 고지한 후 이용하도록 돕는다.
④ 사고 시 문제가 될 수 있으므로 이용할 수 없음을
설명한다.
⑤ 요양보호사의 차량은 당연히 이용해도 되므로 이용
하도록 돕는다.

해설
대상자가 요양보호사의 차량을 이용한다고 할 때, 사고가 날 경우
요양보호사의 책임이므로 개인 차량을 이용할 수 없음을 대상자에
게 친절하게 설명한다.

12 침상목욕을 돕는 방법으로 옳은 것은?

① 팔에서 손목 쪽으로 닦는다.
② 복부는 배꼽을 중심으로 시계 반대방향으로 닦는다.
③ 허벅지에서 발끝 쪽으로 닦는다.
④ 눈, 코, 뺨, 입 주위, 이마, 귀, 목의 순서로 닦는다.
⑤ 등과 둔부는 엎드리게 하여 목 뒤에서 둔부까지 닦
는다.

해설
① 손목 쪽에서 시작하여 팔 쪽으로 닦는다.
② 복부는 배꼽을 중심으로 시계방향으로 닦는다.
③ 무릎을 세워서 발꿈치나 무릎 뒤를 손으로 받치고 발끝에서 허
벅지 쪽으로 닦는다.
⑤ 등과 둔부를 닦을 때에는 옆으로 눕게 하여 목 뒤에서 둔부까지
차례대로 닦는다.

13 프로그램 진행 중인 치매 대상자가 갑자기 서성이면서 안절부절못하고 끙끙거리면서 바지를 내리려고 하는 경우의 돕는 방법으로 옳은 것은?

① 대상자의 행동을 계속 관찰하고 기록한다.
② 화장실에 가고 싶어 하는지를 우선 확인한다.
③ 편안한 의자에 모셔 안정을 찾을 수 있게 한다.
④ 대상자가 무엇을 원하는지 계속 질문한다.
⑤ 옷을 갈아입히거나 목욕을 시켜 기분 전환을 돕는다.

해설
대상자의 배설 요구의 표현
• 언어적인 표현 : 화장실에 가고 싶다고 말한다.
• 비언어적 표현 : 끙끙거린다. 안절부절못한다. 손으로 배 또는 엉덩이를 가리킨다. 얼굴표정이 일그러진다. 허리를 들썩거린다. 바지를 내리려고 한다.

14 대상자에게 바닥면과 접촉되는 피부가 혈액을 공급받지 못해서 생기는 욕창이 생겼을 때 대처방법으로 옳은 것은?

① 젖은 침대 시트는 천천히 말리면서 주름진 곳이 없도록 한다.
② 이동할 때 피부가 밀리지 않도록 한다.
③ 천골에 도넛 모양의 베개를 사용한다.
④ 완전히 마르도록 파우더를 발라준다.
⑤ 몸에 꽉 끼는 옷을 입어 공기를 차단한다.

해설
① 젖은 침대 시트는 바로 교체하고 시트에 주름이 있으면 욕창이 더 잘 생기므로 주름을 편다.
③ 욕창 예방을 위해 도넛 모양의 베개를 사용할 경우 오히려 압박을 받는 부위의 순환을 저해할 수 있으므로 삼간다.
④ 파우더는 화학물질이 피부를 자극하여 땀구멍을 막게 되므로 사용하지 않는다.
⑤ 몸에 꽉 끼는 옷과 단추 달린 옷은 입지 않도록 한다.

15 치매 대상자가 밥을 먹은 것을 잊어버리고 또 달라고 재촉할 경우의 대처방법으로 옳은 것은?

① 방금 밥을 드셨다고 단호하게 말한다.
② 다시 식사를 차려드린다.
③ 관심을 밖으로 돌리기 위해 산책을 나가자고 한다.
④ 먹고 난 식기를 그대로 둔다.
⑤ 그냥 무시하고 대꾸하지 않는다.

해설
치매 대상자가 자꾸 밥을 달라고 하는 경우 "지금 준비 중이니 조금만 기다려 주세요."라고 친절하게 말한다. 또한 금방 식사한 것을 알 수 있도록 먹고 난 식기를 그대로 두거나 매 식사 후에 달력에 표시하도록 하는 방법도 있다.

16 대상자가 식사 도중 사레들리지 않도록 예방하는 방법으로 옳은 것은?

① 가능하면 앉아서 상체를 약간 뒤로 젖히고 턱을 내미는 자세로 식사한다.
② 대상자가 충분히 삼킬 수 있을 정도의 적은 양을 입에 넣어준다.
③ 배 부위와 가슴을 단단하게 지지할 수 있는 옷을 입힌다.
④ 음식을 먹으면서 대상자에게 질문을 하는 등 대화를 나눈다.
⑤ 의자에 앉을 수 없는 대상자는 몸의 윗부분을 낮게 해 주고 턱을 내민 자세를 취하도록 한다.

해설
① 가능하면 앉아서 상체를 약간 앞으로 숙이게 하고 턱을 당기는 자세로 식사하도록 한다.
③ 배 부위와 가슴을 압박하지 않는 옷을 입히는 것이 좋다.
④ 음식을 먹고 있는 도중에는 가능하면 대상자에게 질문을 하지 않는다.
⑤ 의자에 앉을 수 없는 대상자는 몸의 윗부분을 높게 해 주고 턱을 당긴 자세를 취하도록 한다.

17 대상자가 화상을 입은 경우 돕는 방법에 대한 설명으로 옳은 것은?

① 화상 부위를 깨끗한 물수건으로 감싸 세균의 감염을 예방한다.

② 화상을 입은 즉시 화상 부위의 통증이 없어질 때까지 5분 이상 따뜻한 물에 담근다.

③ 몸에 붙어 있는 옷은 옷 위로 미지근한 물을 부어 식히며 벗기기 힘든 의복은 벗기도록 한다.

④ 반지, 팔찌, 귀고리와 같은 장신구는 가능한 한 건드리지 말고 내버려둔다.

⑤ 화상 부위를 만지지 말고, 물집이 생기기 시작하면 소독된 거즈로 터뜨린다.

해설
② 화상을 입은 즉시 화상 부위의 통증이 없어질 때까지 15분 이상 찬물(5~12℃)에 담근다. 그러면 화상면의 확대와 염증을 억제하고 통증을 줄여 줄 수 있다.
③ 몸에 붙어 있는 옷은 옷 위로 찬물을 부어 식히도록 하고 벗기기 힘든 의복의 경우에는 벗기지 말고 잘라낸다.
④ 반지, 팔찌, 귀고리와 같은 장신구는 최대한 빨리 빼야 한다. 시간이 지체될수록 부종이 심해져 나중에 빼기 힘들어지기 때문이다.
⑤ 화상을 입으면 감염의 위험이 높아지기 때문에 화상 부위를 만지지 말고, 물집을 터뜨려서도 안 된다.

18 대상자에게 출혈이 발생한 경우 대응 방법으로 옳지 않은 것은?

① 장갑을 착용하고 출혈부위를 노출한다.

② 출혈부위 위에 멸균거즈를 이용하여 직접 압박한다.

③ 멸균거즈 위에는 압박붕대를 감는다.

④ 출혈부위를 압박하면서 출혈부위를 심장보다 낮게 위치하도록 한다.

⑤ 대상자의 혈액에 접촉하는 경우 어쩔 수 없이 맨손을 사용했다면, 비누와 물로 깨끗이 씻는다.

해설
대상자에게 출혈이 발생한 경우에는 출혈의 원인이나 상처의 종류에 상관없이 가장 먼저 지혈해야 한다. 이때 출혈부위를 압박하면서 출혈부위를 심장보다 높게 위치하도록 하여야 한다.

19 대상자가 안전하게 약을 복용하도록 하기 위한 방법 중 옳은 것은?

① 칼슘제, 철분제는 식전에 복용하는 것이 좋다.

② 장용코팅제, 서방제는 분할하거나 분쇄하여 복용하게 할 수 있다.

③ 철분제는 오렌지주스(Vit C)와 복용하면 흡수율이 증가하므로 추천된다.

④ 약 복용을 잊었을 경우 다음 복용시간이 더 가깝더라도 즉시 복용해야 한다.

⑤ 약을 먹기 힘들어 하는 경우에는 녹차, 커피 등 좋아하는 음료와 함께 먹게 한다.

해설
① 칼슘제, 철분제는 위장장애를 줄이기 위해 식사 중 또는 식사 직후에 복용하도록 한다.
② 장용코팅제는 약효 저하의 우려가 있고, 서방제는 부작용이 증가할 우려가 있어 분할·분쇄가 불가한 약제이다.
④ 약 복용을 잊었을 경우 다음 복용시간이 더 가까울 때에는 다음 복용시간에 복용한다.
⑤ 녹차, 커피 등의 카페인 음료나 우유는 약의 흡수를 방해하므로 약은 물과 함께 복용하도록 한다.

20 식중독 예방을 위한 식기 및 주방의 위생관리 방법으로 옳은 것은?

① 설거지할 때 기름기가 적고 음식물이 덜 묻은 그릇부터 설거지한다.

② 수세미는 스펀지형이 그물형보다 위생적이다.

③ 행주는 구분해서 여러 개를 사용하면 관리하기 어려우므로 하나만 깨끗하게 사용한다.

④ 냄새가 나거나 곰팡이가 발생한 경우에는 숯이나 탄 빵 조각을 근처에 둔다.

⑤ 싱크대 배수구에서 악취가 나는 경우에는 쌀뜨물을 부어놓으면 냄새가 사라진다.

② 수세미는 스펀지형보다 그물형이 더 위생적이다.

③ 행주는 젖은 행주와 마른 행주를 구분해서 용도에 맞게 사용하여야 하며, 사용하지 않을 때에는 바짝 말려 둔다.

④ 냄새가 나거나 곰팡이가 발생한 경우에는 희석한 알코올로 닦는다.

⑤ 싱크대 배수구에서 악취가 나는 경우에는 소다와 식초를 부어 놓으면 냄새가 사라진다.

22 노인의 의복을 선택할 때 주의할 사항으로 옳지 않은 것은?

① 움직이는 데 불편하지 않고, 장식은 과도하지 않아야 한다.

② 의복은 조금 무게감이 있고 시원한 옷을 선택하는 것이 좋다.

③ 속옷은 피부를 자극하지 않는 흡습성이 좋은 소재로 선택한다.

④ 신발은 굽이 낮고, 폭이 좁지 않으며, 뒤가 막혀있는 것으로 미끄럼방지 처리가 되어 있어야 한다.

⑤ 외출 시 특히 저녁에는 교통사고를 방지하기 위해 부분적으로라도 밝은 색이 들어간 옷이 좋다.

해설

노인의 의복과 신발은 가볍고 느슨하면서 보온성이 좋은 것으로 선택하며, 입고 벗기 쉬운 것으로 골라야 한다.

21 대상자의 침상을 관리하는 경우 주의할 점으로 옳은 것은?

① 요는 푹신하고 편한 것으로 선택하며 땀이 흘러 눅눅해지기 쉬우므로 최소한 한 달에 한 번씩은 말린다.

② 베개는 습기를 흡수하고 열에 강하며 촉감이 좋은 재질로 메밀껍질 같은 소재보다는 솜으로 된 베개가 좋다.

③ 담요나 이불 등은 적어도 세 달에 한 번씩은 세탁하거나 교체한다.

④ 시트의 소재는 부드럽고 흡습성이 좋은 짙은 색의 면이 좋다.

⑤ 침상을 정돈할 때는 반드시 대상자의 동의를 구한다.

해설

① 요는 너무 푹신하면 자세가 나빠지고 피로해지기 쉬우므로 피하는 것이 좋다. 또한 땀이 흘러 눅눅해지거나 전기장판 등으로 인해 따뜻한 온도가 직접적으로 닿으면 집진드기나 각종 유해세균이 쉽게 발생할 수 있으므로 최소한 한 달에 한 번씩 말려야 한다.

② 베개는 습기를 흡수하지 않고, 열에 강하며 촉감이 좋은 재질을 사용한다. 메밀껍질이나 식물의 종자로 만들어진 베개가 좋다.

③ 담요나 이불 등은 적어도 한 달에 한 번씩은 세탁하거나 교체하도록 한다.

④ 시트의 소재는 튼튼하고 흡습성이 좋은 옅은 색의 면으로 선택하는 것이 좋다.

23 대상자와 외출동행을 하는 경우 유의할 점으로 옳은 것은?

① 외출 장소는 출발하면서 차차 파악하도록 한다.

② 오랜만에 외출인 경우가 많으니 시간적으로 여유롭게 행동한다.

③ 계단을 오를 때는 몇 걸음에 한 번씩 혹은 걸음마다 두 다리를 한 곳에 모아 쉬면서 천천히 이동한다.

④ 대상자의 신체상태가 다소 버거워보여도 극복할 수 있도록 북돋아주며 이동보조기구 및 장비의 점검도 스스로 챙겨보도록 독려한다.

⑤ 차량을 이용할 때는 대상자 혼자서 오르내리도록 하고 승차 시에도 부담되지 않는 한도에서 독립적으로 이동하도록 한다.

① 대상자의 외출 목적을 파악하여 상황에 맞게 외출준비를 도와야 한다. 외출 장소를 정확하게 파악하고, 교통정보 및 교통수단 등을 숙지한 후 동행에 나서야 한다.
② 외출 목적에 맞게 신속히 활동하고, 예기치 못한 외부 요인이 있는 경우에는 대상자 및 가족과 상의하여 상황에 맞게 대처한다.
④ 요양보호사는 대상자의 신체상태 등을 고려하여 이동보조기구 및 장비를 점검한다.
⑤ 차량을 이용할 때는 대상자의 몸을 요양보호사와 밀착시켜 안전하게 오르내리게 하고, 승차를 지원하되 무릎과 허리에 부담이 가지 않도록 도와준다.

24 대상자가 경련을 일으키는 경우 돕는 방법으로 옳은 것은?

① 침이나 거품 혹은 구토 등으로 숨을 쉴 수 없을 경우에는 대상자의 얼굴을 위로 하여 기도를 유지한다.
② 입에 손수건 등을 넣어 입안에 상처가 나지 않도록 한다.
③ 경련은 1~2분 후면 끝나는 것이 보통이므로 대상자를 꽉 붙잡거나 억지로 발작을 멈추려고 하지 말고 조용히 기다리면서 대상자를 주의 깊게 관찰한다.
④ 경련성 질환이 없던 대상자가 경련을 일으키거나 10분 이상 발작이 지속되면, 즉시 119에 신고하고 시설장, 간호사 등에게 보고한다.
⑤ 옷의 단추나 넥타이는 풀지 말고 반듯한 자세를 유지하도록 한다.

① 침이나 거품 혹은 구토 등으로 숨을 쉴 수 없는 경우에는 대상자의 얼굴을 옆으로 돌리거나 돌려 눕혀 기도를 유지할 수 있도록 해야 한다.
② 입에 손수건 등 이물질을 넣으면 이물질이 혀나 입안에 상처를 내거나 호흡곤란을 일으킬 수 있으므로 넣지 않는다.
④ 경련성 질환이 없던 대상자가 경련을 일으키거나 5분 이상 발작이 지속되면, 즉시 119에 신고하고 시설장, 간호사 등에게 보고한다.
⑤ 몸에 꽉 끼는 옷의 단추나 넥타이는 풀어주고, 편하게 호흡할 수 있도록 한다.

25 다음 중 커피 얼룩이 발생한 경우 제거하는 방법으로 옳은 것은?

① 식초와 주방세제를 1 : 1 비율로 섞어서 칫솔로 얼룩부분을 살살 문질러 제거한 후 충분히 헹구거나 탄산수에 10분 정도 담가둔 후 세탁한다.
② 찬물로 닦고 더운물로 헹군다.
③ 얼룩이 묻은 부위에 주방용 세제를 몇 방울 떨어뜨리고 비벼서 제거한다.
④ 알코올이 함유된 화장수 또는 스킨을 화장솜에 적셔 얼룩진 부분을 톡톡 두드려 준다.
⑤ 온수에 과탄산소다와 주방세제를 1 : 1로 넣어 섞어서 2~3시간 담가둔 후 헹군다.

② 혈액이나 체액의 얼룩을 제거하는 방법
③ 튀김기름의 얼룩을 제거하는 방법
④ 파운데이션의 얼룩을 제거하는 방법
⑤ 땀이 심한 부위의 얼룩을 제거하는 방법

26 편마비 대상자의 지팡이 보행 시 계단을 내려갈 때 이동 순서로 옳은 것은?

① 지팡이 → 건강한 다리 → 마비된 다리
② 지팡이 → 마비된 다리 → 건강한 다리
③ 건강한 다리 → 마비된 다리 → 지팡이
④ 건강한 다리 → 지팡이 → 마비된 다리
⑤ 마비된 다리 → 지팡이 → 건강한 다리

지팡이를 이용하여 계단을 내려갈 때에는 '지팡이 → 마비된 다리 → 건강한 다리' 순서로 이동한다.

27 전기코드를 빼던 대상자가 전기코드를 잡은 채 감전으로 쓰러졌을 때 대처방법은?

① 전류를 차단한다.
② 팔다리를 주무른다.
③ 즉시 침대로 옮긴다.
④ 손에 화상이 있는지 만져 본다.
⑤ 어깨를 두드려 의식 상태를 확인한다.

해설
① 전기 쇼크를 입으면 전류가 차단될 때까지 다른 사람이 닿지 않도록 해야 한다.

28 치매 대상자의 사고발생을 막기 위한 유의점으로 옳은 것은?

① 밤에는 숙면을 취할 수 있도록 화장실 전등은 꺼둔다.
② 욕실에서 사용하는 세제는 치매 대상자의 눈에 띄지 않는 곳에 보관한다.
③ 욕실의 문턱에서 미끄러지기 쉬우므로 문턱을 높게 조절한다.
④ 치매 대상자는 따뜻한 것을 선호하므로 온수기의 온도를 높게 설정한다.
⑤ 대상자가 수치심을 느낄 수 있으므로 화장실 문에 잠금장치를 하고, 밖에서도 열 수 있는 것으로 교체하는 것은 피한다.

해설
① 밤에 갑자기 잠에서 깨서 화장실을 갈 수 있으므로 화장실 전등은 밤에도 켜둔다.
③ 욕실의 문턱을 없애 걸려 넘어지지 않게 한다.
④ 치매 대상자는 뜨거운 것을 잘 느끼지 못하므로 온수기의 온도를 낮추는 것이 바람직하다.
⑤ 화장실에 들어가서 문을 잠그고 나올 때는 잠긴 문을 여는 방법을 모르는 경우가 있으므로 화장실 문은 밖에서도 열 수 있는 것으로 설치한다.

29 화재를 예방하기 위해 지켜야 하는 안전 수칙은?

① 소화기 위치를 자주 바꾸어 놓는다.
② 세탁물은 난로 바로 옆에 널어 말린다.
③ 요리가 끝날 때까지 주방을 떠나지 않는다.
④ 냄새를 제거하기 위해 거실에 향초를 켜 둔다.
⑤ 콘센트 하나에 여러 개의 전열기구 플러그를 꽂는다.

해설
① 소화기 위치는 자주 바꾸지 않으며, 소화기가 비치된 장소를 알아 두고 사용법을 익힌다.
② 난로 곁에는 불이 붙는 물건을 치우고 세탁물 등을 널어놓지 않는다.
④ 성냥, 라이터, 양초 등은 노인과 어린이의 손이 닿지 않게 보관한다.
⑤ 콘센트 하나에 여러 개의 전열기구 플러그를 꽂지 않는다.

30 대상자로부터 본인부담금 면제 또는 감면을 강요받은 경우 대처방법으로 옳은 것은?

① 대상자의 이야기를 경청해서 들어주되 옳고 그름에 대해 판단하지 않는다.
② 보청기가 잘 작동하는지 작동 상태를 확인한다.
③ 평소 좋아했던 쇼핑 등을 함께 하자고 하면서 움직일 수 있도록 시도한다.
④ 사고를 예방하기 위해 신호를 지켜야 한다고 설명한다.
⑤ 불법행위임을 설명하고 거절한다.

해설
대상자가 본인부담금 면제 또는 감면 등을 강요하는 등의 불법적인 요구를 하는 경우에는 그러한 행위가 불법임을 설명하고 거절해야 한다.

31 개인위생을 돕는 경우 제일 먼저 선행되어야 하는 것은?

① 물과 비누를 이용하여 손을 깨끗하게 씻는다.
② 필요물품을 준비하도록 한다.
③ 인사를 하고 요양보호사 자신을 소개한다.
④ 절차를 설명한다.
⑤ 일회용 장갑을 낀다.

해설
개인위생을 돕기 위해 ① → ② → ③ → ④ → ⑤의 순서로 진행한다.

32 대상자가 돌아가신 배우자 때문에 잠을 못 주무셨다면서 기분이 저조하신 경우 대응방법으로 옳지 않은 것은?

① 따뜻한 물로 발을 씻겨 드리며 증상완화를 돕는다.
② 불안해하는 어르신의 손을 잡아주며 공감을 표현한다.
③ 대상자의 이야기에 관심을 표하면서 편안하게 이야기할 수 있도록 유도한다.
④ 앞으로 될 수 있으면 배우자 분을 생각하지 않는 것이 좋다는 것을 적극적으로 어필한다.
⑤ 산책 등을 같이 함으로써 우울한 마음을 달래고 숙면에 도움이 되는 정보도 제공한다.

해설
불안해하는 대상자의 손을 잡아주면서 공감을 표현하고 대상자의 이야기에 관심을 표현하면서 더 편안하게 이야기를 할 수 있게 한다. 나아가 배우자 분의 사진을 보고 싶다고 적극적인 청취를 하면서 반복해서 관심과 공감을 표현하고, 충분히 경청한 후에는 컨디션 회복을 위해 숙면을 취할 수 있도록 도와드린다.

33 배회 가능성이 있는 치매 대상자를 돕는 방법으로 옳은 것은?

① 치매 대상자가 신분증을 소지하도록 한다.
② 현관이나 출입문에 벨을 달아 놓아 대상자가 출입하는 것을 관찰하되 답답하지 않도록 창문 등 출입이 가능한 곳의 문을 열어 놓는다.
③ 텔레비전이나 라디오를 크게 틀어 놓는다.
④ 돌아다니지 못하도록 집 안을 어둡게 한다.
⑤ 희망하는 바를 제대로 표현하도록 독려하면서 신체적 욕구를 참는 연습을 해보도록 한다.

해설
② 현관이나 출입문에 벨을 달아 놓아 대상자가 출입하는 것을 관찰하고 창문 등 출입이 가능한 모든 곳의 문을 잠근다.
③ · ④ 텔레비전이나 라디오를 크게 틀어 놓지 않으며, 집 안을 어둡게 하지 않는다. 소음은 치매 대상자로 하여금 그들에게 포위당했다는 느낌이 들게 할 수 있으며, 침대 옆에 매달려 있거나 부주의하게 내던져진 옷가지는 착각과 환각을 일으킬 수 있다.
⑤ 치매 대상자는 희망하는 바를 적절하게 표현하지 못하기 때문에 배고픔, 대소변을 싼 침구, 춥거나 더운 방, 위통이나 요통 같은 질병 등으로 초조감을 느끼고 배회를 할 수 있으므로 신체적 욕구를 우선적으로 해결해 주어야 한다.

34 요양보호사와 방문요양서비스 대상자가 단둘이 집에 있게 되는 상황에서 성희롱이 발생한 경우 대처방안으로 옳지 않은 것은?

① 피해사실에 관련된 모든 내용을 기관의 담당자에게 보고하여 기관에서 그에 따라 적절한 조치를 취하도록 한다.
② 대상자의 기분이 상하지 않도록 에둘러서 거부의사를 표시한다.
③ 평소 성폭력에 관련하여 충분한 예비지식을 갖추도록 하며 대처방법을 숙지하고 있다가 활용한다.
④ 심리적 치유상담이 필요하다고 판단될 경우에는 외부의 전문기관에 상담하여 도움을 요청한다.
⑤ 법적 대응이 필요하다고 판단될 경우에는 외부의 관련 전문기관에 상담하여 도움을 받는다.

해설
성희롱이 발생한 경우 요양보호사는 감정적으로 대응하는 것을 삼가야 하지만 단호하게 거부의사를 표현해야 한다.

35 고혈압인 대상자의 관리방법으로 옳은 것은?

① 혈압약은 심한 경우에만 일시적으로 복용한다.
② 정상 체중을 유지하도록 한다.
③ 염분을 하루에 10g 이하로 섭취한다.
④ 포화지방산이 풍부하게 함유된 식품을 섭취한다.
⑤ 일주일에 1회 20분 이상 땀이 날 정도로 운동한다.

[해설]
① 혈압약을 꾸준히 복용하여 혈압을 정상으로 유지함으로써 동맥
경화증, 뇌졸중, 심장질환, 신장질환 등의 합병증을 예방해야
한다.
③ 염분은 하루에 6g 이하로 섭취하도록 한다.
④ 과일과 야채와 저지방 유제품을 많이 먹고 포화지방산과 지방
이 많은 음식의 섭취는 가능한 한 피하도록 한다.
⑤ 일주일에 3~5회 30분 이상 땀이 날 정도로 운동하는 것이 좋다.

36 대상자가 화상을 입은 경우 1차 관찰 내용으로 옳은 것은?

① 화상의 손상 범위
② 화상의 손상 깊이
③ 의식과 반응수준 평가
④ 신체 주요부위 화상 여부 확인
⑤ 기도확보 확인

[해설]
화상 시 1차 관찰내용은 기도확보 확인이다. 열손상이나 흡입손상
을 확인하고 기도부종으로 호흡곤란이 있는 경우에는 119를 통하
여 병원으로 이송하도록 한다.

37 수액이 있는 대상자의 단추가 있는 옷을 벗기는 방법을 순서대로 바르게 나열한 것은?

> 가. 수액을 건다.
> 나. 마비된 쪽 팔을 벗긴다.
> 다. 건강한 쪽 팔(수액을 맞고 있는 팔)을 벗긴다.
> 라. 수액을 빼서 건강한 쪽 팔 소매의 밖에서 안으로 뺀다.

① 가 – 나 – 다 – 라
② 가 – 다 – 나 – 라
③ 나 – 가 – 다 – 라
④ 나 – 라 – 가 – 다
⑤ 다 – 라 – 가 – 나

[해설]
수액이 있는 대상자의 단추 있는 옷 벗기는 방법
• 건강한 쪽 팔(수액을 맞고 있는 팔)을 먼저 벗긴다.
• 수액을 빼서 건강한 쪽 팔 소매의 밖에서 안으로 뺀다.
• 수액을 걸고 마비된 쪽 팔을 벗긴다.

38 대상자가 휠체어를 이용하여 이동할 때 반드시 뒷걸음으로 이동해야 하는 경우는?

① 내리막길을 갈 때
② 엘리베이터에서 내릴 때
③ 울퉁불퉁한 길을 갈 때
④ 오르막길을 갈 때
⑤ 문턱을 오를 때

[해설]
휠체어 네 바퀴가 모두 지면에 닿은 상태로 경사가 있는 길을 앞으
로 내려가게 되면 대상자가 앞으로 굴러 떨어질 수 있으므로 반드
시 뒷걸음으로 내려가야 한다.

39 대상자가 약물 부작용으로 힘들어 할 때 돕는 방법으로 옳은 것은?

① 대상자가 의식을 잃었을 때는 의료진이 도착할 때까지 응급처치를 하면 안 된다.
② 겉으로 드러난 증상이 없고 복용량이 적다면 병원까지 갈 필요는 없다.
③ 의식이 없더라도 물을 조금씩 주어 탈수를 막는다.
④ 복용한 약물에 구토를 유도하는 사항이 없더라도 재빨리 토하게 한다.
⑤ 구토를 했을 때에는 토사물을 모아 두었다가 의료진에게 보여준다.

해설
① 대상자가 의식을 잃었을 때는 호흡과 맥박을 확인하고 의료진이 올 때까지 응급처치를 계속한다.
② 약을 잘못 먹었을 때 겉으로 드러난 증상이 없더라도 반드시 병원을 방문해야 한다.
③ 의식이 없는 대상자에게는 마실 것을 주지 말아야 한다.
④ 복용한 약물의 설명서에 구토를 유도하라는 지시사항이 없을 경우에는 구토시키지 않는다.

40 치매 대상자가 의사표현을 하도록 돕는 방법으로 옳은 것은?

① 라디오나 텔레비전을 켜고 대화를 시작한다.
② 의사소통을 할 때 게시판이나 그림 등의 보조수단을 사용하면 산만해질 수 있으므로 자제한다.
③ 어린아이에게 이야기하는 것처럼 친근하게 반말을 사용한다.
④ 명사보다는 대명사 등을 이용하여 의사소통 한다.
⑤ 여러 사람이 있으면, 대상자와 조용한 장소로 가서 대화한다.

해설
① 라디오나 텔레비전을 끄고 대상자를 산만하게 만들 수 있는 요인은 최대한 줄이도록 한다.
② 의사소통에 도움을 줄 수 있는 게시판이나 그림 등의 보조수단을 이용한다.
③ 치매 대상자를 대할 때에는 어린이에게 이야기하는 것처럼 말하지 않으며 반드시 존칭어를 사용한다.
④ 대명사(그 사람, 저것, 거기)보다는 명사(의자, 욕실 등)를 이용하여 의사소통을 할 수 있도록 한다.

41 치매 대상자를 위한 인지자극 훈련에 관한 설명으로 옳은 것은?

① 가족의 수발 부담을 가중시킨다.
② 맨손체조는 지남력을 향상시키는 활동이다.
③ 인지자극 훈련 대상자는 혼자서 움직일 수 있어야 한다.
④ 인지기능에 대한 기본적인 인식이 있는 숙련된 요양보호사가 담당한다.
⑤ 치매의 진행을 늦추고 증상을 완화하는 약물요법에 해당된다.

해설
① 가족의 수발 부담을 줄이는 데에 도움이 된다.
② 지남력이란 위치, 시간, 사람을 알아보는 능력으로, 맨손체조를 한다고 해서 지남력이 향상되지 않는다.
③ 혼자서 움직일 수 없는 경우에도 인지자극 훈련에 참여할 수 있다.
⑤ 인지자극 훈련은 대표적인 비약물요법에 해당한다.

42 대상자가 천식으로 인해 호흡 곤란이 심하여 기관지확장제를 사용하려고 하는 경우 사용법에 대한 설명으로 옳은 것은?

① 사용 전에 뚜껑을 닫고 흔든다.
② 머리를 약간 앞으로 숙이고 충분히 숨을 내쉰다.
③ 입으로 심호흡을 하면서 1회 용량이 흡입되도록 흡인기를 누른다.
④ 2초간 천천히 깊게 숨을 들이쉰다.
⑤ 약이 폐에 깊숙이 도달할 수 있도록 적어도 5초간 숨을 참은 다음 천천히 내쉰다.

해설
① 사용 전에 뚜껑을 열고 흔든다.
② 머리를 약간 뒤로 젖히고 충분히 숨을 내쉰다.
④ 3~5초간 천천히 깊게 숨을 들이쉰다.
⑤ 약이 폐에 깊숙이 도달할 수 있도록 적어도 10초간 숨을 참고 그 이후에 천천히 내쉰다.

43 대상자에게 심폐소생술을 할 때 가슴을 압박하는 방법으로 옳은 것은?

① 명치 아래 부위를 압박한다.
② 양쪽 팔을 45° 정도 굽혀 압박한다.
③ 등 밑에 낮은 베개를 두고 압박한다.
④ 분당 100~120회의 속도로 압박한다.
⑤ 최대 2cm 정도의 깊이로 가슴이 눌리게 압박한다.

해설
④·⑤ 분당 100~120회의 속도로 대상자의 가슴이 약 5cm 눌릴 수 있게 체중을 실어 '깊고', '강하게' 압박한다.
① 가슴뼈의 아래쪽 절반 부위에 구조자의 한 손의 손꿈치를 놓고 그 위에 다른 한 손을 놓고 평행하게 겹친다. 손가락은 깍지를 끼거나 펼 수 있다.
② 구조자의 체중을 이용하여 압박하기 위해 양팔의 팔꿈치를 곧게 펴서 어깨와 일직선을 이루게 하고 구조자의 어깨와 대상자의 가슴이 수직이 되게 한다.
③ 바닥이 단단하고 평평한 곳에 등을 대고 눕힌다.

44 비위관을 통해 경관영양을 돕는 방법으로 옳은 것은?

① 대상자가 의식이 없으면 굳이 식사의 시작과 끝을 알리지 않아도 된다.
② 영양액의 온도는 체온보다 차가운 것이 좋다.
③ 비위관이 새거나 역류되면 요양보호사가 즉시 교체해야 한다.
④ 영양액은 묽은 것보다는 농도가 다소 진한 것을 주입하는 것이 좋다.
⑤ 1분에 50mL 이상 주입하지 않는다.

해설
① 대상자가 의식이 없어도 식사의 시작과 끝을 알리는 것이 좋다. 청각기능이 남아 있어 들을 수도 있기 때문이다.
② 영양액의 온도는 체온 정도가 적절하다. 차가운 영양액이 주입되면 통증을 유발할 수 있다.
③ 비위관이 새거나 영양액이 역류되는지의 여부를 살펴보면서 주입해야 하며, 새거나 역류되면 간호사에게 연락한다.
④ 설사나 탈수를 유발할 수도 있으므로 너무 진한 농도의 영양을 주입하거나 너무 빠르게 주입하지 않도록 한다.

45 다음 중 대상자에게 투약 후 입구를 생리식염수 솜으로 잘 닦아 상온의 그늘진 곳에서 보관해야 하는 것은?

① 시럽제
② 알 약
③ 가루약
④ 한 약
⑤ 안약, 귀약

해설
안약이나 귀약은 투약 후 입구를 생리식염수 솜으로 잘 닦아 상온의 그늘진 곳에서 보관해야 한다.

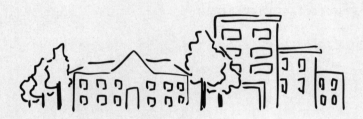

교육이란 사람이 학교에서 배운 것을
잊어버린 후에 남은 것을 말한다.

−알버트 아인슈타인−

좋은 책을 만드는 길, 독자님과 함께 하겠습니다.

2023 Win-Q 요양보호사 단기합격

개정2판2쇄 발행	2023년 05월 10일 (인쇄 2023년 03월 07일)
초 판 발 행	2021년 01월 05일 (인쇄 2020년 10월 27일)
발 행 인	박영일
책 임 편 집	이해욱
편 저	요양보호사교육연구회
편 집 진 행	노윤재 · 윤소진
표지디자인	조혜령
편집디자인	하한우 · 조은아
발 행 처	(주)시대고시기획
출 판 등 록	제 10-1521호
주 소	서울시 마포구 큰우물로 75 [도화동 538 성지 B/D] 9F
전 화	1600-3600
팩 스	02-701-8823
홈 페 이 지	www.sdedu.co.kr
I S B N	979-11-383-3504-1(13510)
정 가	21,000원

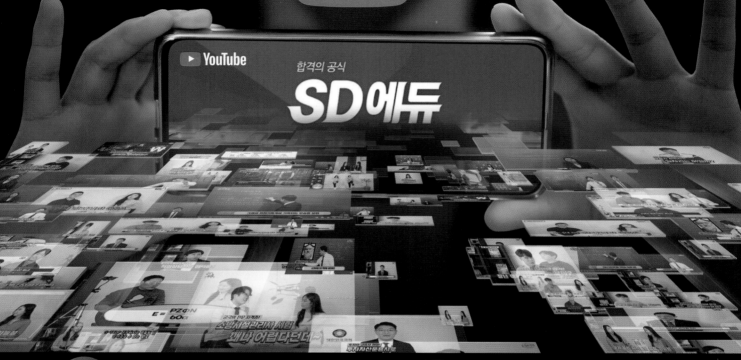
 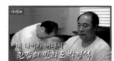 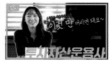 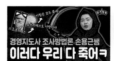 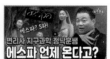
 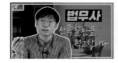 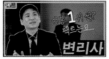 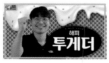 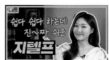 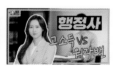
 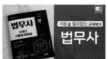 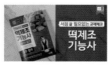 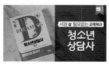 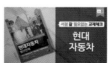 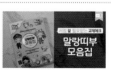
   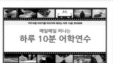 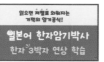 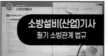 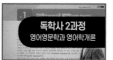

SD에듀에서 준비한
간호조무사 100% 합격 비법

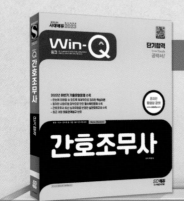

Win-Q 간호조무사 단기합격

간호조무사를 향한 첫 발걸음!
시험에 출제될 핵심이론과 필수문제로 똑똑하게 준비하자!

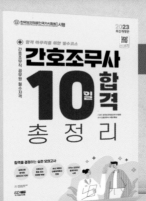

간호조무사 10일 합격 총정리

시험 직전에 풀어보는 실전 모의고사 10회분 수록!

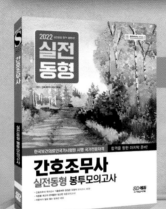

간호조무사 실전동형 봉투모의고사

100% 시험장의 느낌 그대로, 합격을 향한 마지막 준비!

SD에듀에서 준비한
요양보호사 100% 합격 비법

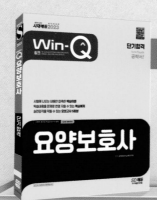

Win-Q 요양보호사 단기합격

요양보호사를 향한 첫 발걸음!
시험에 출제될 핵심이론과 필수문제로 똑똑하게 준비하자!

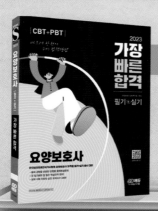

요양보호사 가장 빠른 합격

출제 경향을 반영한 단원별 출제예상문제
꼭 암기해야 할 필수 핵심요약정리
필기와 실기를 단 한권으로! 한 방에 합격하자!

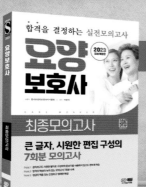

요양보호사 최종모의고사

큰 활자로 보기 좋아!
시험 직전에 풀어보는 실전 모의고사 7회분 수록!

※ 도서의 이미지는 변경될 수 있습니다.

나는 이렇게 합격했다

여러분의 힘든 노력이 기억될 수 있도록
당신의 합격 스토리를 들려주세요.

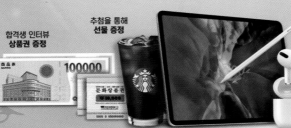

합격생 인터뷰
상품권 증정

추첨을 통해
선물 증정

베스트 리뷰자 1등
아이패드 증정

베스트 리뷰자 2등
에어팟 증정

시대에듀 합격생이 전하는 합격 노하우

**"기초 없는 저도 합격했어요
여러분도 가능해요."**
검정고시 합격생 이*주

**"불안하시다고요?
시대에듀와 나 자신을 믿으세요."**
소방직 합격생 이*화

**"강의를 듣다 보니
자연스럽게 합격했어요."**
사회복지직 합격생 곽*수

**"선생님 감사합니다.
제 인생의 최고의 선생님입니다."**
G-TELP 합격생 김*진

**"시험에 꼭 필요한 것만 딱딱!
시대에듀 인강 추천합니다."**
물류관리사 합격생 이*환

**"시작과 끝은 시대에듀와 함께!
시대에듀를 선택한 건 최고의 선택"**
경비지도사 합격생 박*익

합격을 **진심**으로 **축하**드립니다!

합격수기 작성 / 인터뷰 신청

QR코드 스캔하고 ▷ ▷ ▶
이벤트 참여하여 푸짐한 경품받자!

합격의 공식
SD에듀